핵심

심폐 물리치료

물리치료사의 수행 방식

Cardiovascular/Pulmonary Essentials

Applying the Preferred Physical Therapist Practice Patterns[SM]

핵심

심폐 물리치료

물리치료사의 수행 방식

Cardiovascular/Pulmonary Essentials

Applying the Preferred Physical Therapist Practice Patterns[SM]

Editor

Marilyn Moffat, PT, DPT, PhD, FAPTA, CSCS

Professor, Physical Therapy Department

New York University

New York, New York

Associate Editor

Donna Frownfelter, PT, DPT, MA, CCS, FCCP, RRT

Assistant Professor, Physical Therapy

Program director, Post-Professional DPT

Rosalind Franklin University of Medicine and Science

College of Health Professions

North Chicago, Illinois

영 문 출 판 사

■ **옮긴이** (가나다순)

고태성	대원대학 물리치료과 교수	엄기매	여주대학 물리치료과 교수
김 경	대구대학교 물리치료학과 교수	윤영대	남서울대학교 외래교수
김성중	강원대학교 물리치료학과 교수	이주상	한림성심대학 물리치료과 교수
박용남	휴내리 치료교육센터장	정대인	광주보건대학 물리치료과 교수
배영숙	여주대학 물리치료과 겸임교수	채정병	마산대학 물리치료과 교수

Cardiovascular/Pulmonary Essentials

Applying the Preferred Physical Therapist Practice Patterns^{SM}
by Marilyn Moffat, PT, DPT, PhD, FAPTA, CSCS

핵심
심폐 물리치료

2011년 2월 15일 초판인쇄
2011년 2월 22일 초판발행

지은이 : Marilyn Moffat, PT, DPT, PhD, FAPTA, CSCS
옮긴이 : 엄 기 매 외
발행인 : 박 병 조
발행처 : 도서출판 영문출판사
등 록 : 1987년 12월 21일 제2-419호
주 소 : 서울시 강남구 삼성동 69-1
전 화 : (02) 514-5590, 776-5590
팩 스 : (02) 756-8943
E-mail : yeongmunsa@empal.com
정 가 : 30,000원
ISBN 978-89-7224-237-6 93510

※ 파본은 교환해 드립니다.

헌 사

많은 사람들의 적극적인 지지가 없었다면 이 중대한 작업을 완수하는 것은 불가능하였을 것이다.
Moffat과 Salant 가족들; 물리치료사 동료들; APTA 직원들; 뉴욕대학교의 교수진, 교직원, 학생들과
이 일을 할 수 있도록 도와준 나의 부모님과 내원자들, 내가 많이 도움을 받았던 이들 모두에게 이 책을 선사한다.

—MM

과거, 현재, 미래의 학생들에게

—DF

차 례

감사의 글

이 책은 4권의 연속간행물 중 하나로서 많은 사람들의 끊임없는 헌신과 노력과 협조없이는 이룰 수 없었다. 작업의 결실을 맺기 위해 끊임없는 인내, 열정, 전문적 지식을 공유한 뛰어난 물리치료사 각 개인들에게 진심 어린 감사의 말을 전하고 싶습니다.

- 관련 편집자(associator editor):
  - Donna Frownfelter, PT, DPT, CCS, FCCP, RRT
- 기여한 저자(contributing author)
  - Elizabeth Dean, PT, PhD
  - Susan Butler McNamara, PT, MS, CCS
  - Mary Rahlin, PT, MS, PCS
  - Steven Sadowsky, PT, RRT, MS, CCS
  - Antoinette p. Sander, PT, DPT, MS, CLT-LANA
  - Alexandra Sciaky, PT, MS, CCS
  - Dawn M. Stackowitz, PT, MS, CCS
  - Jane L. Wetzel, PT, PhD

편집자와 출판사 직원들의 빈틈없는 기술 없이는 이책의 출판은 불가능했다. 동료들과 합동하여 SLACK 지인들과 일하는 것은 더할 나위 없는 큰 기쁨이었고, 방식에 따른 그들의 예리한 검토와 계속되는 격려에 감사의 말을 전하고 싶다. 아래의 사람들은 고마우신 분들이다.

- Carrie Kotlar는 이 책을 집필하도록 아이디어를 제시해 주었고, 내게 끊임없는 지지를 보낸 덕분에 준비할 수 있었다.
- Jone Bond는 우리가 고위층의 지지가 필요할 때마다 적극적으로 참여해 주셨다.
- Jenifer Cahill과 Kimberly Shigo는 우리의 원고를 한 권의 책으로 출판하는 편집자 역할을 맡았다.

마지막으로, 확실한 것은 많은 사람들이 나의 삶에 영향을 미쳤으며, 최선을 다하도록 격려해 주었고 뒷받침 해주었기에 가능할 수 있었으며, 그에 따라 자신을 다독거릴 수 있었다.

다음 이들은 진심으로 고마운 사람들이다.

- 조건 없이 지지를 보내신 어머니.
- 아버지와 나의 남편은 항상 내 옆에 있었으며 두 분 다 역할 모델의 지표이며 나의 삶을 인도해주셨다.

- 항상 내 삶에서 무엇이 중요한지 상기시켜 준 내 여동생과 제부, 내 의붓동생
- 내 삶의 모든 부분을 차지할 만큼 중요한 물리치료 동료들.

나는 *Guide to Physical Therapist Practice*를 집필한 Marilyn Moffat의 노력과 연속간행물을 한 권의 책마다 어떻게 쓰일 것인지 주지시킨 것에 대해 감사의 말을 전하고 싶다. 그녀의 비전은 Essential Series발전과 내가 상상할 수 있는 그 이상 프로젝트로 성장하는 것이다. 아무리 내가 열심히 일한다 하더라도 Marilyn만큼은 아닐 것이다; 원고를 보내자마자 그는 다시 편집한다. 그것은 함께 일하는 한 그룹의 힘이 각자가 낼 수 있는 힘을 합한 것보다 항상 그 이상이라는 것을 이해시켜 주었다. 이는 확실히 한 그룹의 활동적 과정을 보여주는 것이다.

많은 고마운 사람들 중에 첫 번째 장을 맡은 저자는 수없이 많은 시행착오를 겪었으며 과정을 통해 새로 개정했다. 근골격계 시리즈의 편집자인 Elaine Rosen과 Sandy Rusnak-Smith에게 특별히 고마울 뿐이다. 임상 치료 양상(practice pattern)의 일관성을 유지하려고 노력하고 편집하려는 그들의 지지야말로 큰 도움이 되었다. 그들에게 지운 임무 이상의 성과를 이루었고 그로 인해 인정을 받았다.

이러한 과정 동안에 저를 격려해 주시고 끊임없는 지원을 아끼시지 않은 가족, Rosalind Franklin 대학의 교수진에게도 감사를 드립니다. 한 권의 책을 쓰는동안 항상 교육, 가족, 사회생활 사이에서 균형을 유지하는 것은 어려운 일이다. 학생들은 *the Guide to Physical Therapist Practice*로부터 많은 도움을 받았다. Rosalind Franklin 대학의 모든 수업 과정은 팀으로 구성되어 사례연구와 증거를 바탕으로 한 임상에 바탕을 두고 있다. 이러한 점이 교수진들과 학생들이 이 *Guide*를 이용하고 도움을 받을 수 있는 점이다. SLACK 편집자와 직원들 모두 함께 일할 수 있어 더할 나위 없는 큰 영광이었고 전문적 전공에 대한 지원과 행동지침이 고스란히 책에 옮겨졌다.

관련된 모든 분들의 격려, 무한한 노력 덕분에 마감 시간 안에 이 책을 완성할 수 있어서 감사하다는 말을 꼭 전하고 싶다.

—DF

편집자에 대하여

미국 뿐만 아니라 전세계적으로 유명한 리더인 *Marilyn Moffat, PT, DPT, PhD, FAPTA, CSCS*는 치료사, 선생님, 상담자, 리더, 저자이기도 하다. 그녀는 Queens College에서 학사 학위 New York University에서 물리치료사 자격증과 박사학위를 받았다. 그녀는 New York University에서 물리치료 정교수로서 병리운동학의 전문박사과정(professional doctoral program)과 포스트-전문 석사학위 프로그램을 지도하고 있다. 그녀는 40년 이상 개인영업을 하고 있으며 현재에는 뉴욕에서 영업하고 있다.

Dr. Moffat는 물리치료 박사 입문-수준 학위(doctoral entry-level degree)의 필요성에 대해 처음으로 역설하고 글로 쓴 사람들 중 한명이다. 처음으로 그녀가 이 주제에 대해 발표할 기화가 주어졌다. 1997년 Selection for Educaton 에서 Dr. Moffat는 미국 물리치료사 협회장으로서 6년간 역임했다. 이전에는 APTA(미국물리치료사협회)이사회에 6년간 종사했고, 또한 뉴욕 물리치료사 협회에서 4년간 종사했다. APTA의 장으로서 있는 기간동안에 협회의 *Guide to Physical Therapy Practice*의 발전에 중요한 역할을 했으며 Second Edition of the Guide의 프로젝트 편집자이다. 그녀의 많은 출판 가운데 "Association' s Book of Body Maintenance and Repair" 책이 있다. Dr. Moffat은 현재 물리치료사를 위한 재단 이사회 한 멤버이고, 이전에는 금융 자금 위원회의 멤버였다. 그리고 많은 세월동안 그들을 위해 모금을 하고 있다.

그녀는 현재 *North American/Caribbean Regional Representation*(미국 북구 카리비안 지역의 대표위원)으로서 물리치료 세계연합(WCPT)의 집행 위원회에 있고 물리치료의 전 세계적인 정의를 발전시키는 WCPT Task Force의 한 멤버이다. 그녀는 일생동안의 임상을 통해서 800개 이상의 전문발표를 했을 뿐만 아니라 대만, 태국, 베트남, 파나마시, 홍콩, 푸에르토리코에서 교육하고 상담서비스를 제공하고 있다.

그녀의 다양한 이력은 APTA와 뉴욕 물리치료사 협회 위원회, Task Force에 종사하거나 의장직을 수없이 맡으며 입증되었다. 그녀는 물리치료 편집자, 협회 공식 출판(The official publication of the association)으로서 종사했다. 또한 초기 the TriAlliance of Rehabilitatoin Professional 발전, APTA 구성, 미국 작업치료 협회, 미국 말-언어-청각 협회(Speech- Language-Hearing Association)에 이바지했다. 그녀는 국립보건연구원의 홍보대표단 협회에 있었다.

Dr. Moffat은 미국물리치료협회의 Catherine Worthingham의 Fellow이었다. 그녀는 APTS의 Marilyn Moffat 리더쉽상; WCPT의 국제리더쉽을 위한 Mildred Elson상; APTA의 Lucy Blair Service상; 개인영업 공헌에 대한 the Robert G. Dicus Private Practice Secton APTA상; 뉴욕 물리치료사 협회와 APTA에서 Outstanding Service상; Ambassador상; National Strength and Conditioning Association상; the Howard A. Rusk Humanitarian Award form the World Rehabilitation Fund; the United Cerebral Palsy Citation for Service; the Sawadi Skulkai Lecture Award form Mahidol University in Bangkok, Thailand; New York University' s Founders Day Award; the University of Florida' s Barbara C. White Lecture Award; the Massachusetts General' s Ionta Lecture Award; the Chartered

Society of Physiotherapist's Alan Walker Memorial Lecture Award; the APTA Minority Affairs Diversity 2000 Award; 건강정책의 R.Charles Harker 정책 입법자 상(the Section of Health Policy's R. Charles Harker Policy Maker Award)을 받았다. 게다가 뉴욕물리치료사협회(New York Physical Therapy Association)또한 그녀 이후로 리더십 상(leadership award)이라 정했다. 그녀는 "APTA's 2004 Mary McMillan Lecturer"상인 협회에서 가장 위대한 상을 받았다. Dr. Moffat은 *Who's Who in the East, Who's Who in American Women, Who's Who in America, Who's Who in Education, Who's Who in the World, and Who's Who in Medicine and Healthcare* 목록화시켰다.

그녀는 현재 또한 세계재활기금(World Rehabilitation Fund)의 이사회에 속해 행정위원 (Executivec Committee)의 한 임원이다. 이처럼 전문적인 협회뿐만 아니라 Kappa Delta Pia와 Pi Lambda Theta의 한 임원으로도 선출되었다.

*Donna Frownfelter, PT, DPT, MA, CCS, RRT, FCCP*는 세계적으로 알려진 상담가, 선생님, 임상인 인 동시에 저자이기도 하다. 그녀는 널리 사용되는 책 심혈관과 폐 물리치료: *증거와 임상(Cardiovascular and Pulmonary Physical Therapy: Evidence and Practive)*의 공동저자이기도 하면서 공동편집자이다. Donna Frownfelter의 광범위한 경험은 신생아, 의학적, 외과적, 신경학적 집중치료 실에서 최신 요양시설, 가정치료와 폐와 심장 재활외래 환자 부서에서의 임상을 섭렵했다. Dr. Frownfelter는 30년간 노스웨스턴 대학 (Northwestern University) 물리치료와 인체 동작 과학 부서에서 심혈관과 폐 물리치료를 가르쳤다. 그녀는 물리치료 공헌에 힘쓴 결과 2003년 최초로 특별한 Allumni 상을 받는 명예를 얻었다. 그녀는 NUPT Alumni협회의 부회장으로 선출되었다. 현재 의학과 과학의 Rosalind Franklin 대학에서 물리치료 조교수이고 학생에게서 여러 교육상을 받았다.

그녀는 연일 쉴 틈 없는 교육관련 회의에서 자주 연설을 했고, 지역, 국가, 전세계적인 회의에서도 초청되어 발표를 하곤 했다. 그녀가 현재 임상적으로 조사하는 것은 폐기능, 인식 분발 운동에 대해서 흉,요/천추 보조기의 영향을 평가하는 것과 관련되어 있다. 그녀는 미국물리치료사협회의 심혈관과 폐 부분의 전직회장 이었을 뿐 아니라 프로그램과 교육위원회 의장(Programe Chair and Education Committee Chair)로서 종사했다.

그녀는 미국 물리치료협회(APTA)에서 부터 흉부내과의사와 함께 하는 국립 폐기종/만성폐쇄성폐질환 협회(Emphysema/COPD Association)에 이르기까지 연관 되어있다. Dr. Frownfelter는 미국물리치료사협회 연례회에서 원탁에 둘러앉아 만성폐쇄성폐질환에 관해 처음 논의를 시작했다. COPD를 앓고 있는 사람들과 지역 물리치료사들을 한 데 모이게 해서 그들이 원하는 것과 필요한 것 그리고 물리치료사들이 어떻게 하면 만성질환을 관리할 것인지에 관해서 토론을 하는데 의의가 있는 것이다.

Dr. Frownfelter는 2005년 미국 대학의 흉부내과의사의 Fellow (a Fellow of the American/College of Chest Physicians)로서 선출되었고, 이러한 영예를 안은 유일한 물리치료사이다. 그녀는 천식을 앓고 있는 아이들과 환기보조장치(ventilator assist)에 의존하고 있는 아이들의 교실을 위해 학교 시스템 변화를 주장하고 있다. 그녀는 시카고 메트로폴리탄 미국 폐 연합(American Lung Association of Metropolitan) 이사회에서 임원 중 한명으로 활동하고 있다. 이러한 능력 덕분에 교육 프로그램과 자료, 사회적 기회를 통해 만성폐쇄성폐질환(COPD)을 앓고 있는 사람들을 지원하고 그들을 위해 만성폐쇄성 자문위원회(COPD Advisory Committee)에 종사한다.

공헌자들

Elizabeth Dean, PT, PhD
Professor
School of Rehabilitation Sciences
University of British Columbia
Vancouver, Canada

Donna Frownfelter, DPT, MA, CCS, FCCP, RRT
Assistant Professor, Physical Therapy
Rosalind Franklin University of Medicine and Science
College of Health Professions
North Chicago, Illinois

Susan M. Butler McNamara, PT, MMSc, CCS
Division of Rehabilitation Medicine
Maine Medical Center
Portland, Maine

Marilyn Moffat, PT, DPT, PhD, FAPTA, CSCS
Professor, Physical Therapy Department
New York University
New York, New York

Mary Rahlin, PT, MS, PCS
Rosalind Franklin University of Medicine and Science
North Chicago, Illinois

Steven Sadowsky, PT, RRT, MS, CCS
Assistant Professor and Associate Chair for Professional Education
Department of Physical Therapy and Human Movement Sciences
Northwestern University, Feinberg School of Medicine
Chicago, Illinois

Antoinette P. Sander, PT, DPT, MS, CLT-LANA
Assistant Professor
Department of Physical Therapy and Human Movement Sciences
Chicago, Illinois

Alexandra Sciaky, PT, MS, CCS
Senior Physical Therapist and Coordinator of Clinical Education
Ann Arbor Veterans Affairs Healthcare System
Physical Therapy Department
Ann Arbor, Michigan

Dawn M. Stackowitz, PT, MS, CCS
Physical Therapy Supervisor
John H. Stroger, Jr. Hospital of Cook County
Chicago, Illinois

Jane L. Wetzel, PT, PhD
Assistant Professor
Department of Physical Therapy
Duquesne University
Pittsburgh, Pennsylvania

서 문

*핵심 심폐 물리치료: 물리치료사의 수행 방식*은 4권의 연속 시리즈(*근골격계 지침서, 신경근 지침서, 핵심 심폐 물리치료, 필수 피부학*)중 한 부분으로서 물치료사 임상의 이해를 높이고 임상인들의 사고와 결정에 이바지하고자 한다. 이 책에는 10명의 저명한 기여자가 임상 물리치료 각 장(chapter)마다 "*Guide*"에서 설명한 양상(pattern)의 관련 정보를 제공하고, 물리치료사가 환자를 검사에서 퇴원까지 이끄는 과정을 강조한다. 이 책의 도입부는 장(chapter)마다 어떤 내용을 담고 있는지 설명한다.

이 지침서는 학생과 임상인들에게 물리치료사 임상을 위한 참고문헌으로서 제공될 것이며 이것이야말로 총 연속간행물의 목적이며 편집하는데 노력을 아끼지 않는 우리들 각자의 열렬한 희망이기도 하다.

"*물리치료사 임상을 위한 지침서(Guide to Physical Therapist Practice)*" 도입 방법으로서 하단에 있는 정보는 "*Guide*" 발전의 짧은 개론을 제공한다. 내가 전체 과정 각 단계마다 관여했기에 많은 성과를 이룩한 믿을 수 없는 작업량을 이미 알고 있다. 이는 기초 작업의 열매를 맺기 위한 나의 간절한 바람 때문이다.

Guide 발전 DEVELOPMENT OF THE *GUIDE*

물리치료사 임상 "*Guide*"는 협회장으로서 나의 리더십 아래 미국물리치료사협회(APTA) 임원들의 필요에 의해 발전했다. 모든 그룹이 최신 "*Guide*" 개정판을 쓰기 위해 책임감을 갖을 뿐 아니라, 세계 프로젝트 편집자(project ediotr)의 한 사람으로서 동업 SLACK회사가 나에게 다음 단계로의 "Guide"을 만들자고 제안했을 때 너무 기뻤다. 이는 학생들과 임상인들을 위함이다.

역사 HISTORY

역사의 발자취를 거슬러 올라가면 "Guide"의 발전은 이사회가 지정한 task force와 함께 1992년에 시작했다. Task force는 내가 종사한 곳이기도 하면서 물리치료사 임상인으로서 1995년 물리치료 8월호인 "*물리치료 임상 안내서 1권: 환자 관리에 대한 설명(A Guide Physical Therapy Practice, Volume I: A Description of Patient Management)*"의 출판을 집대성했다. 미국물치료사 협회 대표단(APTA House of Delegates)은 2권을 집필하기로 승인했다. 이는 흔히 참고하는 환자/고객을 위해 물리치료가 선호하는 임상 양상을 설명하고 있다. 1997년, 1권(Volume I)과 2권(Volume Ⅱ) 은 part 1과 part 2가 되었고 "*Guide*"의 첫 번째 개정판은 1997년 물리치료 11월호에 출판되었다.. 1998년에는 APTA는 "*Guide part3, part4*"를 출판해 물치료사가 4개 계통영역과 결과, 건강과 관련된 삶의 질, 환자/고객 만족 영역에서의 특수 검사와 측정을 목록별대로 분류했다.

"*Guide*"에 추가된 부분은 문서형식과 공동 동작(template)을 표준화해서 환자/고객 관리 과정과 만족도구를 통합했다는 점이다. Guide CD-ROM버전이 만들어져서 part 1과 part 2뿐만 아니라, 신뢰도와 타당도도 함께 임상에서 사용하는 다양한 검사와 측정을 포함시켰다.

환자/고객 만족의 5가지 요소 FIVE ELEMENTS OF PATIENT/CLIENT MANAGEMENT

환자/고객 관리 모델은 검사, 평가, 진단, 예후, 중재를 포함해 최적의 결과를 만들어내는 것이다. 환자/고객 관리과정은 유동적이어서 물리치료사가 환자/고객을 순차적인 과정으로 진행시켜 나가거나, 다시 심층 분석을 하기 위한 요소로 돌아가거나 더 이상 물리치료사의 도움이 필요없을 때는 일련의 과정에서 제외시킬 수도 있다. 환자/고객 관리 경영은 장애모델(병리학, 병태병리학, 손상, 기능적 제한)을 5가지 요소와 결과를 통해서 통합한다. 또한 위험 감소/예방; 건강; 행복; 운동; 사회적 자원; 그리고 환자/고객 만족의 관점도 포함한다. 이는 물리치료사의 임상적 의사결정을 만드는 모델이다.

"Guide"의 임상 적용 APPLICATION OF THE GUIDE TO CLINICAL PRACTICE

"Guide"의 개별적인 4개 시스템 — 근골격계, 신경근, 심혈관/폐, 외피계에 따라서 묶은 임상양상을 일컫는다. 그러므로 연속간행물인 지침서는 계속 출판되지만 "Guide"는 더 이상 집필하는 것을 금지하고 "Guide"를 의미있고 임상적 양상에 따른 예를 바탕으로 하고 있다. 계통별 영역에서의 장(chapter)에서는 관련있는 해부학, 생리학, 병리생리학, 영상학, 약리학 개론을 소개하고 있다. 그리고 3~5개 환자 케이스가 유형별대로 소개된다. 처음에는 환자에 따른 병력, 계통 검사, 검사와 측정을 물리치료사가 자세히 기술한다. 그런 다음, 환자를 위한 평가, 진단, 예후, 치료계획을 제시한다. 특별 중재에 앞서서 가능한 한 증거를 바탕으로 중재가 이루어져야 한다. 이는 우리가 실제 중재하고 있는 이론적 근거이다. 중재에 대해서 기대 목표와 결과는 가능한 기능적이고 측정가능한 용어로 만들어져야 한다. 마지막으로, 고려할 점은 재검사, 퇴원, 심리적 면에 대해서 특별히 서술되어야 한다.

역자 서문

물리치료학을 공부하기 시작한 지 30여년이란 시간이 흘렀다. 30년 전 물리치료를 할 때는 전형적인 전기치료와 운동치료가 주를 이루었고 특정병원에서만 실시하는 호흡치료가 심폐물리치료의 주가 되었었다.

임상실습의 틀조차 마련되지 않은 우리나라 현실에서 Marilyn Moffat 선생님의 Guide to Physical Therapist Practice 책을 보며 임상에서의 지침을 마련해야 한다는 생각에 그 책을 번역하였고, 그 책을 바탕으로 보다 세부적인 essential series가 나오게 되어 기쁜 마음으로 번역에 임하게 되었다.

이제 세계적인 학문의 추이에 동참하여 근골격계 물리치료, 신경근계 물리치료, 피부계 물리치료, 심폐계물리치료에 대한 소중한 책을 후배와 제자들에게 보여줄 수 있어 가슴이 벅차오른다.

특히 세계적인 석학인 Marilyn Moffat 선생님 외 저명한 물리치료계의 석학들이 함께 한 책이기에 더욱 의미를 두고 번역에 임하게 되었다. 그분들의 의도에 부합되도록 국내 교수님들께 의뢰하였고 흔쾌히 동참하여 이 책을 국내에 소개하게 되었다.

이 책이 출간되기까지 번역 작업에 참여해 주신 김성중 교수님, 이주상 교수님, 고태성 교수님, 박용남 교수님, 윤영대 선생님, 배영숙 교수님, 김경 교수님, 정대인 교수님, 채정병 교수님께 감사드리며, 좋은 책을 번역하게 도와주신 영문출판사 편집부와 박병조 사장님께 감사드립니다.

대표역자
엄기매

물리치료 지침서에 앞서서…

많은 선구자, 많은 교육자, 비전가들이 있다. 그러나 매우 특별한 사람들은 유일하게 이러한 세가지 특징들을 모두 가지고 있다. 이러한 시리즈로 구성된 책의 편집자인 Dr. Marilyn Moffat은 확실히 이러한 특성으로 구성된 물리치료사 임상가이드 *"The Guide to Physical Therapist Practice"*를 효과적으로 사용한다면, 모든 물리치료사에게 있어서 물리치료 전문성을 새로운 단계의 인지분석으로 안내하는 길잡이 역할을 할 것으로 기대하고 있다.

미국 물리치료 협회를 위해 독창적인 Guide를 개발하는 것이 Dr. Moffat의 꿈이었다. 그녀는 가이드를 처음으로 탄생시켰을 뿐만 아니라 발전시켰다. 2001년, 두 번째 개정판과 추가적인 임상양상이 학술회에 소개되었다. Guide가 동작분석 전문가인 물리치료사가 사용하는 전체적 진단과정에 바탕을 두지만, 적용을 위한 전체 환자 관리과정을 위한 모델과 물리치료를 받는 개개인의 적용 사이에 격차를 줄이는데 어려움을 겪고 있다. Dr.Moffat의 통찰력 덕분에 이러한 차이를 인식하고 가장 높은 수준인 전문적 과정을 환자/고객에게 특별히 필요한 부분에 연결시키려고 노력하고 있다.

당신이 편집자 리더이고 여러 장(chapter) 저자의 전문적 기술과 임상적 숙련을 결합시킬 때야말로 책의 질이 이미 경력이 많은 물리치료사, 처음 사회에 나온 물리치료사, 학생들을 위해 참고서적 기준으로서 만들어졌다고 볼 수 있다.

하지만 물리치료사를 위해 어렵고 복잡한 과정을 이해하기 쉽게 헌신적으로 노력하고 애쓰는 사람들이 그리 많지 않다. 전형적인 학문양식으로 Dr. Moffat은 물리치료 문헌에 기여하고 있으며 건강을 보호하기 위해 서비스를 제공하는 물리치료사의 역할로서 전세계적으로 일조하고 있다.

— Daxy Umphred, PT, PhD, FAPTA
University of the Pacific
Stockton, California

핵심 심폐 물리치료에 앞서서…

1995년, *물리치료사 임상 안내 가이드*의 출판은 내 · 외부적으로 물리치료사들에게 손쉽게 접근 가능한 문서를 제공했다. 이는 전문적 물리치료 임상에 대한 공통된 구조와 언어를 설명하고 있다. "*Guide*"의 발전과정은 다수 물리치료사들로 구성된 공동대표단의 참여에서 비롯된다. 이는 이사회가 승인한 전문가(board certified specialists), 광범위하고 다양한 실습과 지리적 지역에 따른 종합 임상인들(generalist practitioners), 인생전반에 걸쳐 환자를 관리하는 임상인들을 포함한다. 이러한 사람들이 힘을 합심해서 *Guide*를 만들었고, 발전을 위해 모든 문서의 관점을 검토했다. 그런 과정에서 본래 가지고 있는 표면적 타당성 때문에 "*Guide*"의 사용이 개인과 모든 물리치료사에게 손쉽게 이용할 수 있다는 기대심리로 나아갈 수 있었다.

비현실적인 기대는 실제적으로 많은 이유에서 현실화되지 못했다. 현재 도서관원이 단순히 언어의 표준화에 동의하여 컴퓨터로 검색한 "*Guide*"가 익숙치 않은, 인식하기 어려운 임상 설명에서 충분한 설명을 제공하도록 용어를 제공한다는 점이다. 마찬가지로, 임상모델의 표준화와 세계보건기구의 채택은 불능과 가능에 대한 구조를 인정해 흔히 알려지고 받아들이는 임상에 추가적인 변화를 제공했다. "*Guide*"의 범위 안에서 물리치료사 구조의 지침서와 전략적 최신정보는 임상인들과 최신 문헌 사이를 분리시켰다.

동료들과 함께 Dr. Marilyn Moffat과 Dr. Donna Frownfelter는 *핵심 심폐 물리치료* 출판과 함께 이러한 차이를 좁힐 수 있는 다리를 만들었다. 이 책은 실제 환자를 바탕으로 접근해 심혈관과 폐 기능부전을 앓고 있는 환자들을 관리한다. 주제별로 해부학과 생리학적 원리에 대한 짧은 검토는 독자들에게 인식할 수 있는 과학적 원리와 실습을 기초로 하는 참고 정상치를 제공한다. 표준환된 환자 구성(case format)은 문헌적으로 "*Guide*"를 우리 생활과 결부시켜 모든 물리치료사들이 쉽게 확인할 수 있도록 실제적인 증거를 바탕으로 둔 환자 예를 들고있다. 물리치료 학생뿐만 아니라 현재 짧은 기간이나 다년간의 임상 과정을 거친 물리치료사들에게 이 "*Guide*"책이 임상 참고서적으로서 그들의 능력을 향상시킬 것이라고 나는 믿고 있으며 물리치료사의 임상과 전문성을 보다 더 발전시킬 것이다.

— Cynthia Caffin-Zadai, PT, DPT, CCS, FAPTA
MGH Institute of Health Professions
Boston, Massachusetts

개 요

*핵심 심폐 물리치료*의 각 장은 물리치료사에게 다음 단계로의 운동과 유사한 패턴을 안내해 주는 지침서이다.

개요부 INTRODUCTORY INFORMATION

각 환자의 경우마다 적절하고 관련있는 해부학, 생리학, 병태생리학, 영상, 의약에 관한 조사는 배경자료로서 제공한다.

물리치료사 검진 PHSICAL THERAPIST EXAMINATION

각 패턴은 가이드 형식으로 패턴에 적절한 각 유형에 3~5개의 환자 연구를 상세히 설명하고 있다. 그러므로 환자는 물리치료사 검사에서 시작해서 3개의 파트로 나누어지는데 병력, 계통 조사, 특정 환자를 위해 선택한 특수검사와 측정에 이른다.

병력 (HISTORY)

병력은 환자/고객으로부터 얻은 첫 번째 정보로 제공된다. 병력은 임상적인 의사결정 과정에서 중요한 첫번째 단계이다. 이는 물리치료사에게 조기 가정을 세워 임상조사를 하는데 있어서 도움을 준다. 환자/고객에 관한 인터뷰와 이용 가능한 정보의 조사는 제공된 최초 사실에 따라 관계, 목표, 궁극적인 치료 계획을 결정하는데 많은 검사가 행해질 것이다.

시스템 재조사 (SYSTEMS REVIEW)

병력조사가 끝난 다음, 다음의 조사는 시스템 재조사(system review)이다. 4개 시스템 영역의 빠른 선별조사(quick screen) 즉, 의사소통, 영향, 인지, 언어와 학습방법으로 구성된다. 심혈관/폐 조사는 혈압, 부종, 심박수, 호흡율을 평가한다. 외피계 조사는 반흔, 피부색깔, 피부 통합성을 평가한다. 근골격계 조사는 대 관절운동범위, 대 근력, 신장, 체중을 평가한다. 신경근계 조사는 대 협응운동(즉, 균형, 보행, 이동, 변화)을 평가한다. 의사소통, 영향, 인지, 언어와 학습방법에 따른 선별조사는 의식, 기대 감정/행동반응, 학습선호와 방향(orientation)에 필요한 환자/고객 능력을 포함한다.

검사와 측정 (TESTS AND MEASURES)

환자/고객에 맞게 선택된 특수검사와 측정은 병력조사와 계통조사에서 얻어진 결과에 바탕을 두고 있다. 조사 마지막 두 부분은 병리학/병태생리학의 임상지표, 손상, 기능적 제한, 장애, 위험요인, 예방과 건강, 웰니스, 운동을 확인하는 것이다. 이는 환자/고객을 위해 가장 적절한 검사와 측정을 선택하기 위함이다.

평가, 진단과 예후 그리고 치료계획 EVALUATION, DIAGNOSIS, AND PROGNOSIS AND PLAN OF CARE

환자/고객 관리 모델에 있어서 다음 단계는 평가이다. 검사(병력, 계통 조사, 검사와 측정)에서 얻은 모든 자료는 분석되고 종합되어 진단, 예후, 계획을 결정하는데 이용된다. 그런 다음 평가가 완성되고 모든 자료의 분석이 끝나면, 환자/고객에 맞는 진단과 양식(pattern)이 결정된다.

가이드(guide) 양식에 의해 방문 주기를 수정하게 되는 요인, 어떤 일(사건)마다 기대범위치 이상의 많은 방문 수, 예후에 관련된 것들을 조사한 후에 드디어 예후가 결정된다. 따라서 상호적으로 환자/고객을 위해 성립된 결과와 중재를 얻을 수 있는 것이다.

각 환자마다 가이드 북은 환자/고객을 위해 기대 방문 코스를 설정해 두었다(가이드에 있는 치료마다 각 양상에 따른 기대되는 방문 수와 범위를 보라). 이 범위는 전체 인구의 80%에게 적절해야 한다. 검사하는 동안에 부가적으로 생긴 어떤 손상은 기대 방문수를 증가시키거나 혹은 그렇지 못하게 할 수도 있다. 방문 지속시간의 주기를 수정하는 많은 요인들이 있는데 물리치료사가 처방한 프로그램에 환자/고객들의 준수사항, 사회적 지지와 보호자의 전문적 기술 유형과 양, 환자/고객 손상 수준, 환자/고객 건강보험 계획과 환자/고객의 전반적인 건강상태를 포함한다. 각각의 환자가 방문하는 빈도와 주기를 결정하는데 있어서 개인적인 것을 평가하고 살펴보아야 한다.

중재 INTERVENTIONS

검사에서 얻은 모든 정보와 평가, 진단, 예후, 치료계획을 통해서 환자에게 맞는 특수한 중재가 선택된다. 가능할 때마다 질이 높은 과학적 조사를 통해 효과적인 중재가 이용된다. 모든 중재의 마무리 단계에서는 예상되는 목표와 기대치에 대한 구성부분(composite section)이 있다.

재검사와 퇴원 REEXAMINATION AND DISCHAGE

재검사는 치료하는 동안 내내 특히 치료에 있어서 어떠한 변화가 있을 때마다 행해질 것이다. 기대목표와 예상치가 달성된다면 퇴원할 것이다.

심리학적 양상 PSYCHLOGICAL ASPECTS

각 환자마다 환자/고객이 장기간의 중재 프로그램인 운동과 기능적인 훈련을 따르는데 있어 동기를 부여하기 위해 심리적인 면을 고려하는 것은 중요하다. 모든 양상에 대한 고려사항은 다음과 같다.

- 행동은 경험과 동기에 의해 지배된다.
- 사람들이 건강한 행동양식을 따르는 관계(likelihood)는 3가지 인식에 기인한다.
  - 건강을 위협하는 인식
  - 행동변화가 위협을 줄일 것이라는 기대심리

- 행동 변화에 익숙한 기대 심리

따라서, 물리치료사는 환자가 따르지 않는 이유를 이해하고 중재를 설정하는(formulate) 것이 필요하다. 향후 환자가 따르지 않는 제일 중요한 지표는 과거에 중재를 잘 따르지 않았기 때문이다. 특정한 환자에게 심리적인 고려사항이 더욱 상세히 설명될 것이다.

환자/고객 만족 PATIENT/CLIENT SATISFACTION

그리고 마지막으로 환자마다 물리치료에 대한 환자/고객 만족은 가이드 책 뒤에 삽입된 환자/고객용 만족 설문지를 이용해서 결정될 것이다.

참고문헌 REFERENCES

1. American Physical Therapy Association. Guide to physical therapist practice. 2nd ed. *Phys Ther.* 2001;81:9-744.

제 1 장

심혈관/폐 장애의 일차 예방/위험 감소(패턴 A)

Primary Prevention/Risk Reduction for Cardiovascular/Pulmonary Disorders (Pattern A)

건강, 웰니스, 운동의 예방과 촉진

PREVENTION AND THE PROMOTION OF HEALTH, WELLNESS AND FITNESS

전통적으로, 물리치료사는 손상 수준(의약적 & 외과적 상태)에 있는 환자나 사람들을 치료해왔다. 하지만 최근 보건의료 측면에서 물리치료사는 현재의 건강과 웰니스의 증진, 질병과 질병 진행의 예방, 불필요한 의료방법(의약적 & 외과적)의 제거 방법들을 생각하면서 모든 환자/고객들을 고려해야 한다.

문명의 질병, 즉 허혈성 심장 질환(IHD), 암, 흡연과 연관된 질병, 고혈압(혈압지수), 뇌졸중, 그리고 당뇨병은 이환율과 사망률의 주요 원인이다. 게다가, 골다공증은 생활양식과 매우 밀접해 있고, 마찬가지로 상당부분 이환율과 (간접적으로) 사망률과 연관되어 있다.

교육, 최적의 영양분, 운동과 같은 비의료적 치료의 효능은 문명화된 질병의 예방과 관리에 있어서 명백하다. 특히나 물리치료사는 보건의료 시스템에서 이러한 상태의 위험요소를 보호해야 해야 하는 역할이 있다. 예방에 대해서, 물리치료사는 이러한 위험요소를 평가하고 다룸으로 인해 어떤 환자들을 바꿔놓을 적극적인 조절을 처방하거나 문명의 질병에 대해 적어도 위험 요소를 수정할 수 있다. 이러한 방식으로, 심각한 장애로 진행될 수 있는 이환율과 기능적인 제한이 상당히 예방되거나 줄어들 수 있다.

예방의 유형 (TYPES OF PREVENTION)

물리치료사는 세 가지 특별한 예방의 단계 즉, 1차, 2차, 3차 예방에 중요한 역할을 하고 있다. 1차 예방은 고위험군 또는 잠재적으로 기대되는 고위험군 사람이나 일반인에게 긍정적으로 건강을 촉진하는 노력을 통해서 질병을 예방하는 것이라 할 수 있다. 2차 예방은 질병의 기간 또는 심각성 그리고 후유증을 조기 진단과 조기 치료를 통해서 감소시키는 노력이라 할 수 있다. 마지막으로 3차 예방은 만성, 불가역적인 질병을 가지고 있는 환자의 기능을 회복하고 재활을 촉진시키기 위해 장애의 정도를 감소시키는 것이라 할 수 있다.

예방의 목표를 정하기 위해서, 물리치료사는 각각의 문명화된 질병에 대해서 위험요소를 체계적으로 평가한다. 물리치료사는 현재의 진단과 관계없이 모든 환자/고객들의 검사에서 위험요소 평가를 포함시켜야 한다. 물리치료사는 정형학적 또는 신경학적 손상이 있는 환자를 평가하고 병력 조사에서 심혈관계, 폐 또는 내분비 위험요소 또한 평가해야 한다. 이러한 위험 요소는 개인적인 건강에 대해서 현재 나타나는 정형학적 또는 신경학적 진단 보다 훨씬 더 중요할 수도 있다. 환자/고객들이 이러한 위험요소를 감소시키는 방법을 인식하지 못하기 때문에, 이러한 지식들이 있는지 평가를 하는 것은 모든 검사에서 빼놓아서는 안될 중요한 부분이어야 한다. 이러한 전체적인 접근이야 말로 최근 의료보건 추세와 일맥

상통하며, 신체 부분의 손상에 초점을 맞추는 것보다 삶의 적극적인 참여에 중점을 두는 WHO(세계 보건기구)의 건강과 건강장려의 정의와도 서로 일치한다.

문명생활로 인한 질병에 있어서 예방의 중요성 (IMPORTANCE OF PREVENTION OF DISEASES OF CIVILIZATION)

지난 100년간(지난 세기) 급성 감염성 질병에서 문명생활로 인한 질병(IHD: 허혈성 심장질환, 흡연과 관련된 질병, 고혈압, 뇌졸중, 당뇨병, 암)으로 의료 보건의 우선순위가 변화되고 있다. 대부분의 개인들이 이러한 많은 질병에 대해서 한 개 이상의 많은 위험요소를 가지고 있다는 것은 주목해 볼 만하다. 이는 위험과 손상을 예방하기 위한 동기, 전략, 생활양식을 제공하는 보건의료 시스템이 부분적으로 실패했다고 생각해 볼 수 있는 대목이다. 사회적인 측면에서, 물리치료사로서 의무는 치료에 중점을 두는 것보다 많은 환자들을 줄이는 데에 초점을 맞춰야 한다. 물리치료사는 현대 보건의료와 예방에서 리더로서 특별한 교육적인 배경과 경험을 가지고 있다.[1]

종종 흡연, 알코올 섭취 그리고 스트레스와 결부된 개인적인 삶의 양식은 고소득 국가에서 문명으로 인한 질병의 원인이라고 할 수 있고, 이는 공중보건에 매우 큰 위협이라 할 수 있다.[3-7] 건강에 관한 삶의 양식과 영향과 관련된 8가지 주요한 위험 요소는 표 1-1에서 볼 수 있다.

현재 대사적 시스템(metabolic system)이라는 용어의 사용은 인슐린 저항 당뇨병, 고혈압, 높은 글리세이드, 콜레스테롤, 비만을 포함한다.[8-10] 이 상태는 저, 중, 고소득 국가에서 나타난다.[5]

세계보건기구(WHO)는 건강을 단순히 질병과 손상이 없는 상태일 뿐만 아니라, 정서적으로, 정신적으로, 지적으로, 육체적인 건강상태라고 정의했다.[2] 이 정의에서 건강은 단지 육체적인 건강보다 다양하다라는 사실을 강조하고 있고, 그러므로 다른 요인들도 검사하고 평가해 봐야 한다. 모든 요인들을 고려해 본다면, 기능적인 활동을 수행하고 전적으로 삶에 참여할 수 있는 개인적인 능력

표 1-1 생활상식과 관련된 주요 위험 요인과 건강에 미치는 영향

위험요인	심혈관(THD & 고혈압)과 말초혈관질환	폐쇄성 폐질환	뇌졸중	당뇨병	암	골다공증
흡연	X	X	X	X	X (암을 유발하는 모든 위험 ↑*)	X
신체활동부족	X		X	X	X	X
비만	X	X	X	X	X	X
영양분	X		X	X	X	X
고혈압	X		X	X		
과식[†]/혈지질	X		X	X	X	
포도당수치상승	X		X	X	X	
술[‡]	X		?	X	X	X

* 담배는 비강, 구강, 기도, 폐의 암발생과 관련된 것 뿐아니라 모든 원인의 암 위험도를 증가시킨다.
[†] 부분적 포화지방, 포화지방, 그리고 트랜스 지방은 건강에 매우 해롭다.
[‡] 술, 특히 적포도주의 적정량은 보호될 수 있다.
출처: Frownfelter D, Dean E. *Cardiovacular and Pulmonary Physical Therapy: Evidence and Practice.* 4th ed. St. Louis, Mo: Mosby; 2005:6.

은 최대로 향상될 것이다.

Dean은 한 가지의 포괄적인 물리치료 모형을 제시했는데, 배우는 사람(환자)과 내용이 서로 일치되는 환자 교육에 중점을 두었다. 모델의 구성요소는 건강 신념, 자기 효능, 지각 조절감을 포함한다. 그러한 모델은 개인의 신념이 건강과 질병 그리고 보건에 대한 반응과 반작용에 어떻게 영향을 미치는 지 이해하는데 유용하다. 즉, 개인에게 이러한 목표를 질문하는 것은 물리치료사가 환자가 위험요소를 어떻게 지각하는지 이해하고 예방 계획을 짜는데 도움이 된다. 건강 의식의 평가와 위험요소, 자기 효험, 그리고 지속되는 생활양식 변화에 영향을 주는 것에 대한 준비는 포괄적인 면에서 학술적으로나 임상적 집단에서 흥미가 높아지고 있다. 위험요소에 관한 부족한 지식과 그릇된 생활양식 선택은 전통적으로 치료기간 동안 교육적인 모임을 통해서 발표되어 왔다. 지금 우리는 행동변화가 많은 요소로 이루어져 있다는 것을 알고 있다. 그리고 권장된 생활방식 변화에 순응하는 것은 새로운 유형의 삶을 유지시키기 위해서도 혁신적인 개혁이 필요하다.[9] 이렇게 일생에 영향을 미치고, 지속적일 수 있는 건강한 생활방식을 선택하는 것은 물리치료사의 중요하고 어려운 과제이다.

가장 이른 시기에서의 예방 (PREVENTION FOR EARLIEST YEARS)

문명으로 인해 생겨난 질병의 위험요소는 유년시절에 그 근본 원인이 있다고 할 수 있다. 예를 들면, 동맥경화증으로 생길 수 있는 허혈성 심장질환(IHD)은 선진공업국가에서 사망률의 가장 큰 원인이다. 이러한 상태의 예방은 삶의 방식이 형성되는 유년시절에서 시작되어야 한다. 흡연, 정제된 탄수화물과 높은 지방의 음식물 섭취 그리고 무활동은 동맥 내피선과 동맥경화증 침착을 촉진시킨다. 최근에 이러한 위험요인은 피브리노겐과 C-반응 단백질(c-reactive protein-CRP) 염증 증가율이 높게 나타나는 것과 확실히 연관성이 있다.[17] 염증은 허혈성 심장질환, 뇌졸중, 천식, 위장궤양, 간 경변, 알츠하이머 질환, 암, 자가면역 질환 등 많은 만성 상태와 연관성이 있다.[18,19] 정제된 탄수화물과 지방의 높은 음식섭취와 무활동은 염증 전 단계로 확인되었고 따라서 이는 이러한 기전을 통해서 문명으로 생겨난 질병의 위험요소의 가능성이 있다.

이른 시기에 삶의 건강한 생활양식을 촉진하는 것은 아이들이 스스로 건강을 책임지게 장려한다. 고혈압(HTN), 2형 당뇨병(Type 2 diabetes mellitus), 비만, 심부전과 같은 심혈관 질환이 아이들에게 있다는 것은 걱정스러운 일이다. 따라서 오늘날, 아이들이 조기 사망과 만성질환에 걸리기 쉽기에 다른 후유증이나 건강의 불편을 촉진시킬 수 있다.[20] 역학자들은 이러한 요인으로 인해서 삶의 기대 수명이 같은 수준이거나 낮아질 수도 있다고 전망한다. 팀 멤버로서, 물리치료사는 건강에 대한 심리 사회적인 결정요인에 대해서 정통할 필요가 있다. 왜냐하면, 일생의 건강 행동방식의 변화가 젊은 사람들이나 환자들에게 영향을 미치기 때문이다.

모든 환자/사람들에 대한 예방 (PREVENTION FOR ALL PATIENTS/CLIENTS)

히포크라테스 선서에 따르면, 의료 보건의 전문가들이 우선적으로 중요시하는 철학은 행복을 촉진하고 질병과 장애를 예방하는 것이다. 만약 질병이나 장애가 생긴다면,[21] 의료적 중재보다는 될 수 있으면 의료적 중재를 하지 않는 방식을 사용해야 한다.[22,23]

문명으로 발생된 질병의 예방과 관리에 있어서 비의료적 중재의 효용성과 관련된 많은 지식을 고려한다면, 물리치료사들은 치료시 매번 이러한 지식을 행하는데 있어서 가장 중요한 소임을 갖고 있다고 할 수 있다. 이는 심혈관, 폐 그리고 내분비 위험 요인을 발견하고, 목적에 맞는 교육과 개인에 맞는 예방 프로그램을 제공하는 것을 포함한다. 한 환자가 육체적인 장해나 문제가 있을 때, 위험요소를 줄이는 교육시간은 가르치는 순간이 최적일 수가 있다. 예를 들면, 한 환자가 골관절염(OA)으로 슬관절전치환술〔TKR(total knee replacement)〕을 한 급성 관리 시기이고 계속해서 움직이지 못하며, 과체중이며 고혈압을 가지고 있다면, 이 시기는 급성시기의 관리뿐만 아니라, 관절 문제를 예방하고 심혈관과 다른 건강에 관련된 질병을 감소시키기 위해서 장기간의 활동적인 생활양식의 개념을 제공하는 가장 주요한 기회일 수 있다. 담배를 피는 환자가 있다고 가정해보면, 수술 전에 상처 치유나 회복이 지연되고 폐 합병증과 같은 문제를 피하기 위해 환자들이 담배를 필 가능성이 적은 이 때가 환자 스스로 담배 끊는 것을 고려해 볼 수 있는 가장 적절한 시간이다. 게다가 물리치료사는 다른 기관(예, American Lung Association and SmokEnders)과 더불어서 미국 물리치료사 협회(APTA)가 승인한 권고안을 기초로 금연을 제도화시킬 수도 있다.[24]

노화와 심리사회적/문화적 요인에 관련된 예방 (Prevention, related to aging and psychosocial/cultural factors)

삶에서 기능적인 능력은 10년마다 10% 감소하는 것으로 밝혀지고 있다. 이러한 감소에서 좌식생활이 차지하는 비율이 절반이나 된다. 1주일간 대부분 보통 강도로 30분씩 운동을 한다면, 무활동과 조기 노화의 영향들을 상쇄시킨다.[25] 상대적으로 최소 운동으로 노화를 다소 줄일 수 있다는 것은 운동을 거의 하지 않는 사람들이나 운동프로그램을 따르게끔 노력하고 운동을 강조하는 물리치료사들을 고무시키고 있다.

심리사회적, 문화적인 문제는 각 개인이 운동하던지 또는 운동프로그램을 따르던지 결정하는데 중요한 역할을 한다. 한 연구에서, 미국 흑인 여성들의 운동 양과 건강을 위해 권고한 양과 비교해 보았다.[26] 미국 흑인 여성들 중 일부를 건강을 위해 권고한 양과 일치하게 최소비율로 매일 운동을 시켰다. 그들은 운동횟수 당 지속시간뿐만 아니라, 일주일 당 운동횟수에 대해 지침보다 적게 운동했다. 미국 흑인 여성들의 건강은 백인 여성들보다도 심혈관계 질병과 뇌졸중에 더 높은 위험 요소를 가지고 있기 때문에 임상인들에게 특별히 관심의 대상이었다. 예방은 고위험 집단에서 매우 중요한 역할이 우선시되어야 한다. 운동의 장애와 촉진에 대해서, 이 그룹은 육체적으로 안정한 환경이 필요하고 운동에 관한 교육과 흥미를 일으킬 수 있도록 고려해야 하는 필요성을 역설했다.

흑인 안식일 재림파들의 생활양식에 따른 건강 결과를 조사했더니, 재림론자들은 정신적인 안녕과 건강에 좋은 음식과 생활양식을 장려하고 있다. 따라서 그들은 제칠안식이 아닌 흑인들과 비교했을 때 만성 질환에 대해서 상당히 낮은 발생을 가지고 있었다. 일반적으로, 모르몬교들은 다른 미국인들보다 허혈성 심장질환에 대해서 적은 위험요소를 가지고 있고 더욱 더 건강한 경향이 있다. 이러한 자연스러운 관찰결과는 최적의 영양분, 체중 조절, 규칙적인 신체활동 그리고 금연으로 사망률이 상당히 감소한다는 당연시 되는 지론으로서의 지식과 일치한다.[30]

허혈성 심장질환과 관련된 예방 (Prevention related to ischemic heart disease)

허혈성 심장질환의 위험 요인은 논의의 여지가 전혀 없이 정확하다. 수정할 수 없는 위험요인은 나이, 가족력, 성별이고 수정할 수 있는 위험요인은 증가된 콜레스테롤, 증가된 호모시스테인(homocysteine), 흡연, 무활동, 고혈압, 당뇨병, 과체중, 스트레스이다.[32-34] 100 이상의 CRP(C-반응 단백질)레벨은 최근에 허혈성 심장질환과 상관관계가 있고, 염증의 표시로서 역할을 한다.

허혈성 심장질환을 앓은 사람들과 생활하는 것과 부모 과체중이 위험요소의 원인으로 최근에 보고되고 있다. 위험요소 중재의 구체적인 결과는 보기 좋게 서류화되어 있고, 이는 물리치료 결과로서 위험요소 감소의 정확성을 평가하는데 중요하다. 예를 들면, 콜레스테롤을 1% 줄이면 허혈성 심장질환의 위험을 3%까지 줄이고, 장기간 이완기 수축혈압을 5~6 mmHg까지 줄이는 것은 위험을 20~25%까지 줄일 수 있다.[37] 이러한 결과는 위험요인에 있어서 상대적으로 작은 예방 변화가 보다 큰 건강에 대한 이익을 가져올 수 있다는 개념을 지지한다고 할 수 있다.

고혈압과 뇌졸중에 관련된 예방 (Prevention related to hypertension and stroke)

고혈압은 흡연, 감소된 신체활동, 스트레스와 음식(예, 소금 섭취)을 포함한 생활 패턴의 기능이다. 뇌졸중은 높은 혈압과 동맥경화증으로 인한 혈전 형성으로 발생할 수 있다. 동맥경화증에 따른 뇌졸중 환자는 심장 위험요인을 가진 사람으로서 관찰되고 모니터링 되어야 한다. 그리고 적절한 예방 중재가 제정되어야 한다.

포도당 불내성과 당뇨병에 관련된 예방 (Prevention related to glucose intolerance and diabetes)

포도당 불내성은 음식에 설탕을 첨가하거나 정제된 음식의 소비와 같은 당뇨병, 무활동, 식이적 요인과 직접적으로 연관되어 있다. 민감하지 않는 인슐린으로 인한 포도당 불내성은 2형 당뇨병과 치명적인 후유증의 전조이다. 이 후유증은 혈관병증, 심장병증, 신경병증, 망막병증, 신장병을 포함한다. 혈관병증은 혈관차제의 손상으로 조직에 관류되서 사지가 절단될 수 있고, 허혈성 심장질환, 신장병을 야기시킬 수 있다. 당뇨병이 있는 사람들은 당뇨병이 없는 사람들과 비교해서 허혈성 심장질환을 더 야기시킨다. 유산소 운동과 식이 조절을 포함한 예방 프로그램은 일반적인 가정에서의 위험요소를 줄이는데 중요한 역할을 한다.

흡연으로 인한 질병과 관련된 예방 (Prevention related to smoking conditions)

흡연은 전세계적으로 질병 이환율과 사망률에 대해 매우 중요한 위험 요인이다. 흡연으로 인한 위험성에 대해서는 광고에서 흔히 볼 수 있다(예, 담배갑, 뉴스, 학교에서). 전 세계적으로 흡연은 예방할 수 있는 죽음의 주된 원인이다.[38] 담배를 필 때마다 개인 삶의 기대수명은 11분씩 줄어들고 있다고 추정하고 있다.[39] 모든 환자들에게 있어서 흡연과 금연에 대한 병력을 기록으로 문서화해야 한다.[40,41] 금연한 환자들 조차도 그들이 담배를 핀 기간과 양이 중요하다. 다른 위험 요인들이 조금씩 줄어듦과 마찬가지로 위험이 점차적으로 줄어든다. 예를 들면, 폐암은 금연한 후 10년이 지났어도 여전히 발생할 수 있다. 흡연은 만성폐쇄성 폐질환(COPD)의 주요 원인이고 암, 심장질환, 천식과 밀접한 상관관계가 있다. 허혈성 심장질환은 흡연으로 인해 더 야기시킬 수 있을 뿐만 아니라 뇌졸중으로 이어질 수 있다. 직접 흡연과 간접 흡연은 만성 폐쇄성 폐질환과 관상동맥 질환과 연관되어 있다. 흡연으로 인한 환경오염이 아이들의 호흡계의 발달에 영향을 미칠 뿐만 아니라, 담배를 피는 산모에게서 저체중 출산을 야기시킨다.

게다가 흡연은 단지 호흡계 뿐만 아니라, 신체의 다른 모든 부분에도 영향을 미친다.[42] 흡연과 관련된 질병은 말초혈관질병, 고혈압, 골다공증 그리고 구강, 기도, 폐를 포함한 복합 기관의 암을 포함한다.

아이들이 흡연하는 것은 부모의 흡연과 매우 상관관계가 있다. 출산 시 저체중과 부모의 흡연은 아이들이 어릴 때 천식에 걸리기 쉽다는 증거가 있다. 그러므로 아이들과 부모의 흡연에 대한 병력이 소아 평가의 구성요소가 되어야 한다.[37] 간접흡연의 영향은 현재 매우 많이 발표되고 문서화되고 있다.

다른 위험요인들 또한 심혈관과 폐에 손상을 입히지만 심각한 손상을 초래하는 것은 흡연만한 것이 없다. 단지 이러한 손상은 금연으로 손쉽게 예방할 수 있다. 건강과 경제적인 이득을 생각하면 사람들에게 금연을 하도록 권장하는 것이 촉진되어야 한다.

해부학 ANATOMY

심혈관과 폐계통은 심장, 혈관계, 폐로 이루어져 있다.[42] 이 계통은 조직에 최적의 산소(O_2) 운반을 공급하고 신진대사의 최종 생성물인 이산화탄소(CO_2)의 배출에 있어서 상호의존적이다. 심혈관과 폐 계통의 단위에서 어떠한 변화나 손상은 산소/이산화탄소(O_2/CO_2) 조절을 방해할 것이고 호흡곤란(환자가 호흡의 짧음을 인식함)과 운동내성을 감소시킬 것이다.

산소 운반시스템은 세포를 이용하는데 있어서 폐와 심장을 통해서 조직으로 산소를 보내주고 부분적으로 포화되지 않은 혈액을 다시 산소를 얻기 위해 폐로 돌려 보내는 것을 말한다. 산소운반 통로는 대기에서 조직적 수준까지 복잡한 단계로 이루어져 있다. 이는 이용가능한 산소, 산소 운반, 산소 소비, 산소 배출을 포함한다. 산소 공급과 수요간에 불균형은 징후와 증상(예, 호흡곤란, 호흡일의 증가, 심근 부하 증가 혹은 후두염)을 야기할 것이고 이는 활동하는데 있어서 환자를 제한하고 기능적인 면도 감소시킬 것이다. 이러한 제한은 짧은 기간이지만 만약 불균형이 장기화된다면, 다른 신체계통에 심각한 영향을 미칠 것이다.

산소운반 시스템은 심혈관, 폐 손상과 복합시스템의 문제를 가진 환자들을 검사하고 평가하는 토대로서 역할을 할 수 있다. 손상 혹은 기능장애의 분석 뿐만 아니라, 임상인들은 또한 삶의 적극적인 참여와 그것이 구성하는 활동에 관해서 개인적인 목표에 맞게 어느 부분을 치료할 것인지 결정하는데 초점을 두어야 한다. 이와 같은 철학은 *세계보건기구의 기능적인 분류(WHO's Classification of Function)*와 일치한다.[47]

폐 시스템 (PULMONARY SYSTEM)

흉부 (Thorax)

흉부는 12개의 늑골로 이루어져 있다. 1~7 늑골 앞부분은 흉곽에 뒷부분은 척추에 붙어있는 진늑골이다. 늑골 8, 9, 10은 7번째 늑골의 연골을 통해 흉곽에 붙어 있고 늑골 11, 12는 부유늑골이라고 하며 단지 뒷부분만 붙어있다.

12개월 동안의 정상적으로 발달과정에서, 흉부는 아래와 안쪽으로 회전하는 직사각형 모양을 가지고 있는 늑골에 원통형 가슴벽을 형성하면서, 수평인 늑골의 외형을 변화시킨다. 이는 점점 더 타원형의 가슴외형으로 변화시킨다. 가슴 외형은 중력과 근력을 통해서 변화되는데 이는 아이들이 생후 12~15개월 동안 앉거나, 서거나, 걸으면서 점차 직립되는 동작에서 작용한다. 근육 긴장도와 근력을 발달시키는 것이 이러한 발달을 촉진시킨다고 할 수 있다.

흉골 (Sternum)

흉골은 세 가지 구성요소 즉, 흉골병(manubrium), 흉골체(body), 검상돌기(xiphoid process)로 이루어져 있다. 흉골병과 흉골체 사이의 흉골각 또는 Louis 각은 검사자가 흉골절흔에서 흉골 아래로 손가락을 미끄러지게 하면 쉽게 촉진된다. 흉골각에 붙어있는 두 번째 늑골은 주 기관지 관의 분기점과 대동맥 궁에 위치하고 있다. 심장은 흉골의 아래 $^1/_3$의 왼쪽 아래에 위치하고 있다. 검상돌기는 나이가 듦에 따라 융합되는 섬유연골에 의해서 흉골체에 붙어있다.

흉부의 움직임 (Movements of the thorax)

흉부의 움직임은 늑골과 가슴벽에 붙어있는 근육으로 결정된다. 1~7번째 늑골은 주요한 회전 구성요소이고 상부 가슴벽의 부피를 증가시킨다. 상부 가슴 움직임은 종종 펌프핸들움직임(pump handle movement)이라고 말한다. 늑골 8, 9, 10은 늑골을 외측으로 더 많이 움직이게끔 하고(한쪽 면의 바깥쪽이나 위로), 때론 버킷핸들움직임(bucket handle movement)이라고 말한다. 흡기동안 흉부는 앞-뒤, 위-아래, 외측(수평) 세 면으로 움직인다. 흡기는 몸통 신전과 연관되어 있고, 호기는 굴곡과 연관되어 있다.

호흡의 근육 (Muscles of respiration)

흡기는 정상적으로 조용한 호흡을 할 때 주로 횡격막과 늑골내 근육으로 촉진되는 능동적인 움직임이다. 횡격막은 휴식 시 호흡의 $^2/_3$를 기여하고 활동이 증가될 때 보조 근육이 동원된다. 가슴 벽에 붙어 있는 몇몇 근육은 호흡의 보조 또는 부가 근육으로서 작용할 수 있다. 따라서 보조 근육은 흡기 또는 호기에서 보조할 수도 있다.

정상적인 호흡 기전과 기능은 횡격막, 늑골 내 근육 그리고 복근의 상호작용에 의존하고 이러한 것들 중에서 어느 한 가지라도 손실되면 호흡 기능을 떨어뜨릴 뿐만 아니라, 짧은 호흡, 운동내성을 감소시킨다.

가로막(횡격막) (diaphragm)

가로막은 돔 형태의 근육으로서 각 횡경신경에 의해서 지배되고, 흉막강과 복막강으로 나눈다. 상부 표면은 심막, 심장, 흉막, 폐를 지지하고 하부 표면은 거의 복막에 의해서 덮어져 있고 간, 위, 신장, 상신장선(supra renal glands)과 비장 위에 놓여있다. 복근은 복내장을 지지하고 가로막 아래에 위치하고 있다. 복벽을 지지하지 못하는 것은 횡격막을 평평하게 하고 횡격막 움직임의 효율성을 감소시킨다. 세 가지 중요한 혈관은 가로막, 대동맥, 하대정맥, 식도를 통해서 지나간다. 이를 지나가는 다른 구조는 미주 신경 줄기와 위 혈관의 가지가 있다.

가로막이 수축할 때 아래로 내려감으로써 복내장을 전위시켜서 배를 앞으로 불쑥 내밀게 한다. 가로막 중심에 있는 건은 안정화됨에 따라 외측 늑골섬유를 수축하고 이는 버킷핸들움직임(bucket handle movement)인 외측 늑골 움직임이 뒤따라 일어난다. 깊은 호흡을 할 때, 상부 가슴은 위쪽으로 이동된다.

가로막 움직임은 구심성으로 느리고 깊은 흡기와 조절된 원심성 호기에서 자발적으로 조절될 수 있다. 가수, 연설자, 관악기를 부는 사람, 아이들을 부르는 부모님과 같이 전문적으로 목소리를 사용하는 사람은 조절된 호기와 목소리를 투영시키는 방법을 배웠다.

호흡근뿐만 아니라 자세적 안정근의 하나로서 작용하는 가로막의 역할은 현재 많은 사람들로부터 알려져 있고, 소위 몸통의 중심은 복근, 가로막, 골반기저 등 편근으로 구성되어 있다. 호흡에 작용하는 부담이 과중되고 가로막이 호흡과 자세를 지지할 수 없다면, 호흡의 주요 근육으로서의 역할이 우선시 된다.[48]

늑골내 근육 (intercostal muscles)

늑골내 근육은 가슴 벽의 안정성을 제공해 주고 호흡 보조근으로서 작용한다. 흡기와 호기에서 가슴벽 각 한쪽 면에 능동적인 11개의 근육이 있다. 골절된 늑골 또는 고정된 흉관(situ chest tube)과 같은 상태는 늑골내 근육 경련이 일어나서 늑골 움직임과 환기에 영향을 미칠 수 있다.

배근 (복근, abdominal muscles)

배근[즉, 배곧은근(복직근, rectus abdominis), 배속빗근(내복사근, internal oblique muscle), 배바깥빗근(외복사근, external oblique muscle), 배가로근(복횡근, transversus abdominis)]은 견고하지만 유연한 벽을 제공해 복내장의 위치를 유지시켜 준다. 배근의 압력은 기침, 배설, 배뇨, 분만, 구토, 자세 조절과 중심 안정성에 있어 중요하다.

보조근 (accessory muscles)

가슴벽에(신체의 위치에 의존함) 붙어있는 어떠한 근육이 흉곽을 들어올린다면 흡기량을 증가시키는데 동원되고 흉곽을 내린다면 호기를 증가시키는데 이용된다. 흡기의 보조근은 거상늑근(levator costarum), 큰가슴근(대흉근, pectoralis major), 작은가슴근(소흉근, pectoralis minor), 마름근(능형근, rhomboids), 목갈비근(사각근, scalenes), 앞톱니근(전거근, serratus anterior), 목빗근(흉쇄유돌근, sternocleidomastoid), 흉부척추기립근(thoracic erector spinae), 등세모근(승모근, trapezius)을 포함한다. 호기의 보조근은 허리엉덩갈비근(요장늑근, iliocostalis lumborum), 가로가슴근(흉횡근, transverses thoracis) 복장갈비근(흉늑근, sternocostalis)을 포함한다. 몇몇의 근육은 앞 또는 뒤에 있는 근섬유가 수축하는지 넓은등근(광배근, latissimus dorsi) 또는 근육단이 고정되는지 여부에 따라 허리네모근(요방형근, quadratus lumborum)과 뒤톱니근(후거근) 하부(quadrates lumborum and serattus posterior inferior)가 흡기나 호기의 보조 근육이 될 수도 있다.

상기도 (Upper airways)

상기도는 코, 인두로 구성되고 후두까지 아래로 뻗어 있어서 상, 하기도로 나뉜다. 코는 흡기된 공기를 여과시키고 따뜻하게 해주고 습하게 해 준다. 그리고 다른 구조와 함께 성대를 울리는 역할을 한다. 기도는 거짓 중층섬모원주상피로 구성되는 점액막층으로 이루어져 있다. 코에서 폐포로 공기가 지나가면서, 신체의 온도와 평형을 이루고 수증기와 100% 포화된다. 공기가 차갑거나 건조하다면, 기도를 통해서 따뜻한 습기가 제공된다. 습기가 충분치 않으면 점액섬모의 청소하는 능력이 손상되기도 한다.

점액막층은 2개의 층 얇은 층(thin sol layer)과 두꺼운 층(thick gel layer)으로 구성되어 있다. 섬모는 얇은 층(sol layer)에서 머리 방향으로 빠르게 때리면서 두꺼운 층(gel layer)을 움직이게 한다. 그리고 먼지와 과잉 분비물과 같은 부스러기를 상기도로 움직이게 하면서 기침과 삼킴을 통해 뱉어낼 수 있다. 점액막층의 90%가 물이기 때문에 충분한 물이 필요하다. 탈수된 환자들은 기도를 청소하는데 있어서 문제가 있을 것이다. 소위 점액섬모 상승(mucociliary escalator)의 손상과 관련된 다른 요인 중에는 담배와 마취가 있다. 이는 섬모활동을 감소시키거나 마비시킬 수 있다.

후두와 성대주름 (Larynx and vocal folds)

후두는 연골과 근육으로 이루어져 있고, 말할 때 하기도를 보호하고 호기를 조절한다. 공기는 말과 관련된 특징적인 소리를 내면서 성대주름(성대)을 통과한다. 게다가 흉곽내와 복근내 압력을 조절하는데 중요한 역할을 한다. 예를 들면, 기관절제술을 한 환자는 기관절제술이 열린 채로 이동하거나 걸었을 때 어려움을 가지고 있다. Passey Muir가 말하는 밸브는 기관지 절제로 인해 흡기 때는 열리지만 호기 때는 닫힌다. 정상적인 흉곽내, 복근내 압력은 유지되어서 기능적인 활동을 촉진시킨다.

하기도 (Lower airways)

기관은 식도 앞에 놓여 있고 좌 · 우 주 기관지관으로 나뉜다. 연골고리는 C자 모양이고 뒤로 열린 채로 있어서 식도에서의 액체와 음식물의 움직임을 촉진한다. 오른쪽 주 기관지관은 왼쪽 주 기관지보다 더 수직으로 위치해 있고, 결과적으로 보다 더 외부물질이나 분비물의 흡입부분이 된다.

기도에서는 23개 세대 생성이 있다. 주로 엽, 분절 기관지는 1~4번째 세대 생성을 하고 아폐구역지는 5~7번째 세대생성을 한다. 약 11번째 생성까지는 기도를 위한 연골 지지가 있다. 종말세기관지는 대략 12~16번째 세대 생성을 하고 현재 연골구조로 이루어져 있다. 이 시점에서 종말세기관지는 폐 실질안에 있고 폐에서 종말세기관지를 당기면 열리거나 움직이게 한다. 17~19번째 세대 생성에서 호흡세기관지는, 기도에서 폐포까지의 변화에 기여한다. 폐포낭에 이르는 폐포관은 20~23번째 세대를 생성을 하는 부분인 동시에 호흡이 발생하는 부분이다.

폐포낭 사이에는 Pores of Kohn이 있고, 이는 곁순환(collateral ventilation)을 허용한다. 폐포낭 안에는 폐포의 구조를 형성하고 표면활성제, 표면 장력을 감소시키는 인지질을 생성하는 type I과 type Ⅱ가 있다. 따라서 폐로의 개방을 유지한다. 라이소좀(lysosome, 용해소체)을 포함한 폐포의 포식세포는 박테리아를 줄이고 폐에 들어오는 외부물질을 집어삼킨다. 그리고 나서 제거를 위해 림프시스템이나 점액막 층으로 인해 드러나는 종말세기관지로 이동된다. 이러한 기전 이외에도, 면역글로불린 세포는 포식세포를 감염부분에 끌어들여서 저항하는 지지역할을 한다.

가슴막 (흉막) (Pleura)

폐는 내장과 벽측 가슴막으로 덮여있다. 가슴막 사이 공간에는 폐수와 액체 균형이 깨지는 상태에서(즉, 종양 또는 폐렴) 액체가 축적될 수 있다(즉, 가슴막 삼출). 이 액체는 폐 실질을 압박할 수 있고 환기를 제한할 수 있다.

심혈관 시스템 (CARDIOVASCULAR SYSTEM)

심장 펌프는 4개의 방 좌 · 우심방과 심실로 구성되어 있다. 우심방과 우심실은 삼첨판막으로 나누어져 있다. 우심방은 각각 신체의 머리와 목 나머지 부분에서 배출하는 정맥 시스템에서 상하대정맥을 통해서 돌아오는 탈산소화된 혈액을 위한 방으로서 역할을 한다. 판막이 열릴 때 심실이 이완되거나 확장되는데 우심방에서 탈산소화된 혈액은 삼첨판막을 통해서 우심실로 흐른다. 우심실의 압력은 수축기동안 15~30 mmHg 이완기 동안 0~8 mmHg 사이에 이른다.[49-52] 이러한 압력의 변화는 심혈관 펌프 기능부전을 나타내고 활동을 제한하는 징후와 증상을 나타낸다.[52] 우심실로 들어오는 혈액은 우심실 압력이 삼첨판막을 닫혀지게 하는 우심방 압력과 일치할 때까지 축적된다. 우심실이 수축하거나 수축기 동안에 탈산소화된 혈액은 폐 동맥판막을 통해서 폐 순환인 폐 모세혈관 기저까지 지나간다.[53] 여기서 이산화탄소와 산소는 간질을 가로질러 퍼져 폐포에 이르거나 좌심장으로 들어가기 전 이산화탄소가 제거되고 혈액이 산소화되어 있는 폐포에서 가스 교환이 일어난다.[54]

폐에서 나오는 산소화된 혈액은 4개의 폐정맥의 하나인 좌 · 우심방으로 비어낸다. 좌 · 우심방과 좌심실은 승모판막으로 나눠진다. 이완기동안 좌심실의 압력은 낮고 승모판막은 열린다. 압력차로 흐르는 혈액은 이완기 말 혈압이 좌심방 압력을 초과할 때까지 좌심방에서 좌심실로 이동한다. 승모판막은 좌심실이 수축하기 시작할 때까지 닫혀진다. 압력이 증가하면서, 좌심실과 대동맥 사이에 있는 대동맥 판막은 열리고 혈액은 전신성 혈관계로 분출한다. 이완기시, 1회 박출량(SV)인 70Ml인 혈액은 각 혈관의 수축과 함께 분출되고 정상적인 1회 박출량은 이완기말 용적(EDV)인 50~70%사이에 이른다. 이 퍼센트를 박출율(EF = SV/EDV)이라 하고 심실의 수축상태를 양적으로 표현하는데 사용된다. 좌심실 압력은 수축기 동안 100~140 mmHg사이, 이완기동안 3~12 mmHg 사이에 이른다. 좌심실 이완기말 용적(LVEDP)은 주요한 좌심실 능력의 지표이다.

우심실과 비교해서 좌심실에서 압력이 커지면 대부분의 심장 싸이클을 통해서 심근에 작용하는 장력을 증가시킨다. 좌심실은 훨씬 큰 근질량을 가지고 있고 더 많은 에너지를 사용한다. 왜냐하면 혈액을 폐 혈관보다 횡단면적이 훨씬 큰 전신 혈관계로 혈액을 분출시키기 때문이다. 혈액을 받아들이는 동맥 시스템은 60~90 mmHg에 이르는 이완기말에 동맥압이 발생되고 좌심실 수축이나 수축기동안 증가된다. 수축기 동안 정상적인 동맥압은 90~140 mmHg에 이른다. 이 혈압은 쉽사리 협압계(BP cuff)로 측정할 수 있다. 평균 동맥압(MAP)은 70~105 mmHg에 이르고 질병이나 장애에 의해서 손상되지 않은 정상적인 혈관 상태를 결정하는데 중요하다. 혈관압력은 심근벽 장력에 기여하고 심장 수행능력에 영향을 미친다. 또한 이완기 혈압은 자율신경계(교감신경계와 부교감신경계)에 의해서 영향을 받고 호르몬과 신경전달 신호에 따라서 혈액이 흐르는 세동맥의 평활근에 안정적인 근긴장도를 발생시킨다. 혈관의 질병과 장애의 초기 징후는 간단한 혈압측정기를 통해서 알 수 있다. 따라서 혈압의 증가는 환자가 증상이 나타나기 전에 나타나기도 한다.

전도계 (Conduction system)

비율, 리듬, 전기 신호의 전도는 심장기능에 있어서 중요하다. 심장 세포는 심장을 리듬감 있고 자동적으로 수축하게 하는 자율흥분성 특징을 지닌다. 동방결절(sinoatrial node)은 우심방의 뒤쪽벽에 위치하고 있고 60~100 bpm의 비율을 발생시키는 정상적인 심장의 박동조율기이다. 우심방의 기저에 있는 방실결절(AV node)은 심실에 흥분 파동을 지연시키는 맥박의 박동조율기로서 역할을 하고, 심방에서 심실로 그것들의 내용물을 채우거나 비우는 시간을 준다. 동방결절은 본래 40~60 bpm의 비율을 가지고 있다. 동방결절에서 동방다발(AB bundle) 혹은 Bundle of His로 알려져 있는 한 다발 섬유가 발생된 후 좌 · 우 다발가지로 나뉘어 지고 이어서, 흥분 파동이 심실로 퍼지는 퍼킨제 섬유(purkinje fiber)로 나누어진다. 심실은 본래 40 bpm의 비율을 가지고 있다. 심전도(ECG)패턴은 심장의 전기활동을 나타내고 있으며 P-QRS-T 파동으로서 나타낸다. P파는 심방의 탈분극, QRS 복합체는 심실의 탈분극을 나타내며 T파는 심실의 재분극을 나타낸다.

신경계 조절 (Nervous system control)

교감신경계의 활성은 운동을 하는 동안 증가되며 이는 부신수질에서 에피네프린, 심장총에서 노에피네프린을 방출한다. 심실의 베타 아드레날린성 수용체는 에피네프린과 노에피네프린의 증가로 자극받을 때 심근 수축의 신호를 보낸다. 더불어, 심장의 Starling's 법칙(심박동의 힘은 심근 섬유의 길이에 의해 결정되므로 확장기충만의 증가는 심박동 힘을 증가시킨다)과 이러한 신경호르몬의 반응들은 활동하는 동안 효과적인 심장수축과 일회박출량에 도달한다. 동발결절 또한 전도시스템을 통한 탈분극파를 보내는 것에 반응하고 심박동수도 증가한다. 활동을 위한 심박출량은 심박동수와 일회박출량의 증가와 부합된다(심박출량 = 심박동수 × 일회박출량).[53]

관상동맥 (Coronary arteries)

심근 수축의 에너지는 주로 유산소대사에 의해서 제공된다. 산소는 관상동맥을 통해 심근 혈액에 전달된다. 이 동맥은 대동맥부근에서 시작하고 심근 바깥쪽 섬유성인 액체로 채워진 심장막 주머니 아래에 흘러서 심장의 여러 부분에 전달된다. 주요 관상동맥 혈관은 좌측 앞쪽으로 내려가는 동맥(left anterior descending: LAD), 좌측 회선동맥(left circumflex artery: LCA), 뒤쪽으로 내려가는 동맥(posterior descending artery: PDA) 우측 관상동맥(right coronary artery)이 있다. 좌측 주요 관상동맥은 LAD와 회선가지로 이분화되고, 심근과 심실사이 중격의 앞쪽 벽은 LAD와 여러 사선 가지로부터 혈액을 받는다. LCA는 외측 벽을 관류하는 여러 둔각 변역 가지를 가지고 있다. PDA는 케이스의 86% 정도 우측회선동맥(RCA)을 발생하고 뒤쪽 혹은 횡격막 벽과 방실결절을 관류시킨다. RCA는 케이스의 60% 정도 오른쪽 심실벽, 동방결절에 공급하고, 케이스의 80% 정도 방실결절에 공급한다. 산소화된 혈액은 심장의 세 개의 층인 심외막, 심근, 심내막을 관류하는 관상동맥총을 통해서 이동한다. 심내막은 관류되는 심장의 마지막 부분이고, 관상동맥 흐름의 소실에 가장 영향을 받기가 쉽다. 심근허혈과 경색은 관상동맥 흐름이 제한될 때 발생한다.[55,56]

말초 순환 (Peripheral circulation)

말초 순환은 중추 순환만큼 중요하다. 심장이 산소화된 혈액을 말초 조직에 공급하고 탈산소화된 혈액은 재산소화를 위해 중추 순환으로 돌아가기 때문이다. 말초순환은 동맥, 정맥, 림프혈관으로 구성되어 있다. 동맥은 대, 중, 소로 나뉘어지고 독특한 생리학적인 기능을 수행하기 위해서 각 특유의 해부학적인 구조를 가지고 있다. 크기가 큰 동맥은 대개 탄력섬유, 중간 크기의 세동맥은 주로 평활근, 신체 조직에 있는 작은 모세혈관은 주로 내피인 두꺼운 하나 세포로 구성되어 있다.

정맥 또한 대, 중, 소로 분류한다. 작은 세정맥은 모세혈관에서 혈액을 받고 중간 크기의 정맥으로 흐른다. 그런 다음 탈산소화된 혈액이 우심방으로 돌아오는 큰 정맥인 상하대정맥으로 흐른다. 높은 혈압 변동을 지지해야 하는 동맥과는 달리, 정맥은 낮은 혈압으로 혈액을 수용하기때문에 얇은 벽으로 되어 있다. 어떤 정맥기저(즉, 비방과 장)는 혈액이 필요할 때까지 저장하는 저장소 역할을 한다. 어떤 정맥은 낮은 혈압으로 혈액이 비워있을 수도 있다. 이러한 정맥은 혈액이 채워질 때 팽창하고 병적 징후(즉, 경정맥 팽창)를 보일지도 모른다.

림프시스템 또한 대, 중, 소 혈관 시스템으로 구성되고, 특징적으로 말초에 체액 균형을 유지하는데 있어서 중요한 역할을 하는 얇은 막과 약간의 근육이 있다. 림프시스템을 더 자세히 살펴본다면 "Pattern H: 림프 시스템 장애와 연관된 손상된 순환과 인체계측 크기"를 살펴보아라.

생리학 PHYSIOLOGY

폐 시스템 (PULMONARY SYSTEM)

산소 운반 시스템은 통로로서 산소는 기도와 폐를 통해서 지나가고 혈액의 형태로 폐순환을 통해 심장으로 확산되며 대사를 위해 말초순환을 통해 조직으로 운반된다. 조직의 수준에서 산소 소비는 대사적 필요에 따라 적절히 이용되고 이산화탄소인 대사적 부산물은 제거된다. 산소가 효과적으로 이동되지 못하거나 이산화탄소가 효과적으로 제거되지 못하는 경우 중재할 필요가 있다.

분당 환기량(MV)과 일산화탄소 공식은 폐용적 생리학의 "호흡 대 호흡(breath to breath)"을 이해하게끔 한다. MV는 1회호흡량(TV)×호흡수(RR)로 산출된다(MV = TV×RR). TV는 편한 상태의 정상적인 호흡량이다. 매번 호흡시에 기관 · 기관지분지 또는 해부학적인 사강에서의 공기는 가스 교환에 참여하지 않는다. 해부학적인 사강은 대략 신체 무게 파운드 당 1cc에 해당한다. 그러므로 150파운드의 사람은 대략 해부학적인 사강이 150 cc정도이다. 일반적인 1회 호흡량은 500 cc이고 그중 350cc는 환기를 위해 폐포에 도달한다(가스 교환을 하기 위해서 폐포에 지나가는 공기). 정상적인 RR은 12~20 bpm이다. 정상적인 500cc의 1회 호흡량으로 16 bpm 호흡을 한다면, 해부학적인 사강량은 150 cc, 폐포환기는 350 cc가 될 것이다. 또한 호흡이 과도하게 빠르고 얕다면 1회 호흡량은 감소될 것이다. 이 때의 해부학적인 사강은 같지만, 효과적인 폐포환기는 감소된다. 예를 들면, 빠르게 호흡하는 환자는 호흡할 때마다 단지 1회 400 cc 호흡량을 가지고 있다. 일정한 150 cc의 해부학적 사강을 가지고 있다는 것은 단지 250 cc의 폐포환기가 이루어진다는 것을 의미한다. 이는 환자에게 느리고 깊게 숨쉬도록 가르치는 이론적 근거가 된다. 반대로 1회 호흡량이 호흡 시 750 cc로 증가되고 해부학적 사강이 일정하게 150 cc로 유지하게 하기 위해 깊게 숨을 쉰다면 폐포환기는 600 cc에 이를 것이다. 폐포환기가 효과적이면 효과적일 수록, 전체적인 산소 운반은 더욱 더 최적이라고 할 수 있다.

환기/관류 (VENTILATION/PERFUSION)

환기는 가스가 폐에 들어가고 나오는 과정이다. 관류는 특별한 기관 또는 신체 부분을 통한 액체의 통로(즉, 혈액)이다. 환기-관류 균형은 폐를 통한 가스 움직임과 혈액 순환의 균형이다(관류). 이상적인 것은 환기와 관류의 일대일 균형일 것이다. 실제로 중력은 위치에 따라 의존하는 부분으로 혈액을 당긴다. 똑바른 자세에서 아래 폐 부분에 더 큰 관류가 있고, 위 폐 부분에 더 큰 환기가 있다. 중간 부분의 폐가 가장 최적의 환기와 관류의 비율을 갖는다. 최적의 혈액 가스를 유지하기 위해서는 4개 부분의 환기와 5개 부분의 관류비가 존재해야 한다. 많은 질병 과정은 환기와 관류 불균형을 야기시킬 수 있다. 생리학적인 션트(shunting)는 무기폐와 폐렴에서 알 수 있듯이 과잉 환기에서의 관류라 할 수 있다. 생리학적인 사강은 폐색전에서 알 수 있듯이 과잉 관류에서의 환기라고 할 수 있다.

동맥 혈액 가스 (ARTERIAL BLOOD GASES)

동맥 혈액 가스분석은 Ph, pCO_2, pO_2와 맥박 산소 포화(SpO_2)의 계수를 제공한다. Ph(수소이온농도지수-정상범위: 7.35~7.45)는 산성기 균형의 효과를 나타내고 환자가 급성인지 혹은 만성 산성 문제를 가지고 있는지 확인하고, 비대상성인지 부분적으로 대상성인지 혹은 대상성 상태인지를 나타낸다. pCO_2(이산화탄소 농도지수-정범위 35~45 mmHg)는 폐포 환기를 나타내는데 pCO_2가 45 mmHg 이상이면, 환자는 저환기상태(정상보다 적게 CO_2를 내뿜는 것)라 불린다. pO_2(산소농도 지수-정상범위 80~100 mmHg 그러나 노인은 더 낮음)는 동맥 산소공급을 나타내고, 이완시 헤모글로빈(Hgb) SpO_2(맥박 산소 측정)은 정상적으로 98%이다. 임상적으로 운동 시작 시 환자가 90% 이상으로 SpO_2를 갖고 이러한 수준 아래의 탈포화를 예방하는 것은 안정하고 효과적인 치료를 위한 임상적인 지침서로서 일반적으로 받아들여지고 있다. 산소 포화가 90% 떨어지면, 산소 보충이 필요하다. 산소는 SpO_2가 90%로 안정되고 혹은 운동으로 그 이상이 될 때까지 한번에 1L가 적정할 수 있다. 산소 포화가 90% 아래로 떨어진다면, 제한된 산소는 조직수준에서 이용 가능할 것이다. 환자는 다리 경련, 짧은 호흡 그리고 산소 포화에 있어서 큰 감소인 무산소 운동을 통해서 운동할 수도 있다.

심장시스템 (CARDIAC SYSTEM)

관상동맥 혈관은 대동맥과 원위 관상동맥총 사이의 혈압차를 이용함으로써 이완기 동안 채워지므로 관상동맥의 혈류를 증가시킨다. 심혈관 펌프 기능장애나 내부 출혈 때문에 동맥 혈압 또는 심박출량이 떨어진다면, 혈압차와 혈류는 감소할 것이다. 게다가 감소된 혈압이나 활동간 훨씬 높은 심박수에서 발생하듯이 이완기 시간이 줄어든다면, 관상동맥 관류시간이 줄어든다. 어떤 경우에 있어서 심근에 이용 가능한 산소는 제한되고 허혈을 발생시킬 수 있다.[57,58]

활동하는 동안, 심장근육 펌프는 증가된 심박출량을 공급하기 위해 힘과 수축 비율을 증가시킨다. 동맥압은 심장이 일해야 하는 것에 대항하는 후부하를 증가시키는 활동동안 올라간다. 동시에 증가된 정맥환류는 EDV(이완기말 용적)를 증가시키고 심근의 길이 장력을 최적화시키고 예비하중을 증가시키는 Frank Starling 기전을 이용한다. 심장의 전체적인 장력은 수축기 뿐만 아니라 이완기 동안의 활동에도 커진다. 따라서 심근대사에 충분한 산소와 영양분을 전달할 관상동맥 순환의 요구가 늘어난다.

심장은 휴식 시 관상동맥 혈류에서 75%의 산소를 추출하므로 신체에서 가장 큰 산소조직 중 하나이다. 활동하는 동안, 심장의 대사적 요구는 심근에 훨씬 많은 산소를 요구하면서 증가된다. 휴식 시 산소 추출이 거의 대부분 증가되기에 심근의 산소 공급의 증가는 혈관의 해부학적 또는 이완기 시간에 영향을 받는 관상동맥 혈류에 의존한다(그림 1-1). 심근 조직의 대사적 필요를 지지하기 위해 충분한 산소가 있어야 하거나 심장펌프 기능이 분열되어야 한다. 심근 산소 요구는 신경호르몬 조절과 EDV(이완기말 용적) 또는 부하전(preload)에 영향을 받듯이 심박동수, 부하후, 수축상태의 선상적 상태에 있는 기능이다. 대사적 필요가 훨씬 커질 때 활동하는 동안 심근 산소의 공급과 요구 사이의 불균형이 발생하기 쉽다. 심혈관 징후[앙기나(angina), 짧은 호흡 또는 과도한 피로] 또는 비정상적인 생리적 반응의 징후(무딤, 혈압하

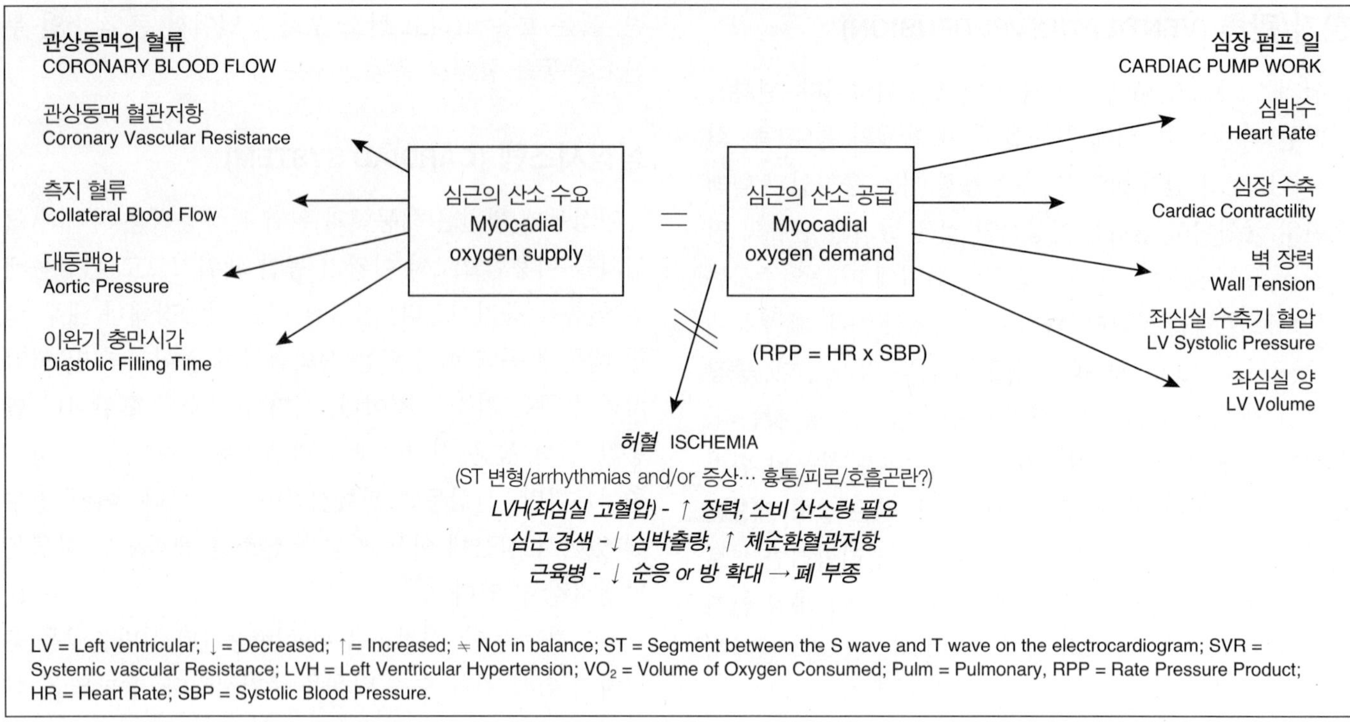

그림 1-1. 심근 산소 공급과 수요의 결정요인. 출처: Ellestad M. *Stress Testing. Principles and Practice*. 3rd ed. Philadelphia, Pa: FA Davis; 1986:24.

강, ST분절 변화 또는 천식)가 심근의 불완전을 나타내면서 발생할 수 있다. 심박수로서 동맥압(후부하)과 이완기말 용적(EDV)이 상한에 접근하고, 관상동맥류의 상태가 완전히 증가되면서 관상동맥 내 혈액의 거의 모든 산소가 추출된다. 그러므로 개인은 휴식 시 징후나 증상도 없이 기능적으로 활동을 하거나 낮은 수준의 활동을 하기도 한다. 그러나 심근의 대사적 필요가 심박수(HR)와 혈압(BP)이 오르면서 증가될 때 원치 않는 징후와 증상이 나타나는데, 이는 대사적 요구에 부합하는 영양분을 심근에 공급하는 관상동맥 시스템이 무능력하다는 것을 의미한다. 삶을 위협하는 심장문제를 피하기 위해 활동을 제한할 필요가 있다.

병태생리학 PATHOPHYSIOLOGY

비만 (OBESITY)

비만은 주어진 키와 성별에 비해 신체에 과도한 지방을 만든다. 비만은 주어진 시간에 열량을 태우는 것보다 더 많은 열량을 섭취할 때 발생한다. 과잉 열량은 지방으로서 저장된다. 비만은 가족력인 유전성이 있다. 비만한 어린이들은 성인이 되어도 비만할 확률이 높다. 이는 가족이 비슷한 음식과 활동수준을 갖기 때문일지도 모른다. 비만인 사람들과 같은 음식을 먹는 어떤 사람들이 훨씬 쉽게 체중이 늘어난다는 사실로서 증명되듯이, 대사율은 비만에서 중요한 역할을 한다. 대사율은 보통 개개인에게 일정하지만, 신체적으로 활동적인 사람이 훨씬 높다. 비만은 개인의 신체질량지표(body mass index, BMI)를 계산해 진단한다(705×신체무게(lbs)/높이(inch)×높이(inch) or BMI 차트를 이용함). BMI가 30 이상이면 비만으로 간주된다.[61]

비만은 지난 10년 전 과체중인 미국 인구의 61%보다 대략 2배로 증가했다. 비만과 관련된 합병증은 IHD(허혈성심장질환), 심장근육병, 만성심부전증, 고혈압, 뇌졸중, 인슐린 비민감성, 2형 당뇨병, 담낭질환, pedemia, 골관절염, 통풍, 폐포 환기 저하와 수면 무호흡을 포함한 폐질환 등 넓은 범위에 이른다. 비만인 사람들은 비활동적인 경향이 있고, 유산소적으로 상태가 악화될 수도 있다. 결과적으로 호흡량과 심혈관 일은 활동과 함께 증가한다. 이는 짧은 호흡의 증가, 감소된 활동, 먹기, 덜 활동적임, 감소된 기능, 분발 인식에 따른 전체적인 활동의 감소 등 점성 주기(viscous cycle)가 된다. 따라서 비만의 후유증으로서 건강이 위협 받는다.

관상동맥 질환 (CORONARY ARTERY DISEASE)

관상동맥 질환(CAD)은 혈류를 제한하는 폐쇄를 나타내지만, 심근 기능을 상당히 억제하지는 않는다. 이는 폐쇄가 심근섬유의 영구적인 손상을 야기시킴에 따라 심근 기능을 손상시키는 관상동맥심질환(CHD)과는 다르다. 관상동맥질환의 주요 원인이 되는 요인은 고혈압, 담배, 고지혈증을 포함한다. 2차 위험요인은 나이, 남성, 인종, 비만, 스트레스, 감소된 활동수준을 포함한다. 수정할 수 있는 요인은 고혈압, 고지혈증, 담배, 비만, 비정상적인 포도당 내성과 당뇨병, 스트레스 수준, 활동수준이 있다.[1]

선천성 심부전증 (CONGESTIVE HEART FAILURE)

선천성 심부전증(CHF)은 IHD(허혈성 심장질환)에 의한 손상된 심장 펌프에서 비롯된다. 이는 심근경색(MI) 그리고 잠재적으로 심근병증을 야기시킨다. 효율적으로 혈액을 추출하는 심실의 기능부전은 양적 과부하, 실의 이완, 심장내 혈압 상승을 야기시킨다. 좌심장에서 증가된 정수압 압력의 역행전달은 폐울혈, 조직적인 정맥울혈을 야기시키는 우심장 압력 상승, 말초부종을 야기시키고 폐렴은 노인들에게서 CHF(선천성 심부전증)에 부차적으로 나타나는 흔한 병이다.

영상 IMAGING

방사선촬영이나 x-ray는 가장 오래되고 널리 사용하는 폐 영상의 양식이다. 평범한 가슴 x-ray는 폐렴이 있는 부위와 개선 후 예후를 진단하는데 사용된다. 또한 흉부에 관련된 심장의 일반적인 크기, 폐의 과다팽창, 횡격막의 위치를 확인하는데 쓰인다. 보통 앞뒤로 본다.

탈륨영상은 심근혈류를 평가하는데 상대적으로 감소된 관류나 경색 부분이 있는 심장 부분을 알아내는데 사용된다. 탈륨 운동테스트(thallium exercise testing)는 심근 허혈을 발견하는데 중요한 역할을 한다.[62]

심장초음파검사는 판막 통합, 심실 크기, 심장펌프 기능을 평가하는데 사용된다. 방상핵혈관조영상(multigated acquisition, MUGA) 또는 RNA 스캔으로 알려진)은 심실 크기, 박출계수, 심근펌프기능을 평가하는데 사용된다.

자기공명영상(MRI)은 관상동맥 차단을 발견하는데 사용된다. 영상 전산화단층촬영술 또는 초고속 전산화단층촬영술(ultrafast CT 또는 전자선 전산화단층촬영술)은 휴식 시나 운동시에 심장을 스캔하는데 사용되고 심근 비후를 발견할 수 있으며 심박출량을 평가할 수 있다. 양전자방출 단층촬영(PEC scan)은 심근혈류를 평가할 수 있다.

약리학 PHARMACOLOGY

다음의 약물은 후천성 폐렴을 가진 환자의 관리에서 이용될 수도 있다.

- ◆ 항생제(antibiotics)
  - 예: 페니실린, 세팔로스포린, 반코마이신, 젠타마이신
  - 작용: 세균성장을 억제
  - 투약: 경구 또는 비경구적
  - 부작용:
    - 과민 반작용, 위장 항진, 부차적인 감염, 이독성(ototoxicity), 신독성(nephrotoxicity)
    - 이독성과 신독성 비율은 드물다.

다음 약물로는 종종 선천성 심부전증(CHF)을 가진 환자를 관리하는데 사용된다.

- ◆ 디곡신(digoxin)
  - 작용: 심장세포에 있는 칼슘(Ca^{++})을 증가시킴으로써 심장 힘의 증가; 동방결절(SA node)에서 많은 맥박을 줄임으로써 리듬장애를 조절할 수 있다.
  - 투약: 경구
  - 부작용
    - 오심, 식욕부진, 시각 장애, 혼동
    - 디곡신(digoxin)의 혈액 수준은 독성을 예방하

는데 조절되어야 한다.

- ◆ 라식스(Lasix)
  - 작용: 요에서 잃은 소금과 물을 증가시킴으로써 액체를 증가시킴
  - 투약: 구강
  - 부작용
    - 포타슘(potassium) 수준을 줄일 수 있다.
    - 당뇨병의 혈당을 증가시킬 수 있다.
    - 다음과 같은 성향을 낳을 수 있다 — 골다공증, 근육경련 또는 약화, 불규칙한 심박동, 비정상적인 통증/설사, 낮은 혈압, 두통, 현기증, 발의 무감각, 타박상이나 출혈이 잦음.

만약 골다공증 성향을 보이는 환자가 약을 먹는다면, 특히 칼슘 보충은 골밀도를 높이는데 사용될 것이다.

- ◆ 매일 1,200 mg 칼슘이온(Ca^{++}) 보충
  - 작용: 골다공증을 예방하는데 도움이 되기도 함.
  - 투약: 구강
  - 부작용:
    - 변비, 장염, 잉여가스
    - 신결석의 위험성 증가.

사례 연구 #1:
비만과 관련된 짧은 호흡
Obesity-Related Shortness of Breath

Juan Martinez는 12살 과체중 남성이고 최근에 우하엽에 후천성 폐렴으로 입원했으며 짧은 호흡을 가지고 있다.

물리치료사 검진 PHYSICAL THERAPIST EXAMINATION

병력 (HISTORY)

- ◆ 일반적인 인구학: Juan은 영어를 이해하고 말하기를 배우는 12살 남성이고 의사소통을 꽤 하지만, 그의 부모는 영어를 잘하지 못했다. 그는 오른손 잡이였다.
- ◆ 사회적 병력: Juan과 그의 가족은 더 좋은 기회와 아들에게 더 좋은 교육을 시키기 위해서 멕시코에서 시카고로 이사했다.
- ◆ 고용/일: 부모 모두 건강관리 혜택없이 서비스 직업에 종사했다. Juan은 학교에서 집으로 돌아와 부모님이 집에 돌아올 때까지 남동생과 여동생을 돌보았다.
- ◆ 생활 환경: 가족은 최근 저소득층 지역에 있는 아파트 지하에 살았다. 아파트는 8층이다.
- ◆ 일반적인 건강 상태
  - 일반적 건강 인식: 부모는 걱정하기를 Juan이 미국으로 이사한 이래로 상태가 더 안 좋아졌다고 느낀다. 이전에는 날씨는 더 따뜻했고 공기가 더 건조했다.
  - 신체 기능: Juan은 짧은 호흡과 피로가 따르고 변화된 수업으로 학교 생활이 피곤하고 체육시간에 완전히 참여할 수 없어서 낙담하고 있다.
  - 심리적 기능: Juan은 다소 학교생활 후와 체육시간에 친구들과 함께 할 수 없어서 낙담하고 있다.
  - 역할 기능: 학생, 아들, 동생들을 봐줌
  - 사회적 기능: 그는 학생들과 사귀기 보다는 혼자 떨어져 지내기 때문에 다소 외로운 경향이 있음.
- ◆ 사회/건강 습관: 그는 먹는 것을 좋아하고 캔디, 소다음료, 과자를 파는 자동판매기에 대해서 흥미를 느끼고 있음.
- ◆ 가족력: 그의 어머니와 아버지 모두 하루에 2~3갑 담배를 핀다. 아버지는 고혈압이 있어 약물을 복용 중이고 어머니는 당뇨병이 있지만 약물(구강)로 조절되지 않음.
- ◆ 의학/외과적 병력: Juan은 종종 감기에 걸리지만 이전에 응급실이나 병원을 방문한 적이 없다.
- ◆ 이전 입원: Juan은 후천성 우하엽 폐렴으로 2주 전에 입원해서 3일 동안 병원에 있었고 다음 주에 집으로 퇴원함.
- ◆ 이전에 존재하는 의학적 그리고 다른 건강과 관련된 상태: 아무것도 알려지지 않음. Juan은 질병에 대해서 의학적인 측면에서 규칙적으로 병원을 방문한 적이 없음.

- 현재 상태/주호소: Juan의 현재 주소는 울혈이고 활동에 따른 짧은 호흡이다. 그는 중학교 다니며 학교 다니는 과정에 어려움이 있는데 교실을 옮기거나 기능을 제한하는 짧은 호흡의 증가로 인해서 체육시간에 참여하기가 힘든 점이다.
- 기능적 상태와 활동수준: Juan은 체육시간에 제한된 참여로 줄곧 앉아만 있고 방학 후에도 똑같다. 그는 학교에서 집에 돌아올 때마다 TV를 본다.
- 약물: Juan은 항생제 약을 그만두고 다른 약물을 먹지 않고 있음.
- 다른 임상적 검사: 최근 입원할 때, 그의 흉부 x-ray는 우하엽 후분절 폐렴을 나타냈음(연속된 x-ray는 폐렴이 나아졌다는 것을 나타냄).

시스템 재검토 (SYSTEMS REVIEW)

- 심혈관/폐
  - 혈압: 130/84 mmHg(나이에 따른 정상치: 85~114 /50~85 mmHg)
  - 부종: 없음
  - 심박수(HR): 100 bpm(나이에 따른 정상치: 75~100 bpm)
  - 호흡수(RR): 20 bpm(나이에 따른 정상치: 16~22 bpm)은 활동에 따라 상당히 증가하고 또한 최소 노력으로 심지어 보조근을 사용한다.
- 외피계
  - 반흔형성 상태: 없음
  - 피부색: 정상적인 제한범위 안에(WNL)
  - 피부 상태: 정상적인 제한범위 안(WNL)
- 근골격계
  - 전체적인 관절가동범위: 정상적인 제한범위 안
  - 전체적인 근력: 상지, 하지, 몸통 감소
  - 전체적인 대칭: 대칭
  - 키: 5' (1.52 m)
  - 몸무게: 154 lbs(69.85 kg)
- 신경근계
  - 균형: 균형잡기 어려움
  - 보행, 이동, 그리고 변화: 정상적인 제한범위 안에 있으나 느린 움직임과 앉아서 설 때 의자의 팔걸이를 이용해 미는 경향이 있다.
- 의사소통, 감정, 인지, 언어, 학습 유형: 정상 범위
  - 의사소통, 감정, 인지: 명확하게 의사소통을 할 수 있고, 말할 수 있으며 지시를 따를 수 있다. 그리고 학교와 여가생활에서 기능적인 능력과 건강을 증진하고 싶어한다.
  - 선호하는 학습: 시각 학습

검사와 측정 (TESTS AND MEASURES)

- 유산소 능력과 지구력
  - 6분 보행검사
    - Juan은 100 feet를 걸었고 산소부족을 호소했다.
    - 휴식 시 100 bpm인 심박수(정상 범위의 최대치)는 운동 후에 132 bpm으로 증가됐다.
    - 휴식 시 130/84 mmHg(나이에 비해 수축기는 높고 이완기는 정상 범위의 최대치)인 혈압은 138/84로 증가됐다.
    - 6분 보행 검사시 7 cm인 무호흡 인식에 대한 시각상사척도[visual analogue scale(10 cm)]가 휴식시 2 cm가 되었다.
- 인체측정학적 특성
  - 그의 나이에 따른 BMI = 무게(lbs)/높이(inch) / 높이(inch)×703
    - Juan의 BMI는 30이고 비만하다는 것을 나타낸다.
    - 몸통 비만증
- 각성, 집중, 그리고 인식
  - 명료 그리고 지남력×3
- 순환
  - 청진
    - 심장 소리가 정상처럼 들림
    - 휴식시 심박수 100 bpm(정상범위의 최대치)
  - 심전도: 정상적인 동방결절 리듬
- 인체 공학과 신체 기전
  - 일상생활 동안 잘못된 신체 기전

- 잘못된 앉은 자세

◆ 보행, 이동 그리고 균형
- 의자 팔걸이를 의지하지 않고는 앉은 자세에서 일어설 수 없음
- 단지 10초 동안 한 발로 설 수 있음.
- 계단에 오르거나 활동에 열중할 때는 균형 잡는데 어려움을 가지고 있음.

◆ 근 수행력
- 감소된 코어 근력: 3+
- 하늑골이 약간 벌어짐
- 상지와 하지근력에 대해서 도수근력검사(MMT) 등급 $^{4}/_{5}$

◆ 자세
- 복위는 무게 중심을 앞으로 옮겨서 중력 중심을 옮김.
- 머리가 약간 앞으로 기울어짐
- 약간 뒤로 흔들림

◆ 관절가동범위
- 흉벽 움직임은 중,하 흉벽에서 감소됨.
- 테이프 측정을 이용해 경미한 흉부 확장(4번째 늑골) = $1^{1}/_{2}$ 인치
- 테이프 측정을 이용해 하부 흉부 확장(7번째 늑골/검상돌기) = $1^{7}/_{8}$인치

◆ 자가치료와 가정 관리
- 자가치료와 가정 관리 활동을 수행하는 능력에 관한 인터뷰에서 Juan은 자기 방을 치우고, 집안일을 하는 등 일상생활을 하는 동안 숨이 찬 것으로 드러남.

◆ 환기와 호흡/가스 교환
- 청진: 감소된 호흡은 우하흉부 뒤쪽에서 들리고, 거품소리와 날숨 시 쌕쌕거리는 소리가 들림.
- 호흡 양상: Juan은 특히 활동 시 호흡이 곤란할 때 호흡 보조근을 사용하는 경향이 있음
- 기침: 중등도의 끈적한 노란색 가래 생성.

◆ 직장, 공동체 그리고 여가의 통합 또는 재통합
- 안전하게 일, 사회생활, 여가생활을 하는 능력에 관한 인터뷰에서 Juan은 학교에서나 여가생활에서 숨이 차는 것으로 드러났다.
- Juan은 공원에서의 여가생활이나 방학 후 활동에서 더욱 더 활동적이고 싶어함.
  - 그는 수영이 훨씬 쉽고 재미있다고 느낀 이래로 수영을 하고 싶어함.

평가 EVALUATION

Juan은 12살 과체중인 아이이고, 숨이 참에 따라 운동과 기능적인 활동이 제한되어 있다. 그는 현재 폐렴으로 경미하게 피가 고여 있다. 그는 상당한 심혈관과 폐 질환 뿐만 아니라 당뇨병에 위험요소를 가지고 있다. 가족력은 담배를 피고 신체활동이 적다는 점에서 주지해야 한다.

진단 DIAGNOSIS

Juan은 심혈관/폐질환, 당뇨병의 위험요소가 있는 사람이다. 그는 유산소 능력/지구력이 손상됐다: 인체측정학적 특성; 인체 공학과 신체 기전; 보행, 이동, 균형; 근수행력; 자세; 관절가동범위; 환기와 호흡/가스교환. 그는 기능적으로 자기 관리와 학교, 지역사회, 여가활동에서 제한되어 있다. 이는 패턴 A와 일치함: 심혈관/폐 장애에 대해서 첫 번째 예방/위험 감소, 이차적으로 패턴 C와 일치함: 손상된 환기, 호흡/가스 교환, 기도 청소 기능부전과 관련된 유산소 능력/지구력. 이 손상과 기능적인 제한은 의료 계획과 예후를 결정하는데 있어서 중요시된다.

예후와 치료계획 PROGNOSIS AND PLAN OF CARE

방문 과정에서, 상호적으로 수립된 다음의 결과를 결정한다.

◆ 자가 관리를 수행하는 능력이 향상됨.

◆ 유산소 능력과 지구력 증진.

◆ 균형이 증진됨.

◆ 일 단위당 에너지 소비가 줄어듬

◆ 건강이 향상됨.

- 일상생활동작(ADL)에서의 기능적인 독립성과 도구적 일상생활 활동(IADL)이 증가됨.
- 건강 습관, 건강, 예방을 위한 행동지식이 증진.
- 근수행 증가.
- 신체적 능력 향상
- 신체적 기능 향상.
- 자세 향상
- 관절가동범위(ROM) 향상
- 위험 요소 감소.
- 2차적인 손상위험 감소.
- 증상의 자가 관리 향상.

이러한 결과를 얻기 위해서 환자에 맞는 적절한 중재가 결정된다. 이는 협조, 의사소통, 문서화를 포함한다; 환자/고객 관련 교육; 치료적 운동; 자가치료와 가정 관리에서의 기능적인 훈련; 일, 지역사회, 여가 활동에서의 기능적인 훈련, 기도 청결 기술.

진단과 예후를 바탕으로, Juan과 가족이 지시에 따른 행동변화를 확실히 지키기 위해서 3 내지 6개월간의 방문에서 4~6주 기간 동안 3~6번 정도 방문이 필요하다고 예상된다. 물리치료사는 위험요소를 주지시키고 명확한 의사소통과 지역사회자원이 스페인어로 이용할 수 있게끔(즉, 금연, 신체활동을 증진하고 영양분을 개선하기 위한 값싼 수단) 정해진 기간 동안 가족들과 함께 노력해야 한다. 시간은 환자가 위험요소를 이해하고 어떻게 이를 수정하거나 제거하는지, Juan의 건강상태를 향상시키기 위해 더욱 더 활동적인 개인과 가족생활을 제공할 것인지 반복과 추적조사를 수용해야 한다. 흡연, 음식, 활동과 관련된 부모 행동이 변화는 것이 무엇보다도 중요하다. Juan의 예후는 자기 스스로 하고자 하는 의지와 가족의 노력과 기회와 소망이 현실로 이루어지도록 그의 건강을 증진시키고자 하는 부모님의 관심 덕분에 좋아졌다고 할 수 있다. 저소득 사람들을 위해 스페인어로 이용가능한 자원을 찾는 것은 극복해야 하는 어려운 과제일 수도 있다. 이러한 모든 것들이 아이들의 의료보호를 위해 등록해야 할 자원일 것이다.[65] 부가적 이득은 아이들이 ALLKids에 등록되었을 때 가족들도 이용할 수 있다.

중재 INTERVENTIONS

선택적 중재에 대한 이론적 근거 (RATIONALE FOR SELECTED)

환자/고객 관련 교육 (Patient/client-related Instructed)

폐렴에 걸린 Juan은 점점 나아지고 있고 기도 청결 기술은 우하엽의 분비물을 이동시키는데 사용될 것이다. Juan은 독립적으로 우하엽 외측과 후분절의 체위성 배담을 수행하는 방법을 배울 것이다. 또한 하루 약 8잔의 물을 마심으로써 수분공급에 역점을 둘 것이다. 배뇨 색깔은 엷은 노란색인지 모니터링 될 것이다.

치료적 운동 (Therapeutic exercise)

입증된 개인행동과 생활양식 선택은 비만 과정에 영향을 미치고, 건강한 습관을 습득함으로써 오랜 기간 사회의 짐을 줄이는데 중요하다.[67]

대다수의 비만은 신체활동 부족, 잘못된 식이습관, 다른 말로 바꾸면 소비된 칼로리와 지출된 칼로리 사이의 불균형에서 기인한다.[68] 그러므로, 칼로리 소비를 필요로 하는 운동은 Juan의 비만관리에서 중요할 것이다. 이 환자의 치료적 운동은 유산소/지구력 훈련, 근력, 호흡운동, 환기치료가 포함될 것이다.

Juan은 비만한 어린이들에게 흔하듯이 혈압이 높았고,[69] 유산소운동시 심혈관계에 적응은 나이가 많던 적던 간에 각 개개인에게 비슷하다.[70] 그러므로 유산소운동인 낮은 충격과 중간 강도의 운동조차도 유산소 적응을 향상시킬 것이다. 유산소 운동은 혈압, 심박출량, 1회박출량, 최대 산소 소비량, 최대하 운동 동안 운동자각도, 최대 심박수를 향상시킬 것이다.[71-73]

보행은 전 가족에게 있어서 이상적인 유산소 활동이다. 왜냐하면, 보행은 소아인구에서 가족에 바탕을 둔 중재가 중요하다는 것을 보여주기 때문이다. 비만인 아이들을 치료시 성공하기 위해서 부모와 가족의 행동 목표가 되어야 한다.[69] 보행뿐만 아니라, 유산소 운동의 수영 프로그램은 그의 관절에 훨씬 쉽고 친구들과 사귈 수 있는 재미있는 운동일 수도 있다.

코어 근력(core strengthening)은 활동하는데 있어 손상을 예방하기 위한 코어 근력을 향상시키는데 더욱 더 강한 복근과 등 근육을 촉진시킬 것이다. Juan은 체중이 감소하면서 몸통 비만도 감소할 것이다.[48] 호흡과 자세 또한 좋아질 것이다. 자세 운동은 앞으로 기울어진 머리와 구부러진 등이 좋아지게끔 도움이 될 것이다. 상지와 하지의 점진적인 근력증강은 프로그램으로 통합될 것이다. 유산소 운동뿐만 아니라 저항운동은 지방을 줄이는데 도움이 되고, 점진적인 저항 근력운동 또한 지방을 태우는 질량을 증가시킬 것으로 보인다.[74]

호흡운동은 양쪽 폐 하엽의 폐포 환기를 증가시킬 것이고 더욱 더 효율적인 호흡조절을 촉진시킬 것이다.[66] 보조근의 이완을 강조하는 Pursed lip breathing과 횡격막의 중요성은 호흡조절을 촉진시킬 것이다.[66] 분비물 제거를 보조하는 운동은 환기와 산소의 공급을 증가시킬 것이다.[75] 양측 외측 늑골 호흡의 중요성은 횡격막 호흡을 촉진시킬 것이다.

환기 전략은 활동하는데 있어서 호흡이 정지하는 것을 예방할 것이다. 왜냐하면, 이 전략들은 환자가 활동시 호흡에 초점을 두기 때문이다. 호흡전략은 특별히 환기와 호흡공급을 증진시키고, 운동시 호흡곤란을 줄이기 위해서 흡기에서 몸통을 펴고 호기에는 몸통을 굽히는 짝을 이루는 작용을 할 것이다. 이러한 짝을 이루는 작용은 정상적인 호흡운동이고 호흡 촉진과 움직임, 운동시 호흡정지가 발생하지 않도록 한다.[76]

협응, 의사소통 그리고 기록 (COORDINATION, COMMUNICATION, AND DOCUMENTATION)

의사소통은 가족들의 활동을 포함해서 권고안과 행동변화에 따라 Juan의 부모님과 함께 이루어질 것이다. 후견자는 사회사업자나 관리자가 될 것이다. 이는 가족이 ALLKids에 등록할 수 있고 스페인어로 된 자원이 부모 건강 문제에 대해 지역사회에 확보되기 위해서이다. ALLKids를 통한 후견자인 영양사는 가족들이 이해하게끔 돕고, 체중감소를 위해 Juan에게 필요한 영양분을 다시 구조화하는 것을 도울 것이다. 학교에서 체육선생은 필요할 때마다 Juan이 쉬게끔 해주고 동시에 초등학교에서 더욱 더 활동적으로 스포츠 활동을 참여하게끔 용기를 주는 동조자의 역할로서 접촉될 것이다. 고객 관리에서 모든 요소는 문서화 될 것이다.

환자/고객 관련 교육 (PATIENT/CLIENT-RELATED INSTRUCTION)

Juan과 그의 가족은 개인적으로 그리고 가족으로서 더욱 더 활동적이게끔 지시받을 것이다. 지시는 Juan의 영양과 수분을 증진시키도록 할 것이고, 필요할 때마다 영양사에게 지시될 것이다. 가족은 의학 관리와 흡연단절을 위해서 지역사회 건강 보호 자원에 참여하는 방법에 관한 정보를 제공받을 것이다. 교육은 전체 가족을 위해 그의 부모님에게 더 좋은 의학 추적과 자원을 위해서 AllKids에 등록하는데 필요한 단계를 제공할 것이다.

치료적 운동 (THERAPEUTIC EXERCISE)

- 유산소 능력/지구력 상태
  - Juan은 30~40분 동안 1주일에 4~5번 유산소 활동을 할 것이다.
    - 처음에 그는 낮은 수준의 활동에서 편안하게 느끼게끔 시작할 것이다. 길게 천천히 시간과 노력을 증가시킬 것이다(즉, 10분 걷기를 시작, 그리고 15, 20, 25, 30분으로 증가시킨다). 그리고, 그는 점진적으로 유산소 능력을 배가시키기 위해서 속도를 증가시킬 것이다.
  - 운동을 모니터링하기 위해서 15분간의 호흡점수(15-count breathlessness score)(또한 환기 반응 지수라고 알려짐)로 이용함.[77]
    - 환자는 심호흡을 하고 약 8초간 15까지 큰 소리로 세라.
    - 최소 점수가 1이기 위해서는 처음 호흡을 포함해 완전한 숫자에 필요한 충분한 호흡수를 세어라.
  - 지하실에 살고 있는 그는 1개의 계단에 올라가서 멈춘 다음 내려가는 추가적인 활동을 할 수 있고, 점진적으로 멈춤 없이 최대 5번까지 그 수를 증가

시킬 수 있다.

- Juan은 계속해서 음악을 틀고 유산소 활동을 위해 춤을 출 수 있다.
- 힙합 춤/가라테(karate)/유산소 운동을 위한 재미있는 도구로서 킥 복싱 비디오 테이프가 사용되기도 한다.

◆ 균형, 협조성, 그리고 민첩성 훈련
- 안정된 표면 위에 서 있는 상태에서 더욱 동적인 서 있는 자세에서의 균형으로 나아가는 것.
- 균형을 유지하는 동안 지지면을 수정하는 것.
- 균형을 유지하는 동안 팔 위치를 변화시키는 것.
- 직선으로 직렬 보행(tandem walking)
- 눈을 뜬 상태로 지지하며 한 발로 서있는 상태로 30초에서 60초로 시간을 증가하는 것과 지지를 제거하고 마지막으로 눈을 감게 하는 것.
- 형제끼리 누가 한 발로 가장 오랫동안 서 있는지, 누가 한 발로 서 있는 상태에서 풍선을 칠 수 있는지 게임을 한다(발을 교대로).
- 꼬불꼬불한 걸음
- 전동 슬라이드에서 춤을 추는 것.

◆ 신체 기전과 자세 안정화
- 집이나 학교에서 신체 기전에 대한 지시
- 교각운동, 한쪽 교각운동, 교각운동을 유지하면서 엉덩관절 굽힘을 오른쪽에 한 다음 왼쪽, 교각운동을 유지하면서 무릎을 오른쪽 폄한 다음 왼쪽 폄, 점차 지지면을 감소시킨다.
- 엎드려서 볼기근(둔근, gluteus)을 세팅한다.
- 엎드려 팔 한쪽을 먼저 올리고, 양쪽을 올린다. 그런 다음 네발기기자세를 하고 공위에 엎드리는 단계로 넘어간다.
- 엎드린 상태에서 다리를 한쪽 올린 다음, 네발기기 자세를 만든다.
- 교대로 팔과 다리를 반대로 한다.
- 양측과 한쪽 스텐스에서 앉거나 서는 자세에서 폼롤(foam roller)과 흔들림 판이나 고무 큐션과 같은 불안정한 표면을 이용한다.
- 코어 자세 근육을 강화시키기는 눕거나 엎드리는 운동을 위해 볼을 이용한다.
- 공위에 엎드린 상태에서 양측 다리를 올린다.
- 환자를 중력중심/지지면에서 벗어나게끔 한다.
- 균형빔(balance beam) 위에 양 다리를 올린 다음 한 다리를 올린다.
- 자세 인식 훈련
  - 적절한 정렬에 대한 시각적인 입력을 위해 거울을 사용한다.

◆ 유연성 운동
- 근력운동은 준비운동 후 행해져야 한다. 이는 심호흡을 이용해서 천천히 안정된 스트레칭을 이용해서 하고 30초에서 최대 60초 동안 유지해야 한다.
- 몸통 굽힘과 폄, 외측 몸통 굽힘, 몸통 회전을 포함한 흉벽 움직임을 증가시키는 스트레칭을 한다.

◆ 보행과 이동 훈련
- 일정한 보행에 대한 지시(보행 동안 호흡을 위해서 1:2의 흡기와 호기비를 사용함)

◆ 이완
- 이완을 증가시키기 위한 호흡전략(즉, 입술 오므리기 호흡, 호기 시간을 증가시킴)
- 호흡곤란을 조절하기 위한 호흡전략(즉, 횡격막의 효과적인 사용, 보조근의 사용을 줄이고 이완시킴(입술 오므리기 호흡).

◆ 근력, 힘 그리고 지구력 훈련
- 하지 엉덩관절/ 무릎 굽힘/폄, 교각운동, 하지직거상, 무릎 폄의 마지막(terminal knee extension)을 포함한 하지의 일반적인 근력 운동과 점진적인 웨이트.
- 그가 팔을 푸쉬업(push-up)하지 않고 20번 앉았다 일어서기.
- 가벼운 웨이트[머리 위를 누름(overhead press), 업라이트 행(upright row), 어깨 으쓱(shoulder shrug), 어깨 굽힘과 벌림(shoulder flexion and abduction), 팔꿈치 굽힘과 폄(elbow flexion and extension), 손목 굽힘과 폄(wrist flexion and extension), 가슴 날개(chest flys), 앞톱니근(전거근, (serratus), 외측 행(lat rows)]에서 시작하는 상

지의 점진적인 저항 근력 프로그램.

- 똑바로 앉는 자세(sit-up)에서 지렛대 팔을 변화시키고 동시에 Juan이 점차 강해지면서 어려움을 증가시키기 위해서 하지 활동을 추가시킨다.
- 간단한 허리 폄에서 시작하는 허리 폄 근력에서 지렛대 팔을 변화시키고 수정된 푸쉬업을 진행해 간다. 다음에는 공을 이용한다.
- 횡격막 근력을 증가시키기 위한 호흡운동(즉, 횡격막 무게, 환기 근육 훈련 장치)
- 선택적인 팽창을 촉진시키기 위한 빠른 신장, 근력을 증가시키기 위한 외측 흉곽저항을 이용한 외측 늑골 팽창을 위해서 호흡운동을 한다.

자가치료와 가정 관리에서의 기능적인 훈련 (FUNCTIONAL TRAINING IN SELF-CARE AND HOME MANAGEMENT)

- ◆ 도구적 일상생활 동작(IADL) 훈련: 진공청소기와 침대정돈과 같은 집안 일에서 환기 전략에 대한 지시(특히, 입술 오므리기 호흡의 1:2의 흡기와 호기비) 왜냐하면, 그는 이러한 활동을 할 때마다 숨이 차기 때문이다.
- ◆ 손상 예방 또는 경감
  - Juan은 활동하는 동안 적절한 신체 기전과 자세에 대해 지시받았다.
  - 자세적인 정렬을 촉진하기 위한 코어 근력

학교, 지역사회, 그리고 여가 통합 또는 재통합에서의 기능적 훈련 (FUNCTIONAL TRAINING IN SCHOOL, COMMUNITY, AND LEISURE INTEGRATION OR REINTEGRATION)

- ◆ IADL 훈련: Juan은 사물함에서 책가방을 두고 단지 필요한 책만 가지고 가거나 이전에 숨이 찬 경험을 줄이도록 돕는 책가방(rolling back pack)을 가지고 다닐 것이다.
- ◆ 여가활동:
  - Juan과 그의 가족들은 활동 시간을 갖고 노력하도록 지시 받을 것이다(즉, 저녁 먹고 걷기, 작은 공원이나 저수지 걷기, 산책하기)
  - 부모님들은 학교 체육시간 전에 Juan이 참석하도록 격려해야 한다(즉, play-ground 게임).
  - 부모님들은 체육시간 후 Juan이 친구를 사귀도록 격려하거나 형제들을 돌보도록 해야 할 것이다. 그래야만 Juan이 일주일에 한 두번 참가할 수 있다.
  - 가족들은 여가 신체활동을 증가시키기 위해서 공원과 같은 차별화된 프로그램을 찾아보도록 격려해야 한다.
  - Juan이 적당한 휴식시간과 환기조절(입술을 오므리고 호흡 1:2 비율)과 더불어 신체활동을 증가시키기 위해서 체육선생님들과 대화하도록 하라.

기도 청결 기술 (AIRWAY CLEARANCE TECHNIQUES)

- ◆ 호흡 전략
  - 환기 전략(예, 1:2 비율로 입술을 오므리고 호흡)은 Juan이 호흡 조절을 증진시키고 움직임에 따른 호흡 속도를 돕기 위해 사용될 것이다.[63]
- ◆ 도수치료/ 기계적 기술
  - 기도청결 기술은 자기 자신의 체위배담법을 포함할 것이다.
    - ▪ Juan은 bean bag 의자에서 왼쪽으로 누울 것이다. 그런 다음, 심호흡을 하라. 그리고 오른쪽 흉벽을 자기 스스로 두드려라.[62]
  - 더 이상 객담이 문제를 야기하지 않을 때까지 교육은 일주일에 두 세번 기도청결을 위해 Flutter 장치를 사용하도록 할 것이다.[61]
- ◆ 자세
  - Juan은 오른쪽 하엽 외측과 후측 구역을 위해 체위배담법 교육을 받게 될 것이다.

기대 목표와 예측 결과 (ANTICIPATED GOALS AND EXPECTED OUTCOMES)

- ◆ 병리학/병태생리학의 영향
  - 폐렴은 치유됨.
  - 조직관류와 산소가 증진됨.

- ◆ 손상의 영향
    - 4주간 호흡곤란 없이 20분씩 걷기를 하여 유산소 운동이 증가됨.
    - 학교에서 책가방(rolling backpack)을 사용하면서 균형이 증진되고, 움직임과 자세가 더욱 더 효과적임.
    - 가운데 흉부(4번째 늑골)에서 흉벽 팽창은 2인치 증가되고, 하부 흉부(7번째 늑골/검상돌기)에서의 확장은 $2^3/_8$인치 늘어남.
    - 호흡곤란의 감소로 방과 후와 학교 생활을 참여하여 지구력이 증진됨.
    - 작업 단위당 에너지 지출은 감소됨.
    - 근 수행은 중심(core)근육 4+/5, 하지 근육 5/5 증가됨.
    - 호흡곤란이 감소되어 체육시간의 참여가 증가됨.
    - 이완이 증진됨
    - 흉벽의 관절운동범위(ROM)는 정상범위 내(WNL)
    - 환기와 호흡/ 가스 교환은 증가됨.
    - 호흡작용은 감소됨.
- ◆ 기능적인 제한의 영향
    - (자기 관리, 학교, 공동사회, 여가와 관련) 신체활동, 일, 활동을 수행할 능력은 4~6주 안에 증진됨.
    - 즐거움은 신체활동이 증진될 때마다 더해지고, 학교, 체육시간, 사회활동에서의 참가가 증가됨.
- ◆ 위험 감소/예방
    - 심혈관계와 폐 위험 인자는 전체 가족들의 노력으로 감소됨(금연, 균형잡힌 영영양섭취와 수분, 신체활동 증진)
    - 부모님들은 그들이 담배를 끊을 때까지 간접흡연의 영향을 막기 위해 어린이들 주위에서 담배를 피지 않을 것이다.
    - 악성 감염을 막기 위한 정상 점막/기도를 촉진하기 위해서 수분의 필요성에 대해서 많은 사람들이 숙지하고 있음.
- ◆ 건강, 웰니스, 운동의 영향
    - 고객(client)은 자매와 부모님들이 가족으로 더욱 더 활동적일 수 있게 도울 것이다. 그리고 1차 목표인 평생 건강을 촉진시키기 위해서 점차 건강한 생활양식을 따를 것이다.
    - 건강상태는 금연, 균형잡힌 영양상태, 체중조절, 신체활동, 적절한 수분을 통해서 증가될 것이다. 이는 악성 감염을 막고, 점막을 깨끗하게 유지하기 위함이다.
    - 신체 능력이 증가됨
    - 신체 기능이 향상됨.
- ◆ 환자/고객 만족
    - 웰빙 느낌이 증가되었다.

재검사 REEXAMINATION

재검사는 치료를 하면서 행해진다.

퇴원 DISCHARGE

Juan은 전체 6회의 물리치료를 받고 퇴원했다(입원기간-4회, 3~6달-각 1회). 이 기간은 그의 목표와 예상치를 달성하고 순응해 행동양식을 변화시키는 시간이다. 이 기간은 치료 전체를 포함한다. 그는 목표와 예상치를 달성했기에 퇴원했다.

심리학적 양상 PSYCHOLOGICAL ASPECTS

가족의 수입은 낮고, 형제를 돌보기 위해서 Juan이 필요했다. 이는 Juan이 공원에서나 학교 생활에 참여할 능력을 감소시켰다. 부모님들이 피곤하기 때문에 온 가족들이 더욱 더 활동적이도록 자극시키는 것은 어려울 수도 있다(즉, 저녁 후에 걷기, 작은 공원이나 저수지 걷기, 산책하기). 그들은 특히 담배를 끊기가 어려울지도 모른다. 부모님들이 우선적으로 위험요소를 이해해야 한다. 그리고 그들을 확실히 이해시키는데에 끊임없는 대화가 필요하다.

Juan은 자신의 건강에 대해 스스로 책임을 질 수 있어야 한다. 그래야만 나이에 걸맞게 건강한 생활양식을 위해서 자신 스스로가 책임지고 결정하는 사람으로 대우받을 수 있다. Juan이 심하게 감기에 걸리고 최근에 폐렴으로 한바탕 일을 치루었다면, 이때가 가르침을 줄 수 있는 중요한 순간이다. 그는 숨이찼다. 따라서 건강하고 다시 재발하지 않기를 원한다. 그가 건강에 대해 낙담하는 사실 그 자체만으로도 행동변화의 큰 동기가 될 수 있다. 그래서 교육은 건강한 생활양식을 증진시키는데 중요한 역할을 할 수 있다.

> **사례 연구 #2:**
>
> **호흡부족과 오른쪽 무릎의 후방 표면 절제술**
>
> Shortness of Breath and Post Deridement of Right Knee
>
> 주5일 근무 29살의 남자 Mr. philip Jameson의 우측 무릎 관절경 후 세정법

물리치료사 검진 PHYSICAL THERAPIST EXAMINATION

병력 (HISTORY)

- ♦ 일반적인 인구학: Mr. Jameson 은 영어를 구사하며 고등학교를 졸업한 29살의 백인남성이다. 그는 오른손잡이이다.
- ♦ 사회적 병력: 그는 최근에 이혼하였고 아이는 없다. 그는 어쩌다 요리를 하고 대부분 일 끝나고 집에 오는 길에 종종 패스트푸드를 사먹는다.
- ♦ 고용/일: 그는 장거리 트럭운전사이다. 그는 그 일에 스트레스를 받는다고 했다. 그러나 보수와 이익은 좋다.
- ♦ 생활 환경: 엘리베이터 있는 2층 집 아파트 건물에 살고 있으며 주로 엘리베이터를 이용한다.
- ♦ 일반적인 건강 상태
  - 일반적 건강 인식: Mr. Jameson는 그의 건강상태가 괜찮다고 느낀다. 그는 그의 과체중과 담배를 끊어야 하는 필요성과 좀 더 잘 먹어야 한다는 필요성을 이해하고 있으며, 그는 변화를 시작하고 있다.
  - 신체 기능: 그는 주말동안에 운동을 하지 않지만, 특별한 주말엔 운동 활동에 참여하고 있다.
  - 심리적 기능: 비록 그의 이혼은 그를 슬프게 만들었지만, 그는 새로 시작하려고 하였다.
  - 역할 기능: 트럭 운전사, 아들, 형제와 친구
  - 사회적 기능: 그는 그의 친구들과 함께 때때로 축구를 하거나 농구를 하면서 주말을 보낸다. 그는 또한 컴퓨터하는 것을 즐기며, 독서도 좋아한다. 그는 주말에 교회를 다닌다.
- ♦ 사회/건강 습관: Mr. Jameson은 일년에 30갑 정도의 담배를 핀다. 그는 "cold turkey"를 끊으려 노력하였으나, 며칠 지나지 않아 실패하였다. 그는 집이 아닌 밖에서 많은 음식을 먹으며, 보통 패스트푸드를 선택한다.
- ♦ 가족력: 담배를 매우 많이 피는 그의 아버지는 대규모의 심장 발작으로 40살에 돌아가셨다. 또한 최근에, 담배를 피지 않는 48세의 그의 어머니는 CAD로 진단을 받았다. 2주 전에, 32살의 그의 형은 가슴 통증 호소를 평가하기 위해 스트레스 운동 검사(exercise stress test)를 받았다. 다음 테스트도 잡혀있다. Mr. Jameson은 그의 형이 그의 아버지와 같이 심장 발작에 걸렸을까 걱정을 하였다.
- ♦ 의학적/외과적 병력: Mr. Jameson의 의학 기록은 두드러지진 않았다. 이 손상 전에, 그는 흉부 감염으로 의사를 한번 방문한 적이 있다. 이전의 방문에서 그는 어떤 입원 기록이나 외과적 처치도 없다.
- ♦ 이전에 존재하는 의학적 그리고 다른 건강과 관련된 상태: 그는 빈번한 감기의 기록을 가지고 있고, 그는 작년에 폐렴으로 인한 항생제를 요구하였다. 그는 주 3~4회의 가슴앓이를 가지고 있다고 보고 하였고, 그의 음주 습관은 정상적이다.
- ♦ 현재 상태(들)/주호소: Mr. Jameson 3주 전에 친구들과 농구를 하다가 부상을 입었다. 그는 그의 오른쪽 무릎에 관절경 수술을 받았다. 그의 관절경후 과정(postarthroscopic course)은 무사히 끝났다. 그는 직장에 돌아가야 한다는 자극을 받았으며, 그로 인해 그

의 아픈 시간은 제한적이었다.

- 기능적 상태와 활동수준: Mr. Jameson 은 어린 시절과 고등학교 시절동안 운동 활동에 열심히 참여하였다. 그러나 그 이후로 점점 더 운동 활동에 참여하는 시간은 줄어 갔고, 일에 매진하는 시간은 점점 더 늘어갔다. 현재 그는 주말에 이따금씩 농구와 축구에 참여하고 있으나, 고등학교 졸업한 이후 그가 40 lbs 살이 찌는 이래로, 그의 호흡 부족 증상은 계속 되고 있다. 그는 모든 ADL을 완벽히 할 수 있다. 그러나 그는 호흡부족으로 그것들을 천천히 수행하고 있다. 그는 그의 직장으로 돌아가는 것을 걱정하고 있다.
- 약물: 그는 현재 Tylenol PM을 매일 저녁 먹고 있어서 잠을 잘 수 있고, 그가 먹고 있는 Tylenol은 하룻동안 그의 고통을 덜어주기 위해 필요하다. 그가 가슴앓이를 겪을 때, 그는 제산제(antacid)를 먹을 것이다.
- 다른 임상적 검사: Resting and postprandial blood sugars are within the high normal range.

시스템 재검사 (SYSTEMS REVIEW)

- 심장 혈관/폐
  - 혈압(BP): 140/84 mmHg
  - 부종: 오른쪽 무릎은 약간의 부종성이 있다.
  - 심박수(HR): 80 bpm
  - 호흡수(RR): 16 bpm
- 외피계(integumentary)
  - 반흔 형성 상태: 처음보다 잘 치유되고 있다.
  - 피부색: 양호
  - 피부 상태: 정상적인 제한범위 안(WNL)
- 근골격계
  - 전체적인 관절가동범위: 오른쪽 무릎을 제외하고 WNL, 굽힘/폄이 감소하였다.
  - 전체적인 근력: 오른쪽 무릎을 제외하고 WNL
  - 전체적인 대칭: 대칭
  - 키: 5′ 10″(1.78 m)
  - 몸무게: 210 lbs (95.26 kg)
- 신경근계
  - 균형: 기능적 한계 이내(WFL), 관절경 표면 절제술의 결과로 약간 변화함
  - 보행, 이동, 그리고 변화: 매번 운동할 때 약간의 불편함이 나타남
- 의사소통, 감정, 인지, 언어, 학습 유형: WNL
  - 선호하는 학습: 실제로 움직이는 학습 스타일과 부딪치며 배우는 사람

검사와 측정 (TESTS AND MEASURES)

- 유산소 능력과 지구력
  - 6분 보행검사
    - 그는 그의 무릎 문제 때문에 6분 동안 겨우 1,200 걸음 (365.8 m) 걸을 수 있었다.
      - 건강한 어른의 경우에 1,312걸음부터 2,297걸음까지(400~700 m)로 보고되었고, 그리고 대략 1,903걸음(580 m) 정도가 건강한 남자라고 보고 되었다.
      - 성별에 따라 구별되는 6분 걸음의 참조식은 남자: (7.57×$키_{cm}$) − (5.02×나이) − (1.76×$체중_{kg}$) − 309 m 그리고 여자: (2.11×$키_{cm}$) − (2.29×$체중_{kg}$) − (5.78×나이) − 667 m[78]
    - 안정시 심박수는 80 bpm이고, 걷고 난 후에는 102bpm으로 증가하였다.
    - 안정시 혈압은 140/84 mmHg이고, 걷고 난 후에는 158/86 mmHg로 증가하였다.
    - 회복 시간은 5분이었다.
    - Numeric 통증율 척도(NPR)를 사용해 측정한 결과(0 =통증 없음에서 10=심각한통증) 오른쪽 무릎의 통증은 1/10에서 6분 걷기 테스트 종료 후 3/10으로 증가하였다.[79]
- 인체측정학적 특성
  - 그의 신체질량지수(BMI)=30.2 이것은 그가 지나치게 살쪘다는 것을 의미한다.[61]
  - 허리에서 엉덩이의 비율
    - 그의 허리치수는 39 인치 (일반적인 허리 중에서 가장 작은 부분 측정)
    - 그의 엉덩이치수는 39 인치 (일반적인 엉덩이 중에서 가장 두꺼운 부분 측정)

  - 그의 몸의 형태는 "사과 모양"이다. 이것은 그가 그의 허리에 비해 체중이 더 많이 나간다는 것과 건강에 더 위험한 요소를 가지고 있을 가능성이 있다는 것을 나타낸다.
  - 그의 허리에서 엉덩이까지의 비율은 1.00이다. 이것은 물질대사 증후군이나 심장질환이나 당뇨병의 위험이 증가한다는 것을 보여주는 것이다.[80]

◆ 각성, 집중, 그리고 인식
- 그는 일터로의 복귀를 위해 주의하고, 노력하고, 자극 받았다.

◆ 순환
- 일반적인 reperfusion 시간
- 모세관이 다시 차는 시간: 하지 안에서 느리게 양쪽으로 (우> 좌)
- 청진법으로 알아본 결과 S1과 S2 양쪽이라는 것을 알아내었다. 그러나 S3나 S4는 아니다.

◆ 인체 공학과 신체 기전
- 그는 비만때문에 앉았다 일어날 때 주로 의자의 팔걸이를 사용한다.
- 일상생활동안 나쁜 신체 기전
- 고개가 등보다 앞으로 나와 있는 구부정한 자세를 포함해 나쁜 앉는 자세

◆ 보행, 이동 그리고 균형
- 그는 독립적으로 이동한다.
- 그의 걸음들은 약간 불규칙적이며, 그는 약간 작은 걸음인 것으로 구분된다.
- 그는 오른쪽 발의 앞꿈치/뒷꿈치가 줄어들었다.
- 그는 우측 하지(RLE)를 지지해 주지 않자, 약간의 균형의 어려움을 가지고 있다.

◆ 근 수행력
- 양쪽 상지와 좌측 하지(LLE): 정상적인 제한범위 내(WNL)
- 오른쪽 무릎 휨: 4/5
- 오른쪽 무릎 늘어남: 4–/5
- 몸통 굽힘과 폄: 정상적인 제한범위 내(WNL)

◆ 통증
- 그의 안정시 고통은 NPR에서(0 = 고통 없음, 10 = 심각한 고통) 1/10으로 나타났다.[71]
- 통증은 힘을 쓰거나, 활동들을 이행하거나, ADL을 할 때 3/10으로 증가하였다.

◆ 자세
- 그의 자세는 앉아있거나 서 있을 때 습관적으로 몸이 구부정해져 있었다.
- 그는 흉추 커브가 약간 증가하였고, 머리와 목이 약간 앞으로 나와 있다.

◆ 관절가동범위
- 전반적인 상지와 하지의 관절가동범위: 정상적인 제한범위 내(WNL), 오른쪽 무릎을 제외
- 오른쪽 무릎의 연장(확장, extension): –10°
- 오른쪽 무릎의 휨정도: –10 ~ 95°

◆ 자가치료와 가정 관리
- 상담을 통해 그가 독립적으로 모든 ADL을 수행하고 있다는 것이 나타났다.
- 그는 표면 절제술 이후로, 계단을 오를 때 약간의 어려움과 호흡부족이 심해졌다고 말했지만, 도움을 요구하지는 않았다.
- 그는 냉동음식을 가지고 있으며 그가 밖에 나갈 때면 패스트푸드를 사오곤 한다.

◆ 환기와 호흡/가스 교환
- 청진법을 통해 거칠었던 숨소리가 기본적으로 약간 줄어들었음을 알 수 있었다.
- 탈건강상태(deconditioning)와 관련된 호흡곤란이 보고되었고 나타났다.

◆ 일, 지역사회 그리고 여가의 통합 또는 재통합
- 상담에서 나타났듯이 Mr. Jameson은 트럭 운전수인 자신의 직업으로 돌아가는 것을 걱정하고 있다. 그는 악셀레터에서 브레이크로 움직이는 그의 오른쪽 무릎이 한계범위를 가지고 있고, 근육의 세기가 줄어들었다고 믿고 있기 때문이다.
- 그의 호흡부족은 더 걱정이다. 그는 평상시보다 더 지친 느낌을 받기 때문이다.
- 그는 이전에 했던 스포츠 활동에 참여할 수 없다. (농구나 축구)

평가 EVALUATION

Mr. Jameson씨는 오른쪽 무릎에 관절경 표면 절제술로 4주 진단을 받은 29살의 비만의 남자이다. 그리고 아직 나머지 오른쪽 무릎에 통증과 함께 감소된 ROM을 가지고 있고, 이 통증은 수행 활동과 ADL을 하며 노력하는 동안 증가하였다. 그는 적절한 노력과 함께 호흡곤란을 경험하고 있다. 그는 담배와 부족한 영양, 지나친 체중, 운동부족 같은 것을 포함한 심장혈관과 폐질환, 당뇨병으로 변할 수 있는 몇가지 위험 요소들을 가지고 있다. 그는 곧은 지팡이를 이용해 혼자서 걸을 수 있지만, 그의 걸음걸이는 비대칭적인 큰걸음과 함께 비정상적(흔들림이 증가된)이고, 그의 산소 소비는 그에 대비해 증가된다.

진단 DIAGNOSIS

Mr. Jameson씨는 가끔씩 주말에 운동을 하는 살찐 사람이다. 그는 오른쪽 무릎에 관절경 표면 절제술을 하여 약간의 무릎통증을 가지고 있으며 심장혈관과 폐질환의 위험을 가지고 있다. 그는 악화되었다: 유산소능력/지구력; 인체학적 특성들; 순환; 생물학과 인체공학; 걸음걸이, 운동과 균형; 근육 운동; 자세; 운동의 범위; 통풍과 호흡/가스 교환. 그는 기능적으로 자기 치료와 집에서의 관리 그리고 직장, 사회활동과 여가활동들 업무와 운동 활동 안에서의 한계를 가지고 있다. 이와 같은 결과들은 패턴 A: 초기 예방/심혈관을 위한 위험 감소/폐질환과 근골격계 패턴 I: 관절 가동 손상, 운동 기능, 근수염과 골이나 연부조직 수술을 동반한 가동범위와 함께 일관적이다.[81] 이와 같은 장애들과 기능적 한계들은 결정된 예측들과 치료 계획을 착수할 것이다.

예후와 치료계획 PROGNOSIS AND PLAN OF CARE

병원을 다니며 코스를 받는 동안, 합의하에 설립된 하기의 내용들이 결정되었다.

- ◆ ADL을 수행하기 위한 능력이 개선되었다.
- ◆ 세균 수용력이 증가되었다.
- ◆ 내구력이 증가되었다.
- ◆ 일의 단위당 에너지 소비량이 감소되었다.
- ◆ 걸음걸이, 이동과 균형능력이 향상되었다.
- ◆ 근육 운동이 증가되었다.
- ◆ 통증이 감소되었다.
- ◆ 육체적 수용력이 향상되었다.
- ◆ 정신력도 향상되었다.
- ◆ 위험 요소들이 줄어들었다.
- ◆ ROM이 증가되었다.
- ◆ 목표로 삼았던 행동 변화 전략들이 선택되었다.
- ◆ 심장 혈관과 폐질환, 당뇨병을 위한 위험요소들에 대한 이해력이 늘어났다.

이런 결과를 성취하기 위해 환자를 위한 적절한 조정들이 결정되었다. 이 결과들은 이것을 포함한다; 공동작용, 대화와 증거자료; 환자와 관련된 교육; 치료상의 운동; 자가 치료와 가사 관리와 관련된 운동; 업무, 사회활동과 여가활동에의 완전한 활동 또는 재적응을 위한 기능적인 운동;

진단과 예측에 기초하여, Mr. Jameson씨는 6달의 기간 동안 12번에서 18번의 병원 방문이 요구되어 진다. 새로운 행동 방식과 건강한 생활습관을 일치시키기 위해 6달 동안 강화운동이 추천되어진다. 이와 같은 예에는, Mr. Jameson씨가 좋은 사회 지원을 가지고 동기부여 되고 있으며, 그의 가사 운동 프로그램으로 따라 가게 될 것이다. 그는 거의 건강을 손상시키지 않고 정상적으로 건강하다.

중재 INTERVENTIONS

선택된 중재에 대한 근거 (RATIONALE FOR SELECTED INTERVENTIONS)

개인들은 주로 근골격과 신경근, 외피의 질병과 단순한 장애들과 상태들을 대상으로 물리치료를 언급하고, 동시에 위험 요소들이나 또는 심장 혈관이나 폐조직들에 영향을 주는 정신적인 병들을 가지고 있을 것이다. 검사와 어떤 다른 조직들을 평가하는 동안, 심장 혈관과 폐질환의 위험 요소들을 확인해야 하며, 적절한 조절을 막거나 증진시키기 위해 계획해야 한다. 오늘날의 건강 서비스 환경에서 질병의 예방은 운동 부족이나 다이어트의 부족이나 담배와 관련된 상태들이 가장 중요하다. 종종 개인들은 그들이 건강한 생활습관과 좋은 식사 선정과 아직 따르지 않고 만들지 않는 많은 필수적인 변화들을 이루어야 한다는 것을 알고 있다. 물리치료사들은 건강한 생활 습관과 운동에 초점을 두고 증가시켜야 할 필요가 있다.

개인이 외과적인 수술의 과정을 밟고 있을 때(이번 경우처럼), 근골격 조직을 위한 짧은 기간의 중재들은 원래의 상처와 사후 점검으로부터 온 어떤 손해들을 고칠 것이다. 그러나 만약 오랜 기간 결과물, 위험요소들은 심장혈관이나 폐기능 장애를 위해 확인되었을 것이고, 그들은 장기간의 건강을 위해 알려줘야만 한다. 심장병의 위험 요소인 심장 혈관의 위험과 신진대사 증후군은 생활 습관 변화들을 통해 적당히 감소될 것이다. 또한 채택한 건강 운동들은 사회생활로 인한 많은 만성질환들을 감소시켜 줄 것이다.[82]

환자/고객 관련 교육 (Patient/client-related instruction)

부유한 나라에서는 스트레스, 담배와 과도한 음주, 잘 걷지 않는 생활 패턴과 영양가 없는 음식 섭취가 "문명의 질병"을 유발한다. 그들은 증가되는 심장 혈관 질병들과 말초신경질병, COPD, 뇌졸중(발작), 당뇨병, 암, 골다공증 같은 병으로 귀결되기 때문에 심각한 위험을 내포하고 있다. 그러나 적당한 생활 패턴으로의 변화들은 중요한 위험요소들의 감소와 삶의 질을 향상시키는 것으로 보고 되었다. Mr. Jameson씨는 위험요소 감소와 어떻게 그의 삶과 직장으로 적절하게 돌아갈 것인지에 대한 교육이 필요할 것이다. 단기간의 무릎을 위한 위험 감소 프로그램과 장기간의 위험 감소 프로그램을 통한 물리적인 활동의 이득을 이해하면 그는 건강한 생활 습관을 촉진시킬 것이다. 물리치료사들이 그들의 고객들과 위험 감소에 대해 상담을 한 증거들로 그들이 나쁜 생활 습관들을 건강한 생활 습관으로 바꾸기 위해 제시할 것이다.[83]

치료적 운동 (Therapeutic exercise)

운동은 금연과 최상의 음식요법, 체중 조절, 스트레스 관리와 함께 건강을 증진시키고 유지시키는데 중요한 요소이다.[25] 정기적인 운동의 건강증진 이익들은 셀 수 없을 만큼 많다. 사망률(손실률)과 나이와 관련된 질병발생률은 줄어들었고, 기능과 삶의 질은 향상되었으며, 심장혈관/폐질환, 근골격, 신경작용을 포함한 신경근, 내분비 기능들은 향상되었다.[84,85] 정기적인 에어로빅을 통한 상태조정과 운동 강화 프로그램으로의 참여는 기능적인 수용력들의 레벨 증가와 독립된 상태를 손쉽게 하고, 그러므로 삶의 질을 향상시키는 것을 보여 주었다.[86]

에어로빅의 상태조정/지속 운동은 다양한 방법의 심장혈관/폐질환기능을 향상시켰다. 이것은 CO, SV, 최대 심박률(MHR),[87] 최대산소섭취, 맥박, 혈압수축,[88,89] 지속,[90] 무산소 역치,[91] 동맥 흐름 용량,[92] 동맥혈관들의 직경, 전신 동맥 탄력성, 좌심실의 운동, 지질 단면, 심장 주기의 긴장성 미주신경 조절들을 증가시켰다.[88]

달리기와 배젓기, 걷기, 저항 강화 운동들과 같은 에어로빅 조절 활동들은 역으로 CHD의 위험과 관련되어 있다는 것을 보여주었다.[95] 에어로빅 조절을 하는 동안 규칙적인 호흡 운동은 지구력을 증가시킬 것이다. 강화 운동 프로그램은 활동 지구력을 증가시키고, 고혈압인 사람의 혈압을 감소시킨다.[96,97] 에어로빅 조정/지구력 운동들과 저항 강화 운동들은 둘 다 체중 감소에서 탁월한 효과를 나타내고, 저항강화 운동은 특히 무지방 덩어리(fat-free mass)의 증가를 보여준다.[74]

연구가 진행되는 동안 호흡작용의 기능은 심장 기능보다 심하지 않았고, 운동 훈련은 환기를 증가시켰다.[88]

자세적인 운동들은 또한 그의 운동 프로그램으로 통합할 것이다. 자세적인 슬럼핑(slumping)은 흉부의 뒷부분을 돌고, 이것의 안정을 제공하기 위한 능력을 감소시키며, 차례로 자세적인 슬럼핑은 흉부 전방에서 호흡이 효율적으로 이동하기 쉽게 하는 능력을 감소시키기 때문에, 자세적인 슬럼핑은 아마 호흡 부족에 기여할 것이다. 복식호흡과 등 굴곡 근육을 위한 핵심인 강화운동들은

자세, 지구력과 호흡들을 향상시키는데 사용될 것이다.[48]

최근에, 디스크 컨트롤 및 예방센타(CDC)와 미국스포츠의학대학(ACSM)은 적어도 일주일에 5일 30분씩의 육체 운동에 매진하는 것을 추천하였다. Mr. Jameson씨를 위한 육체 활동은 이런 가이드라인들을 통합할 것이고, 포함할 것이다: 한 주기 동안 일주일에 3~5일 정도의 적당한 강도의 에어로빅 조정/지속력 훈련을 적어도 30분 지속할 것/일주일에 2~3일의 강화 훈련/저항 운동을 할 것/매일 유연성/스트레칭 운동을 할 것.[98,99]

따라서, 최적의 결과들은 Mr. Jameson씨의 무릎을 위한 단기 사회 복귀 프로그램과 장기간의 생활습관 변화의 복합으로 이루어질 것이다. 또한 심리적인 운동과 활동의 관찰은 장기간의 이익들을 촉진시킬 것이다.[44]

협응, 의사소통 그리고 기록 (COORDINATION, COMMUNICATION, AND DOCUMENTATION)

대화는 Mr. Jameson씨와 그의 가족이 간주하는 모든 프로그램의 요소들과 그의 프로그램을 위한 도움들과 함께 이루어질 것이다. Mr. Jameson씨는 의사에게 그의 혈압이 상승되었다고 권고 받을 것이다. 지시서 또한 영양사에 의해 그의 체중 조절과 심장 건강 다이어트를 위해 만들어 질 것이다. 모든 환자 관리의 요소들은 서류화 될 것이다.

환자/고객 관련 교육 (PATIENT/CLIENT-RELATED INSTRUCTION)

Mr. Jameson 씨는 심장 혈관과 폐질환 그리고 당뇨병에 관한 위험 요소들에 대해 교육을 받을 것이다. 게다가 그는 강화와 지구력 운동들의 중요성과 금연의 필요성, 다이어트의 필요성과 생활 변화에 관한 자료들을 제공받을 것이다. 금연을 위해 니코틴 패치, 껌, 스프레이, 그룹 지원, Smoke Enders, 온라인/전화 지원 같은 몇 가지 선택사항들이 전달될 것이다. 지시서 또한 많은 스트레스를 받는 직업을 다루기 위해 제공될 것이다. Mr. Jameson씨와 함께 음식 피라미드(food pyramid)가 검토될 것이고, 제한된 음식들, 소금, 설탕 같은 음식들을 그에게서 격리시킬 방법들을 찾아볼 것이다. 또한 그는 어떻게 음식 라벨들을 읽는지에 관한 지시서들을 받을 것이다. 그는 육체적인 활동과 운동 계획표, 그리고 완전하게 일상적인 생활로 돌아가기 위한 기초(무게와 복대; 유형, 강도, 육체적 활동과 운동의 지속성)를 유지하기 위해 교육받을 것이다.

치료적 운동 (THERAPEUTIC EXERCISE)

- ♦ 유산소 능력과 지구력 상태
  - 일주일에 적어도 5분씩 30분 동안 적당한 강도의 활동을 목표로 점진적 걷기 프로그램
- ♦ 유산소 능력과 지구력 상태를 위한 파라미터[91]
  - 방법
    - 유산소
    - 큰 근육들의 사용
    - 지속적인 또는 장기간의 과정
    - 예: 걷기, 트레드밀, 자전거, 등산 기계, 타원형의 운동기구, 하이킹
  - 기간
    - 어떤 다른 파라미터들이 변해지기 전에는 최소 20~30분씩
    - 점차적으로 지속시간 증가
    - 목표는 최소 40~50분씩
  - 강도
    - 훈련 강도 결정 — 예를 들어, 보통은 60%, 70% 또는 80%이지만, 아마 그의 체력 수준은 훨씬 낮은 수준에 의존할 것
    - 최대심박수 = 220 - 나이
    - 목표 심박률(THR) 결정: THR = 최대심박수(MHR) - 안정시 심박수(RHR) × 강도(%) + 안정시 심박수(RHR)
    - 일반적일 때와 운동하는 동안의 펄스를 재는 것을 환자에게 가르침
    - 적절한 수용 능력을 결정한다.
      - ▸ 운동자각도 — Borg 척도(선영 척도)

- Borg 15 - 점 선영 척도
- 6
- 7 = 매우, 매우 가벼움
- 8
- 9 = 매우 가벼움
- 10
- 11 = 꽤 가벼움
- 12
- 13 = 부드럽게 격렬함
- 14
- 15 = 격렬함
- 16
- 17 = 매우 격렬함
- 18
- 19 = 매우, 매우 격렬함
- 20 = 고갈

- 빈도
  - 운동 시간이 15분보다 적지 않으면 일주일에 3~4번 정도 시작
  - 일주일에 6번 정도로 진전시키기(이상적)
  - 만약에 걷기 프로그램이 선택된다면, 일주일에 5~6일 정도 45분 내에 3마일 정도로 노력
  - 치료상의 풀안에서의 수영이나 걷기는 적어도 30분씩 그의 관절경 표면 절제술을 가볍게 에어로빅의 운동량 증가를 위해 다른 옵션과 함께 시행

◆ 균형, 협조성과 민첩성 훈련

- 균형과 자기 수용 활동을 통해서 공간 안에 자리잡기 위해 환자의 무게와 향상된 몸의 인식과 자기수용을 주는 것에 도전한다.
- 장비는 거품 고무 매트의 사용과 균형 보드 또는 미니 트렘펄린(trampoline)의 사용을 포함
- 균형활동을 수행하는 동안 공을 토스하거나 저항력을 제공하는 것이 주가 될 것이다.

◆ 신체 기전과 자세 안정화

- 인체 역학적 훈련
  - 아마도 구부정한 자세 때문에 그의 호흡 곤란이 약간 유발되므로 호흡을 좋게 하기 위해 Phillip 씨가 더 효과적인 자세와 자세의 관계를 교육받을 것이다.
  - 턱과 위를 유지하기 위해 환자에게 지시하고 어깨 하부에 펀치보더를 댈 것이다.
  - 앉기, 일어서기, ADL, IADL 그리고 특별히 구부리기와 들기를 교육
  - 트럭운전을 위한 앉기를 교육
  - 에너지 유지 기술들을 검토할 것
- 자세 조정 훈련과 자세 안정 운동: 머리축의 연장, 약간 어깨를 움츠리고, 자세, 지구력, 호흡 증진을 위해서 복부 수축
  - 팔꿈치 프레스 당기기: 앉기, 벽을 향해서 서기
  - 팔꿈치 프레스 내리기: 반듯이 드러누워 팔뚝 올리기
  - 복부 강화: 등척성(isometrics), 팔과 다리 운동의 협응력으로 중심 안정을 위해 무릎을 들고 $\frac{1}{2}$ 낮게 내리기를 스티로폼 롤러 구조물 위에서 함(편심성 수축)
  - 교각운동: 다리운동을 추가
  - 네발기기(quadruped): 척추 중간에, 팔과 다리의 운동과 함께
  - 엎드리기(prone): 팔꿈치를 들어올리기
  - 엎드리기: 널판지 자세(plank position), 수정된 팔굽혀 펴기(push-ups)
  - 앉기: 복부넣고, 턱넣고, 팔들고, 팔꿈치 프레스 밀고, 가슴 스트레칭
  - 볼운동: 몸을 고정시키고 팔과 다리 운동
  - 일어서기: 자세, 팔 당기고 내리기(arm pull-downs)
  - 일어서기: "W" 팔의 자세, 벽에 미끄러짐
  - 걷는 동안 자세 교정, 교정을 쉽게 하기 위해 책이나 베개를 머리 위에 올려 놓고 사용
- 자세 인식 훈련
  - 집, 차, 트럭 주변의 모든 것을 기록
  - 적절한 교정의 효과를 확인하기 위해 거울을 사용

◆ 유연성 운동

- 스트레칭운동은 워밍업을 한 후에 호흡과 동행해서 천천히 꾸준히 수행하며, 구조물을 잡고 30초에서 60초 정도로 한다.
- 무릎벽 미끄러지기(knee wall slides)
  - 환자는 발을 벽 쪽으로 붙이고, 엉덩이와 무릎은 90° 정도로 구부리며 반듯이 눕는다.
  - 무릎의 굽힘을 증가하기 위해 미끄러짐을 밟고 바닥으로 향한다.
- 무릎 폄을 증가하기 위해 4세트씩 한다.
- 앞가슴의 스트레칭을 위해 코너 스트레칭(Corner stretch)을 한다.
- 흉부 관절 가동범위
- 자전거는 패달을 앞뒤로 돌려가며 무릎의 ROM을 얻기 위해 사용할 것이다.
- 운동, 스트레칭 프로그램은 구체적으로 돌아가기 전에 농구나 축구활동들에 참가하기 위해 한다[예: 뒤넙다리근(슬괵근, hamstring), 가자미근/장딴지근(비복근, gastrocnemius), 넙다리네갈래근(대퇴사두근, quadriceps femoris), 엉덩관절 굽힘근, 허리뼈 하부].

◆ 보행과 이동 훈련

- 보행훈련은 어떤 나쁜 습관에 대해서도 정확하고 완벽하게 무게를 지탱하도록 한다.

◆ 이완

- Phillip씨는 스트레스를 느낄 때까지 기다리기보다, 하루 동안 전반적인 근육 이완을 높이기 위해 중간 휴식을 가지며 휴식과 호흡을 가지도록 지시받을 것이다.
- 그는 그의 목과 어깨의 스트레스에 대해 알기 위해, 어깨를 위로 올리고, 돌릴 수 있도록, 긴장을 덜기 위한 목 스트레칭을 배울 것이다. 따라서 그의 생활 안에서 이완운동을 생활화할 수 있도록 돕는다.
- 시각화와 이미지화는 모든 이완운동들을 유발하도록 익숙해질 것이다.
- 또한 호흡을 강조한 Jacobson's의 근육이완 기술 지침들은 그의 근육이완 훈련 속으로 통합될 것이다.

◆ 근력, 힘 그리고 지구력 훈련

- 무릎을 위한 운동들은 근력, 힘과 지구력을 증가시키기 위해 4세트씩, 곧게 편 무릎을 들어올리고, 외상이 없는 활동적인 체인 운동들, 계단의 사용을 포함할 것이다.
- 근력과 호흡 근육의 지구력을 증가시키기 위해 숨을 들이마시는 장비를 사용하는 호흡 운동을 시킨다.
- 상지와 대동맥(trunk) 강화를 위해 매트에서, 무겁지 않은 탄력 밴드를 가지고 팔 들어올리기(overheads), 어깨뼈 모음(내전)과 하강(scapula adduction와 depression)을 시작한다.
- 무겁지 않은 상지 웨이트 훈련 프로그램, 고무 밴드 또는 기계들[예: 머리 위로 밀기(overhead press), 직렬(upright row), 어깨관절 벌림, 어깨관절 폄[넓은등근(광배근, latissimus dorsi)], 팔꿉관절 굽힘과 폄, 손목뼈(수근골, carpal bone) 굽힘과 폄]
- 무겁지 않은 하지 웨이트 훈련 프로그램, 고무 밴드 또는 기계들[예: 쪼그리기(squats), 호흡장치(lunges), 엉덩관절 굽힘, 엉덩관절 폄, 엉덩관절 모음, 엉덩관절 외회전과 내회전, 발꿈치 들기]
- 그의 무릎을 좋아지게 하는 세부적인 운동 훈련은 그가 농구나 축구를 할 수 있게 한다: 카리오카(carioca), 수평적인 움직임들, "Z" 달리기, 왕복 달리기, 점차적으로 무거운 공으로 던지기 활동의 모의 훈련

자가치료와 가정 관리에서의 기능적인 훈련 (FUNCTIONAL TRAINING IN SELF-CARE AND HOME MANAGEMENT)

◆ 자가 치료

- 모든 ADL 동안 자세의 인식과 가슴외부의 운동
- 그의 호흡곤란을 만드는 활동들을 수행하기 위한 호흡 전략의 사용(예, 활동들과의 호흡을 맞추기 위해 입술을 오므리고, 들숨과 날숨을 1:2 비율로 호흡).

◆ 가정 관리

- 집에서 쉽게 준비할 수 있게 선택한 건강 식품의 저장 및 유지하기.

- 엘리베이터를 이용하는 대신에 계단으로 오르기
- 가능한 마켓같은 곳에 갈 때 걸어서 이동하고 물건을 운반할 때는 가능한 두손에 같은 무게를 나누어 들기
- 집안에서 이용할 수 있는 운동장비들을 구입하기 (예, 고정된 자전거나 트레드밀, 무겁지 않은 웨이트 물건들)

일, 지역사회 그리고 여가 통합 또는 재통합에서의 기능적인 훈련 (FUNCTIONAL TRAINING IN WORK, COMMUNITY AND LEISURE INTEGRATION OR REINTEGRATION)

◆ 직장

- 직장에서 몸에 좋은 음식을 선택하고 패스트푸드 소비를 제한한다.
- 트럭 운전을 수행하기 위해 운전시 허리 지지 베개의 사용을 독려, 자세 정렬과 자세 변화 검토, 관찰
- 차 안에서 신호등에 걸렸을 때, 등척성 운동(isometric exercises) 수행 (예, elbow press backs, quad sets)
- 운전을 시작한지 1시간이 되면 잠시 멈추고 ROM과 하지를 위한 강화운동을 수행하고, 5분에서 10분 정도 걷기
- 줄넘기를 트럭에 가지고 다니며 야근을 할 때에 에어로빅 조절을 위해 걷기와 줄넘기를 할 수 있도록 하기

◆ 여가활동

- Mr. Jameson씨는 그가 평소에 즐겨 하던 농구나 축구보다 더 에어로빅컬한 조절이 가능한 여가활동을 찾아야만 할 것이다(걷기, 자전거타기, 수영).
- 꾸준한 활동을 위해 스케줄표를 만들어 일주일에 5일 정도는 수행할 수 있도록 한다.
- 건강 촉진에 관심이 많은 친구와 관심을 가지고 그들의 활동들을 함께 나누며 피트니스 활동에 관해 사회화를 형성한다.
- 완벽하게 회복되었을 때에는 일반적인 여가 활동들로 돌아간다(농구, 축구).

기대 목표와 예측 결과 (ANTICIPATED GOALS AND EXPECTED OUTCOMES)

◆ 병리학/병태생리학의 영향

- 산소 소비를 증가시키기 위해 생리학적인 반응이 개선된다.
- 증가되는 산소 소비와 관련된 증상들이 감소된다.

◆ 손상의 영향

- 균형이 향상되어 우측 하지에서 환자가 도움없이 설 수 있다.
- 지구력이 증가하였고 Mr. Jameson씨는 1,900 피트를 6분 이내에 걸을 수 있다.
- 근육 운동력이 증가해서 무릎의 굽힘과 폄이 정상적인 제한범위 내에 있다.
- 자세가 향상되었다.
- 무릎의 굽힘과 폄에 있어서 ROM이 증가되었고 그래서 그는 직장으로 안전하게 돌아올 수 있다.
- 금연과 체중 감소 이후에 활동시 호흡 부족이 줄어들었다.
- 무게지탱 상태가 향상되어서 환자는 더 이상 거드는 장비가 필요없다.

◆ 기능적인 제한의 영향

- 모든 ADL은 최소한의 호흡 곤란과 함께 수행되었다.
- 직장에서와 집에서의 관리가 필요했던 모든 육체적인 활동들을 다시 되찾게 되었다.
- 걸음걸이도 보조 장비의 사용이 필요 없을 정도로 향상되었다.

◆ 위험 감소/예방

- 심장 혈관과 폐질환과 당뇨병을 예방하기 위해 건강한 생활 습관 행동들이 채택되고 유지되었다.
- 심장혈관과 폐질환과 당뇨병을 위해 위험 요소들을 이해하고 감소시켰다.
- 하지 강화 증가와 먼저 스트레칭을 하고, 나중에 매진하는 것의 결과로 주말 활동들은 안전하게 수행되었다.

◆ 건강, 웰니스, 운동의 영향
- 운동과 증가된 활동들이 일상으로 통합되었다.
- 피트니스와 건강이 향상되었다.
- 육체적인 수용력이 향상되었다.
- 육체적인 기능이 향상되었고 개선이 지속될 것이다.
- 금연을 포함한 영양적인 측면이 개선되었고 최적의 체중과 증가된 활동 등, 목표했던 행동적인 변화들이 잘 적응되었다.

◆ 환자/고객 만족
- 웰빙 느낌이 증가되었다.
- 스트레스가 감소되었고, 더 효과적으로 관리되었다.

재검사 REEXAMINATION

치료의 에피소드 모두 다 재검사가 수행되었다.

퇴원 DISCHARGE

Mr. Jameson씨는 총 14개의 육체적인 치료 세션들 후에 육체적인 치료로부터 퇴원하였고, 그의 목표들과 기대들에 도달하였다. 이번 세션들은 그의 모든 치료의 에피소드에 적용되었다. 그는 목표들과 기대되었던 결과들을 얻었기 때문에 퇴원하였다.

심리학적 양상 PSYCHOLOGICAL ASPECTS

Mr. Jameson씨는 그가 아마 그의 아버지나 어머니 그리고 현재 형처럼 심장병을 가지고 있지 않을까 걱정을 했기 때문에 건강한 생활습관의 행동들을 잘 선택할 것이다. 그는 건강해지고 그의 건강 위험을 줄이기 위해 위험요소들을 이해하였다. 그는 그의 생활행동들에 있어 변화를 가져오고 변할 수 있다고 믿었으며, 동기가 유발되었다.

사례 연구 #3:
선천성 심부전증과 폐렴과 관련된 호흡 부족
Congestive Heart Failure and Pneumonia-Related Shortness of Breath

Mrs. Sarah Wilson은 급성 선천성 심부전증과 폐렴으로 입원했고, 호흡곤란을 가진 72살 여성이다.

물리치료사 검진 PHYSICAL THERAPIST EXAMINATION

병력 (HISTORY)

◆ 일반적인 인구학: Mrs. Wilson은 72살의 미국 흑인 여성이고, 오른손잡이이다.

◆ 사회적 병력: 그녀는 3명의 자식이 있고, 7명의 손자가 있는 과부이다. 아들 2명은 다른 주에 살고 있고, 딸은 10분 정도 떨어져 살고 있어서 2주마다 한 번 방문한다. 남편은 2달 전에 죽었다.

◆ 고용/일: 그녀는 사서로서 일하다가 퇴직했고, 시니어 커뮤니티에서 이동식 도서 프로그램을 가지고 가정내 도서관을 운영하고 있다.

◆ 생활 환경: Mrs. Wilson은 지난 5년 동안 구역 생활 지원인 시니어 커뮤니티에서 살고 있다.

◆ 일반적인 건강 상태
- 일반적인 건강 인식: 그녀는 스스로가 건강하지 않다고 생각한다.
- 신체 기능: Mrs. Wilson은 호흡곤란이 있을 뿐만 아니라, 허약하기 때문에 걸을 수 없다. 그녀는 드레싱과 식사하는데 있어서 도움이 필요하고, 현재 지팡이를 사용하고 있다.
- 심리적 기능: 남편이 2달 전에 죽은 것에 대해서 그녀는 적응하기 어렵고 우울증 증세와 혼자만 남았다는 고독감을 인정했다. 그녀가 말하기를 아무것도 하고 싶지가 않고, 사람들이 그냥 자기를 혼자 내버려 두었으면 좋겠다고 한다.
- 역할 기능: 어머니, 할머니, 사서, 친구

- 사회적 기능: 그녀는 지역사회 생활 지원에 아주 활동적이였고, 도서관을 관리하는 책임자였다. 그녀는 도서관에 올 수 없는 지역주민을 위해 이동식 도서 프로그램을 운영했고, 사회적으로 남편과 함께 많은 활동에 참여했었다. 지역사회에 지인은 많지만 친구는 별로 없었다.
- 사회/건강 습관: 그녀는 1년에 120갑 흡연한 병력을 가지고 있으며 2년 전에 담배를 끊었다. 때때로 1잔의 와인을 마셨다.(1주일에 1~2번)

◆ 가족력: 그녀의 아버지는 심근경색으로 75세에 돌아가셨고, 어머니는 1개의 핀 개방고정과 엉덩관절 골절의 내회전 고정의 합병증으로 80세에 돌아가셨다.

◆ 의학/외과적 병력: Mrs. Wilson은 5년 전에 만성 폐쇄성 폐 질환(COPD)을 진단받았고, 1년에 1번 폐전문의를 방문한다. 일반적으로 운동처방사는 중간에 그녀를 모니터링하고 있다. 2년 전에는 심근경색이 있었지만, 남편이 죽은 2달 전까지는 잘 조절되었다. 그녀가 말하기를 약을 먹는 것을 잊어버렸다고 했다. 입원하기 전 2달동안 호흡곤란이 점차 심해져서 활동이 감소했다. 지난 주에는 체중이 10파운드나 늘었다. 1주일 전에 그녀는 입원했고, 급성 선천성 심부전증(CHF) 진단을 받았다. 현재 그녀는 퇴원해서 가정 관리 관리를 받고 있다.

◆ 이전 입원: 그녀는 출산할 때 입원했고, 30년 전에 충수절체를 받았다. 3년 전에는 폐렴으로, 2년 전에는 심근경색으로 입원했다.

◆ 이전에 존재하는 의학적 그리고 다른 건강과 관련된 상태: 그녀는 만성 폐쇄성 폐 질환(COPD)과 심근경색(MI)의 병력이 있다. 매주 설사를 하고 적하를 가진 긴박성 배뇨(urinary urgency)를 가지고 있었다. Mrs. Wilson은 이중 초점안경을 썼고 청각은 정상범위에 있다(WNL).

◆ 현재 상태/주호소: Mrs. Wilson는 낮은 강도로 활동하는 동안 호흡곤란을 경험했다. 그녀는 걸을 때 힘이 없고 자신감이 떨어져서 자주 지팡이를 사용하고 있다. 그녀는 무기력함을 느껴서 아무것도 하고 싶지 않아 한다.

◆ 기능적 상태와 활동수준: 그녀는 지난 2개월간 운동을 아주 적게 했다. 단지 가깝게 사는 손자와 시간을 보냈으나, 최근에 손자들이 할머니의 아파트에 무조건 찾아가야만 했다. 왜냐하면 그녀는 밖으로 나가려 하지 않았기 때문이다. 그녀는 손자들과 적극적으로 놀 수 없었다고 말했다. 가정 관리 관리 회사는 목욕하는 것을 돕기 위해서 1주일에 3번 그녀의 집에 보조인을 보내고 있는 중이다. 딸은 몇 주 동안 어머니와 함께 머무를 수 있는 동료 1명을 고용해서 드레싱, 식사, 안전 감시뿐만 아니라 친구로서 교제하게끔 했다. 그녀는 호흡곤란이 있고 허약하므로 식사하기 위해 걸을 수 없었다. 입원하기 전에는 쇼핑몰 갈 때처럼 밖에서 장시간 걸을 때만 지팡이를 사용했었는데 현재 Mrs. Wilson은 지팡이를 사용하고 있다. 그녀는 은퇴커뮤니티(retirement community)의 활동에 참여하는데 흥미를 가지고 있지 않다.

◆ 약물: 그녀는 현재 디고신(digoxin), 라식스(lasix), 항생제(antibiotics)을 복용하고 있다.

◆ 다른 임상적 검사:
- 폐 기능 검사: 강제 호흡량(FEV1)=65% 예상, 강제 폐활량(FVC)=88% 예상
- 동맥 혈액 가스: 보상 호흡기 산증을 나타냄.
  - 수소이온농도지수(pH)=7.33 (정상: 7.35~7.45)
  - 이산화탄소농도지수(pCO_2) = 48 mmHg (정상: 35~45 mmHg)
  - 산소이온농도지수(pO_2)=76 mmHg (정상: 80~100 mmHg)
  - 염기과잉/염기 부족(BE/BD) = -2 mEq/L (정상:-2~+2)
  - 적혈구용적율(Hct)=48%(정상:37~47%)
  - 백혈구수(WBC)=4.0 (정상: 4.2~5.4 million/mm^3)
  - 헤모글로빈(Hgb)=11g/dl(정상:12~16g/dl)
  - 휴식시 산소포화도(SpO_2)=92% (정상: 95~100%)
- 덱사메타손 검사: 골다골증 판정받음(2년 전에 시

행) (T 점수:-1.75, 정상 T 점수: -1보다 높음)

시스템 재검토 (SYSTEM REVIEW)

- 심혈관/폐
  - 혈압: 11/70 mmHg
  - 부종: 양측 경미한 부종
  - 심박수(HR): 110 bpm
  - 호흡수(RR): 20 bpm
- 외피계
  - 반흔형성 상태: 오래된 충수절제 반흔
  - 피부색: 정상적인 범위 안
  - 피부 상태: 손상받지 않음
- 근골격계
  - 전체적인 관절가동범위: 기능적인 범위 내, 양측으로 어깨 굽힘 감소
  - 전체적인 근력: 일반적으로 양 상지와 하지가 무기력함.
  - 전체적인 대칭: 대칭
  - 키: 5' 3" (1.6 m)
  - 몸무게: 106 lbs (48.09 kg)
- 신경근계
  - 균형: 기능적인 범위 안
  - 보행, 이동, 그리고 변화: 기능적인 범위 안에 있지만 방향을 바꿀 때 불안정함.
- 의사소통, 감정, 인지, 언어, 학습 유형
  - 의사소통, 감정, 인지: 영향 받음, 의사소통 정상적인 범위 안, 인지 정상적인 범위 안
  - 선호하는 학습: 시각적 학습

검사와 측정 (TESTS AND MEASURES)

- 유산소 능력과 지구력
  - 6분 보행 검사
    - 70 feet (21.35 m)를 호흡곤란 장애를 갖고 보행함 — Borg 척도 상에 휴식 시 8/19에서 보행후 13/19로 증가함(건강한 성인의 범위 — 1312~2297 feet [400~700 m], 건강한 여성의 범위- 대략 1640 feet [500m][78]
    - 휴식 시 심박수는 110 bpm에서 보행 후 132 bpm으로 증가함.
    - 혈압은 휴식시에 110/70 mmHg이고, 보행 후 122/72 mmHg로 증가한다.
    - 보행 후 안정되기까지 활력징후(vital sign) 회복 시간은 12분.
- 인체측정학적 특성
  - 신체질량지수(BMI) = 무게(lbs) ÷ 높이(inches) ÷ 높이(inches) × 703[61]
  - 신체질량지수(BMI) = 18.8 (정상: 18.5~24.9)
- 각성, 집중, 그리고 인식
  - 명료(alert), 지남력(oriented) ×3
  - 이 시기에는 동기 저하
- 인체 공학과 신체 기전
  - 일상생활동작(ADL)과 보행을 관찰한 결과 잘못된 신체기전을 갖고 있는 것으로 드러남.
- 순환
  - 맥박 검사: 휴식 시 110(빈맥으로 간주됨)
  - 맥박은 규칙적임.
  - 심장 청진
    - 휴식시 S1과 S2
    - No S3 또는 S4
  - 하지 발등 맥박은 약간 감소함.
- 보행, 이동, 균형
  - 보행, 이동, 균형의 관찰은 다음과 같다.
    - 짧은 걸음
    - 팔을 짧게 흔듦
    - 방향을 돌릴 때 다소 불안정하고 자제함.
    - 그녀의 아파트 주위를 걸을 때 가구를 잡음.
    - 복도에서 난간을 잡는 경향이 있음. 그녀는 균형 때문이 아니라, 단지 피곤하기 때문에 생긴 습관이라고 말함
- 근 수행력
  - 근력: 전체적으로 4-/5
- 자세
  - 목과 머리가 전방으로 됨
  - 후만 자세.

- 약간 원통형 흉곽
- 엉덩관절과 무릎관절이 약간 구부러짐

◆ 관절가동범위
- 외측 늑골 가슴벽 움직임이 감소함.
- 양측으로 엉덩관절 폄(-8°), 무릎관절 폄(-5°), 어깨관절 굽힘(10°) 감소.

◆ 자가치료와 가정 관리
- Mrs. Wilson은 드레싱과 식사를 할 때 최소의 도움이 필요함.
- 안전을 위하여 그녀의 일상생활동작(ADL)과 도구적일상생활동작(IADL)을 관찰해야 함.
- 그녀는 호흡곤란, 무기력증, 지구력 부족으로 식사하기 위해 걸을 수 없다. 왜냐하면 부엌은 방에서 600feet 떨어져 있기 때문이다.

◆ 일, 지역사회 그리고 여가의 통합 또는 재통합
- 그녀는 도서관을 관리할 뿐만 아니라, 신체적으로 거동이 불편한 주민을 위해서 이동식 도서 프로그램을 제공하는 생활지원 사회에 더 이상 심혈을 기울일 수 없다.

◆ 환기와 호흡/가스 교환
- 폐 청진
  - 후 폐구역 위쪽으로 나있는 두 폐의 하엽 $^{1}/_{3}$ 부분 양측으로 마찰음이 들림. 하지만 현재 해결함.
- 호흡 패턴: 보조근을 이용해 주로 상흉부 호흡
- 기침: 소량의 투명한 점액을 생성함.

평가 EVALUATION

Mrs. Wilson은 만성 폐쇄성 폐 질환(COPD)을 가지고 있고, 예전 심근경색(MI) 병력이 있다. 그녀는 지난 5일간의 입원을 포함한 2개월간 활동부족으로 인해 상태가 악화되었다. 그녀는 지난 주 체중이 10파운드 늘었고, 1주일 전 급성 선천성 심부전증(CHF) 진단을 받았다. 호흡곤란과 근력약화는 그녀의 기능을 제한시킨다. 그녀는 우울해 보였고 동기가 결여되었으며 이전에는 가치 있다고 보고한 노인주택지구에서의 일상생활이 결여되어 있었다.

진단 DIAGNOSIS

Mrs. Wilson은 만성 폐쇄성 폐 질환, 선천성 심부전증을 가지고 있고, 심근경색 병력이 있다. 그녀는 유산소능력/지구력; 인체측정학적 특성; 보행, 이동, 균형; 근수행력; 자세; 관절가동범위; 환기와 호흡/가스 교환; 그녀는 자가치료와 가정 관리, 일, 지역사회, 여가활동에 기능적으로 제한되어 있다. 이러한 결과는 패턴 A인 심혈관/폐 장애의 일차 예방/위험 감소와 일치한다. 2차적 패턴 C는 기도청결부전과 관련된 환기, 호흡/가스교환의 손상과 일치하고 패턴 D는 심혈관 펌프 기능장애 또는 손상과 관련된 유산소 능력/지구력 손상과 일치한다. 이러한 손상과 기능적인 제한은 환자의 치료를 계획하고 예후를 결정하는데 있어서 중요시 되어야 할 것이다.

예후와 치료 계획 PROGNOSIS AND PLAN OF CARE

환자의 방문과정에서, 다음과 같이 상호적으로 확립된 결과가 결정된다.

◆ 향상된 후에도 지역사회와 가족 역할이 계속된다.
◆ 위험요소에 대한 인식이 향상된다.
◆ 지구력이 향상된다.
◆ 보행, 이동 그리고 균형이 향상되고 독립 보행과 보행을 위한 지팡이 사용이 수행된다.
◆ 일상생활동작(ADL)과 도구적일상생활동작(IADL)의 독립성이 수행된다.
◆ Mrs. Wilson는 다시 식사하러 갈 수 있을 것이다 (즉, 식당에 600 feet).
◆ 근 수행력이 증가된다.
◆ 영양분과 수화상태가 향상된다.
◆ 신체적이고 심리적인 상태가 좋아질 것이다.

이러한 결과를 수행하기 위해서는 환자에 대한 적절한 중재가 결정된다. 이는 협응, 의사소통 그리고 기록; 환자/고객 관련 교육; 치료적 운동; 자가치료와 가정 관리에서의 기능적인 훈련; 일, 지역사회 그리고 여가에서의 기능적인 훈련을 포함할 것이다.

중재 INTERVENTIONS

선택된 중재에 대한 근거 (RATIONALE FOR SELECTED INTERVENTIONS)

미국인의 약 1/4은 선천성 심부전증(CHF)을 포함한 어떤 형태의 심혈관 질환을 가진 채로 살고 있다. 많은 변화가 나이에 따라 심장에서 발생하는데, 심근력, 심장 크기, 좌심실 내의 이완기와 수축기 크기(left ventricular internal diastolic and systolic dimension), 이완기말 크기(EDVs), 동결절의 심장박동세포, 심흉부 순환에서 지름이 큰 동맥의 순응(compliance of the large arteries the cardiothoracic circulation), 심박출량(CO), 1회 박출량(SV), 최대 심박수(peak HR), 최대 산소소비량, 카테콜아민의 분비와 분출, 교감신경활성, 수용기 민감성, 심장주기의 긴장성 미주신경 조정(tonic vagal modulation), 심장미주 압력반사 민감성(cardiovagal baroreflex sensitivity)이 감소한다.[87,102-106]

이와 반대로 증가는 좌심실 질량과 벽 두께, 좌심실의 후부하, 심외막 지방(epicardial fat)에서 발생할 수 있다. 심방중격(atrial septum)과 판막구조의 소엽(leaflets of the valvular structure)은 두꺼워진다. 좌심방과 대동맥근은 팽창한다. 폐시스템 또한 변화하는데 흉곽 관절의 관절운동범위, 호흡근 힘, 산소와 탄소의 가스교환, 탄력섬유, 탄력 리코일, 전체적인 폐포의 표면적, 폐활량, 1회 호흡량, 최대 공기 흐름(peak air flow), 가스교환은 감소한다. 반대로, 증가는 폐포관의 크기, 잔기량, 환기-관류 불균형, 호흡빈도에서 발생하기도 한다.[87,107-112]

노인들의 심혈관/폐가 망가지는 위험요인을 관리하는 것은 다른 동반 이환유형(즉, 폐쇄성 폐질환과 선천성 심부전증), 동기, 정서적인 문제(즉, 그녀 배우자와의 사회적 연결과 공동체에서의 역할소실)에 따르는 어려운 일이다. 그러나 활동을 증진시키고 건강한 생활 방식을 촉진하는 것은 긍정적인 변화를 야기시켜 노인들의 위험요소를 감소시킬 수 있다.[33] 2차 예방은 질병의 진행을 감소시키거나 늦추는데 중요한 역할을 한다.[16] 게다가 Woo는 노인들이 더욱 더 활동적이고 건강한 생활방식으로 생활의 질이 향상될 수 없다는 것을 밝혀냈다.[30]

치료적 운동 (Therapeutic exercise)

증거를 바탕으로 한 많은 논문에서 말하기를 만성질병을 가진 사람들 조차도 유산소운동과 저항근력으로 이루어져 있는데 이는 기능적인 능력을 증가시키고 독립성을 촉진시킨다.[86,113] 또한 삶의 질을 향상시키는데 주안점을 두고 있다. 사례연구 #2에서 상세히 설명된 이론적 근거는 사람(client)들의 몸 상태 악화에 대해 운동을 해야 한다고 지지하고 있는데, 주목해야 할 점은 빠른 속도의 저항훈련 프로그램이 노인여성에서의 낮은 속도 저항 훈련보다 근력과 파워가 증가한다는 점이다.[114]

게다가, 자세 조절 운동과 무릎신전, 고관절 외전, 발목 배측굴곡, 고관절 신전, 무릎 굴곡(knee extension, hip abduction, ankle dorsiflexion, hip extension, and knee flexion)을 피로하게끔 저항훈련을 한 노인들에게서 걸음속도가 상당히 증진됐다. 보행속도와 다른 면에서 연관된 노인 여성의 걸음 변수는 근력훈련 프로그램에 따라 증가된다. 또한 근력과 지구력 훈련을 이용한 프로그램은 보행속도를 증가시키는 것으로 나타났다.[114] 심지어, 저강도 근력훈련은 보행 안정성 특히, 장애인 노인들의 내외측 안정성을 증가시키는 것으로 나타났다. 그리고 보행능력은 단지 보통강도의 근력만으로도 향상됐다.[118]

이러한 사람에 대한 운동처방은 검사 결과에 근거를 두어야 하며 적절한 강도와 신체적으로 그녀가 이겨낼 만한 지속시간을 가진 개인적 특별성에 초점을 맞춘다.[87] 또한 솔직하고 재미있는 유산소 운동[1](지구력 훈련, 균형 훈련, 유연성 운동, 점진적인 근력 훈련)과 결부되어야 하고, 그녀의 건강, 목표, 믿음에 초점을 맞추어야 한다. Mrs. Wilson과 같은 사람의 운동처방은 점점 저 강도에서 중 강도인 점진적인 활동을 강조하고, 무거운 정적과 동적 들기 작업을 피하도록 권고하고 있다. 처방된 유산소 지구력 훈련의 심박수는 최대심박수(MHR)의 40~80%이다(유년층과 중년층 사람들에게 권장된 최대심박수: 50~85%).[120]

Mrs. Wilson 운동 프로그램은 집에서 혼자 운동하는 프로그램에서 휘트니스 시설이나 지역센터에서 운동하는 프로그램까지 처방된다. 이와 같이 지역사회를 바탕으로 한 프로그램은 기능이 향상되고 행복을 가져다 주는 것으로 나타났다.[121] 집에서 근력 훈련 프로그램 비디오 테이프를 보는 것조차도 근력이 향상되고, 사회적 기능과 정신적인 활력, 긴장과 분노에 대한 자아통제를 할 수 있는 것으로 나타났다.[122]

또한 운동처방의 빈도는 Mrs. Wilson의 나이에 맞게 처방되었다. 한 연구는 여성노인(60~75세)을 세 그룹으로 나누고 1주일에 1번, 2번, 3번씩 12주간 1시간 동안 운동하게 했다. 4번째 그룹은 통제(control)그룹이다. 세 그룹은 근지구력, 앉아서 뻗는 유연성, 균형, 협조운동에서 상당히 증진되었듯이 각각 세 운동 그룹에서 밝혀진 향상은 프로그램의 빈도와 비례했다.[123]

선천성 심부전증 (congestive heart failure)

많은 자료 또한 선천성 심부전증(CHF)을 가진 환자를 위해 운동과 많은 신체운동의 이점들을 지지하고 있다. 선천성 심부전증을 가진 환자의 운동 훈련은 최대, 최대하, 지구력 운동 능력으로 상당히 향상되었고 전신동맥탄성 또한 높였다. 게다가 환자의 삶의 질을 향상시키고 사망률 또한 감소시킨다.

선천성 심부전증 환자를 위한 유산소 운동과 순환 근력 훈련의 결합은 최대 산소 섭취, 운동 검사 지속시간을 증가시키는 반면에 최대하 운동 심박수와 비율 압 생성을 감소시킨다. 사지로의 최대혈류, 동맥기능을 증가시키는 여러 요인들의 결과일 수도 있다.[125]

만성 폐쇄성 폐 질환 (chronic obstructive pulmonary disease, COPD)

만성 폐쇄성 폐 질환을 가진 환자들에게 점진적인 운동 훈련과 신체활동은 운동내성을 증진시키고, 호흡곤란을 감소시킬 뿐만 아니라, 일상생활동작(ADL)과 건강과 관련된 삶의 질인 기능적인 향상을 높인다. 많은 자료가 제시하기를 이러한 환자들의 근력 훈련 프로그램은 근력향상과 지구력 훈련 프로그램인 최대하 운동능력을 향상시킨다. 반면에 근력 훈련과 지구력 훈련을 동시에 할 경우 두 매개변수 모두를 증진시킨다. 또한 주목할 점은 근력과 지구력 훈련을 결합한 프로그램에서 호흡곤란과 이에 따른 점수가 상당히 향상된다.[132]

정신보건 (mental health)

운동은 노인들의 정신보건에 특히 많은 긍정적인 이득을 주는데 유산소 지구력 운동 프로그램은 우울증을 상당히 감소시키고,[133] 점진적 저항 근력 훈련 프로그램은 효과적인 항우울증의 역할을 한다.[134,135]

협응, 의사소통 그리고 기록 (COORDINATION, COMMUNICATION, AND DOCUMENTATION)

Mrs. Wilson은 통합된 관리 전략을 가진 팀으로 이루어진 완벽한 절차가 필요하다. 그녀의 낮은 신체질량지수(BMI)와 심장상태는 영양사로부터 권고된 식이요법을 필요로 하고 식이 정보는 규칙적인 신체활동 프로그램과 구조화된 운동 프로그램을 처방할 수 있는 물리치료사에 의해 강조될 부분이다. Mrs. Wilson의 약과 그에 따른 효과는 내과의사로부터 재검토가 시행될 것이고, 효용성은 신체활동이 증가함에 따라 물리치료사에 의해 관찰될 것이다. 그녀의 우울증을 평가하고 필요에 따른 더 많은 상담은 사회심리사로부터 받게 될 것이고, 저나트륨 식이법과 심장에 이로운 음식을 유지하는 방법, 선천성 심부전증(CHF) 관리의 안정성을 평가하기 위해 체중을 조절하는 방법에 대한 가르침은 지역간호, 영양사에게 문의될 것이다. Mrs. Wilson의 승인하에 가정간호사와 함께 토의될 것이다. Mrs. Wilson의 건강이 좋아지지 않고 심장과 폐 조절이 불충분할 경우, 최신 의료기술이 필요한지 보조 생활이 필요한지를 확인하기 위해 팀과 함께 토론해야 할 것이다. 따라서 고객(환자)관리의 모든 요소들이 문서화될 것이다.

환자/고객 관련 교육 (PATIENT/CLIENT-RESATED INSTURCTION)

Mrs. Wilson은 집에서의 신체적 활동과 사회에서 보다 많은 활동을 하고 집에서의 운동 프로그램을 행하는 것에 대한 중요성을 교육받을 것이다. 그녀는 약물에 대해 이해하고 다이어트에 대한 모니터링이 중요하며 선천성 심부전증의 유지 조절을 위해 호흡곤란의 수준을 이해할 것이다.

치료적 운동 THERAPEUTIC EXERCISE

- 유산소 능력/지구력 상태
  - 모든 유산소/지구력 훈련동안 생체 징후가 모니터될 것이고 자각도는 Borg Scale 사용으로 결정될 것이다.[100]
    - Borg 10—점 비선형 척도
      - 0=아무것도 없음
      - 0.5=매우 매우 가벼움/약함(두드러진)
      - 1=매우 가볍다/약함
      - 2=가벼움/약함
      - 3=적당함
      - 4=약간 격렬함/강함
      - 5=격렬함/강함
      - 6
      - 7=매우 격렬함/강함
      - 8
      - 9
      - 10=극도로 격렬함/강함(거의 최대) *최대
    - Borg 15-점 선형 척도
      - 6
      - 7=매우 매우 가벼움
      - 8
      - 9=매우 가벼움
      - 10
      - 11=꽤 가벼움
      - 12
      - 13=부드럽게 격렬함
      - 14
      - 15=격렬함
      - 16
      - 17=매우 격렬함
      - 18
      - 19=매우 매우 격렬함
      - 20=Exhaustion
  - 그녀는 낮은 손상 걷기 프로그램으로 시작하며 적절한 강도까지 진행시킨다. 유산소 지구력 훈련을 위해 처방된 훈련심박수는 최대 심박수의 40%에서 시작하여 견딜 수 있을 만큼 증진시켜 간다.
  - 한끼 식사를 위해 걷고, 그 다음 두 끼 식사를 위해 걷고, 세 끼 모두의 식사를 위해 걸으며 그만두었던 도서관 사서 일을 하기 위해 걷는 과정을 거칠 것이다.
  - Mrs. Wilson은 유산소 능력을 증가시키기 위해 새로운 댄스 교실에 가입하여 흥미를 느낄 것이다.
- 균형, 협조성과 민첩성 훈련
  - 정적 · 동적 균형 운동
    - 한 다리로 서기
    - 서서 거품면 위에서 균형잡기
    - 바닥 위로 걷기
    - 손난간을 가볍게 잡고 복도를 옆으로 내려 가기 위해 난간없이 하도록 진행
    - 한 손으로 손난간을 지지하고 탄템 걷기(tantem walking)에서 난간없이 하도록 진행
- 신체 기전과 자세 안정화
  - 신체 기전 훈련
    - 일과 레저 활동을 위해 앉는 자세 습득
    - 도서관에서 일하는 동안 사용할 신체기전 습득
    - 들어올리기와 운반하기 교육
    - 구부리기 교육
  - 자세 조절 훈련
    - 머리, 목, 흉추, 어깨, 골반, 엉덩관절과 무릎관절의 적절한 정렬
    - 축 폄
    - 어깨뼈 모음(내전, adduction)과 하강
    - 닭날개 자세(머리 뒤에 손, 어깨의 수평 외전)
    - 똑바로 누운 상태에서 앉기, 서기, 걷기까지의 자세 이동
    - 기능적 활동을 위한 자세 이동
  - 자세적 안정 활동
    - 축 신전은 누워서 시작하여 앉기와 서기까지 진

행한다.
- 양측 팔을 들어올린 상태로 축 폄 자세 유지
- 몸무게를 추가하여 양측 팔을 들어올린 상태로 축 폄 자세 유지, 예를 들어, 8~12개 직물에 해당하는 1파운드 무게 추가
- 볼기근(둔근, gluteus) 고정
- 교각 운동
- 중심 안정화 훈련을 위한 볼 운동
- 네 다리 기기에서 양측 하지 신전
- 폼롤러의 사용과 고무 쿠션과 같은 불안정한 면에서 한쪽과 양쪽 다리로 서기
- 자세 인식 훈련
  - 정렬 습득의 시각적 입력을 위해 거울을 사용
  - 집 주변 전체로 주지

◆ 유연성 운동
- 스트레칭 운동은 준비운동 후 해야 하고, 심호흡을 하며 안정된 스트레치를 천천히 하고, 15~30초간 유지해야 한다.
- 하루에 2~3번, 적어도 2~3회 반복하라.
- 모든 방향으로서의 경추 관절가동범위
- 모든 방향으로서의 어깨 관절가동범위
- 모든 방향으로서의 어깨뼈 관절가동범위는 사선 방향을 포함한다.
- 흉부 가동운동은 몸통 폄, 외측 굽힘과 회전을 포함한다.
- 모든 방향으로의 무릎관절 관절가동범위

◆ 보행과 이동 훈련
- 지구력 증진 과정의 보행 프로그램
- 커뮤니티로 이동하는 동안 제한적으로 지팡이를 사용하고 촉진(facility) 상태의 비의존적 걷기 과정

◆ 이완
- 입술 오므려 호흡하기와 보다 조절된 호흡으로 지구력 증진
- 횡격막 호흡과 함께 호흡 보조 근육의 이완(예, 바이오 피드백, 시각적 이미지, Jacobsen's 기술)
- 호흡곤란을 조절하기 위해 신체를 이완한 상태의 빠른 호흡 기술

◆ 근력, 힘 그리고 지구력 훈련
- 모든 근력 훈련 동안 생체징후를 모니터 하고, Borg 척도를 이용해 운동자각도를 결정한다.
- 호흡 기술의 습득은 어떠한 발살바 현상도 피할 수 있을 것이다.
- 상지와 하지 근력 훈련은 낮은 무게와 가벼운 탄력 밴드로 시작하고, Mrs. Wilson의 능력에 따라 진행해야 한다.
- 횡격막의 근력 증진을 위한 호흡운동(예, 환기 근육 훈련 장치)
- 그룹 운동과 같은 자택에서의 운동프로그램 중 일반적 근력과 지구력 운동, 사회적 활동, 식사하기 위해 걷기, 도서관에 근무하기에 필요한 활동들.

자가치료와 가정 관리에서의 기능적인 훈련 (FUNCTIONAL TRAINING IN SELF-CARE AND HOME MANAGEMENT)

◆ 자가 치료
- Mrs. Wilson은 그녀의 아파트 사용 시 에너지 절약 기술과 자기 관리 활동의 수행을 교육 받을 것이다(예, 샤워가 끝났을 때 두꺼운 가운 사용).

◆ 가정 관리
- 그녀는 주거지에 대한 청소서비스의 보조로 그녀 아파트에서 기본적인 허드레 일을 할 수 있을 것이다.
- 그녀는 가능한 만큼 많은 일상생활동작 동안 앉아 있는 것을 교육 받을 것이다.
- 에너지 유지 기술을 교육 받을 것이다(예, 쉽게 놓을 수 있는 선반 위에 사용한 주전자를 바르게 놓기, 물건을 이동하기 위해 주방에서 롤링 카트 사용하기).

일, 지역사회 그리고 여가 통합 또는 재통합에서의 기능적인 훈련 (FUNCTIONAL TRAINING IN WORK, COMMUNITY AND LEISURE INTEGRATION OR REINTEGRATION)

◆ 여가활동
- Mrs. Wilson은 그녀 가족과 의뢰자 커뮤니티에서

레저 활동을 증가시키도록 할 것이다.

- 그룹 피크닉
- 그녀가 선택한 사회적 이벤트
- 사서로서의 활동
- 그녀의 손주들과 함께 가족 피크닉과 활동에 참여하기
- 다른 주거자와 함께 봉사할 기회를 갖고 커뮤니티에 참여하기
- 주거 커뮤니티에서 시작한 댄스 교실에 참여하기

기대 목표와 예측 결과 (ANTICIPATED GOALS AND EXPECTED OUTCOMES)

- 병리학/병태생리학의 영향
  - 산소 소비를 증가시키기 위해 생리적 반응이 개선된다.
  - 증가되는 산소소비와 관련된 증상들이 감소된다.
- 손상의 영향
  - 직장과 가정 관리를 위해 필요한 모든 신체적 활동을 회복.
  - 지구력이 증진되고, Mrs. Wilson이 하루에 한 끼에서 세 끼 식사를 위해 걷는 거리를 증가시킬 것이다.
  - 그녀 아파트에 있는 보조 기구와 커뮤니티를 가기 위해 사용한 지팡이의 사용없이 보행이 향상됨.
  - 근수행은 WFL을 증진시킴.
  - 자세가 향상됨.
  - 활동시 호흡부족으로 환기 단계와 에너지 유지 기술을 교육받는다.
- 기능적인 제한의 영향
  - 모든 일상생활은 최소의 호흡곤란을 수행한다.
- 위험 감소/예방
  - 심혈관과 폐질환 예방을 위해 건강한 생활 습관 행동들이 채택되고 유지되었다.
  - 심혈관과 폐질환을 위해 위험요소들을 이해하고 감소시켰다.
  - 활동들은 하지 근력 증가 결과 안전하게 수행되었다.
- 건강, 웰니스, 운동의 영향
  - 운동과 증가된 활동들이 일상으로 통합되었다.
  - 운동과 건강이 향상되었다.
  - 육체적인 수용력이 향상되었다.
  - 육체적인 수용력이 향상되었고, 개선이 지속될 것이다.
  - 영양적인 측면이 개선되었고, 최적의 체중과 증가된 활동 등 목표했던 행동적인 변화들이 잘 적응되었다.
- 환자/고객 만족
  - 웰빙 느낌이 증가되었다.
  - 커뮤니티에 포함되고, 사회적 상호관계를 추구하기 위한 긍적적 태도와 능력이 적절화 될 것이다.

재검사 REEXAMINATION

재검사는 치료가 다시 필요할 때(episode of care) 시행된다.

퇴원 DISCHARGE

그녀의 목표와 기대를 달성하는데 있어서 Mrs. Wilson은 8주간의 가정 관리 동안에 전체 12번 물리치료를 받고 퇴원했다. 그녀의 목표와 기대치를 이루었기에 퇴원했다.

심리학적 양상 PSYCHOLOGICAL ASPECTS

Mrs. Wilson은 남편과 그에 따른 사회적인 의미를 잃었다. 따라서 서비스 상담과 직원들과 함께 토론 하는 것 자체만으로 그녀 스스로가 변할 수 있도록 도움을 줄 수 있다. 그리고 사회생활에서 활동적이고 이웃들과 함께 식사를 하도록 전략을 세우는 것 또한 그녀에게 득이 될 수 있다.

그녀는 사서라는 직업을 좋아했고 이는 사회적인 출구로서의 역할을 주었다. 이 모든 것은 그녀의 삶을 더욱 더 의미있게 해줄 뿐만 아니라, 우울한 감정을 다시 회복할 수 있는 구심점 역할을 할 수 있기 때문이다.

힘, 균형, 지구력을 얻는 것은 그녀가 더욱 더 독립심

을 느끼게 해주고 환경에서 자신감을 얻게끔 해준다. 가족들은 그녀의 활동을 지지하고, 사회에서 손주들 친구들과 함께 시간을 보낼 수 있도록 용기를 북돋아주며 도와줄 수 있다. 남편의 죽음과 입원에 따른 변화의 기간 동안에 가족들과 직원들은 Mrs. Wilson을 도울 일반적인 사회 기관들을 찾을 수 있다.

참고문헌 REFERENCES

1. Dean E. Epidemiology as a basis for physical therapy. In: Frownfelter DL, Dean E, eds. *Cardiovascular and Pulmonary Physical Therapy: Evidence and Practice.* 4th ed. St. Louis, Mo: Mosby Elsevier; 2006.
2. World Health Organization. *Definition of Health*. Available online at: www.who.int/about/definition. Accessed November 2005.
3. Bijnen FC, Caspersen CJ, Mosterd WL. Physical inactivity as a risk factor for coronary artery disease: a WHO and International Society and Federation of Cardiology position statement. *Bulletin World Health Organization*. 1994;72:1-4.
4. Musaiger AO. Diet and prevention of coronary heart disease in the Arab Middle East countries. *Med Princ Pract.* 2002;11(Suppl 2):9-16.
5. World Health Organization. *Technical report series.* 2003;916: i-vii, 1-149.
6. Heart and Stroke Foundation Canada (2005). Available at: www.heartandstroke.ca. Accessed November 2005.
7. Bradberry JC. Peripheral arterial disease: pathophysiology, risk factors, and role of antithrombotic therapy. *J Am Pharm Assoc.* 2004;44(2 Supp 1):S37-S44.
8. Charkoudian N, Joyner MJ. Physiologic considerations for exercise performance in women. *Clin Chest Med.* 2004;25:247-255.
9. Cheng A, Braunstein JB, Dennison C, et al. Reducing global risk for cardiovascular disease: using lifestyle changes and pharmacotherapy. *Clin Cardiol.* 2002;25:205-212.
10. Ebrahim S, Smith GD. Exporting failure? Coronary heart disease and stroke in developing countries. *Int J Epidemiol.* 2001;30:201-205.
11. Dean E. A psychobiologic adaptation model of physical therapy practice. *Phys Ther.* 1985;65:158-161.
12. Stretcher VJR, Rosenstock IM. The health belief model. In: Glantz K, Lewis FM, Rimer BK, eds. *Health Behavior and Health Education: Theory, Research and Practice*. San Francisco, Calif: Jossey-Bass; 1997.
13. Steptoe A, Wardle J, Cui W, et al. Trends in smoking, diet, physical exercise, and attitudes toward health in European university students from 13 countries, 1990-2000. *Prev Med.* 2002;35:97-104.
14. McCrindle BW. Cardiovascular risk factors in adolescents: relevance, detection, and intervention. *Adolesc Med.* 2001;12:147-162.
15. Misra A. Risk factors for atherosclerosis in young individuals. *J Cardiovasc Risk*. 2000;7:215-229.
16. Zafari AM, Wenger NK. Secondary prevention of coronary heart disease. *Arch Phys Med Rehabil.* 1998;79:1006-1017.
17. Sakakibara H, Fujii C, Naito M. Plasma fibrinogen and its association with cardiovascular risk factors in apparently healthy Japanese students. *Heart Vessels*. 2004;19:144-148.
18. Anonymous. Your heart attack risk: inflammation counts. *Harvard Women's Health Watch*. 2003;10:1-3.
19. Brod SA. Unregulated inflammation shorts human functional longevity. *Inflammation Res*. 2000;49:561-570.
20. Katz D. The basic (care) and feeding of homosapiens, consensus, controversy, and cluelessness. Proceedings of the Canadian Cardiovascular Congress, Toronto, ON, 2003 (A).
21. Svendsen A. Heart failure: an overview of consensus guidelines and nursing implications. *Can J Cardiovasc Nurs.* 2003; 13:30-34.
22. Scott CL. Diagnosis, prevention, and interventions for the metabolic syndrome. *Am J Cardiol.* 2003;92:35-42.
23. Doyle J, Creager MA. Pharmacotherapy and behavioral intervention for peripheral arterial disease. *Rev Cardiovasc Med.* 2003;4:18-24.
24. AHCPR Supported Clinical Practice Guidelines 2002. Smoking cessation brief clinical interventions. Available at: www.ncbi.nlm.nih.gov. Accessed January 2005.
25. Varo Cenarruzabeita JJ, Martinez Hernandez JA, Martinez-Gonzalez MA. Benefits of physical activity and harms of inactivity. *Medl Clin (Barc).* 2003;121:665-672. (Abstract).
26. Whitt M, Kumanyika S, Bellamy S. Amount and bouts of physical activity in a sample of African-American women. *Med Sci Sport Exerc.* 2003;35:1887-1893.
27. Wilbur J, Chandler PJ, Dancy B, Lee H. Correlates of physical activity in urban Midwestern Latinas. *Am J Prev Med.* 2003b;25:69-76.
28. Nyenhuis DL, Gorelick PB, Easley C, et al. The Black Seventh-Day Adventist exploratory health study. *Ethnicity Dis.* 2003;13:208-212.
29. LaMonte MJ, Eisenman PA, Adams TD, et al. Cardiorespiratory fitness and coronary heart disease risk factors: the LDS Hospital Fitness Institute cohort. *Circulation.* 2000;102:1623-1628.
30. Woo J, Ho SC, Yu AL. Lifestyle factors and health outcomes in elderly Hong Kong Chinese aged 70 years and over. *Gerontology*. 2002;48:234-240.
31. Williams MA, Fleg J, Ades PA, et al. Secondary prevention of coronary heart disease in the elderly (with emphasis on patients > or=75 years of age): an American Heart Association scientific statement from the Council on Clinical Cardiology Subcommittee on Exercise, Cardiac Rehabilitation, and Prevention. *Circulation*. 2002;105:1735-1743.
32. Keller C, Fleury J, Mujezinovic-Womack M. Managing cardiovascular risk reduction in elderly adults. By promoting and monitoring healthy lifestyle changes, health care providers can help older adults improve their cardiovascular health. *J Gerontol Nurs.* 2003;29:18-23.
33. Shapiro JS. Primary prevention of coronary artery disease in women through diet and lifestyle. *N Engl J Med.* 2000;343:16-22.
34. Twisk JW, Kemper HC, van Mechelen W, Post GB. Which lifestyle parameters discriminate high- from low-risk participants

for coronary heart disease risk factors. Longitudinal analysis covering adolescence and young adulthood. *J Cardiovasc Risk.* 1997;4:393-400.

35. Macken LC, Yates B, Blancher S. Concordance of risk factors in female spouses of male patients with coronary artery disease. *J Cardiopulm Rehabil.* 2000;20:361-368.
36. Paterno CA. Coronary risk factors in adolescence. The FRICELA study. *Revista Espanda de Cardiologia.* 2003;56:452-458. (English abstract).
37. Sleight P. Cardiovascular risk factors and the effects of intervention. *Am Heart J.* 1991;121:990-994.
38. Mokdad AH, Marks JS, Stroup DF, Gerberding JL. Actual causes of death in the United States, 2000. *JAMA.* 2004;291:1238-1245.
39. Shaw M, Mitchell R, Dorling D. Time for a smoke? One cigarette reduces your life my 11 minutes. *BMJ.* 2000;36:297-298.
40. Yohannes AM, Hardy CC. Treatment of chronic obstructive pulmonary disease in older patients: a practical guide. *Drugs Aging.* 2003;20:209-228.
41. Mozaffarian D, Fried LP, Burk GL, et al. Lifestyles of older adults: can we influence cardiovascular risk in older adults? *Am J Geriatr Cardiol.* 2004;13:153-160.
42. Dean E. Cardiopulmonary anatomy. Cardiopulmonary physiology. In: Frownfelter D, Dean E, eds. *Cardiopulmonary Physical Therapy: Evidence and Practice.* St. Louis, Mo: Mosby Elsevier; 2006.
43. Dean E. Oxygen transport: a physiologically-based conceptual framework for the practice of cardiopulmonary physiotherapy. *Physiother.* 1994;80:347-359.
44. Ross J, Dean E. Integrating physiological principles into the comprehensive management of cardiopulmonary dysfunction. *Phys Ther.* 1989;69:255-259.
45. Dean E, Ross J. Discordance between cardiopulmonary physiology and physical therapy. *Chest.* 1992a;101:1694-1698.
46. Dean E, Ross J. Oxygen transport. The basis for contemporary cardiopulmonary physical therapy and its optimization with body positioning and mobilization. *Phys Ther Pract.* 1992b;1:34-44.
47. World Health Organization. International Classification of Functioning, Disability and Health. (2002). Available at: www.sustainable-design.ie/arch/ICIDH-2PFDec-2000.pdf. Accessed November 2005.
48. Hodges PW, Gandevia SC. Postural activity of the diaphragm is reduced in humans when respiratory demand increases. *J Physiology.* 2001;537:999-1008.
49. Ceisla ND, Murdock KR. Lines, tubes, catheters, and physiological monitoring in the ICU. *Cardiopul Phys Ther.* 2000;11(1):16-25.
50. Hillegass EA. Cardiovasculascular diagnostic tests and procedures. In: Hillegass EA, Sadowsky HS, eds. *Essentials of Cardiopulmonary Physical Therapy.* 2nd ed. Philadelphia, Pa: WB Saunders Co; 2001:336-377.
51. Sadowsky HS. Monitoring and life-support equipment. In: Hillegass EA, Sadowsky HS, eds. *Essentials of Cardiopulmonary Physical Therapy.* 2nd ed. Philadelphia, Pa: WB Saunders Co; 2001:509-534.
52. Watchie J. Cardiology. In: Watchie J, ed. *Cardiopulmonary Physical Therapy. A Clinical Manual.* Philadelphia, Pa: WB Saunders Co; 1995:22-23.
53. Widmaier EP, Raff H, Strang KT. Cardiovascular Physiology. In: Widmaier EP, Raff H, Strang KT, eds. *Vander's Human Physiology. The Mechanisms of Body Function.* 10th ed. Boston, Mass: The McGraw Hill Co; 2006:387-458
54. Widmaier EP, Raff H, Strang KT. Respiratory physiology. In: Widmaier EP, Raff H, Strang KT, eds. *Vander's Human Physiology. The Mechanisms of Body Function.* 10th ed. Boston, Mass: The McGraw Hill Co; 2006:477-500.
55. Laird RJ, Irwin S. Cardiovascular structure and function. In: Irwin S, Tecklin JS, eds. *Cardiopulmonary Physical Therapy. A Guide to Practice.* 4th ed. St. Louis, Mo: Mosby; 2004:20-27.
56. Moore KL. *Clinically Oriented Anatomy.* 4th ed. Baltimore, Md: Lippincott, Williams & Wilkins; 1999:123-135.
57. Ellestad M. Cardiovascular and pulmonary responses to exercise. In: Ellestad M, ed. *Stress Testing. Principles and Practice.* 3rd ed. Philadelphia, Pa: FA Davis; 1986:9.
58. Cahalin L. Cardiac muscle dysfunction. In: Hillegass EA, Sadowsky HS, eds. *Essentials of Cardiopulmonary Physical Therapy.* 2nd ed. Philadelphia, Pa: WB Saunders Co; 2001:106-181.
59. Skloven ZD. Hemodynamics. In: Irwin S, Tecklin JS, eds. *Cardiopulmonary Physical Therapy.* 3rd ed. St. Louis, Mo: Mosby; 1995:22-33.
60. Kitzman KM, Beech BM. Family based interventions for pediatric obesity: methodological and conceptual challenge from family psychology. *J Fam Psychol.* 2005;20(2):175-189.
61. Howley ET, Franks BD. *Health Fitness Instructor's Handbook.* 3rd ed. Champaign, Ill: Human Kinetics: 1997.
62. Dilsizian V, Rocco TP, Freedman NM, et al. Enhanced detection of ischemic but viable myocardium by the reinjection of thallium after stress-redistribution imaging. *N Engl J Med.* 1990;323(3):141-146.
63. American Association of Cardiovascular and Pulmonary Rehabilitation. *Guidelines for Pulmonary Rehabilitation Programs.* 2nd ed. Champaign Ill: Human Kinetics; 1998.
64. McCool FD, Rosen MJ. Nonpharmacologic airway clearance therapies: ACCP evidence based clinical practice guidelines. *Chest.* 2006;129:250S-259S.
65. State of Illinois AllKids. Website. Available at: http://www.allkidscovered.com. Accessed August 2006.
66. Frownfelter DL, Massery M. Facilitating ventilation patterns and breathing strategies. In: Frownfelter DL, Dean E, eds. *Cardiovascular and Pulmonary Physical Therapy: Evidence and Practice.* St. Louis, Mo: Mosby Elsevier; 2006.
67. US Department of Health and Human Services. Prevention makes common "cents." Available at: http://aspe.hhs.gov/health/prevention. Accessed December 2006.
68. Flegal KM, Carroll MD, Ogden CL, et al. Prevalence and trends in obesity among US adults, 1999-2000. *JAMA.* 2002;288(14):1723-1727.
69. Schiel R, Beltschikow W, Stein G. Overweight, obesity and elevated blood pressure in children and adolescents. *Eur J Med Res.* 2006;11(3):97-101.
70. Hagberg JM, Graves JE, Limacher M, et al. Cardiovascular responses of 70- to 79-yr-old men and women to exercise training. *J Appl Physiol.* 1989;66(6):2589-94.
71. Guyton AC, Hall JE. *Medical Physiology.* 10th ed. Philadelphia Pa: WB Saunders, 2000.

72. LeMura LM, von Duvillard SP. *Clinical Exercise Physiloigy.* Philadelphia Pa: Lippincot Williams & Wilkins; 2004.
73. McArdle WD, Katch FI, Kaatch VL. *Exercise Physiology: Energy, Nutrition, & Human Performance.* Baltimore Md: Lippincott Williams & Wilkins; 2007.
74. Toth MJ, Beckett T, Poehlman ET. Physical activity and the progressive change in body composition with aging: current evidence and research issues. *Med Sci Sports Exerc.* 1999;31(11 Suppl):S590-S596.
75. Downs AM. Chapter 21 Clinical Applications of Airway Clearance Techniques in Frownfelter DL, Dean E. *Cardiovascular and Pulmonary Physical Therapy: Evidence and Practice.* St. Louis Mo: Mosby Elsevier; 2006.
76. Gandevia SC, Butler JE, Hodges PW, Taylor JL, Balancing acts: respiratory sensations, motor control and human posture. *Clin Exp Pharmacol Physiol.* 2002;29:118-21.
77. Prasad SA, Randall SD, Balfour-Lynn IM. Fifteen-count breathlessness score: an objective measurement for children. *Pediatr Pulmonol.* 2000;30(1):56-62.
78. Enright PL, Sherrill DL. Reference equations for the six-minute walk in healthy adults. *Am J Respir Crit Care Med.* 1998; 158(5):1384-1387.
79. Jensen MP, Karoly P, Braver S. The measurement of clinical pain intensity: a comparison of six methods. *Pain.* 1986;27(1): 117-126.
80. Rimm EB, Stampfer MJ, Givanucci E, et al. Body size and fat distribution as predictors of coronary heart disease among middle-aged and old US men. *Am J Epidem.* 1995; 141(12):1117-1127.
81. Moffat M, Rosen E, Rusnak-Smith S, eds. Impaired joint mobility, motor function, muscle performance, and range of motion associated with bony or soft tissue surgery (pattern I). *Musculoskeletal Essentials: Applying the Preferred Physical Therapist Practice Patterns.* Thorofare, NJ: SLACK Incorporated; 2006:345-348.
82. US Department of Health and Human Services. Prevention makes common "cents." Available at: http://aspe.hhs.gov/health/prevention. Accessed July 2006.
83. RRTC Health & Wellness Consortium. Available at: http://www.healthwellness.org/archive/research/study5.htm. Accessed March 2006.
84. Kushi LH, Fee RM, Fulsom AR, et al. Physical activity and mortality in postmenopausal women. *JAMA.* 1997;277(16):1287-1292.
85. Nied RJ, Franklin B. Promoting and prescribing exercise for the elderly. Am Fam Physician. 2002;65(3):419-426.
86. Ellingson T, Conn VS. Exercise and quality of life in elderly individuals. J Gerontol Nurs. 2000;26(3):17-25.
87. Landin RJ, Linnemeier TJ, Rothbau DA, et al. Exercise testing and training of the elderly patient. *Cardiovasc Clin.* 1985; 15(2):201-218.
88. Hagberg JM, Graves JE, Limacher M, et al. Cardiovascular responses of 70- to 79-yr-old men and women to exercise training. *J Appl Physiol.* 1989;66(6):2589-2594.
89. Malbut KE, Dinan S, Young A, et al. Aerobic training in the 'oldest old': the effect of 24 weeks of training. *Age Ageing.* 2002;31(4):255-260.
90. Mazzeo RS, Tanaka H. Exercise prescription for the elderly: current recommendations. *Sports Med.* 2001;31(11):809-818.
91. Blumenthal JA, Emery CF, Madden DJ, et al. Cardiovascular and behavioral effects of aerobic exercise training in healthy older men and women. *J Gerontol.* 1989;44(5):M147-M157.
92. Prior BM, Lloyd PG, Yang HT, et al. Exercise-induced vascular remodeling. *Exerc Sport Sci Rev.* 2003;31(1):26-33.
93. Seals DR, Taylor JA, Ng AV, et al. Exercise and aging: autonomic control of the circulation. *Med Sci Sports Exerc.* 1994; 26(5):568-576.
94. Innvista. Cardiovascular changes in aging. Available at: http://www.innvista.com/health/anatomy/cardage.htm. Accessed April 2006.
95. Tanasescu M, Leitzmann MF, Rimm EB, et al. Exercise type and intensity in relation to coronary heart disease in men. *JAMA.* 2002;288(16):1994-2000.
96. Hurley BF, Roth SM. Strength training in the elderly: effects on risk factors for age-related diseases. *Sports Med.* 2000; 30(4):249-268.
97. Martel GF, Hurlbut DE, Loh ME, et al. Strength training normalizes resting blood pressure in 65- to 73-year-old men and women with high normal blood pressure. *J Am Geriatr Soc.* 1999; 47(10):1215-1221.
98. Department of Health and Human Services. Physical activity for everyone: Recommendations: Are there special recommendations for older adults? Available at: http://www.cdc.gov/nccdphp/dnpa/physical/recommendations/older_adults.htm. Accessed June 2006.
99. American College of Sports Medicine. *Guidelines for Exercise Testing and Prescription.* 7th ed. Philadelphia, Pa: Lippincott Williams & Wilkins; 2005.
100. Borg G. *Borg's Perceived Exertion and Pain Scales.* Champaign Ill: Human Kinetics; 1998.
101. National Center for Chronic Disease Prevention and Health Promotion, Centers for Disease Control and Prevention. *Preventing Heart Disease and Stroke: Addressing the Nation's Leading Killers.* Atlanta, Ga: CDC; 2002.
102. Kitzman DW. Normal age-related changes in the heart: relevance to echocardiocraphy in the elderly. *Amer J Ger Cardiology.* 2000;9(6):311-320.
103. Niinimaa V, Shephard RJ. Training and oxygen conductance in the elderly. II. The cardiovascular system. *J Gerontol.* 1978; 33:362-367.
104. Tate CA, Hyek MF, Taffet GE. Mechanisms for the response of cardiac muscle to physical activity in old age. *Med Sci Sports Exerc.* 1994;26:561-567.
105. Seals DR. Habitual exercise and the age-associated decline in large artery compliance. *Exerc Sport Sci Rev.* 2003;31(2):68-72.
106. Seals DR, Monahan KD, Bell C, et al. The aging cardiovascular system: changes in autonomic function at rest and in response to exercise. *Int J Sport Nutr Exerc Metab.* 2001;11(Suppl): S189-S195.
107. Krumpe PE, Knudson RJ, Parsons G, et al. The aging respiratory system. *Clin Geriatr Med.* 1985;1:143-175.
108. Crapo RO. The aging lung. In: Mahler DA, ed. *Pulmonary Disease in the Elderly Patient.* New York, NY: Marcel Dekker; 1993.
109. Verbeken E, Cauberghs M, Mertens I, et al. The senile lung. comparisons with normal and emphysematous lungs. I. Structural aspects. *Chest.* 1992;101:793-799.

110. D'Errico A, Scarani P, Colosimo E, et al. Changes in alveolar connective tissue of the aging lung. An immunohistochemical study. *Virchows Archiv.* 1989;415:137-144.

111. Gillooly M, Lamb D. Airspace size in lungs of lifelong non-smokers: effect of age and sex. *Thorax.* 1993;48:39-43.

112. Merck. Effects of aging. Available at: http://www.merck.com/mmhe/sec04/ch038/ch038g.html. Accessed April 19, 2006.

113. Morey MC, Pieper CF, Crowley GM. Exercise adherence and 10-year mortality in chronically ill older adults. *J Am Geriatr Soc.* 2002;50(12):1929-1233.

114. Fielding RA, LeBrasseur NK, Cuoco A, et al. High-velocity resistance training increases skeletal muscle peak power in older women. *J Am Geriatr Soc.* 2002;50(4):655-662.

115. Judge JO, Underwood M, Gennosa T. Exercise to improve gait velocity in older persons. *Arch Phys Med Rehabil.* 1993;74(4):400-406.

116. Hunter GR, Treuth MS, Weinsier RL, et al. The effects of strength conditioning on older women's ability to perform daily tasks. *J Am Geriatr Soc.* 1995;43(7):756-760.

117. Lord SR, Lloyd DG, Nirui M, et al. The effect of exercise on gait patterns in older women: a randomized controlled trial. *J Gerontol A Biol Sci Med Sci.* 1996;51(2):M64-M70.

118. Sipila S, Multanen J, Kallinen M, et al. Effects of strength and endurance training on isometric muscle strength and walking speed in elderly women. *Acta Physiol Scand.* 1996;156(4):457-464.

119. Krebs DE, Jette AM, Assmann S. Moderate exercise improves gait stability in disabled elders. *Arch Phys Med Rehabil.* 1998; 79(12):1489-1495.

120. Pollock ML, Graves JE, Swart DL, et al. Exercise training and prescription for the elderly. *South Med J.* 1994;87(5):S88-S95.

121. King AC, Pruitt LA, Phillips W, et al. Comparative effects of two physical activity programs on measured and perceived physical functioning and other health-related quality of life outcomes in older adults. *J Gerontol A Biol Sci Med Sci.* 2000;55(2):M74-M83.

122. Jette AM, Harris BA, Sleeper L, et al. A home-based exercise program for nondisabled older adults. *J Am Geriatr Soc.* 1996; 44(6):644-649.

123. Ourania M, Yvoni H, Christos K, et al. Effects of a physical activity program. The study of selected physical abilities among elderly women. *J Gerontol Nurs.* 2003;29(7):50-55.

124. Larsen AI, Aarsland T, Kristiansen M, et al. Assessing the effect of exercise training in men with heart failure; comparison of maximal, submaximal and endurance exercise protocols. *Eur Heart J.* 2001;22(8):684-692.

125. Parnell MM, Holst DP, Kaye DM. Exercise training increases arterial compliance in patients with congestive heart failure. *Clin Sci (Lond).* 2002;102(1):1-7.

126. Lloyd-Williams F, Mair FS, Leitner M. Exercise training and heart failure: a systematic review of current evidence. *Br J Gen Pract.* 2002;52(474):47-55.

127. Maiorana A, O'Driscoll G, Cheetham C, et al. Combined aerobic and resistance exercise training improves functional capacity and strength in CHF. *J Appl Physiol.* 2000;88(5):1565-1570.

128. Aronow WS. Exercise therapy for older persons with cardiovascular disease. *Am J Geriatr Cardiol.* 2001;10(5):245-249.

129. Hirata K, Okamoto T, Shiraishi S, et al. The efficacy and practice of exercise training in patients with chronic obstructive pulmonary disease (COPD). *Nippon Rinsho.* 1999;57(9):2041-2045.

130. Ortega F, Toral J, Cejudo P, et al. Comparison of effects of strength and endurance training in patients with chronic obstructive pulmonary disease. *Am J Respir Crit Care Med.* 2002;166(5):669-674.

131. Panton LB, Golden J, Broeder CE, et al. The effects of resistance training on functional outcomes in patients with chronic obstructive pulmonary disease. *Eur J Appl Physiol.* 2004;91(4):443-449.

132. Clark CJ, Cochrane LM, Mackay E, et al. Skeletal muscle strength and endurance in patients with mild COPD and the effects of weight training. *Eur Respir J.* 2000;15(1):92-97.

133. Penninx BW, Rejeski WJ, Pandaya J, et al. Exercise and depressive symptoms: a comparison of aerobic and resistance exercise effects on emotional and physical function in older persons with high and low depressive symptomatology. *J Gerontol B Psychol Sci Soc Sci.* 2002;57(2):P124-P132.

134. Singh MA, Clements KM, Fiatarone MA. A randomized controlled trial of progressive resistance training in depressed elders. *J Gerontol A Biol Sci Med Sci.* 1997;52(1):M27-M35.

135. Singh MA, Clements KM, Fiatarone MA. A randomized controlled trial of the effect of exercise on sleep. *Sleep.* 1997;20(2):95-101.

제 2 장 약화된 유산소 능력/탈컨디션과 연합된 지구력(패턴 B) Impaired Aerobic Capacity/Endurance Associated With Deconditioning (Pattern B)

개요 INTRODUCTION

환자 집단에서 유산소 탈컨디션은 2가지 주된 기전의 작용들이 있다. 1) 중력 스트레스에서의 움직임. 2) 운동 스트레스에서의 움직임. 이 장에서는 간략하게 유산소(즉, 산소운반) 탈컨디션으로 이끌어낼 수 있는 해부학, 생리학 그리고 조합된 병태생리학의 완전한 시스템이 관련되어 기술되고 있다. 탈컨디션의 결과들은 산소 운반으로 더 안좋은 징후가 나타난다거나 주된 기전들의 하나 또는 둘로 산소 운반 통로에서 한 개 또는 더 크게 기능장애를 일으킨다.[1,2]

해부학 ANATOMY

산소에 의하여 이루어지는 산소 운반은 혈액 안으로 운반되어진다. 그리고 물질 대사에서 필요한 것들을 만나 몸의 조직으로 공급되어진다(그림 2-1). 산소운반 통로 단계는 기도, 폐, 폐동맥의 순환, 혈액(용량과 성분들은 단백질들을 포함한 것), 심장(전기의 의한 활동력, 전기기계의 연결, 기계의 활동력), 말초의 순환(동맥의, 정맥의, 림프액의), 그리고 조직내에서의 산화력이 있는 물질대사(생화학 과정들 그리고 산화력있는 효소를 지지하는 크레브스 회로의 기능들과 전자 이동 회로)(pattern A를 보라: 초기 예방/ 심장혈관의 위험 요소 감소/ 폐동맥 장애와 심혈관의 해부학적 구조의 세부적인 관찰을 위한 Dean의 주제/폐동맥의 기관들).

생리학 PHYSIOLOGY

산소 결정체들의 운반(DO_2)과 소비(VO_2)는 그림 2-2에서 보여진다. 산소운반은 정확하게 산소 소비와 함께 적정한 수치가 된다. 정상적으로 충분한 산소 운반을 확보하기 위해 과도한 산소의 필요량을 전달하는 것은 한 사람의 산소용량이 건강과 질병에 따라 산소의 요구가 증가되었을 때 시간 내에 확보 여부가 결정되어진다.[3] 하지만 사람들은 산소를 운반되는데 있어서 심한 방해 요소로 위협받게 되고, 젖산이 증가된 단계에서는 틀림없이 혐기성인 대사 결과물이 증가하게 된다. 심하게 아픈 환자들이 이러한 기전들이 단기간에 적응할지라도 젖산 단계에서는 적당한 젖산이 분해되지 않고, 손상을 받을 때에 다양한 시스템의 결과들로 더욱 더 다양한 기관 시

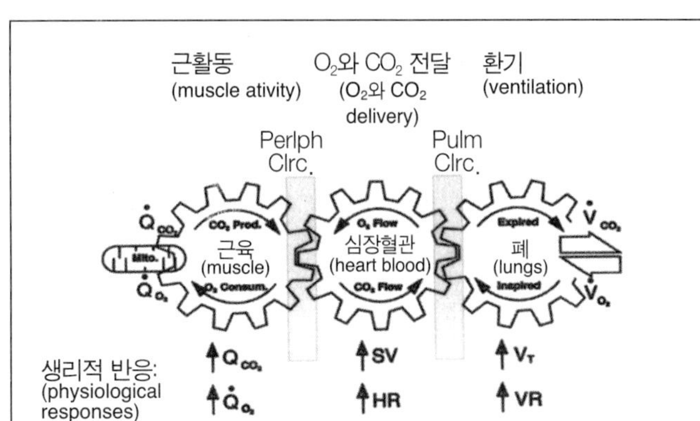

그림 2-1. 산소 이동 경로.

스템의 기능장애와 기능부전이 된다. 패턴 A에서 보자: 심혈관/폐 장애의 일차 예방/위험 감소/심혈관의 생리학면에서의 상세한 검사에 의한 폐의 불규칙/폐 기관.

병리 생리학 PATHOPHYSIOLOGY

탈컨디션 (DECONDITIONING)

위협적이고 산소운반에 장애를 주는 요소들은 세부적으로 오랫동안 침상생활로 인한 비활동과 장기간 누워있을 때 나타난다.[2,5] 이것들은 환자의 관리(약물치료, 수술)에 연관된 외부적인 요소들, 환자와 연관된 내부적인 요소들, 잠재적인 병태생리학적인면, 침상생활, 그리고 제한된 움직임들을 포함시킨다.[6,7] 환자가 입원하였을 때 VO_2는 침상에서 지내는 것과 2차적으로 오는 제한된 움직임으로 침상에 누워있으므로 해서 위험해진다.

누워있는 것이나 제한된 움직임 모두 침상생활로 인한 탈컨디션이 나타난다.[8-13] 침상생활의 결과 탈컨디션 현상은 제한된 움직임으로 나타나기 때문에 종종 의사들로 인해 덜 평가되어지기도 한다. 오랫동안 침상생활을 하면서 비록 제한된 운동보다는 침상생활을 더 많이 할지라도, 혈류역학의 결과는 똑같은 원인을 가지게 된다. 기간에 따라 생리학적으로 뚜렷하게 나타나는 침상생활과 제한된 움직임들은 물리치료사로부터 평가되고 다루어지게 된다. 침상으로 인해 다기관의 부정적인면의 후유증들은 Saltin과 Colleaues에 의해 이루어지는 연구에서는 5명의 건강한 남자가 3주 동안 침상생활을 하므로 다양한 시스템에 영향을 끼치며 그 다음으로 격렬한 훈련으로 인해 유산소량이 복구된 것으로 증명되었다.[15,16] 이러한 주제들이 30년 후에 일어났었다면 유산소의 능력은 연령과 연관되어 모든 것들이 감소되었을 것이다. 역으로 침상생활로 인해 누워있고, 움직이지 않는 자세는 혈류역학의 체액 이동 그리고 산소운반 조절에서 결과적으로 기관시스템 기능에 영향을 미친다.

임상적으로, 환자가 얼마나 아픈가는 침상생활을 얼마나 많이 했느냐에 따라 다르며 환자 관리에 중요한 것이다.[17,18] 사실상 모든 기관의 조직들은 근골격, 신경, 위장, 비뇨생식기 그리고 내분비/신진대사의 시스템에 불리하게 영향을 미치고, 게다가 사람들의 정신적 건강과 복지에도 영향을 미친다. 침상생활로 인한 탈컨디션에 VO_2 최대치와 O_2 이동이 다시 제공되는 것은 개인적으로 신진대사의 필수 조건을 변화시키기 위해 효과적으로 반응이 나타나는 것과 운동을 수행하기 위해 필요한 것이다. 이 시기는 탈컨디션의 과도한 재조직을 위해 필요한 것이다. 그러므로 예방이나 최소한의 산소 운반의 탈컨디션을 가장 바람직한 건강, 기능적인 활동 그리고 사회적 참여 상태로 다시 되돌리기 위해 보여지는 물리치료는 기능의 국제적인 분류와 일치한다(표 2-3).[20]

심혈관과 혈류 역학의 영향 (CARDIOVASCULAR AND HEMODYNAMIC EFFECTS)

심장혈관의 탈컨디션은 용적과 압력 조절을 위한 휴식시 둔화된 능력과 혈관 밖에서부터 혈관속으로, 말초에서 중심으로 머리쪽 체액을 끌어내 이뇨작용을 자극하면 혈장량을 상실하게 되는 것이다.[21-26] 헤마토크릿(혈구를 혈장에서 분리하기 위한 원심 분리기)은 증가되고, 정맥혈전이나 혈전색전증으로 갈 위험요소가 있다. 이러한 위험요소들은 증가된 혈소판수와 혈소판 점력 그리고 혈

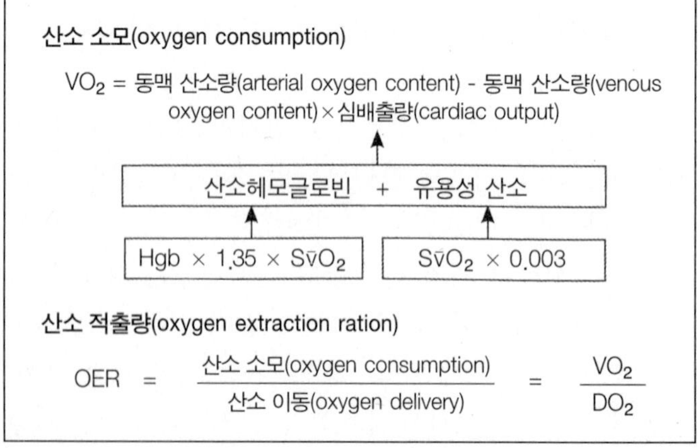

그림 2-2. 산소 이동과 산소 소모의 결정체.[2,3]

소판의 섬유소원 때문에 정맥 혈관의 균형상태와 증가된 혈관 점도에 대해 논의되어졌다. 기립성 과민증은 처음의 체액 이동의 징후와 침상생활로 인해 손실된 것이다. 침상생활의 혈류역학의 결과는 침상생활의 탈컨디션으로부터 예방할 수 있다. 연구자는 40년 이상 인식하고 있기에 앉아서 생활한 환자가 누워 생활한 환자보다 빨리 효과를 볼 수 있으며,[28] 침상 환자 간호를 계속 보급해야 한다.

정맥의 혈전 색전증의 질병이 처음으로 침상생활과 비활동으로 연관되어지는 것은 유지관리와 함께 예방할 수 있다(운동, 신체위치, 외피 압축 그리고 고안장치). 그리고 이러한 경우에는 혈액응고제를 예방약으로 쓸 수 있다. 정맥의 혈전 색전증의 질병에 의한 다른 위험요소는 중년이 지난 사람과 흡연자이다. 위험요소와 연합된 상태는 전의 혈전 색전증, 심혈관성의 질환, 폐질환, 암, 비만 그리고 마비를 포함한다. 신경근 장애와 마비를 가지고 있는 환자는 특히 폐호흡과 역류, 주요한 산소운반 위험요소를 가졌고 둘다 엎드린 자세에서 있다. 산소 역학적 비능률과 심폐 생역학적인 요소에 기인한 호흡을 할 수 있으므로 움직이지 않고 침상생활을 하는 환자로 인해 심장의 일이 늘어났다. 심장의 일은 증가된 혈액의 점도와 침상생활로 인한 심박동수, 증가된 심혈관의 압력의 결과로 가장 크다. 호흡의 일은 횡격막 아래쪽 내장의 침식지로 이차적으로 약화된 외호흡률과 감소된 폐용량 결과로 증가되었다. 증가된 가슴안쪽의 혈류량: 제한된 흉벽 움직임: 심장과 폐, 서로 다른 압박 효과를 가지고 있고 mediastinal 구조 가까이 있다. 비록 약화된 평활근과 심근 기능이 침상생활과 관련된 위축일지라도, 약화된 평활근과 심근 기능은 깊이 있는 혈류역학의 결과를 가지기 위해 호흡을 구성하는 골격근과 말초근, 이러한 평활근의 탈컨디션의 충돌과 심근의 침상생활 위축의 묘사를 비교하여 기대할 수 있다.

침상생활하는 동안에 근의 혈류와 내장신경 순환을 팽창시킨다. 오래된 침상생활로 그들은 둘다 그들의 용량을 잃어버릴지도 모른다(즉, 자극에 대한 민감성). 환자가 신진대사의 필요와 함께 기관들과 같은 크기로 혈류량을 공급하므로 무능력해졌다면 중력방향으로의 울혈

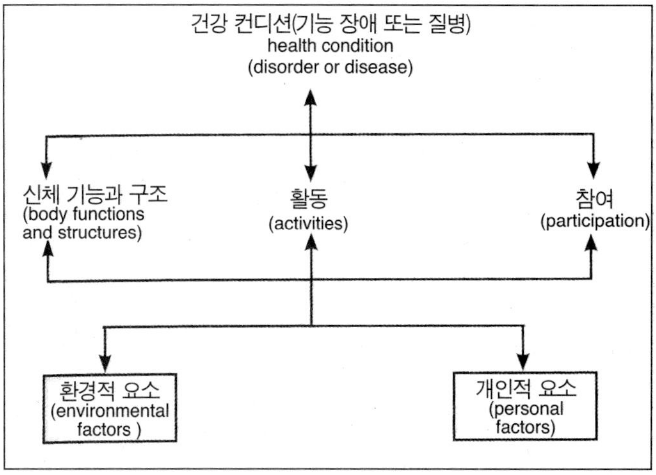

그림 2-3. 기능의 국제 분류(World Health Organization, 2002).[20]

을 방지하기 하기 위해 수축을 하고, 이러한 혈관의 용량은 순환하는 혈류량을 유지한다. 짧은 기간의 침상생활 후 조차도 이러한 체액의 이동때문에(24시간), 환자는 머리가 쓰러질 것 같고, 어지럽고(즉, 기립성 과민증) 안 좋은 균형을 가지고 있다. 기립성 과민증은 그들의 민감성이 중시됨과는 다르다, 그러므로 특별한 평가가 필요하고 체액의 연속적인 관찰과 전해물 균형, 혈류역학, 관리를 반드시 교육 받아야 한다.[22,23]

산소 운반에 있어서 침상생활과 침상휴식(짧은 기간조차도)의 밀접한 관계는 심각하다. 단지 유산소 탈컨디션에 대한 대책으로 2차적으로 감소된 중력의 압박은 중재를 통해 중력압박을 조절하고 탈컨디션에 대한 대책으로 2차적으로 감소된 운동압박은 운동으로 조절한다. 침상생활을 하지 않던 때 형성된 활기찬 운동일지라도, 자세에서의 중력 압박의 상실은 탈컨디셔닝의 혈류역학적 효과를 나타낸다. 그러므로 누워서 하지로 자전거타기 같은 비록 격렬할지라도, 침상에서 하는 운동은 침상생활과 연관된 탈컨디션이 초기 병인으로 결정이 되지 않는다.

혈액의 효과 (HEMATOLOGIC EFFECTS)

장시간 운동의 훈련은 혈액량과 혈액의 구성을 조절하고, 이것들의 운동에 필요한 것을 조절하기 위한 유동학을 증가한다.[31-33] 혈액량의 변화는 표 2-2에서 보여진

DO_2 평형상태가 두드러지게 중요하고, 심장의 출력장치와 밀접한 관계를 가진다. DO_2를 기본적으로 가지고 있는 헤모글로빈의 수가 증가되므로 적혈구 수도 증가한다. 추가로 혈소판 점력은 장시간 운동을 통해 심장의 일이 감소되고, 혈관의 혈액 흐름에 저항을 주어 감소되므로 점차 줄어든다.

폐의 효과 (PULMONARY EFFECTS)

침상생활로 의존적 기도의 폐쇄성 용량의 증가와 함께 모든 폐용량과 능력은 증가되었다. 이러한 증가는 특정한 동맥의 불포화로 기능적인 잔여 능력이 감소된다. 병원에 입원한 환자들은 종종 낮은 폐용량에서 호흡하고 폐확장부전으로 엎드려 누워 있으며, 나이 많은 사람들과 흡연자들에게 위험요소가 증가되었다. 이것은 계면활성제품과 분포상태에 의해 처음으로 자극을 받는 감소된 폐팽창의 결과로 감소된 계면활성제품과 분포 상태로 병을 악화시킨다. 약화된 점막섬모 제거는 특히 나이 많은 사람과 흡연자들이 기도 분비물과 기도 방해물을 보유하는데 앞장서고 있다.

이러한 변화는 기도 저항 증가, 폐의 컴플라이언스(물질의 유연성과 탄력성) 감소와 호흡시 작용하는 힘이 증가할 수 있다. 낮은 폐용량에서 호흡의 효과는 통증, 진정작용, 일반적인 무감각증, 그리고 현재 있거나 새로운 심폐 기능장애가 복합적으로 올 수 있다. 한 환자의 기능적인 후유증은 일반적인 무감각증으로부터 완전하게 회복되기 위해서 1~2주 걸릴지 모른다. 감소된 기능의 후유증은 의존적인 기도와 동맥의 비포화 위 기도 폐쇄가 증가됨과 함께 나타난다. 환자가 감염된 미생물을 접하게 된다면, 폐렴은 그 뒤에 나타날 지도 모른다. 병원에서 얻게된 폐렴은 공통체에서 알게된 폐렴이 질병률과 사망률이 더 많다. 그러므로 그들의 예방은 미리 물리치료를 받는 것이다.

가슴과 폐의 기능은 한 운동단위로 고려되어지며 이러한 기관들은 서로 필요로 하며 서로 의존적이다. 심장과 폐 부종으로 왼쪽에서 오른쪽까지 체액이 정체되어 심장으로 잘 공급되지 않을 경우 호흡의 기능은 영향을 받을 수도 있다. 반대로 심장의 기능은 호흡의 불충분으로 영향을 받을 수 있다.[34]

근골격계 효과 (MUSCULOSKELETAL EFFECTS)

근위축과 약화된 고유수용기는 불균형과 불협응 약화를 주도하는 침상생활 환자들로 인지할지 모른다.[14,35,36] 이러한 과정은 중력의 압박과 운동이 산소 운반과 산화효소 제품의 규제하에 유전적 수준에 반영되어 나타나는 것처럼 최초에 나타날 것이다.[37,38]

진행성의 근약화와 함께 인대와 관절은 염좌의 가장 큰 위험요소가 될지도 모른다. 근육과 그들의 비활성 구조는 다른 영향을 받는다. 예를 들면, 무릎 폄근에서 건강직이 감소되었고, 연부 조직의 특징으로 비대하게 되었다.[39] 이에 반하여 이러한 변화는 족저굴곡이 일어나지 않는다. 침대 생활로 제한된 자세중 하나로 나쁜 자세 정렬, 강직 그리고 통증이 나타나는 원인이 된다. 다양한 신체부분의 체중지지는 침상생활을 하는 동안에 생기는 체중지지에 적응하지 못하고, 찰과상과 손상으로 환자의 위험요소가 증가한다.

활동을 하지 않거나 움직이지 않는 환자들은 나이 많은 사람들, 마비와 움직이지 못하는 환자들, 폐경기가 지난 여성들, 스테로이드 약품을 먹는 환자들에게 특히 뼈의 염분을 제거하기 위한 위험요소가 된다. 골다공증에 쓰이지 않는 예방법은 뼈의 재강화, 활동적인 운동과 함께 신체자세, 전기 자극 그리고 가능한 약품 관리자로 인한 것이다.[40] 위독한 병을 가진 환자의 시토키닌은 비활동과 관련된 염증과 근손상 그리고 근위축에 영향을 준다. 활동은 결정적인 대응책이다.

신경근의 효과 (NEUROMUSCULAR EFFECTS)

급성기 질병의 환자는 통증이 증가하고, 탈컨디션의 신경근 영향으로 야기된 근질환, 신경장해는 감소된 흥분, 장기간의 혼수상태, 일반적인 염증, 제한된 신체 부위와 움직임 그리고 약물요법이 포함된다. 물리치료사는 제한된 신체 자세와 움직임, 감소된 흥분과 함께 이러한 것들이 연합하여 예방, 신경질환과 근질환의 징후에 대해 환자들을 관찰해야 하는 책임이 있다. 또다른 신경근의 영향은 혈관의 기능장애, 혈관덩어리, HTN, 뇌졸증과 관련된 영향으로부터 오는 결과들을 포함한다.

비정상적인 혈액의 기체, 체액과 전해질 불균형은 신경근의 징후들과 증상들을 만들어 낼 수 있다. 이러한 것들의 원인은 신경근의 원인으로 이러한 징후들이 다른 것들을 손상시키는 것을 피하기 위해 급성기 환자들을 관찰하고 검사로 확인하는 것이 필요하다.

위장의 효과 (GASTROINTESTINAL EFFECTS)

병으로 입원한 동반한 내과와 외과의 환자들은 위장의 장애의 위험요소가 있다.[34] 이러한 기능장애는 변화된 영양, 먹는 양, 그리고 육체적인 활동과 함께 나타난다. 병으로부터 육체적인 스트레스, 침상휴식과 침상생활은 모두 위장의 기능에 영향을 준다. 예를 들어, 외과 환자들은 수술의 직 · 간접적인 결과로 체액의 구분을 중단시키기 위해 엎드린다. 첫 번째로, 혈류역학은 침상생활, 약물, 무감각증, 낮은 폐용량으로 호흡하기, 통증 그리고 수술로 인한 손상 때문에 중단되었다. 심혈관과 가슴 수술들은 체액의 균형과 분열에 가장 큰 영향을 준다. 게다가 소화관과 흉부(3번째 공간 사이)의 잠재적인 공간에서의 체액의 축적은 혈류역학과 정상적인 체액 균형의 복원과 유지에 있어서 심각한 문제들을 가지고 있을 수 있다. 그러므로 체액과 전해질 균형의 평가는 물리치료의 검사, 평가, 중재 계획 그리고 처방의 필수 요소이다. 전해질 불균형은 울혈과 세포의 전기 전도를 중단시킨다. 그러므로 심혈관(예, 리듬장애), 근골격계와 신경근 시스템들(예, 비정상적인 활동과 흥분하기 쉬운 조직의 반응들)과 같이 기관 시스템에 생기는 문제들이 나타날지 모른다.

또다른 일반적 관계는 무감각증, 진정작용, 금식, 침상생활 그리고 제한된 움직임 때문에 장의 마비성 장폐색이 온다. 장의 방해물로 피하와 스트레스성 궤양은 우선적인 예방 의학적 목표가 된다. 게다가 물리치료사의 역할은 이러한 효과를 평가, 전반적인 물리치료관리에서 그것들을 고려하고 그들의 해로운 효과를 보상하기 위한 움직임을 포함한다. 운동은 장의 정상적인 움직임을 자극한다(즉, 증가된 위장의 운송 시간과 신장의 배수법). 정상적인 영양 습관의 접근과 물리치료 활동은 입원해 있는 동안에 가능한 최대가 되기 위해서 위장과 신장의 기능이 정상적으로 되는데 도움이 될 것이다.

마지막으로 질병으로 인한 육체적인 스트레스는 장의 스트레스성 궤양과 출혈을 이끌어낸다. 심하게 아픈 환자들이나 외상을 입은 환자들, 화상을 입은 환자들에게 규정된 스트레스성 궤양을 예방하기 위해서는 스트레스와 위험요소가 규정되어야 한다. 상세한 연구에 의해서 최소한 이러한 위험요소의 원인으로 인한 교감신경계의 무감각이 감소되고 안정상태에서 환자가 화내는 것이 줄어들 것이다.

비뇨생식기의 효과 (GENITOURINARY EFFECTS)

신장은 또한 내분비기능, 적혈구 생성 촉진 인자의 조절, 부신의 기능 그리고 혈관 긴장에 필수적인 역할을 가지고 있다. 신장기능의 분열은 전체적으로 항상성에 영향을 준다. 1차적 혹은 2차적 병리학적 측면에서 신장의 징후는 물리치료사가 높은 수준의 관리와 감독을 하여 임상적으로 고려해야 한다.

심각하게 아픈 환자는 특히, 혈류역학의 부족, 신장의 관류 그리고 다른 생명에 관한 기관들과 연관이 있다. 신장의 기능장애는 심폐기능장애, 당뇨병 혹은 둘 다 가진 환자들에게 심각한 합병증이 있다. 이러한 기능장애는 상호 작용을 하는 체액과 전해질의 균형에 직접적으로 영향을 준다. 이러한 것들의 불균형은 물리치료 관리와 혈류역학의 상태가 밀접한 관계를 가지므로 불확실한 혈류량의 변화와 감소된 비뇨기의 출력장치로 그들자체에 분명히 나타나게 될 것이다.

남자의 육체적인 성 기능장애는 크게 아테롬성 동맥경화증, 당뇨병 그리고 많은 약물의 영향으로 인해 주로 생기게 되는 것이다. 발기성 기능장애의 기록은 우울증과 약물의 효과로 아테롬성 동맥경화증, 당뇨병, 또는 둘다 또는 다른 요소들의 조직적인 효과로 인한 징후에서 나타내는 장애는 물리치료사에게 임상적으로 중요하고 밀접한 관계를 가진다.

외피의 효과 (INTEGUMENTARY EFFECTS)

피부 손상과 궤양은 대부분 막을 수 있다. 회복보다 예방이 우선되어야 하는 입원환자는 커다란 역효과로 피부 손상으로 인한 염증이 보다 큰 위험 요소로 작용하여 면역성 감소와 산소 이동 유지가 감소되었다. 피부손상은 신체 부위중 한 부분에서 움직임의 제한으로 올 것이다.

피부손상은 대부분 머리의 뒤쪽, 어깨뼈, 팔꿉관절, 엉치뼈(천골, sacral), 큰돌기(대전자, great trochanter) 그리고 발뒤꿈치를 포함하여 뼈의 두드러진 면에서 일어난다. 피부의 찰과상과 압박성 궤양은 나이, 장기간 입원 제한된 움직임 일반적인 신경쇠약, 저체중, 심장박동기의 낮은 혈압 그리고 외과적 중재를 포함한다.[42] 게다가 이전부터 존재하는 약화와 마비를 가진 환자들은 보다 큰 위험요소를 가지고 있다.

똑바로 서는 것과 움직임이 감소된 위험요소의 환자들은 특히 피부손상과 염증에 대한 많은 위험요소를 가진다. 게다가 치료를 하고 있고 조직의 회복과 면역학의 완전한 상태를 가진 환자들은 예방이 중시되어지며, 극심한 불면증에 필요한 것을 제공받는 것은 건강을 더 나쁘게 한다. 흡연자, 노인, 당뇨병이 있는 사람 또는 면역에 해로운 특별한 불면증을 가진 사람들 등 모든 환자들은 위험인자를 가지고 있다.

내분비계와 신진대사의 효과 (ENDOCRINE AND METABOLIC EFFECTS)

중력에 대한 운동 스트레스는 신진대사로 활동 조직의 인슐린 민감성을 증가시킨다. 그들의 결핍은 인슐린의 저항력을 갖게 하고, 인슐린과 포도당 농도액의 순환이 증가되며, 이 둘은 세포들에게 독소를 갖게 한다. 인슐린의 민감성이 장시간 감소하는것은 2형 당뇨병을 기초로 하고, 혈액안에 인슐린 농도 수준이 증가되도록 한다.[46] 질병에 대한 스트레스는 당뇨병을 가지고 있지 않은 사람에게도 비정상적인 혈당 수준을 부여하기도 한다. 고혈당 수준은 염증과 박테리아의 증가된 위험인자와 연합되어 있다.

면역의 효과 (IMMUNOLOGICAL EFFECTS)

면역과 활동 사이의 관계에 대해 더 알아보게 될 것이다.[47-49] 육체적 활동은 항염증의 효과와 가장 바람직한 면역상태를 유지하기 위해 필수적이다.[50-52] 제한된 활동은 면역기능을 더 나쁘게 할 수 있고, 훈련은 면역기능을 강화시킬 수 있다.[53] 반대로 운동선수가 과한 훈련을 하게 되면 면역이 더 나빠질 수 있다.

심리학의 효과 (PSYCHOLOGICAL EFFECTS)

입원은 자기자신의 미래를 위해 화냄, 우울증, 권태감, 혼미감, 자극의 손실, 개인적인 조절의 손실로 연합되어 이루어진다.[54] 환자들은 특히, 노인에게는 정신 신경증의 발달과 감각적인 손실이 나타난다.[55] 침상생활은 뇌파와 행동에서의 변화들로 연합되어져 나타난다.[56] 가족과 전문가의 건강관리를 통해 그들이 똑바로 서고 움직일 때 환자들은 다르게 보여지게 될 것이다. 게다가 환자들은 그들이 침상생활과 움직이지 않는 것에 비해 똑바로 서고, 움직임으로써 더 좋은 진단을 받고 통증이 덜한 그들 자신들을 알게 될 것이다. 건강과 웰빙의 영향은 만성적인 상태의 사람들에게 분명한 희망을 가지게 된다. 이것은 급성기 상태의 사람들에게 퍼질지 아닐지는 설득력 있고, 정당함을 근거로 한 연구가 있어야 한다.

병태생리학 PATHOPHYSIOLOGY

대사증후군 (METABOLIC SYNDROME)

대사증후군은 인슐린 저항력, 비만, HTN, 고트리글리세리드(콜레스테롤과 함께 동맥경화증을 일으키는 혈중 지방성분), 고콜레스테롤을 포함한 위험인자들이 아테롬성 동맥경화증의 치명적이고 죽음을 초래하는 집단으로 나타난다. 이것은 미국의 거의 50만명의 사람들에게 영향을 미친다.[57] 이 증후군의 발생률은 증가되고 있고, 활동적으로 번지지 않는 정확한 근거가 있다. 인슐린 저항력은 크게 BMI, 흡연, 나이 그리고 매일 육체적인 활동으로 예측되었다. 대사증후군의 경고 표시는 금식 > 혈중 포도당 > 115 mg/dL, 복부비만, 총 콜레스테롤 > 240 mg/dL, 트리글리세리드 > 160 mg/dL과 BP > 140/90 mmhg이다. 이러한 표시는 탈컨디션과 형편없는 영양, 감소된 활동을 포함하여 건강을 위한 행동과는 정반대로 연합되어져 나타난 것이다.

식이요법과 운동은 치명적인 상태를 잠재시키고 관리와 예방을 위한 접근은 많은 요소들의 기초를 토대로 한다. 바람직한 영양과 체중감소는 대사증후군의 효과와 그것과 관련된 지혈증장애, HTN, 그리고 비만을 극복할 수 있다. 육체적인 활동에서 더 나아가 식이요법에서는 조직막의 인슐린 민감성이 증가하는 이점을 가지게 된다.[59,60]

인슐린 저항력은 제2형 당뇨병인 대사 증후군의 첫번째 특징과 개인적으로 당뇨병으로 되기 쉽다. 제2형 당뇨병은 전반적인 서부지역의 나라들과 육체와 기능적인 결과를 가지는, 삶의 질과 건강 상태를 감지하는 것을 손상시키므로 여러 기관의 상태가 삶을 위협하게 한다.[61] 제2형 당뇨병은 더 이상 성인형 당뇨병과 밀접한 관계가 될 수 없다. 왜냐하면 이것은 어린이일 때 진단 받을 수 있고, 어린이들이 눈이 멀고, 심장병, 뇌졸중, 혈관의 기능부전, 신장병, 자동적인 기능장애 그리고 말초신경마비에 걸리기가 쉽게 한다.[62,63] 이노시톨은 고혈당이 존재하는 세포들의 막 외관에 독이 있다. 그리고 치명적인 조직의 결과로 영향을 주었다. 처음의 결과는 크고 작은 혈관과 신경말단의 병리학을 포함한다. 악화된 글루코스 내구력과 헤모글로빈 AIC(HbAIC)는 당뇨병으로 인한 개별적으로 진행된 크고 작은 혈관의 합병증을 위한 표시판이다. 포도당 알레르기의 이른 발견과 인슐린의 저항력은 철저한 식이요법과 운동조절이 식사 후 포도당의 정상화에 더 효과적일 수 있다. 이러한 중재는 대사증후군과 드랭크 당뇨병을 포함해 좀 더 심한 병의 징후를 예방하는데 도움을 줄 수 있다. 당뇨의 자율 신경마비는 당뇨와 함께 개인적으로 대뇌 혈류 흐름 조절에 영향을 미쳐서 증가된 혈류의 손상이 초래될 수 있는 뇌졸중에 대한 위험요소를 독립적으로 나타낼 수 있다.[65]

제2형 당뇨병과 함께 증가된 심혈관 질환의 위험인자는 당뇨병없이 단독으로 비교된다. 그러므로 엄밀한 조절이 필수적이다. 체중감소를 위해 혼자 빠른 걸음 속도로 하는 중간 강도의 육체적 활동은 제2형 당뇨병의 위험인자가 감소될 뿐만 아니라, 회복되기도 한다. 균형있는 식이요법과 함께 이러한 중재는 50~60%로 높은 위험인자를 가지고 있는 당뇨병 재발 위험인자를 감소시킬 수 있다.[67] 흡연은 제2형 당뇨병[68]에 대해 독립적인 위험요소이며 당뇨병과 함께 특히 개인적으로는 치명적이다.[62]

대사증후군을 포함한 문명의 질병들은 북아메리카를 죽음으로 이끌었고, 아직도 크게 피할 수는 없다.[69] 많은 요소들은 이러한 질병에 부여되는 것을 반드시 고려해야 한다. 그리고 프로그램에 입각하여야 한다. 게다가 문명의 질병에 대한 정보는 패턴 A에서 찾아볼 수 있다: 첫번째 예방/심혈관/폐의 불규칙/위험한 요소 감소.

영상과 실험 분석

IMAGING AND LABORATORY TESTS

탈컨디션과 대사증후군

(DECONDITIONING AND METABOLIC SYNDROME)

영상진찰과 실험분석은 특별히 활동 기능 구조의 제한을 평가하기도 하고,[70] 탈컨디션을 평가하는 것은 산소이동의 손상으로부터 결과를 평가하는 것이다. 감소한 활동과 침상생활로 체액의 감소로 인한 급성기 탈컨디션은 ECG와 혈류역학, 전해질 균형과 체액의 임상적 측정을 기초로 평가되었다. 간접적으로 체액과 전해질의 불균형은 심혈관, 근골격 그리고 신경근 손상으로 나타날 지도 모른다.

계속되는 평가를 위한 접근, 이것이 기관의 손상인지 아닌지, 2차적으로 체액과 전해질의 불균형 여부를 확인하고 환자의 화상진찰은 처음의 심장 기능장애 또는 폐 기능장애를 발견하는데 유용하다. 가슴 X-ray는 폐조직의 경화, 폐확장부전, 돌발적인 폐 합병증(즉, 기흉: 흉막강 안에 공기나 가스가 괸 상태로 호흡곤란을 일으킴) 그리고 비정상적인 심장 상태(즉, 비대, 심폐비대)를 발견하기 위해 사용되기도 한다. 영상 진찰 조사는 이러한 것을 포함한다. 원자력스캔은 심근의 혈류 흐름을 평가하기 위해 탈륨이나 테크네롬 99주석의 피로 인산염을 사용한다: 벽이 두꺼운지 그리고 조직이 건강한지 아니면 경색이 있는지를 평가하기 위해 MRI를 사용한다: 심근의 비정상적인 것과 심장의 출력장치를 평가하기 위해 단층 X선 사진법을 산출 영상기(CT)또는 최고속의 CT 스캔을 사용한다: 그리고 심근의 혈류흐름을 평가하기 위해 양전자 방출 단층 X선 사진법을 사용한다(PET 스캔).

초음파 검사 또는 초음파 심장 검사법은 1, 2, 3 범위의 기술을 이용하고, 크기, 모양 그리고 심장구조의 움직임을 보이는 비 침입성의 테스트이다.

생화학적인 측정은 극도의 탈컨디션 상태속에 일어나는 말초 근육의 저하로 인한 근육의 이화작용과 함께 증가한 크레아틴 키나아제를 확인할 수 있다. 생화학적인 지표는 입원기간 동안 경색을 진전시킨 것의 확인이나 MI후 그들의 정상화 그리고 심장 효소의 계속적인 평가를 위해 보통으로 사용되고 있다. 이러한 지표들은 효소에 따라 그 수준을 결정할 수 있다: 크레아틴 키나아제(CK)는 특히 심근의 손상을 나타내는 CK-MB 동질효소: 아스파르트산 염산 아미노 트랩스퍼라아제(AST): 혈청젖탈수소효소(LDH): 혈청 하이드로키부티라트탈수소효소(SHBD): 미오글로빈: 그리고 트로포닌.조직의 염증을 위한 생물학 지표는 임상적으로 보다 많이 사용된다. 운동 또는 운동부족은 혈류 생화학면에서 난해한 효과를 가지게 될 수도 있다. 고밀도 지단백질과 저밀도 지단백질 콜레스테롤, 트리그리세리드, CRP, 호모시스테인 그리고 HbAlC의 측정은 식이요법, 흡연중단 그리고 감소된 스트레스를 포함하여 건강한 행동들과 증가된 유산소 상태의 지표가 중요시된다. 침상생활로 심하게 아픈 환자들은 표준 자세 테스트로 똑바른 자세에서 혈류역학이 반응하는 평가를 할 수 있다. 이론상, 환자들은 똑바른 자세를 했을 때 그들 스스로 육체적으로 지탱하도록 한다. 근육의 활동으로 정맥혈이 되돌아 오는 것은 첫 번째 자율신경계 기능과 기립성의 지구력이 필수적이고 말초 근육의 촉진 작용을 하는 테스트를 필요로 한다. 경사테이블 테스트는 필요한 경우에 제안할 수 있다. 예를 들면, 환자들이 조금이라도 협동 작용을 할 수 있거나 집중적인 치료가 더 필요할 때 할 수 있다. 테이블 위에 머리쪽이 점차 올라가는 것이 필요한 환자들에게 적용되는 경사테이블 테스트는 혈압 반응이 잠재적인 변화와 함께 나타나는 혈류역학의 반응을 결정하기 위해 다른 테스트가 사용되기도 한다. 경사 테이블 테스트가 사용된다면, 물리치료사는 환자들을 더 제한시키고, 정맥혈이 되돌아가고 심장의 출력장치를 지속시키기 위해 말초 근육들의 활동을 덜 사용하도록 한다. 근접한 혈류역학의 관찰은 테스트 두 개 다 필요로 하고 있다. 그러나 특히 경사테이블 테스트를 사용한다.

중재의 처방과 사용하지 않는 2차적인 탈컨디션의 검사(예, 감소된 운동량)는 아급성과 만성 환자들을 위해 스트레스 테스트를 기본으로 한다. 이런 환자들을 위해 운동 스트레스 실험은 최대하의 검사에서 최대 VO_2 조사까지 할 수 있거나 조사의 침입없이 할 수 있는 범위이다.[71,72] 표준 트레드밀과 자전거 에르고미터 테스트는 대개 이러한 환자들을 위해 선택하는 테스트이다. 테스트는 또한 다양한 환자와 다양한 나이를 가진 그룹을 실험에 참가시키기 위해 일부를 수정했다. 속도나 등급이 변화하는 경사진 관찰기록, 예를 들면, 매 20초 동안 하기보다는 매 3분씩 실험하는 것이 진행적인 운동 반응이 나타나는데 더 유용하다. 정밀 조사는 심근허혈의 발견을 강화하는 탈륨의 투입을 포함하여 동시에 수행할 수 있다. 운동 실험은 심장의 산출량을 포함하여 혈류역학의 평가와 혈류 작용과 함께 결합하여 행해질 수 있다. 이러한 실험 테스트는 산소운반 경로의 테스트를 포함하고, 아래의 내용을 포함한다.

- 기도와 폐기능: 폐기능 테스트.
- 혈류작용: 혈류 생화학 포함(체액과 전해질)과 금식과 식사 후 혈당수준.
- 심장(전기와 기계적인 기능): HR, BP, 속도압박제품(HR 심장수축의 BP), ECG.
- 말초 혈관 기능: 말초 혈압들과 초음파 평가를 포함.
- 조직관류와 대사: 조직 산화의 정밀검사와 평가를 포함.

약리학 PHARMACOLOGY

탈컨디션 (DECONDITIONING)

최초의 적절한 실습의 가치와 물리치료사의 목표는 환자에게 약물 제공의 필요성을 피하게 하는 것이다. 약물치료가 지시되었다면, 물리치료사의 목표는 가능한 약물투약을 최소한으로 한다. 그리고 결국 그 약물을 개인적으로 끊을 수 있도록 한다. 1회 복용량의 최소한의 약물을 피할 수 없다면 그리고 물리치료 결과에 영향을 미친다면, 물리치료사는 약물의 효과와 그것을 효과적이고 안전하게 복용하도록 환자의 반응을 관찰해야 하는 의무를 가지고 있다.

약간의 연구조사는 급성 통증 환자들의 유산소 능력을 보존하기 위해 근수축의 사용이 제안되었다. 그러나 이러한 연구 결과는 크게 이론상으로 흥미롭기 보다는 임상적으로 유익하다. 약물의 영향은 낮은 강도로 처방되었을 때조차도 똑바로 서고 움직이게 되는 신체자세를 생리적, 조직적으로 장기간 유익하게 할 수 없다.

약물치료는 육체적으로 운동하는데 안전하게 하고, 운동의 위험인자를 최소한으로 해준다. 이러한 약물치료는 무통각증, 기관지 확장증, 그리고 관상동맥 혈관확장제를 포함한다.

- ♦ 진통제
  - 아세드아미노산(예, 타이레놀)
  - 스테로이드 항염증 약(NSAIDs)〔예, 아스피린, 몰트린(아이프로펜),알이브(나프로센소디움)〕
  - 코티코스테로이드(예, 프레드니손, 프레드니소로네, 메스프레드니소로네)
- ♦ 기관지 확장제
  - 베타 - 길항근
    - ▪ 단기간 작용: 프로벤틸, 벤토린(알부테롤), 마사이어(피부테롤), 알루팬트(메타프로테레놀)
    - ▪ 장기간 작용: 세레벤트(살메테롤), 포라일(포모테롤)
  - 콜린 억제성: 아트로벤트(이프라트로피움), 스피리바(티오트로피움)
  - 컴비벤트는 단기간작용, 베타길항근을 수용(알부테롤). 그리고 콜린억제성(이프라트로티움)
  - 테오필린: 테오둘, 스로비드, 유니필, 유니둘
- ♦ 관상동맥 혈관확장제
  - 니트라테: 설하선, 씹는 또는 구강(조직의)

대사증후군 (METABOLIC SYNDROME)

대사증후군 환자들에 처방되어지는 약간의 약품들은 기관지 확장제, 관상동맥 혈관 확장제 그리고 항고혈압제로 환자들의 운동반응들을 관찰할 수 있고, 그것에 따라서 유산소 능력도 알 수 있게 된다. 반대로 유산소 능력이 증가되면 약품은 종종 쓰이지 않거나 줄어들 수 있다.

유전적인 요소를 고려하여, 약사들은 대사증후군과 그것의 구성요소(예, HTN, 포도당 불내성, 제2형 당뇨병, 과 콜레스테롤, 고 트리글리세리드, 그리고 비만)를 가진 환자들의 관리에 이용할 수 있다.

- ♦ HTN
  - 이뇨제
  - 베타 차단제(예 부정맥치료제인- 프로프란롤)
  - 칼슘 통로 길항제
  - 안지오텐신 변화 효소(ACE) 반응 억제제
- ♦ 제2형 당뇨병
  - 구강 글리세민의 매개체
  - 인슐린
- ♦ 과 콜레스테롤 혈증
  - 콜레스테롤을 낮추는 인자
- ♦ 고 트리글리세리드
  - 트리글리세리드 희석액
- ♦ 비만과 관련된 문제
  - 산중화제
  - 완화제
  - 근골격 스트레스에 의한 진통제는 신체적 활동과 운동량을 절충할 수 있다.

사례 연구 #1:
생활방식과 관련된 담낭염과 탈컨디션
Lifestyle-Related Cholecystitis and Deconditioning

담낭염을 위해 복강경 수술한 후 병원에서 임의로 3일 뒤에 퇴원 한 마리 Mrs. Rodriguez는 수술 부위 합병증으로 그녀의 건강에 장기간 위협받아 몸상태가 더 나빠지게 된다.

물리치료사 검진 PHYSICAL THERAPIST EXAMINATION

병력 (HISTORY)

- 일반적인 인구학: Mrs. Rodriguez는 45세 멕시칸 아메리카인이다. 그녀의 가족은 그녀가 13살 때 멕시코에서 미국으로 이사를 왔다. 그녀는 영어와 스페인어로 읽기, 쓰기, 말하기 사용 능력이 있다.
- 사회적 병력: 그녀는 텍사스 중간 정도의 도시 교외의 이웃들 속에서 그녀의 남편과 함께 살고 있다. 그녀는 두 자녀를 기르고 있고, 전문대학에 다니고 있는 상태이다. 그녀의 엄마는 Mrs. Rodriguez에게 의지하여 가까운 곳에 살고 있다. 그리고 그녀의 가족은 카톨릭 종교를 가지고 있다.
- 고용/일: Mrs. Rodriguez는 22년 동안 같은 회사에서 엔지니어로 풀타임으로 활동한 경력을 가지고 있다 (그녀의 두 자녀가 태어남으로 6개월 쉰 것을 제외). 그녀는 회사에서 승진할 자격이 있다. 그리고 그녀와 그녀의 가족이 스트레스 받았던 지난해 더 많은 시간 일을 했었다.
- 생활 환경: Mrs. Rodriguez와 그녀의 남편은 난간과 옥상이 있는 약 14야드 되는 넓은 2층 집에서 살고 있다.
- 일반적인 건강 상태
  - 일반적인 건강 인식: Mrs. Rodriguez는 몇 년 동안 그녀의 건강에 소홀했다는 것을 알고 있다. 그녀는 어린시절 이후부터 과체중이었고 유년시절 이후로 체중이 늘었다. Mrs. Rodriguez는 그녀 자신을 위해 많은 다이어트를 시도했었지만 그녀는 성공하지 못했었다. 사실, 그녀는 매번 그녀의 체중을 약간 감소한 후에는 더 많이 살찌게 되었다. 그녀는 그녀의 동료들과 걸을 때 동료들의 걸음걸이에 맞추지 못하는 것을 알고 있었다. 그녀는 그녀의 담낭 질환이 그녀의 두 이모에게도 같은 문제가 있음으로 유전적인 요인이라고 믿었다. Mrs. Rodriguez는 Prochaska와 DiClemente로 정의됨으로써 더 활동적인 생활과 체중조절에 중점을 두어 그녀의 건강한 행동을 변화시키기 위한 준비 단계에 있다. 그들의 모델은 이론상 변화의 모델이라 불려지고, 다섯 단계로 구성한다. 1) 명상 전 — 과제 수행을 위해 지망하지 않는다. 2) 명상 — 그다음 6개월 안에 변화하기 위해 지망. 3) 준비 — 대개 다음달 내로 과제 수행을 위해 지망. 4) 행동 — 지난 6개월 내에 생활방식에 특별한 변경이 생겼는지 5) 유지 — 되돌아가는 것을 막기 위해 운동한다. Mrs. Rodriguez는 이것들을 성공하기 위해서는 전문가의 지도가 필요하다고 믿는다.
  - 신체 기능: 그녀는 평균이상의 건강이 성취되기 원한다. 그리고 그녀의 건강이 그녀의 미래 손주와 그녀의 남편과 함께 육체적 활동을 더 할 수 있기를 원한다.
  - 심리적 기능: 그녀의 가정에서 관찰을 바탕으로 보고된 것은 약간의 기능 결여가 있고 Mrs. Rodriguez는 병리학면에서 현저한 병은 없는 것으로 나타난다. 그러나 그녀는 그녀의 남편에게 흥미가 없다고 느끼고 최근 그와 육체적 관계를 피했었다.
  - 역할 기능: 아내, 엄마, 친구, 딸, 손녀, 동료, 교회에서 청소년 상담가.
  - 사회적 기능: Mrs. Rodriguez는 그녀의 직계가족들이나 친목 그룹들과 함께 직접적인 사회 활동 하기를 즐겨한다. 그녀와 그녀의 남편은 큰 집을 가지고 있어서 그들이 가족모임을 가질 때 가장 즐겁게 즐길 수 있다. Mrs. Rodriguez는 또한 그녀의 동료들과 사회 활동을 즐기고 단지 지금(그녀의 자녀가 의존적이기 때문에) 그들과 함께 더 많은 시간을 밖에서 활동하며 보내고 있다. 그녀는 10년 동안 교회에서 청소년 상담가로 봉사했었고 이러한 활동을 주말 저녁에 하고 있다.
- 사회/건강 습관: Mrs. Rodriguez는 절대 담배를 피지 않는다. 그녀가 결혼했을 때 그녀는 22살의 나이까지 그녀의 부모님 집에서 살았었다. 그녀의 아버지는 하루에 2갑 정도 담배를 피셨다. 그러므로 그녀가 집을 떠난 20대 초반까지 그녀는 간접적으로 담배를 피게 되었다. 그녀는 사회생활을 하며 술을 마시는 사람이다. 그녀는 절대 마약을 하지 않았다. 또한 행동의 질

을 높이는 관리자는 없다.

◆ 가족력: 그녀의 아버지는 5년전 폐암으로 돌아가셨다. 그녀의 엄마는 비만이고 이모는 고혈압이 있다. 두 이모는 담낭질환을 가지고 있다 그녀의 소중한 할머니는 난소암으로 돌아가셨다. 내과의사의 관리 하에 있지 않다고 보고된 Mrs. Rodriguez는 3명의 형제를 가지고 있다.

◆ 의학/외과적 병력: Mrs. Rodriguez는 HTN경계선에 있다고 8년 전에 진단받았고, 지난 2년 사이에 그녀는 정상보다 높은 범위의 혈당으로 절식을 하고 있다. 그녀의 가정의는 그녀가 소금과 설탕을 더 적게 먹고, 더 많이 걸어야 한다고 제안을 하였다. 그당시 물리치료사에게 맡겨지지는 않았었다. 그리고 그녀는 이러한 추천을 고려하지 않았다. Mrs. Rodriguez는 어린시절 이후부터 과체중을 유지하고 있다: 그녀의 현재 신체질량지수(BMI)는 32.3 kg/m. 지난 2년 사이에 왼쪽 엉덩관절보다 오른쪽 엉덩관절에 더 심각한 관절염으로 통증과 불쾌감이 증가되었다. 그녀가 매우 긴시간(대략 20~30분) 또는 육체적 활동(계단이나 언덕을 걷을 때)을 위해 체중 부하 시 그녀에게 이러한 원인이 생긴다.

◆ 이전 입원: 그녀의 두 자녀를 낳기 위해 입원했었다.

◆ 이전에 존재하는 의학적 그리고 다른 건강과 관련된 상태: Mrs. Rodriguez는 비만과 HTN 경계선에 있고, 당뇨병 이전의 혈당수준과 양쪽 엉덩관절염 통증이 있다. IHD, 말초혈관질환(PVD), 눈이 멀거나 암에 대한 Mrs. Rodriguez의 위험요소는 평균 이상이다. 그리고 또한 그녀는 뇌졸중의 위험요소가 증가되었고 HTN경계선 때문에 신장질환의 위험요소도 증가 되었다. Mrs. Rodriguez는 폐경기이다. 그녀는 갈증이나 체중증가는 드물게 나타났다고 했지만, 위기상황에 있고 자주 소변을 보러 갔다. 그녀는 기립성의 내성, 발한, 그리고 말초혈관류의 변화를 가지는 것에 대해 특별히 말을 하지 않았다. 그녀의 갑상선 기능은 정상이다. Mrs. Rodriguez는 치주 질환의 오랜 과거력을 가지고 있었고, 그녀는 매 6개월마다 치아를 청결하게 한다. 지난 10년 사이에 Mrs. Rodriguez는 초음파검사와 또다른 검사와 함께 확인된 심한 콜레스테롤 발병기간동안 보전적인 의학적 관리를 하게 되었다. 지난 2년 사이에 Mrs. Rodriguez의 심한 콜레스테롤 발병은 더 자주 발생하고, 더 많이 심해졌고, 일로부터 몇가지 결여된 것이 동반되어 회복하기 위해서는 더 오랜 시간이 걸린다. 그녀는 다이어트를 함으로써 지방을 조절하여 증상을 조절할 수 있게 되었다. 그녀는 간접적인 흡연에 오랫동안 노출되어 병에 걸리게 되었고, Mrs. Rodriguez는 기관지 수축과 가슴이 견고해지는 경향을 보이게 된다. 또한 Mrs. Rodriguez는 3부위에서(요추와 양쪽 대퇴의 골두) 골감소증이 나타났다.

◆ 현재 상태/주호소:

- 그녀는 장운동이 힘겹고 금지된 것이 자주 일어나므로 불편함이 있다. 콜레스테롤 마지막 발병기간은 6주 전이다. 이런 환자의 불편한 점은 건강한 사람의 생활습관과 육체적인 상태와 함께 예방되어야 할 것이다. Mrs. Rodriguez는 비만과 문명의 질환이 더 생기거나, 새로운 징후가 나타나거나, 더 많은 위험요소가 나타나거나, 그녀를 병에 걸리게 하는 육체적인 탈컨디션이 있다. 담낭 기능장애에 대한 것을 전체적으로 건강과 상태를 더 좋게함과 더불어 전반적으로 예방이 될 수 없다면, 수술로 그녀의 일상생활동작을 빠르게 되돌릴 수 있게 하고, 병원에 머무는 것을 감소하며, 빠른 회복으로 수술 전의 합병증 위험요소를 더 적게 나타나게 할 것이다. Mrs. Rodriguez의 생활방식은 내 · 외적인 상태로 만들어졌다. 정상적으로 콜레스테롤은 적은 위험요소와 함께 간단히 관리되어지고 있다. 그러나 Mrs. Rodriguez의 관리는 수술 전의 위험요소가 강화되는 것을 억제하였다. 최소한 복강경수술은 Mrs. Rodriguez의 비만과 건강상태의 어려움이 관련되었지만 가능할지 모른다. 그러므로 그녀는 개방된 복강경수술을 받아야 한다.
- 그녀는 양쪽 엉덩관절에 관절염이 있으며 왼쪽보다 오른쪽이 더 심하다. 그녀는 가슴이 견고해지는 것과 연관된 짧은 호흡과 양쪽 엉덩관절의 불쾌감을

감소시키기 위해 계단오르기와 언덕을 오를 때 허리를 뒤로 저치는 형태를 한다.

- 그녀는 신체적으로 성적인 장애가 없다고 보고되지만, 최근 성욕의 부족을 나타내고 있다. 그녀는 소변을 자주보고 경우에 따라서는 위기상황까지 오며 재채기나 기침을 할 때 스트레스성 요실금이 있다고 보고한다. 이러한 합병증은 최근에 더 악화되었다.
- 그녀는 일주일에 3일 이상 잠을 잘 취하지 못하였다고 보고되었다. 밤에 Mrs. Rodriguez는 깊은 잠에 들기까지 2시간이 걸린다. 그리고 그녀는 밤동안 내내 잠을 잘 이루지 못한다. 이것은 그녀가 작년에 일주일에 4~5일은 잠을 자고 상쾌한 기분을 가졌는데 지금은 회복되지 않는 기분이 들 때가 더 자주 있다고 한다. 그녀의 남편은 잘 때 2년간 그녀의 코골이를 알아채지 못했다.

◆ 기능적인 상태와 활동 수준: Mrs. Rodriguez는 그녀의 일상생활동작과 자가 건강 관리를 할 수 있다고 보고된다. 그녀는 과중한 일을 해야 하기 때문에 돕는 사람을 고용했다. 그녀는 최소한의 활동으로도 짧은 호흡과 피로가 나타난다. 그리고 더 많은 활동은 그녀의 엉덩관절에 불편함을 자아낸다.

◆ 약물: 병원 처방전에 의하면 Mrs. Rodriguez는 엉덩관절이 심하게 아플 때는 진통제를 복용했다. 8년 전 그녀는 기관지 확장제를 처방받았었다. 그러나 더 이상 그것을 복용하지 않는다. 그녀는 내과의사에게서 매일 다양한 비타민을 섭취하라고 추천받았다.

◆ 다른 임상적 검사:

- 동맥혈 기체의 여유 공간: WNL 그러나 96%의 (SpO_2- 95%)동맥의 산소 침투(SaO_2)
- 폐기능 테스트
  - FEV_1 = 85% 예측됨, FVC=92%, FEV_1/FVC = 92% 예측됨 그리고 PEFR = 60% 예측됨
  - 폐 병리학과 일치하는 약간의 제한
  - 확산되는 양과 최대 내호흡과 외호흡 압력은 테스트하지 않았다.
- 총콜레스테롤: 200 mg/dL (바람직한 수치 < 200 mg/dL)
- LDL: 160 mg/dL
  - 적정 수준: <100 mg/dL
  - 근접한 적정 수준: 100~129 mg/dL
  - 높은 수준의 경계선: 130~159 mg/dL
  - 높은 수준: 160~189 mg/dL
  - 가장 높은 수준은 심질환의 위험요소가 가장 많이 증가됨: > 190 mg/dL
- HDL: 40 mg/dL(여성의 정상수치: 40~85 mg/dL)
- LDL/HDL: 4.0(정상 < 3.25)
- 트리글리세리드: 278 mg/dL(여성의 정상수치: 35~135 mg/dL)
- HbAlC: 7.0%(정상 < 5%이거나 그 이하)
- 호모 시스테인: 8.0 umol/L(정상은 5~15 umol/L)
- CRP: 3 ug/mL(정상은 < 6 ug/mL)
- 혈포도당: 110 mg/mL(식전) 그리고 170 mg/mL(식후) (식전의 정상수치는 70~115 mg/100mL 그리고 식후는 < 200 mg/dL)
- 실험평가: 또다른 평가는 WNL이 있었다.
- 자세의 전반적인 테스트: 1, 2, 5분에 WNL 후 HR, BP, 전 · 후
- 가슴 X-ray
  - 약간의 축 회전과 함께 심장이 약간 커졌다.
- ECG: 정상 동(sinus) 리듬
- 온도: 98.6°F
- 엉덩관절의 불안정성을 조절하는 것과 연관하여 체중지지가 이루어지지 않는 동안에 유산소 능력과 기능적인 것을 평가하고, VO_2 최대치를 예측하기 위해 기초 수술 전 Astrand-Rhyming한 에르고미터 테스트[72,78]를 한다: 결과는 테이터에서 요약되어 설명되어지고 있다(표 2-1).
- 엉덩관절의 불안정성으로부터 잠재적인 제한과 체중지지를 하는 동안 유산소 능력과 기능적인 것을 평가하기 위해 기초 수술 전과 6분 걷기 테스트 한다(표 2-2).
- 넙다리뼈머리(대퇴골두, head of femur)와 허리뼈(요추, lumbar)에서 골감소증이 DEXA 6개월 전에 나타났다.

시스템 재검토 (SYSTEMS REVIEW)

- 심혈관/ 폐
  - 혈압(BP): 145/95mmHg(단계 1 HTN)(정상은 =<120/<80; HTN전=120~139/80~89; 단계 1 HTN: 140~159/90~100; 단계 2 HTN=160 이상 또는 100 이상[74]
  - 부종: 발목의 약간 부어 있는 부종은 저녁 때 더 많이 안 좋아진다.
  - 심박수(HR): 98 bpm
  - 호흡수(RR): 18 bpm
- 외피계
  - 반흔형성 상태: 수술로 인해 벤 자국이 기록됨
  - 피부색: WNL
  - 피부 상태: 아픔이나 찰과상 없음, 수술의 상처는 봉쇄됨 그리고 최소한으로 나타남
- 근골격계
  - 전체적인 관절가동범위: 양쪽 엉덩관절의 감소된 ROM에 의해 WNL 예상
  - 전체적인 근력: 제한됨 그러나 WFL
  - 전체적인 대칭: 약간 구부러짐, 약간의 허리 측만증, 그리고 돌출된 배와 함께 요추전만
  - 키: 5' 4" (1.63 m)
  - 몸무게: 188 lbs(82.28 kg)
- 신경근계
  - 균형: WNL
  - 보행, 이동 그리고 변화: 오랜시간 앉은 후에는 오른쪽 엉덩관절이 불편하고, 걷기가 힘들다.
- 의사소통, 감정, 인지, 언어, 학습 유형
  - 의사소통, 감정, 인지: WNL
  - 선호하는 학습: Mrs. Rodriguez는 새로운 소재를 배우며 의미를 논하길 좋아하고, 영어보다 스페인어로 읽기를 더 좋아하는 것은 그녀의 모국어인 스페인어가 더 편하기 때문이다.
  - 읽기 위해 안경을 사용한다.

검사와 측정 (TESTS AND MEASURES)

- 유산소 능력과 지구력
  - 운동테스트 하기 전 테스트할 것을 확실하게 점검 수행해야 한다(점검된 항목의 표 2-3 보아라).
  - 기초 수술전 테스트는 수술 후 비교한 상태를 기초로 검사한다(과거력, 다른 임상적인 테스트 보기: Astrand-Rhyming ergometer test, 6-miunte walk test 그리고 cycle ergometer test).
  - 베이스라인 평균 단계/일(pedometer 읽기): 2500 (앉은 지내고 사는 부류)[79]
- 인체측정학적 특성
  - Skin-fold을 측정(7부위): 33% 비만
  - 허리둘레: 37인치
  - 허리에서 엉덩이의 비율: 1.0
  - BMI(kg/m^2)=32.3, 그룹 1 비만
- 각성, 집중, 그리고 인식
  - 명료(alert) 그리고 지남력(oriented)×3
  - Mrs. Rodriguez는 심리학적인 문제가 없거나 과거력, 인터뷰로 제공된 정신 의학의 상태 그리고 그녀의 관리인으로부터 권유 받은 것은 보고한다.
- 보조 및 적용 장치:
  - Mrs. Rodriguez는 편평해진 발아취 때문에 매일 양말을 신고 보조기구를 사용한다.
- 순환
  - 청진
    - 심장소리는 정상적으로 나타남
  - 맥박의 특성
    - 말초의 맥박은 무디다(과도한 지방 조직 때문에 무딘것 같다).
  - ECG
    - 정상적인 혈맥동 리듬
  - 자세테스트로 혈류역학의 반응
    - 표준검사(15분 바로 누운 자세) 후 정상 HR과 BP 반응
    - 똑바른 자세로 앉아서 즉시 HR과 BP를 측정하고 1, 2 그리고 5분마다 측정한다(WNL)
  - 말초혈관류(capillary refill test): 모세혈관 재충전 검사
    - 두 손과 발을 누르는 시간(정상범위의 최고점:

표 2-1 에르고미터 검사에 의한 Marie의 자료 - 수술 전과 프로그램 훈련 2개월 후

수술 전	2개월 훈련 후
운동 전 체크 목록의 검사(표 2-3 참조)	운동 후 체크 목록 검사(표 2-3)
연습: 48시간 전에 한번 자전거 타기	48시간 전에 한번 자전거 타기
시간: 오전 9:00	오전 9:00
폐순환 기능: 표 2-3 참조	
몸무게(lb): 188	173
키(in): 64	64
몸의 질량 지수(kg/m^2): 32.3	29.7
허리둘레(in): 37	34
허리에서 엉덩이까지 비율: 1.0	0.9
약물: 운동을 하기 위해 10분 전 기관지확장제를 복용	운동을 하기 위해 10분전 기관지확장제를 복용
폐순환 기능 :	
FEV_1: 85% 예측됨	88% 예측됨
FVC: 92% 예측됨	94% 예측됨
FEV_1/FVC: 92% 예측됨	94% 예측됨
PEFR: 65% 예측됨	72% 예측됨
SpO_2: 95%	97%

검사결과에 대한 근거: 연령 예측한 최대심박수율 - 158 bts/min 에 90%

분/단계	Watts 25 증가	RPM 50	예측된 METs	심박동률 (bts/min)/ EKG 변화	혈압 (mmHg)	심박동수 혈압율($\times 10^3$)	SpO_2 (%)	혈당 (mg/dL)	격심한 활동 감각의 등급 또는 호흡 곤란(0~10)	불쾌/통증 (협심증 없음) (0~10)	해설
0	0	0	1 **1**	88 NSR **80 NSR**	144/98 **130/84**	12.7 **10.4**	94 **97**	100 **95**	2 **0.5**	1 **1**	오른쪽 엉덩관절 **불안정**
0	0	0	1 **1**	86 NSR **79 NSR**	142/95 **128/86**	12.2 **10.1**	96 **97**		2 **0.5**	1 **1**	
0	0	0	1 **1**	88 NSR **78 NSR**	144/96 **133/88**	12.7 **10.4**	96 **98**		2 **0.5**	1 **1**	
1	50	50	3.8 3.9								
2	50	50	3.8 **3.9**	130 NSR **120 NSR**	150/- **138/-**	19.5 **16.6**	95 **97**		4 **2**	1 **0**	

*BOLD—2개월에 반응

(계속)

표 2-1 에르고미터 검사에 의한 Marie의 자료 - 수술 전과 프로그램 훈련 2개월 후 *(계속)*

분/단계	Watts 25 증가	RPM 50	예측된 METs	심박동률 (bts/min)/ EKG 변화	혈압 (mmHg)	심박동수 혈압율($\times 10^3$)	SpO_2 (%)	혈당 (mg/dL)	격심한 활동 감각의 등급 또는 호흡 곤란(0~10)	불쾌/통증 (협심증 없음) (0~10)	해설
3	75	50	4.8 **4.9**								
4	75	50	4.8 **4.9**	133 NSR **126 NSR**	158/- **142/-**	21.0 **17.9**	94 **97**		5-6 **3**	1-2 **0**	땀
5	100	50	5.7 **5.9**								
6	100	50	5.7 **5.9**	148 NSR **138 NSR**	164/- **148/-**	25.5 **20.4**	94 **96**		6 **3-4**	2 **0.5**	
7	125	50	6.6 **6.8**								
8	125	50	6.6 **6.8**	158 NSR **144 NSR**	172/- **155/-**	27.2 **22.3**	93 **95**		7 **4**	2 **0**	1PVC 참고
9	50	50	3.8 **3.9**	148 NSR **136 NSR**	160/- **145/-**	23.7 **19.7**	93 **97**		6-7 **4**	1 **0.5**	
10	50	50	3.8 **3.9**	140 NSR **128 NSR**	155/- **138/-**	21.7 **17.7**	94 **98**		5 **3**	1 **0.5**	
11	0	0	1 **1**	120 NSR **105 NSR**	148/- **134/-**	17.8 **14.1**	94 **98**		4 **1**	1 **0**	
12	0	0	1 **1**	116 NSR **98 NSR**	146/- **136/-**	16.9 **13.3**	95 **98**		3 **1**	1 **0**	
13	0	0	1 **1**	100 NSR **85 NSR**	144/- **134/-**	14.4 **11.4**	96 **98**		3 **0.5**	0 **0**	
14	0	0	1 **1**	90 NSR **78 NSR**	146/- **132/-**	13.1 **10.3**	96 **98**		2 **0**	0 **0**	
15	0	0	1 **1**	85 NSR **75 NSR**	144/- **130/-**	12.2 **9.8**	97 **98**		1-2 **0**	0 **0**	
16	0	0	1 **1**	88 NSR **75 NSR**	142/- **132/-**	12.5 **9.9**	97 **98**	86 **84**	1 **0**	0 **0**	

*BOLD—2개월에 반응

(계속)

표 2-1 에르고미터 검사에 의한 Marie의 자료 - 수술 전과 프로그램 훈련 2개월 후 *(계속)*

자료 설명

수술 전: 첫 번째의 기준 검사

몸무게 분류: 비만 그룹 I[66]

6.6MET로 연령으로 예측한 최대 심박수의 90% 에 달성하였다.

휴식: 비교적 고도의 휴식은 생리학적으로 변하기 쉽다.

준비운동: 장시간 반응은 주어진 일률 변화를 위해서이다.

최고점: 불균형적으로 고도의 생리학적인 반응들은 탈컨디션과 함께 최대 일률이 일치되기 위해서이다.

마무리 운동: 장기간 마무리 운동은 각각의 마무리 운동 일률을 위해서이다.

회복: 매개 변수를 기준선의 5% 이내로 낮추기 위해서는 5분의 시간이 걸려야 회복이 된다.

전반적인 면: 검사를 잘 소화시킨다.

운동처방:

- 종류: 자전거 에르고미터
- 강도: 70~85% 연령으로 예측한 최대 심박수
- 주기: 3~5 /wk
- 시간: 2분 휴식과 함께 10분에 3번

과정: 2달 안에 다시 검사

재검사: 2개월 훈련 후

몸무게 분류: 과체중[66]

휴식: 더 낮은 휴식은 신진대사가 변하기 쉽다: 휴식 시 심장에 무리가 덜 가도록 운동한다.

준비운동: 증가된 운동을 위해 적합하게 반응한다.

최대량: 주어진 일률을 생리학적으로 더 빨리 조정하기 위해서는 기준 검사와 비교한다.

마무리 운동: 이 평가에서 검사전 치수와 플라토3는 생리학적으로 더 빨리 되돌아 간다.

회복: 운동 중단 3~4분 이내에 회복된다.

전반적인 면: 검사를 잘 소화시킨다.

운동처방 :

- 종류: 자전거 에르고미터
- 강도: 70~85% 연령으로 예측한 최대 심박동수
- 주기: 3~5 /wk
- 시간: 30~40분 계속적으로

재검사 표시(표 2-6 참고)

10에서 12초)
- RPP test $(10^3) = 14.2$

◆ 외피계의 통합성
- 오랫동안 결절조면의 붉은 피부와 뼈의 융기
- 사지말단: 아무런 질병도 없다.
- 벤자국은 치료함

◆ 운동신경 기능
- 일반적인 WNL
- 수술 후의 입에 무는 것과 삼키는 반사는 조금 약화되었다.

◆ 근 수행력(Oxford 도수 근육 검사 0~5등급 매기기 시스템을 기초로 함)
- 기초 도수 근육 검사 등급
  - 말초근육: 3+/5에서 4-/5
  - 비정상적인 근육: 2+/5
  - 등편 근육: 3/5
- 호흡기관의 근육은 테스트 하지 않는다.

◆ 통증
- 휴식시 통증: 배와 엉덩이 0(0~10 변형된 Borg 척도) (표 2-4)
- 운동 시 통증은 2~3 사이이다.
- Mrs. Rodriguez는 그녀의 불쾌감과 통증은 다루기가 쉽다고 확신한다.

◆ 자세
- 서 있는 자세는 중간 정도의 척추전만을 나타낸다.
- 약간의 후만
- 약간의 척추 측만증

◆ 관절가동범위
- 가슴벽 아래쪽 팽창이 감소됨: 칼돌기(검상돌기, xiphoid process)에서 1¾
- 정상범위 관절은 제외한다.
  - 80% 오른쪽 엉덩관절 굽힘과 폄
  - 60% 오른쪽 엉덩관절 벌림
  - 90% 왼쪽엉덩관절 굽힘, 폄, 벌림
  - 80%양 쪽으로 엉덩관절 벌림
  - 척추의 굽힘, 폄 그리고 회전은 10% 감소됨

◆ 자가치료와 가정 관리
- 단기간 36/80의 점수 양식(0~100등급)은 Mrs. Rodriguez가 독립적으로 자가치료와 가정 관리(낮에는 가사노동)를 하면서 나타낸다.
- 고용한 사람이 도와주기는 하지만 그녀와 그녀의 남편은 집안 일과 정원 일을 나누어서 한다.

◆ 환기와 호흡/가스 교환
- 청진
  - 최고점은 청진하기 어렵다.
  - 멀리 느껴지는 호흡은 과도한 지방과다와 함께 어우러져서 소리가 난다.
  - 왼쪽보다 오른쪽 기저부로부터 탁탁하는 소리가 난다.
  - 숨을 내쉬는 끝에 헐떡거리는 소리가 난다.
  - 체위변경 또는 운동으로 최소한 찾아낼 수 있는 변화
- 환기에 대한 패턴
  - 아래쪽 폐용량의 호흡
  - 빠르고 얕은 호흡
- SaO_2 또는 SpO_2: 75° 앉은 자세로 심호흡과 함께 90%에서 94~96%로 휴식 증가

◆ 일, 지역사회 그리고 여가 통합 또는 재통합
- 오랫동안 서고 걸은 후, 오른쪽 엉덩관절 쪽으로 서 있기 보다 아무런 문제가 없는 다른 쪽으로 이차적 활동이 나타난다.
- Mrs. Rodriguez는 공동체 안에서 역할을 수행하는데 있어서 보조가 필요없다.
- 그녀는 연령의 최대 심박동수의 90%에서 6.6 METs 보다 덜한 VO_2 최고에너지 값으로 ADL을 하는데 제한하였다.

평가 EVALUATION

그녀의 과거력과 조사결과는 담낭염의 만성적인 과거력과 운동압박을 줄이기 위해 2차적으로 탈컨디션이 지속되었다. Mrs. Rodriguez는 지나치게 살이 쪘고(Skin fold 측정은 그녀의 신체 비만 구성이 33% 이상 임을 보여줌) 그리고 HTN경계선을 가진다. 수술하기 전에

표 2-2 6분 걷기 검사에 의한 Marie의 자료 - 수술 전과 프로그램 훈련 2개월 후

수술 전	2개월 훈련 후
운동전 체크 목록의 검사(표 2-3 참고)	운동후 체크 목록 검사(표 2-3 참고)
연습: 하루 전에 한번 검사	2일 전에 한번 검사
시간: 오전 9:00	오전 9:30
몸무게(lb): 188	173
키(in): 64	64
몸의 질량 지수(kg/m^2): 32.3	29
허리둘레(in): 37	34
허리에서 엉덩이까지 비율: 1.0	0.9
약물: 운동을 하기 위해 10분 전 기관지확장제를 복용	운동을 하기위해 10분전 기관지확장제를 복용
폐순환 기능 :	
FEV_1: 85% 예측됨	88% 예측됨
FVC: 92% 예측됨	94% 예측됨
FEV_1/FVC: 92% 예측됨	94% 예측됨
PEFR: 65% 예측됨	72% 예측됨
SpO_2: 95%	97%

검사결과에 대한 근거: 예정된 시간에 검사를 끝마친다(즉, 6분)

분	심박동률 (bts/min)/ ECG변화	혈압 (mmHg)	심박동수× 혈압율(×10^3)	SpO_2(%)	혈당(mg/dL)	격심한 활동 감각의 등급 또는 호흡곤란(0~10)	불쾌/통증 (협심증 없음)	해설
0	88 NSR **77**	144/98 **130/84**	12.7 **10.0**	94 **97**	100 **90**	2 **0.5**	3 **1**	
0	86 **79**	142/95 **128/86**	12.2 **10.1**	96 **97**		2 **0.5**	3 **1**	
0	88 **78**	144/96 **133/88**	12.7 **10.4**	96 **98**		2 **0.5**	2 **1**	
1	98 **82**			95 **97**				
2	110 **88**			94 **97**		5-6 **3**	3 **0**	

(계속)

표 2-2 6분 걷기 검사에 의한 Marie의 자료 - 수술 전과 프로그램 훈련 2개월 후 *(계속)*

분	심박동률 (bts/min)/ ECG변화	혈압 (mmHg)	심박동수× 혈압율(×10^3)	SpO_2(%)	혈당(mg/dL)	격심한 활동 감각의 등급 또는 호흡곤란(0~10)	불쾌/통증 (협심증 없음)	해설
3	114 **94**			94 **96**				
4	120 **110**			93 **95**		7 **4**	3 **0**	
5	132 **122**			92 **95**				
6	148 **130**	184/- **168/-**	27.2 **21.8**	92 **95**		8-9 **6**	3-4 **0**	피곤함을 느낌
7	110 NSR **90 NSR**	160/- **145/-**	17.6 **13.1**	93 **97**				
8	100 NSR **85 NSR**	155/- **138/-**	15.5 **11.7**	94 **98**		5 **3**	5 **0.5**	
9	90 NSR **82 NSR**	148/- **134/-**	13.3 **11.0**	94 **98**				
10	88 NSR **77 NSR**	146/- **136/-**	12.8 **10.5**	95 **98**		3 **1**	2-3 **0**	엉덩관절 좋은 느낌
11	86 NSR **75 NSR**	144/- **134/-**	12.4 **10.1**	96 **98**				
12	88 NSR **75 NSR**	146/- **132/-**	12.8 **9.9**	96 **98**	85 **84**	2 **0**	2 **0**	

(계속)

*BOLD−2개월에 반응

표 2-2 6분 걷기 검사에 의한 Marie의 자료 - 수술 전과 프로그램 훈련 2개월 후 *(계속)*

자료 설명
수술전: 첫 번째의 기준 검사
걸은 거리: 1262 ft (휴식기간이 없다)
평균 속도: 2.4 mph
몸무게 분류: 비만 그룹 I
휴식: 비교적 고도의 휴식은 생리학적으로 변화되기 쉽다.
최고점: 불균형적으로 탈컨디션과 함께 최대 일률를 일치하기 위해서는 고도의 생리학적으로 반응한다.
회복: 매개 변수를 기준선의 5% 이내로 더 낮게 낮추기 위해서는 5분의 시간이 걸려야 회복이 된다.
주관적인 반응: 3~4분에서는 불쾌감/통증이 최고조를 이르렀고, 운동 중단 6~7분 후에는 2로 감소했다.
운동처방결과는 줄어든다: 마리에의 걷기 운동량은 최대한도이므로 불쾌감을 최소화 시킨다.
재검사: 2달 훈련 후
걸은 거리: 1849 ft (휴식기간이 없다.)
평균 속도: 3.5 mph
몸무게 분류: 과체중
휴식: 휴식이 더 낮은 것은 신진대사가 변화되기 쉽다.
최고점: 주어진 운동량이 생리학적으로 더 빨리 조정 되는 것은 기준 검사와 비교한다.
회복: 운동 중단 3~4분 이내로 회복한다.
주관적인 반응: 불쾌감/통증은 낮은 단계에서 감소한다.
운동처방결과: Marie의 걷기 운동량을 최대화하기 위해 불쾌감을 최소화 하는 것과 잠재적인 근골격계의 스트레스를 고려한다.

표 2-3 운동테스트전 또는 훈련중 점검표

내담자: ______________________________

날짜: __________

- □ 48시간 지난 후의 느낌
- □ 감염없다(예, 위호흡기관의 감염) 또는 인플루엔자
- □ 온도변화 없다.
- □ 보기 드문 근육 또는 관절의 불쾌감 또는 통증이 없다.
- □ 가슴이 조여 들거나 통증은 없다.
- □ 익숙하지 않은 호흡이 어렵거나 피로가 없다.
- □ 적당히 잠자기(밤에)
- □ 3시간 이내에 많이 먹지 않았다.
- □ 3시간 이내에 담배를 피우지 않았다(환자는 흡연자이다).
- □ 하루의 가장 좋은 시간 때에 기준 교차 검사를 한다.
- □ 착용 또는 보조기 사용, 걷기 보조기 그리고 장치;
- □ 운동하는 형태에 따라 적당하게 옷입기.
- □ 적당한 양말과 신발은 편안하고, 잘 맞고 위험하지 않는 끈을 부착한다(양쪽으로 묶는).
- □ 쉽게 접할 수 있는 범위내에서 물을 마신다.
- □ 지정된 시간에 운동전 약물을 먹는다.
- □ 운동범위내에서 니트로글리세린 약물을 먹는다(심장의 기능 장애를 가진 환자).
- □ 운동범위내에서 호흡을 한다(폐기능장애를 가진 환자).
- □ 운동범위내에서 당을 공급한다(당뇨병이 있는 환자).
- □ 표준에 맞추는 것과 기록은 보조기와 걷기 보조기를 이용한다.
- □ 주어진 내담자나 환자들은 다른 것들을 명확히 서술한다.

Mrs. Rodriguez는 완벽한 업무를 위해서 지속적인 휴식이 필요하다는 것과 최소한의 노력으로 짧은 호흡을 한다고 보고 되어진다. 그녀의 유산소 능력을 평가할 필요가 없다. 그녀의 기능적인 용량은 노력하기 보다는 엉덩관절의 통증으로 인해 제한되어진다. 그녀의 앉아있는 생활방식과 유산소의 탈컨디션은 감소된 혈류량이 순환하는 것과 산소 이동량이 규칙적으로 그리고 감소된 유산소의 남은 용량이 연합되어 이루어진다.

진단 DIAGNOSIS

Mrs. Rodriguez는 건강의 위험요소로 나타내는 담낭염을 위해 복강경 외과수술 후 3일 된 환자로 살이 지나치게 찌고, 또한 통증을 가지고 있다. 그녀는 약화된 유산소 능력/지구력을 가진다. 인체측정학적 특성; 순환; 근수행력; 자세; 관절가동범위 그리고 환기와 호흡/가스교환. 그녀는 또한 일, 지역사회 그리고 공동체 내에서 기능적으로 제한을 받는다. 그녀는 고도로 살이 찌고 형편없는 영양, 비만 그녀의 앉아 있는 생활방식과 그리고 비만과 관련된 폐의 이상 때문에 탈컨디션의 위험요소를 가진다. 게다가 멕시칸에서 미국으로 이민 온 사람으로서 그녀가 앉는 생활방식과 전통적인 서쪽 식이요법으로 인해 부과적으로 위험요소를 가진다.[85] 이것의 조사 결과는 패턴 B의 배치로 이루어져 있다. 약화된 유산소 능력/탈컨디션으로 연합된 지구력, 이것들의 장애와 기능적인 제한은 예후와 치료계획을 결정하는 준비에 따라 나타날 것이다.

예후와 치료계획 PROGNOSIS AND PLAN OF CARE

몇 달의 과정이 지나서 다음에 말하는 것은 확정된 결과로 결정되었다.

표 2-4 통증 평가를 위해 주관적인 반응들은 변화된 BORG 척도로 정한다(또한 격심한 운동을 감지, 호흡곤란 그리고 피로에 대한 SCALE들을 포함)

	불쾌감/통증	감지된 격심한 운동	호흡곤란	피로
0	전혀 반응 없다.	전혀 반응 없다.	전혀 반응 없다.	전혀 반응 없다.
0.5	아주 매우 약하게	아주 매우 약하게	아주 매우 약하게	아주 매우 약하게
1	매우 약하게	매우 약하게	매우 가볍게	매우 가볍게
2	약하게	약하게	가볍게	가볍게
3	중간 정도	중간 정도	중간 정도	중간 정도
4	약간 강하게	약간 강하게	약간 어렵게	약간 어렵게
5	강하게	강하게	어렵게	어렵게
6				
7	매우 강하게	매우 강하게	매우 무겁게	매우 무겁게
8				
9				
10	아주 매우 최대로 강하게	아주 매우 최대로 강하게	아주 매우 최대로 어렵게	아주 매우 최대로 어렵게

* 감지된 격심한 운동의 스캐일의 Borg 비율을 기초로 한다.

- 일, 지역사회에서의 수행능력 그리고 여가활동은 향상되었다.
- 유산소 능력/지구력은 증가되었다.
- 그녀 자신과 가족을 위해 궁극적으로 건강하기 위한 행동변화의 효과가 증가되어 기능부여가 성취되었다.
- 문명의 질병으로 인한 그녀의 위험요소가 감소하였다.
- 근 수행력은 증가되었다.
- 육체적 기능이 향상되었다.
- 체중감소가 성취되었다.

이러한 결과가 성취된 것은 다음과 같은 중재를 포함한다: 협응, 의사소통 그리고 기록; 환자/고객 관련 교육; 치료적 운동; 일, 지역사회 그리고 여가에서의 기능적인 훈련; 그리고 보조기구와 장비의 적절한 처방, 적용 그리고 제작.

진단과 예후를 기초로 Mrs. Rodriguez는 8주 동안 물리치료사가 방문하여 일주일에 2번씩 운동할 필요가 있으며 어느 때든지 그녀는 재평가되어야 한다. 그때의 결정은 부과적인 방법으로 정해질 것이다. Mrs. Rodriguez는 좋은 예후를 가진다. 그러나 이것은 몇 달 전에 물리치료사와 치료 팀으로 인해 매일 이루어지는 계획과 추구하는 운동이 이루어져야 한다.

중재 INTERVENTIONS

선택된 중재에 대한 근거 (RATIONALE FOR SELECTED INTERVENTIONS)

향상된 영양, 체중 감소, 증가된 육체 활동의 적극적인 프로그램과 장기간 구조화된 운동 프로그램은 약에 의존하는 그녀의 위험요소를 줄이기 위한 본질적인 요소이다.[86,87]

치료적 운동 (Therapeutic exercise)

운동을 위해 제일 중요하게 관련된 것은 Mrs. Rodriguez의 탈컨디션과 건강 위험요소이다. 유산소의 탈컨디션은 질병 이전이 중요한 것이다(감소된 운동 스트레스) 그리고 수술 후에 확인되어진다(감소된 중력의 스트레스와 운동 스트레스).

특징있는 활동과 파라미터 운동에 대한 가장 중요한 안내지침은 혈류역학의 반응, 혈당 반응, 불쾌/통증 그리고 근골격계 문제점의 회피를 포함한다. 논리적 이슈는 Mrs. Rodriguez의 건강을 포함하고, 그녀의 바쁜 일상생활에 맞추어 프로그램을 세우는 것이 필요하다. 건강에 도움이 되는 환경이 사회적 지지와 접근 방법을 포함하여 최소한의 장애와 최대의 촉진 매개물로 발전된다. 개인적으로 운동 프로그램을 발견하여 사회적 지지, 친구와 함께 운동하는 것, 다양한 프로그램을 만들어 줄 필요가 있다.

초기의 산소 이동은 이전의 움직임으로 진행하여 초기의 기능으로 되돌아 오는 것을 원칙으로 한다.[7] 일찍부터 유산소 기능장애와 그외 문제들에 대한 예방에 목표를 두고 있다. 증대한 점막섬모가 이동하는 것에 주의해야 하는 것은 단지 잠재적인 목표의 하나인 움직임에 대한 것에 불과하다. Mrs. Rodriguez의 수술 후 기간을 통한 신속한 초기의 움직임과 그녀에게 산소가 운반되어지는 과정에 한쪽이 부족하고 위태롭게 하는 진행과정을 표 2-5에서 보여주고 있다. 표 2-5는 그녀의 수술 문제들을 치료상 도움이 되는 움직임과 운동 후 진행과정과 유산소 조절의 연속체와 급성기에서 아급성까지의 처방 그리고 Mrs. Rodriguez의 치료가 만성적인 단계임을 설명해 주고 있다. 이것에 대한 초기 움직임의 파라미터(요소들)는 중재를 통한 그녀의 반응에 기초를 둔다. 초기 중재의 프로그램은 로드리구에스 여사가 3일 동안 집에서 수행할 수 있게 하고, 어느 때든 운동 치료를 할 수 있게 한다. 건강을 증진시키는 운동 프로그램은 처방전의 저항 근육 훈련 만큼 유산소 운동은 해야한다. 그러나 낮은 저항과 반복의 증가로 구성된 유산소 능력을 늘리기 위해 저항 근육 훈련 프로그램이 규정하는 파라미터(요소들)을 근력 훈련과 비교한다. 게다가 움직임과 운동은 안정을 중요한 부분으로 포함한다. 게다가 안정을 중요한 부분으로 포함하여 요구되는 움직임과 운동은 혈류역학 스트레스를 포함해 연관되어진다(예, 상지운동과 몸통운동). 그리고 신중하게 규정되어져야 한다.[88,89] 증가된 육체활동과 구조화된 운동은 체중감소, HTN조절, 포도당 민감도의 정상화 그리고 심혈관 시스템의 상태(Dean 재조사 보기[7])가 프로그램의 가장 중요한 구성요소이다.

협응, 의사소통 그리고 기록 (COORDINATION, COMMUNICATION, AND DOCUMENTATION)

의사소통은 환자에게 초점을 맞추는 치료와 관리가 기본이다. Mrs. Rodriguez는 그녀가 희망하는 것에 따라서 새롭게 변화될 것이고, 그녀의 가족들은 많은 것을 알게 될 것이다. 치료팀은 그녀의 평생 건강 프로그램의 다양한 구성요소를 위해 파라미터와 성취될지 모르는 상호간의 확립된 목표를 최상의 상태로 성립시킬 것이다. 정보교환은 그녀의 평생 건강에 필수적이다. 환자의 관리, 검사를 포함, 평가, 진단, 예후 그리고 중재는 문서로 증명되어질 것이다. Mrs. Rodriguez의 교육은 지역에 따라서 그녀에게 특별히 필요한 것들을 맞추는데 목표를 삼는다.

- ◆ 수동적인 흡연의 영향은 흡연이 Mrs. Rodriguez의 기도 민감성에 영향을 주므로 그녀의 직계가족의 일원과 함께 논의되어질 것이다.
- ◆ 건강을 위한 영양과 체중조절에 필요한 것은 음식 피라미드의 재조사[91]와 체중을 관리해주는 사람을 참여시켜 조언을 해주는 것이다.
- ◆ 운동 전에 기관지 확장제를 적절하게 사용하고 이것을 사용, 기록한다.
- ◆ 계보기를 사용하고 활동 피라미드를 반복하는 것을 포함한 규칙적인 신체활동을 기록할 필요성이 있다.
- ◆ 구조화 운동 프로그램의 중요성은 (일주일에 3~5번씩) 사회 환경 속에서 Curves 또는 Tai chi 프로그램[92,93]과 운동을 혼합하여 건강할 수 있게 하기 위해서 처음 공동체 프로그램을 진행한 물리치료사가 공동체 프로그램을 진행하게 할 것이다.
- ◆ 양질의 잠과 이완 그리고 스트레스 관리의 필수품은 이완 테이프일지도 모른다.
- ◆ 평생 채택된 양질의 건강과 웰빙의 감각에 대해 평생 가까이 하기 위해서는 교회에서 제공하는 서비스를 그녀의 가족과 함께 충분히 참여하는 것이다.

Mrs. Rodriguez는 그녀와 그녀의 가족을 위해 건강한 식단과 식이요법에 필요한 정보를 제공하는 영양사로부터 지시받게 될 것이다. 멕시칸 미국 영양사는 지방, 소금 그리고 설탕을 감소 시키고 채소를 증가하는 것에 대한 정보를 주고 특별히 도움을 주게 될 것이다.

물리치료사는 식단을 재조사하여 거기에 따라 제공되어질 것이다, 그리고 Mrs. Rodriguez는 일주일에 먹는 음식을 기록해야 한다.

환자/고객 관련 교육 (PATIENT/CLIENT-RELATED INSTRUCTION)

환자 교육은 건강관리 제공자부터 교육 양식을 수행하는 환자들 또는 정보가 있는 소책자까지 일정한 방향으로의 지식이 전달되는 복합적인 과정으로 이루어지게 된다.[94-96] 비록 많은 프로그램들이 건강 위험 요소를 가진 사람들을 위해 규정된 것일지라도, 지속적인 능력을 위해 몇가지 프로그램을 규정한다. 그러므로 적절한 규칙을 지키는 것은 프로그램 효과를 유지시키는데 중대한 역할을 한다. 물리치료사는 환자에 대해서 알아보고 교육에 필요한 것을 평가하고 교육과 그 내용물을 위해 특별한 지시를 하고 교육받는 사람들을 평가해야 한다.

준비단계에 있는 환자의 상태를 확인하는 것은 중재와 물리치료사의 도움으로 어떤 수준인지를 결정하고 건강해지기 위한 행동 변화를 충족시키는 것이다. 물리치료사는 건강에 대해 교육하는 사람으로서 각각 교육을 받는 사람들에게 교육 평가 도구와 그들에게 맞는 운동 방법을 개발하기 위해 광범위하고 전문적인 지식을 가지고 있어야 한다. 대부분 중요한 평가도구는 환자를 오랜기간 지키기 위해 필요한 것이다. 그리고 수행하는 것은 가능한 한 건강의 위험요소가 지속되는 것을 피하기 위해서이다. 예방은 물리치료사의 중재로 가장 좋게 될 것이다.

학습자와 학습자의 지식 공간은 반드시 평가해야 한다. 건강을 위한 행동변화에 참여하기 위한 준비로 건강을 위한 행동 변화를 반드시 평가하여 확립해야 한다(물리치료사의 검사, 일반적인 건강상태, 변화의 Transtheoretical Model에 의한 일반적인 건강을 이해). 개인적으로 명상전단계는 고려되지 않거나 행동변화에 흥미로울지 모르

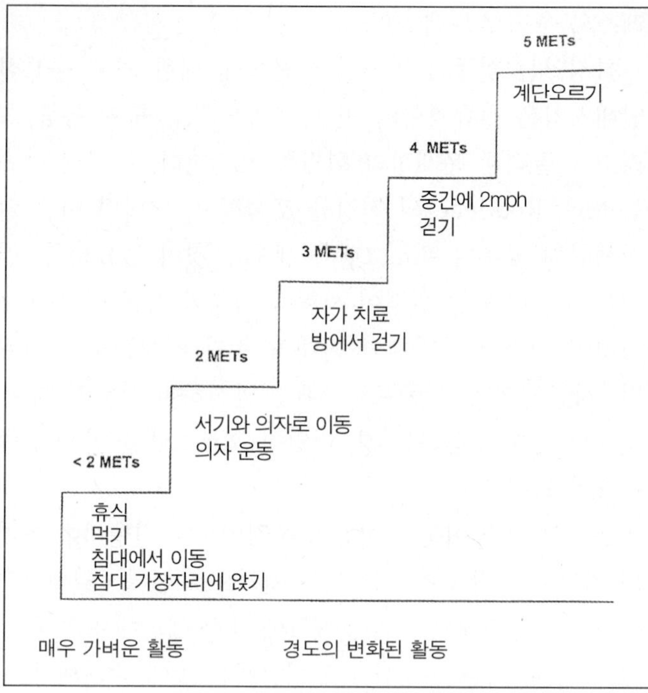

그림 2-4. MET에 기초한 만성적, 내과적, 외과적 상태, 환자에게 적용되는 움직임의 진행 과정(Adapted from Wools SL. *Cardiac Nursing*. 5th ed. Philadelphia, PA: Lippincott, Williams & Williams; 2004)

지만, 건강교육은 여전히 행동변화를 위해 필요한 것이고 준비단계에서 똑같이 전해질 것이다. 게다가 물리치료사는 문제 해결 능력에 도움을 주고 환자가 건강해지기 위한 행동 변화를 교육하기 위해 준비하여야 한다. Mrs. Rodriguez의 의견에서 문화적으로 고려할 것은 반드시 말해야 한다. 이것은 멕시칸에서 태어난 사람으로 건강을 위해 그녀의 믿음과 생활방식 행동에 관련되어 영향을 줄 것이다. 멕시칸 문화는 개인주의에 상반된 집단주의를 나타내는 경향도 있다. Mrs. Rodriguez의 집단주의적인 경향은 그녀의 프로그램을 평가하는데 강한 사회적인 지지가 요구되어 결정하게 될 것이다. 그리고 어떻게 해야 그녀의 위험요소로 간주되는 것을 감소시킬 수 있는지를 기록한다. 비록 영어로 숙련되었더라도 건강 정보가 잘 전달되지 않는 것은 그녀의 모국어인 스페인어로 설명되어지지 않기 때문이다. 이러한 경향은 Mrs. Rodriguez의 프로그램에 초점을 맞추어 어떻게 그녀의 가장 바람직한 건강을 유지하느냐는 그녀의 가족들

표 2-5 Marie의 수술전 과정에 대한 배경 자료: 기준선, 처방전, 파라미터(마리에의 반응들로 계획세운다 - 알맞고 안전하게 허용), 반응들 그리고 향상

목표: 체액이동의 정상화와 안정시 탈컨디션에 의해 똑바로 서기와 움직이도록 처방

	수술전	*수술후: 1일*	*수술후: 2일*	*수술후: 3일*	*수술후: 3일 수행*
연속적인 평가	진행	→	→	얻은 결과를 수행한다.	계획적으로 건강프로그램을 짠다.
교육	물리치료사의 목표와 결과로 관련된 평가에 대한 정보 움직임 신체부위 BC과 C를 다스리는 방법 편안한 자세	치료동안 수술 전에 가르친 것을 강화한다. Marie는 움직이는 것을 좋아하지 않고 감소된 흥분을 가진다: Marie의 움직임은 합병증과 악화된 상태를 피하게 되고 병원에서의 장시간 입원을 피한다.	수술전 가르친 것을 계속하고 더 길어진 기간을 목표로 한다.	처음의 자기 혼자 걷기와 활동을 계속한다. 최대한 걷기 또는 침대에서 의자로 이동	확정된 팀과 Marie의 목표를 세운다. 결정한 것을 바꾸기 위한 준비 집단 문제를 해결을 위한 재조사 환자를 관찰하고 가르친다: *운동반응* *로그북에 기록* 영양사 상담 심리학 상담(체중 감소) 팀과 함께 상담은 물리치료사와 더불어 추가적으로 계획을 세움
움직임: *유산소* 침대 끝에서 앉기 의자로 이동 지정된 장소에가서 서기 또는 걷기	수술후 움직임의 재조사는 BC와 C를 짝지어서 한다.	반응과 내성이 일치 q^{4h} q^{4h} ×1(장소에서 이동한 무게)	반응과 내성이 일치 q^{2h} 2~4시간에 q^{2h} 5분에 q^{2h}		신체적 활동의 규정된 만보기 사용 운동프로그램 구조 책보기
움직임: *강화*		흉벽 움직임 운동(앞으로 굽힘, 옆으로 굽힘 펌 회전) 상지와 하지 ROM	스스로 초기의 걷기와 활동 촉진		
신체부위	수술 후 신체부위의 재조사는 BC와 C를 짝으로 이루어 한다.	↑서있지 않을 때 발의 의존도와 함께 침대를 20~60° 머리 위쪽으로 올린다.	N/A	N/A	N/A
호흡조절과 기침을 다스리는 방법	BC와 C을 다루는 방법을 재조사	→	→	→	BC는 이완방법으로 통합된다.

Legend
*parameters set by Marie' s responses (tolerated well and safety)
BC=호흡 조절; C=기침; UE=상지; LE=하지; N/A=not applicable at this stage

이 그녀를 얼마나 도와주느냐에 달려 있다.

Mrs. Rodriguez의 교육 프로그램은 이러한 구성요소를 포함시킬 것이다.

- ◆ 학습자의 제한된 기능, 사회적 참가 그리고 그녀에게 필요한 것과 원하는 것으로 인해 생성되는 증상들을 위해 현재 생리학적으로 나타나는 그녀 자신의 정보를 설명한다.
- ◆ 그녀의 개인적 목표의 정의와 결과들을 어떻게 관찰하는지 그리고 결과들을 체계적으로 로그북에 기록한다.
- ◆ 음식과 운동으로 혈당의 반응과 gluco-meter로 혈당을 측정한다.
- ◆ 수면 관찰과 충분한 수면 그리고 수면의 질을 향상시켜 가장 바람직하게 회복을 나타내는 안내지침을 이해한다.
- ◆ 형편없는 반응의 이해
  예) 통증조절, 드문 운동 반응 그리고 근골격계 불편한 점은 그녀의 엉덩관절이나 새로운 문제점들이 관절염으로 인한 문제의 악화를 제안할수 있었다.
- ◆ 그녀의 가족을 포함하는 필요성을 이해

Mrs. Rodriguez는 건강 교육받는 시기에 공동체가 지향하고 매우 유익하게 하는 교회에 있었기 때문에 그녀는 물리치료사가 교육적인 프로그램을 제공하도록 요구되어졌다. 이러한 설명은 멕시칸 미국인 공동체로 살아가는 것은 평생 건강의 계획을 넓히기 위해서 매우 중요하다.

치료적 운동 (THERAPEUTIC EXERCISE)

- ◆ 유산소 능력/지구력 상태
  - ● 지구력 조절을 위한 파라미터
    - ■ 방법
      - ▶ 큰 근육 이용과 자연스러운 운동(예, Pedometer와 자전거 에르고미터를 이용해 걷기를 증가시킨다)
      - ▶ 걷기는 체중감소와 엉덩관절 통증을 제거하기 위한 운동 프로그램에 가장 크게 초점을 맞추게 될 것이다.
      - ▶ 특이성과 자동적으로 배우게 되는 원칙을 적용하여 ADL을 일과 관련시켜 다양한 방법으로 사용한다.
    - ■ 강도
      - ▶ 표 2-2를 보아라.
    - ■ 기간
      - ▶ 표 2-2를 보아라.
    - ■ 빈도
      - ▶ 표 2-2를 보아라.
    - ■ 과정과 진행
      - ▶ 표 2-2를 보아라.
      - ▶ 처방전 안에 진행은 운동 중재가 증가하는 것과 휴식시간이 감소하는 것을 기초로 한다.
      - ▶ 무게 변화는 재검사 후 입증된 후에 조절한다.
- ◆ 유연성 운동
  - ● 스트레칭 운동은 준비 운동 후 심호흡과 함께 30~60초간 멈추고 천천히 그리고 규칙적으로 한다.
  - ● 심호흡과 함께 능동관절운동을 천천히 시행한다: 엉덩관절 굽힘, 폄, 회전 그리고 축의 굽힘, 폄 그리고 회전.
  - ● 전신은 (매일 규칙적으로) 사지와 가슴벽을 포함한다.
- ◆ 이완
  - ● 스트레스 감소를 위한 호흡 이완 방법
  - ● Mrs. Rodriguez는 일주일에 2번 요가를 다양한 방법으로 시도할 것이다.
- ◆ 근력, 힘 그리고 지구력 훈련
  - ● 횡격막 호흡운동
  - ● 위, 중간, 아래 가슴 그리고 전체적인 팽창으로 요가 호흡 방법 시작
  - ● 숨쉬기와 함께 배와 등의 폄근을 동등하게 훈련: 예를 들면,
    - ■ 팔꿈치로 등을 누른다.
    - ■ 한쪽 다리가 올라감으로 골반이 기울어진다.
  - ● 체중조절
    - ■ Valsalva 방법을 피하고 주의해야 한다.

- 타입: 가벼운 중량(상지: 덤벨로, 하지: 커프무게로)
- 강도: 8~12번 반복이 생활에서 가능할 때까지 한다.
- IRM은 20, 40%로 세운다: 모든 주근육 그룹에 의해 하며 세트 사이에 3~5분씩 휴식
- 주기: 일주일에 3~5번씩

자가치료와 가정 관리에서의 기능적인 훈련 (FUNCTIONAL TRAINING IN SELF-CARE AND HOME MANAGEMENT)

비록 Mrs. Rodriguez가 그녀의 ADL와 IADL에 아무런 제한이 없다고 기록되었더라도 그녀는 그녀가 생활하는데 중간 정도의 강도로 하는 것을 알고 있다. 그녀는 그녀 자신이 수행할 수 있는 활동을 사람들이 보조해 주도록 계획했었다.

- ◆ 자가치료와 가정 관리
  - 자가치료와 가정 관리를 위해 모든 활동과 자세 정렬을 재조사한다.
  - 원소의 인체역학적 엉덩관절 스트레스에 대한 집(편안한 의자와 침대)에서의 정렬과 제공되는 교정에 대한 정보는 유산소 능력을 제한한다.
- ◆ 자가치료와 가정 관리를 하는 동안 손상 예방 교육
  - 활동시 안전
  - 집에서의 일을 계속하는 것은 가장 효율적이다.

일, 지역사회 그리고 여가 통합 또는 재통합에서의 기능적인 훈련 (FUNCTIONAL TRAINING IN WORK, COMMUNITY AND LEISURE INTEGRATION OR REINTEGRATION)

Mrs. Rodriguez는 특히 그녀의 일을 위주로 하는 것에 제한 받지 않는다. 그러나 가족과 일과 관련된 활동에 더 많이 참가하기 위해 지구력과 건강수준을 더 높게 하기를 즐긴다.

- ◆ 일
  - 직장활동을 위해 모든 활동과 자세 정렬을 재조사한다.
  - Mrs. Rodriguez의 직장 지역 본부에서 교정 조절의 정보를 제공한다.
  - 일을 지속하기 위해 가장 효율적으로 한다.
- ◆ 지역사회
  - 공동체 활동 동안 안전 인식 훈련
- ◆ 여가
  - 안전 인식 훈련
  - 그녀의 가족과 함께 하는 활동 속에서 도보 여행에 참가를 촉진하는 능력이다.
  - 그들이 결혼한 후 그녀의 자녀와의 삶과 그들의 가족과 함께 활동적으로 참여하게 하는 것을 확실하게 하는 능력이다.

보조기구와 장비의 적절한 처방, 적용 그리고 제작 (PRESCRIPTION, APPLICATION, AND AS APPROPRIATE, FABRICATION OF DEVICES AND EQUIPMENT)

Mrs. Rodriguez는 그녀의 평생 건강 계획에 충분히 참여하기 위해 그녀는 로그북에 규칙적으로 그녀의 치료 결과들을 기록하고, 자기 관찰을 위해 평가 도구가 필요하며, 그리고 자기 통제력의 힘이 필요하다.

- ◆ 그녀는 운동량과 체중지지 활동을 증가 시킨 이후로 지금 특히 그것들을 대신 하는 것에 대한 보조기 교정과 교육을 한다.
- ◆ 심박동수 관찰
- ◆ 글루코미터(glucometer)

기대 목표와 예측 결과 (ANTICIPATED GOALS AND EXPECTED OUTCOMES)

- ◆ 병리학/병태생리학의 영향
  - 산소 운반 지표가 향상되었다.
  - 신체적 활동과 운동에 대한 생리학적 반응에 의한 그녀의 증상에 대한 자기 통제력은 증가되었다.
- ◆ 손상의 영향
  - 감소된 휴식은 HR, BP 그리고 RR 그리고 주어진 일률을 위해 강화된 최대하 운동 반응으로 증명된다.

- 2500 경계선부터 3500 Pedometer 로그를 이용하는 것까지 매일 걷는 수를 늘리므로 지구력은 증가되었다.
- 근력은 4/5~5/5로 증가되었다.
- 매일 감소된 칼로리로 지방은 35%에서 25%, 22%로 감소되었고, 감소된 소금과 설탕섭취로 주당 1에서 2 lbs로 체중이 감소되었다.
- 엉덩관절과 척추 ROM은 정상적으로 증가되었다.
- Mrs. Rodriguez의 자기 기록을 근거로 스트레스를 자제하지 못하던 것이 감소되었다(위기 상황에 기록된 사건들이 보다 적게 나타나고 소변의 주기는 매일 2~4시간에 한번으로 줄었다).

◆ 기능적인 제한의 영향
- 그녀의 가족과 함께 육체적 활동을 즐기기 위한 능력은 증가되었다.
- 일에서의 지구력은 증가되었다.
- 기능적인 일의 양은 증가되었다.
- 일과 관련된 Stamina의 사회적인 이벤트는 증가 되었다.

◆ 위험 감소/예방
- HTN, 뇌졸중, IHD, 폐기능 장애, 당뇨병 그리고 골연화증과 함께 연합된 건강의 위험요소가 줄어들었다.
- 위험요소는 이와같이 정상화되므로 줄어들었다: BP<120/80 mmHg: 총콜레스테롤 < 200 mg/ dL: LDS <100 mg/dL: H이> 35 mg/dL: LDL에서 HDL의 비율 <3.25: 트리그리세리드=40에서 150mg/dL: 포도당(식전)= 70~115 mg/dL: 포도당(식후) <200 mg/dL
- IHD의 위험요소, 호흡기 기능장애, HTN, 뇌졸중, 신장질환, 비만, 암 그리고 당뇨병은 줄어 들었다.

◆ 건강, 웰니스, 운동의 영향
- 건강하기 위한 영양, 육체적 활동 그리고 건강을 증진시키기 위해서 행동을 자기 것으로 만들었다.
- 피트니스는 향상되었다.
- 건강상태는 향상되었다.
- 기관지 확장제 치료의 필요성이 줄어 들었다.
- 신체적 능력은 증가되었다.
- 신체적 기능은 향상되었다.

◆ 사회적 자원의 영향
- 환자 관리와 물리치료사의 문서 자료를 위한 APTA'S 안내지침에 따라 문서로 만들었다.[99]

◆ 환자/고객 만족
- 그녀의 일과 개인적인 삶 사이의 균형이 성취되었다.
- 치료는 가족과 다른 전문가와 함께 합동으로 이루어진다.
- 환자나 가족의 진단, 이해의 지식과 인지는 기대 목표와 예측 결과는 향상되었다.
- 웰빙의 감각이 향상되었다.
- 수면과 이완의 능력이 향상되었다.
- 스트레스 요인이 감소되었다.

재검사 REEXAMINATION

재검사는 치료의 과정을 통하여 수행되어진다. 이러한 패턴속에 놓인 환자들 평생 동안 다양한 치료로 나타나게 될 것이다. 주기적인 재검사와 새로운 사건을 당한 환자의 기능적 제한 또는 장애에 변화가 일어난다.

유산소의 효과를 평가하기 위한 양식의 재조사를 위한 시간과 생활 방식 훈련 프로그램은 일주일에 8번 한다. 이때 2번은 최대하로 재조사가 이루어진다. 최대하 에르고미터 테스트의 예정된 결과는 표 2-1, 6분 걷기 테스트는 표 2-2에서 보여진다. 처음에 시작한 일률은 더 높은 에르고미터 재검사는 표 2-6에서 보여진다. 6분 걷기 테스트에서 유산소 능력이 향상되고 에르고미터 테스트는 처음의 일률에 대해 더 높아져 2초마다 에르고미터 테스트의 필요에 따라 지시된다. 후자의 테스트는 다음 8주 동안 중간정도의 운동처방을 수정하기 위해 기초적으로 제공되었다. 보완된 운동처방은 표 2-6에 있다.

퇴원 DISCHARGE

Mrs. Rodriguez는 물리치료의 과정에서 물리치료 관리의 에피소드들로부터 퇴원되었다. 그리고 집에서의 프로그램은 그녀의 퇴원전 평가를 기초로 한다. 그리고 운동 테스트는 8주 이내에 24번 물리치료 후 검사한다. 이러한 기간은 그녀의 전체적인 치료의 사건을 포함시킨다. 그녀는 그녀가 그녀의 목표와 기대되는 결과의 성취감을 갖기 위해 입원 했다.

심리학적 양상 PSYCHOLOGICAL ASPECTS

Mrs. Rodriguez는 그녀가 비정상적인 불편함으로 그녀의 건강에 대해 약간 짜증을 갖게 된 것은 그녀의 할머니가 난소암으로 죽고 난 이후에 암이 생겨서 일지도 모른다. 그녀는 그녀의 체중과 육체적 활동이 중시됨과 함께 보다 더 궁극적인 건강한 행동으로 변하기 위해 준비기간안에 명상에 잠기는 것부터 준비단계까지 이동시켰다.

게다가 그녀는 그녀의 수면이 폐경기로 인해 특히 나빠지게 된 것을 알고 있다. 그녀는 더 나아가 하루동안 수면과 최대 기능과의 연관성에 대한 중요성을 인정한다. 그녀는 "부적절한 잠은 아마도 나의 면역 기관에 매우 영향을 준다"고 반성했다. 문명세계의 질병은 대개 형편없는 생활 방식의 삶을 선택한 후에 나타난다. 변화는 시간이 걸리고 건강한 삶의 방식을 받아들이고 선택한 변화를 유지시키는 것은 더 오래 걸린다. 환자와 물리치료사는 여러 해를 거듭하면서 지속된 변화를 주기 위한 기법을 세우도록 고려해야 한다. 조사 보고서에서는 계속적인 질병의 개념을 지원하고, 건강 관리 제공자의 지원은(예, 물리치료사) 평생의 건강을 이루는 과정을 도울 수 있다.[100]

사례 연구 #2: 대사증후군

Metabolic Syndrome

Mr. Mark Smith는 최근 생겨난 대사증후군의 징후와 두드러진 유산소의 탈컨디션을 동반한 35세 남자이다.

물리치료사 검진 PHYSICAL THERAPIST EXAMINATION

병력 (HISTORY)

- 일반적인 인구학: Mr. Smith는 사무직을 가진 35세 남성이다. 그는 버스 운전 교육을 받기 전에 고등학교와 2년제 대학을 졸업했다. 그는 영어로 글을 읽고 쓸 줄 알고 특별하지 않은 종교를 가지고 있다.
- 사회적 병력: Mr. Smith는 아내와 별거하고 있다. 그의 자녀인 13세 여자아이와 11살 남자아이는 두 가정 사이에서 똑같은 시간을 보내고 있다.
- 고용/일: Mr. Smith는 10년 동안 버스운전사를 하고 있다. 그는 전에 대학을 통해 교육 받는 3년 동안 페인트 공장에서 일했었다.
- 생활 환경: 그는 도시 교외에 있는 집에서 혼자 살고 있다.
- 일반적인 건강 상태
  - 일반적인 건강 인식: Mr. Smith가 질병의 결여를 믿는 것은 건강에 상당한 영향을 미친다. 그는 그의 아버지가 54세로 죽은 이후에 정신적으로 더 많은 아픔을 느낀다. 그리고 그의 형은 4개월 전에 리듬장해를 진단받았다. 그의 아버지의 죽음 전에 Mr. Smith는 그의 건강한 행동 변화가 중시하였고 그 자신을 평가했다. Mr. Smith는 그의 체중 그리고 체중과 연관된 위험인자를 줄이고 싶어한다. 그는 또한 일과 그의 가족문제 때문에 스트레스를 가장 많이 받고 있다는 것을 알고 있다. Mr. Smith는 또한 그의 만성적인 문제와 비만의 결과로 그의 일을 다시 시작하는데 그의 버스회사에서는 그가 의학적으로 위험한 상태에 있다는 걸 알고 언짢게 생각하고 있다. 그는 6개월 동안 정직 되었다, 그리고 그의 건강 위험인자는 그가 일하러 다시 되돌아가기 위해서 재평가가 이루어져야 할 것이다.
  - 신체 기능: Mr. Smith는 그의 모든 ADL이 비의존적으로 수행할 수 있다고 명확하게 말하였지만 그는 만성적인 허리 문제때문에 약간 어려움을 가지고 있다.
  - 심리적 기능: 그는 성기능 장애, 일과 그의 아내와

표 2-6 에르고미터 검사에 의한 Marie의 자료 - 수술 전과 프로그램 훈련 2개월 후

수술 전	2개월 훈련 후
운동전 체크목록의 재조사 (표 2-3)	운동 전 체크목록의 재조사 (표 2-3)
연습: 48시간 전에 한번 자전거 타기	48시간 전에 한번 자전거 타기
시간: 오전 9:00	오전 9:00
폐기능: 표 2-1을 보아라.	표 2-1을 보아라
약물: 운동하기 10분 전 기관지 확장제 복용	운동하기 10분전 기관지 확장제 복용

검사결과에 대한 근거: 연령으로 예측한 최대심박수율 - 158bts/min 에 90%

분/단계	Watts 25 증가	RPM 50	예측된 METs	심박동률 (bts/min)/ EKG 변화	혈압 (mmHg)	심박동수 혈압율($\times 10^3$)	SpO_2 (%)	혈당 (mg/dL)	격심한활동 감각의 등급 또는 호흡 곤란(0~10)	불쾌/통증 (협심증 없음) (0~10)	해설
0	0	0	1	80	130/84	10.4	97	95	0.5	1	
0	0	0	1	79	128/86	10.1	97		0.5	1	
0	0	0	1	78	133/88	10.4	98		0.5	1	
1	50	50	4.0	114							
2	50	50	4.0	110	148/-*	16.3	97		2	0	
3	75	50	5.0	124							
4	75	50	5.0	122	152/-	18.5	97		3	0	
5	100	50	6.0	126							
6	100	50	6.0	128	158/-	20.2	96		3-4	0.5	
7	125	50	6.9	136							
8	125	50	6.9	132	165/-	21.8	95		4	0	
9	150	50	7.9	138							
10	150	50	7.9	138	169/-	23.3	95		5	0	
11	175	50	8.9	142							
12	175	50	8.9	144	172/-	24.8	95		6	0	
13	200	50	9.8	154						0.5	오른쪽 종아리 근육 딱딱함
14	200	50	9.8	158	176/-	27.8	97		4		
15	75	50	5.0	130			98		3	0.5	
16	75	50	5.0	125	154/-	19.4	98		1	0	
17	50	50	4.0	105			98		1	0	현기증 나는 느낌

(계속)

표 2-6 에르고미터 검사에 의한 Marie의 자료 - 수술 전과 프로그램 훈련 2개월 후 *(계속)*

분/단계	Watts 25 증가	RPM 50	예측된 METs	심박동률 (bts/min)/ EKG 변화	혈압 (mmHg)	심박동수 혈압율($\times 10^3$)	SpO_2 (%)	혈당 (mg/dL)	격심한활동 감각의 등급 또는 호흡 곤란(0~10)	불쾌/통증 (협심증 없음) (0~10)	해설
18	50	50	4.0	100	144/-	14.4	98		0.5	0	
19	0	0	1	95			98		0	0	
20	0	0	1	90	138/-	12.4	99				
21	0	0	1	88			98		0	0	
22	0	0	1	82	134/-	11.0	99				
23	0	0	1	84			98		0	0	
24	0	0	1	83	133/-	11.0	98	82	0	0	

자료 설명

재조사: 2개월 훈련 후

연령에 의한 최대심박동수의 90%인 9.8 METs 무게를 달성했다.

체중 분류: 과체중

휴식: 더 적은 휴식은 신진대사가 변화되기 쉽다: 휴식시 심장의 박동은 덜하다.

준비운동: 증가된 운동을 위해 적합하게 반응한다.

최고점: 주어진 운동량이 생리학적으로 더 빨리 조정 되는 것은 기준 검사와 비교한다.

마무리 운동: 이러한 평가들은 검사전 측정과 일정한 수준을 유지하기 위해 생리학적으로 더 빨리 되돌아 간다.

회복: 운동 중단 3~4분 이내로 회복한다.

전반적인 면: 검사를 잘 소화시킨다.

운동처방 :

종류: 자전거 에르고미터

강도: 70~85% 연령으로 예측한 최대 심박동수

주기: 3~5 x/wk

기간: 2분 휴식과 함께 10분에 3차례(3주에 첫 번째) → 2분 휴식과 함께 15분에 2차례(3주에 두 번째)

과정: 8주 안에 재검사

참고: 검사 동안에 심장 확장의 평가를 기록하지 않는다.

분리된 상태고 그의 가족으로 인한 스트레스 때문에 우울증 증상이 나타난다고 보고 됐다. 직장에서는 지금 그에게 고용인 보조 사무실이 주어지고 있다. 우울증의 등급은 심각한 우울증에서 중간 정도로 확고해졌고, 그의 직장에서 심리학자로부터 관리되고 있다. 먼저 이 모든 것은 그가 일반적으로 정신 건강이 좋은 상태라고 보고 있다. 그는 전혀 상담자(그가 고등학교 다녔을 때보다 다르게), 심리학자, 정신과 의사로부터 치료 받아 본적이 없다.

- 역할 기능: 남편, 아버지, 아들, 친구, 고용인의 역할에서 멀어지게 되었다.
- 사회적 기능: Mr. Smith는 주말에 사회적 모임을 위해 그의 집으로 가족과 친구들이 모여서 즐기기를 좋아한다. 그는 그가 밤 일이 없을 때 학교에 있는 그의 자녀들의 활동 모임에 참가한다. 그는 버스 회사 볼링 모임의 대표자이다. 그는 일주일에 한번 볼링을 치고 시합 기간에는 좀 더 자주 친다.
- 사회/건강 습관
  - Mr. Smith는 13살 이후로 하루당 한갑의 담배를 피웠다. 왜냐하면 그가 직업을 유지해야 한다는 스트레스 때문에 몇 개월 지난 후에는 흡연이 하루에 한갑 반으로 증가되었다. Mr. Smith는 2번 정도 흡연을 중단하려고 시도했었다(첫 번째는 15년 전이고 두 번째는 5년 전이다).
  - 그는 주말에 스포츠를 하려고 멀리서 오는 그의 친구들과 함께 볼링을 친 후에 맥주 마시는 것을 즐긴다.
  - 영양이 중시되는데 Mr. Smith는 채소를 좋아하지 않고 경우에 따라 과일이 어떤 것과 혼합되어 있을 때만 과일을 먹는다. 그는 직장다닐 때 패스트 푸드를 먹었다

◆ 문명의 질병에 대한 위험요소의 평가 설문 조사에서 IHD, 암, 또다른 흡연이 Mr. Smith에게 위험인자임을 알려주고 있다. 연관된 상태는 매우 높다. 그는 항상 고콜레스테롤을 가지고 있다. 그러므로 IHD, 뇌졸중, 그리고 신장 질환의 위험인자가 증가하고 있다, 그리고 그는 당뇨병와 함께 그의 혈당과 그의 BMI는 그 이상으로 현저하게 나타난다. 그는 대사 증후군을 가지고 있다.[58]

◆ 가족력: 그의 아버지와 아저씨는 IHD로 죽었다. 그의 어머니는 그가 다섯살 때 떠나서 그는 어머니 가족력을 모른다. 그보다 3살 위인 그의 형제는 4개월 전에 운동장애의 진단을 받았다.

◆ 의학/외과적 병력: Mr. Smith는 14년 전 HTN의 병력을 가졌고 9년간 인슐린 저항에 대한 병력을 가지고 있다. 그는 위식도 역류와 소화장애가 있다. 그는 8년 전 급성으로 시작된 만성 요통도 있다. 그는 어릴 때부터 비만이었다. 그는 수술력은 없다.

◆ 이전 입원: 없다.

◆ 이전에 존재하는 의학적 그리고 다른 건강과 관련된 상태: Mr. Smith는 많은 식사 후 소화장애와 가슴앓이를 가졌으나, 이러한 증상은 제산제로 경감되었다. 그는 또한 특이한 장 움직임인 변비가 있다(3~4일에 1번). 그는 성기능 장애가 있고, 5년 반 동안 발기불능이었다. 그의 뇨기능은 정상이다; 그러나 그의 요에서 높은 당이 보였다. 그는 치주막질병이 있어 치과의사를 자주 방문했다. 그는 1년간 1~2개월 기침을 했고, 이러한 증상은 몇 년 되었다. Mr. Smith는 평균 밤에 7~8시간 동안 잘 잔다. 그리고 7일 중 4~5일 아침에 거뜬하다. 그는 밤에 코를 곤다. Mr. Smith는 피곤할 때 주기적으로 눈이 침침하다(6주에 1번).

◆ 현재 상태/주호소: Mr. Smith는 그의 증상이 격심한 운동을 할 때 짧은 호흡이 나타난다고 한다. 그는 6주 전에 나타난 허리 통증이 최근들어 더 심해졌다가 회복되었다. 그러나 그는 그의 탈컨디션과 비만을 기초로 하여 그의 물리치료사의 도움으로 재발의 높은 위험요소를 차단시킬려고 했다. 버스회사는 그가 직장으로 되돌아 올 수 있는 기간은 그의 허리 상태와 그의 비만에 따라 결정되어질 것이라고 말하였다. 그는 6개월 안에 직장으로 되돌아가기 위해 내과의사에게 재평가 받게 될 것이다.

◆ 기능적인 상태와 활동: Mr. Smith는 10시간 동안 운전을 했었고, 일상생활동작을 반복적으로 하므로 허리통증을 가지게 되었다. 그는 운동을 형식적으로 일

주일에 하루 볼링을 쳤고, 경기하는 동안에는 더 많은 볼링을 쳤다. 그는 숨을 약하게 쉬는 것으로 보고되어 있지만 그가 담배를 피우지 않는다면, 이러한 증상은 없어질 것이다.

- ◆ 약물: 그는 HTN에 의해 이뇨제를 먹는다. 그는 매일 75%의 약을 먹는 것으로 추정된다. 급성기 허리 통증이 있는 동안 그는 진통제를 복용했지만 이제는 더 이상 진통제가 필요하지 않다. 그는 산중화제가 필요하므로 먹는다.
- ◆ 다른 임상적 검사:
  - 비정상적인 평가 기록
    - 총 콜레스테롤: 250 mg/dL (적정량은 <200 mg/dL)
    - LDL: 250 mg/dL
      - ▶ 적당한 수준: <100 mg/dL
      - ▶ 가장 적당한 수준: 100~129 mg/dL
      - ▶ 경계선상의 높은 수준: 130~159 mg/dL
      - ▶ 높은수준: 160~189 mg/dL
      - ▶ 심장병으로 증가된 위험인자가 가장 높을 때의 가장 높은 수준: >190 mg/dL
    - HDL: 40 mg/dL (남성의 정상범위 40~60 mg/dL)
    - 비율: 6.25(정상 < 3.25)
    - 트리글리세리드: 425 mg/dL(남성의 정상범위: 40~150 mg/mL)
    - 포도당(식전): 200 mg/dL (정상은 70~115 mg/dL)
    - 포도당(식후): 260 mg/dL (정상은 <200 mg/dL)
    - HbAlC: 9.8%(정상은 5%이거나 그 이하)
    - Homocysteine: 12 umol/L (정상은 5~15 umol/L)
    - CRP: 6 ug/mL(정상은 < 6 ug/mL)
  - ECG: 정상적인 동 리듬
  - 폐기능 검사: FEV_1=65% 예측됨, FVC =80% 예측됨, FEV_1/FVC=81% 예측됨, PEFR=45% 예측됨.
  - 휴식시 SpO_2: 95%로 운동하는 동안, 88%(담배 피우고 난 후 2시간 후에 측정)로 운동하는 동안 비포화상태로 된 것이 나타난다.
  - 온도: 98.6°F

시스템 재조사 (SYSTEM REVIEW)

- ◆ 심혈관/ 폐
  - 혈압(BP): 160/98 mg/Hg(2단계 HTN)
  - 부종: 10시간 동안 운동 후 그것에 의한 부종이 나타난다.
  - 심박수(HR): 85 bpm
  - 호흡수(RR): 16 bpm
- ◆ 외피계
  - 반흔형성 상태: 현재 없다.
  - 피부색: 정상
  - 피부 상태: 건조한 피부, 최소한 하지 모발과 발가락 모발의 결여
- ◆ 근골격계
  - 전체적인 관절가동범위: WNL
  - 전체적인 근력: 몸통 굽힘근과 폄근에 의해 WNL 제외됨
  - 전체적인 대칭: WNL
  - 키: 5' 10" (1.78 m)
  - 몸무게: 250 lbs(113.4 kg)
- ◆ 신경근계
  - 균형: WNL
  - 보행, 이동 그리고 변화: WNL
- ◆ 의사소통, 감정, 인지, 언어, 학습 유형
  - 의사소통, 감정, 인지 그리고 언어: 명료(alert) 그리고 지남력(oriented)×3
  - 신경질을 나타낸다.
  - 선호하는 학습: 구체적이고 경험적인 것.

검사와 측정 (TESTS AND MESURES)

- ◆ 유산소 능력/지구력
  - 운동검사 전에 검사해야 할 것을 확보해야 하는데

수행되어지는 것을 체크한다(표 2-3).

- Astrand-Rhyming 자전거 에르고미터 검사: 결과는 10번째 백분율보다 작게 또는 형편없는 유산소 능력을 예측한 것을 기초로 그에게 보여준다.[101]
- 트레드밀 걷기 검사: 최대하 운동검사 결과는(표 2-7)
- 걸음/일: 1581[79]
- 활동하는 동안 쇠약한 숨쉬기 조절

◆ 인체측정학 특성

- BMI(kg/m^2): 36.3, 비만그룹 Ⅱ에서 그에게 주어진 공간[80,81]
- 신체지방(%): 39.4%
- 피부의 접힘을 측정(7분류): 36.6% 신체지방
- 허리둘레: 49인치
- 허리에서 엉덩이의 비율: 1.2

◆ 각성, 집중, 그리고 인식

- 명료(alert) 그리고 지남력(oriented)×3

◆ 보조 및 적용 장치:

- 사용하지 않는다.

◆ 순환

- 맥박의 특성: 정상
- ECG: 정상 공동의 리듬

◆ 인체 공학과 신체 기전

- 들어올릴 때 약한 신체 기전
- 버스 운전할 때 나쁜 앉은 자세와 앉아있는 지구력

◆ 보행, 이동 그리고 균형

- 보조장비없이 독립적으로 걸어다니지만 3~4개의 블록을 걸은 후에는 호흡이 짧아진다.
- 균형: WNL

◆ 근수행력(옥스퍼드의 도수 근육 검사의 등급 시스템 0~5)

- 말초근육: 4/5~5/5
- 비정상적인 근육: 2/5
- 등펌근육: 3/5

◆ 보조도구들

- 발을 다쳤을 때 예비 신발 보조기 적용(한달에 2번)

◆ 통증

- 허리통증은 줄어들었다.
- 증상을 악화시키는 활동과 자세는 피한다.

◆ 자세

- 서있을 때 중간 정도의 척추후만증
- 앉은자세에서 약간 척추후만증
- 복부 주위의 중력 중심이 앞쪽으로 이동

◆ 관절가동범위

- 맨끝:WNL
- 경직과 함께 중간, 아래 흉벽 팽창이 감소되었다.
  - 4번째 갈비뼈: 1 인치
  - 7번째 갈비뼈 / 검상돌기: 2인치

◆ 자가 치료와 가정 관리

- Mr. Smith는 자가 치료와 가정 관리 모두 수용할 수 있다고 보고되었다.
- 집주변에서 바깥일은 그의 허리통증과 비만 때문에 제한되었다.

◆ 감각 통합성

- 감각은 일반적으로 정상이지만, 두발의 족저면에서 터치하면 감각이 약간 약함을 알 수 있다.

◆ 환기와 호흡/가스 교환

- 청진
  - 흉벽의 지방과다로 선명한 폐 활동범위가 멀게 느껴지는 소리이다.
  - 흡연자들은 운동에 따른 자극과 부산물로 인해 아침에 기침을 한다. 그러나 기관지 경련이나 폐 분비물 이상은 나타나지 않았다.
- 호흡 패턴
  - 가슴과 배에 힘을 주어 흉벽을 압박하여 위쪽 가슴으로 숨을 쉰다.
- 깨끗하고/끈적거리는 하얀분비물이 위로 올라오게 한 뒤로 아침 잠을 깨우는 기침을 적게 한다.
- SaO_2 또는 SpO_2: 휴식시 95%와 최소~중간 정도의 격심한 활동은 감소되었다.

◆ 일, 지역사회 그리고 여가 통합 또는 재통합

- Mr. Smith는 5METs 이내의 활동과 공동체에서 적절하게 기능을 수행할 수 있다.

- 주어진 시간에 호흡곤란과 기침을 하는 이유로 운동을 제한한다.
- 그는 일자리를 얻기 위해 불안한 마음으로 10시간 동안 운전해서 갔는데 용케 일자리를 구했다.
- 그의 여가활동은 걷기, 볼링 그리고 그의 자녀들과 활동하는 것으로 이루어져 있다.

평가 EVALUATION

Mr. Smith의 병력과 소견은 사용하지 않는 탈컨디션의 진단과 일치하게 된다. 게다가 그의 혈압은 단계 2의 HTN이다. 그리고 그의 비만은 그룹Ⅱ로 나뉘어진다.[80] 폐기능 검사 결과를 위한 폐의 병리학 지침을 기초로 하여 Mr. Smith가 병리학적으로 뒤섞인 패턴을 가지는 것을 잘 고려되어져야 한다(즉, 약하게 제한되고, 방해되는 폐기능장애). 비록, 이것은 이것 자체로 처리되어지지 않지만 이패턴은 임상적인 관계에서 비만과 대사증후군의 조합으로 만들어져 개발되었다. 그의 유산소 능력은 최대범위 하에서 트레드밀 걷기 테스트가 그의 나이와 성에 맞는 수준을 기초로 하여 최소한으로 나뉘어진다. 전반적으로 Mr. Smith는 현저하게 나타나는 위험요소를 가지고 있다. 비록 전에 그의 건강 관리 팀이 전반적으로 협조된 방법으로 했을지라도, 관리는 잘 이루어지지 않았다. 종합적으로 그의 현상태는 대사증후군이며, 병의 근원이 되는 매개물로 인해 생명을 위협받고 병리학적으로 연관되어 구성되어있다. 게다가 Mr. Smith는 우울증이 있으므로 남에게 말을 거는 것이 필요하다. 홀로 겪는 우울증의 개선점은 기능적으로 수용할 수 있는 능력을 향상시켜야 한다.

진단 DIAGNOSIS

Mr. Smith는 대사증후군을 가진 환자이다. 그는 건강이 나빠져 있다; 유산소 능력/지구력; 인체측정학적 특성; 인체 공학과 신체 기전; 근수행력; 자세; 관절가동범위; 감각 통합성; 그리고 환기상태 그리고 환기와 호흡/가스 교환. 그는 기능상으로 일, 지역사회 그리고 여가 통합 또는 재통합에 기능적 제한을 느끼게 된다. 이것들의 소견은 패턴 B에서 이루어진 것으로 구성되어진다; 약화된 유산소 능력/ 탈컨디션과 연합된 지구력 손상을 확인하고 기능상 제한에 대해 예후와 관리계획을 결정하게 된다.

예후와 치료계획 PROGNOSIS AND PLAN OF CARE

방문 과정은 상호간의 확정된 결과에 따라 결정되어졌다.

- ♦ 유산소 능력은 증가되었다.
- ♦ LES의 생체역학적 효과는 증가되었다.
- ♦ 활동시 호흡은 조절되었다.
- ♦ 치료는 환자, 가족, 다른 전문가들 그리고 본인의 협조로 이루어진다.
- ♦ 사례는 치료의 과정을 통해 관리되었다.
- ♦ 인체공학적인 면과 신체기전은 향상되었다.
- ♦ 기능적인 일의 양은 증가되었다.
- ♦ 피부의 상처는 개선되어졌다.
- ♦ 건강한 습관으로 훈련된 행동에 대한 지식을 얻게 되었다.
- ♦ 훈련이 증가됨에 따라 움직임이 개선되었다.
- ♦ 근육 수행 능력이 증가되었다.
- ♦ 환자는 금연 프로그램을 충실히 행한다.
- ♦ 환자와 가족들은 체중을 줄이기 위해 다이어트를 권유 받고 충실히 행한다.
- ♦ 위험요소가 줄어들었다.
- ♦ 이차적인 손상의 위험요소가 줄어들었다.
- ♦ 관절가동범위는 증가되었다.
- ♦ 인체공학에 의해 버스 좌석에 앉아있는 지구력이 증가되었다.
- ♦ 스트레스는 줄어들었다.

이것들의 결과를 성취하기 위해서 환자를 위한 적합한 매개체가 결정되어져야 한다 그것은 다음의 것들을 포함하게 될 것이다; 협응, 의사소통 그리고 기록; 환자/고객 연관 교육; 치료적 운동; 일, 지역사회 그리고 여가 통합

표 2-7 트레드밀 걷기 검사에 의한 Marie의 자료-수술전과 프로그램 훈련 2개월 후

수술 전	2개월 훈련 후
운동전 체크 목록의 검사(표 2-3)	운동후 체크 목록 검사(표 2-3)
연습: 하루 전에 두 번 트레드밀 걷기	검사를 위해 48시간 전에 2 트레드밀 걷기
시간: 오전 9:00	오전 10:00
몸무게(lb): 250.5	236.5
몸의 질량 지수(kg/m^2): 36.3	34
허리둘레(in): 49	44
허리에서 엉덩이까지 비율: 1.2	1.0
약물: 콜레스테롤을 낮추는 약물, 구강 저혈당제, 항고혈압제	
폐순환 기능 :	
FEV_1: 65% 예측됨	70% 예측됨
FVC: 80% 예측됨	81% 예측됨
FEV_1/FVC: 81% 예측됨	86% 예측됨
PEFR: 45% 예측됨	54% 예측됨
SpO_2: 95%	

검사의 대한 반응

- 유산소 상태의 평가
- 운동 처방전
- 운동의 안전과 위험요소를 평가

형식: 트레드밀 걷기 실시

난간 지지의 수준: N/A ☐ 예 √ 수준: 가볍게 옆 레일을 두손가락으로 지지 √

보조기와 보조기 타입의 사용: N/A ☐ 예 √ 타입: 구두의 안창

검사 종료에 대한 기준: 연령의 최대 심박동수의 90% —167 bts/min

분/단계	속도 mph	평점 (%)	예측된 METs	심박동률 (bts/min)/ EKG 변화	혈압 (mmHg)	심박동수 혈압율($\times 10^3$)	SpO_2 (%)	혈당 (mg/dL)	격심한활동 감각의 등급 또는 호흡 곤란(0~10)	불쾌/통증 (협심증 없음) (0~10)	해설
0	0	0		96 NSR **85 NSR**	160/96 **138/86**	15.4 **11.7**	94 **98**	120 **105**	3 **1**	0 **0**	NSR 동안 내내
0	0	0		100 **86**	155/98 **140/88**	15.5 **12.0**	95 **98**		3 **1**		

*BOLD—2개월에 반응

(계속)

표 2-7 트레드밀 걷기 검사에 의한 Marie의 자료-수술전과 프로그램 훈련 2개월 후 *(계속)*

분/단계	속도 mph	평점 (%)	예측된 METs	심박동률 (bts/min)/ ECG 변화	혈압 (mmHg)	심박동수 혈압율($\times 10^3$)	SpO_2 (%)	혈당 (mg/dL)	격심한활동 감각의 등급 또는 호흡 곤란(0~10)	불쾌/통증 (협심증 없음) (0~10)	해설
0	0	0		98 **85**	157/99 **137/82**	15.4 **11.6**	94 **96**		3 **1**		
1	2.5	0	2.9	108 96			91 96		5 3		
2	2.5	0	2.9	115 **98**	178/- **148/-**	20.5 **14.5**	90 **95**		5 **3-4**		
3	3.0	0	3.3	128 100			88 94		6-7 4		
4	3.0	0	3.3	134 **126**	184/- **156/-**	24.7 **19.7**	87 **92**		7 **4**		
5	3.0	2.5	4.3	140 **132**			88 **91**		8 **5**		
6	3.0	2.5	4.3	136 **126**	188/- **160/-**	25.6 **20.2**	87 **91**		8 **5**		
7	3.0	5.0	5.4	142 **132**			90 **94**		5 **2-3**		
8	3.0	5.0	5.4	148 **138**	178/- **166/-**	26.3 **22.9**	90 **95**		5 **1-2**		
9	3.0	7.5	6.4	158 **144**			90 **95**		6 **3**		
10	3.0	7.5	6.4	154 **142**	184/- **175/-**	28.3 **24.9**	91 **95**		7 **4-5**	0.5 **0**	서혜부 왼쪽 부분으 **로 당겨지는 느낌**
11	3.0	10	7.4	160 148			90 95		7-8 6	0 0	
12	3.0	10	7.4	156 **144**	168/- **150/-**	26.2 **21.6**	93 **94**		8 **6**		

*BOLD—2개월에 반응

참고: 검사동안에 심장 확장의 평가는 기록하지 않았다.

(계속)

표 2-7 트레드밀 걷기 검사에 의한 Marie의 자료-수술전과 프로그램 훈련 2개월 후 *(계속)*

분/단계	속도 mph	평점 (%)	예측된 METs	심박동률 (bts/min)/ ECG 변화	혈압 (mmHg)	심박동수 혈압율($\times 10^3$)	SpO_2 (%)	혈당 (mg/dL)	격심한활동 감각의 등급 또는 호흡 곤란(0~10)	불쾌/통증 (협심증 없음) (0~10)	해설
13	3	12.5	8.5	168 **150**			94 **94**		9 **7**		
14	3	12.5	8.5	169 **148**	184/- **155/-**	31.1 **22.9**	88 **93**		9 **7**		
15	2.5	0	2.9	106 **94**			95 **94**		5 **3**		
16	2.5	0	2.9	105 **94**	164/97 **134/79**	17.2 **12.6**	95 **95**		4 **2**	0 **0**	
17	0	0	1	100 **88**			96 **95**		2 **1**	0 **0**	
18	0	0	1	102 **86**	155/92 **138/88**	15.8 **11.9**	97 **96**		2 **1**	0 **0**	
19	0	0	1	98 **84**	142/90 **133/78**	13.9 **11.2**	96 **97**		2 **0**	0 **0**	
20	0	0	1	95 **82**	144/98 **134/90**	13.7 **11.0**	97 **97**		1-2 **0**	0 **0**	
21	0	0	1	96 **84**	146/96 **132/86**	13.8 **11.1**	97 **97**	100 **90**	2 **0**	0 **0**	

*BOLD—2개월에 반응

참고: 검사동안에 심장 확장의 평가는 기록하지 않았다.

(계속)

표 2-7 트레드밀 걷기 검사에 의한 Marie의 자료-수술전과 프로그램 훈련 2개월 후 *(계속)*

자료 설명

기준선 검사

체중 분류: 비만 그룹II

전반적인 면: 검사를 잘 소화시킨다.

무게 달성: 연령의 최대 심박동수의 90%의 8.5 MET 무게를 달성했다.

휴식: 비교적 고도의 휴식은 생리학적으로 변하기 쉽다.

준비운동: 장시간 반응은 주어진 일률 변화를 위해서이다.

최고점: 불균형적으로 고도의 생리학적인 반응들은 탈컨디션과 함께 최대 일률이 일치되기 위해서이다.

마무리 운동: 장기간 마무리 운동은 각각의 마무리 운동 일률을 위해서이다.

회복: 기준선의 5% 이내로 더 낮추고, 파라미터를 위해서는 5분의 시간이 걸려야 회복이 된다.

운동처방:

종류: 트레드밀 걷기

강도: 연령의 60~80% 최대 심박동수

기간: 2분 휴식과 함께 4~8분간 여러 차례(3주에 첫 번째) → 2분 휴식과 함께 2~15분간의 여러 차례(3주에 두 번째)

주기: 3~5 x/wk

과정: 8주 안에 재검사

재검사: 2개월 훈련 후

체중 분류: 비만 그룹 I

전반적인 면: 검사를 잘 소화시킨다.

무게 달성: 연령으로 예측한 최대 심박동수의 80% 의 8.5MET 무게를 달성했다.

휴식: 더 낮은 휴식은 신진대사가 변하기 쉽다: 휴식시 심장에 무리가 덜 가도록 운동한다.

준비운동: 증가된 운동을 위해 적합하게 반응한다.

최고점: 주어진 일률를 생리학적으로 더 빨리 조정하기 위해서는 기준 검사와 비교한다.

마무리 운동: 이러한 평가들은 검사전 측정과 일정한 수준을 유지하기 위해 생리학적으로 더 빨리 되돌아 간다.

회복: 운동 중단 3~4분 이내에 회복된다.

운동처방변경

재검사는 증가된 출발 속도에 주의한다 — 표 2-8에서 프로토콜과 결과들을 보아라.

또는 재통합에서의 기능적인 훈련: 처방전, 적용 그리고 장치와 기구를 적합하게 제작; 그리고 기도 제거 기술.

Mr. Smith는 6~12주 기간 내에 6회에서 30회 방문 사이에 요구되어지는 것을 기대한다. 그는 다양한 시스템과 연관되어지고, 제한된 유산소 능력을 가지게 된다. 건강행동변화의 프로그램에 참가하기 위한 Mr. Smith의 준비와 그가 건강에 좋은 다른 행동들의 준비 단계를 다르게 하든지 아니하던지 간에 그는 운동 기간과 방문기간동안 치료결과에 영향을 미치게 될 것이다. 그의 건강과 삶 그리고 그의 사회적 위치로 인해 그의 다양한 병적 상태와 위험요소의 심각성이 더해지기 때문에 Mr. Smith의 치료 단계는 더 길어질것 같고 새로운 치료단계가 요구 되거나 많은 방문 변경 또는 치료의 단계기간이 24개월로 길어질 수도 있다.

중재 INTERVENTIONS

선택된 중재에 대한 근거 (RATIONALE FOR SELECTED INTERVENTIONS)

Mr. Smith에게 포괄적인 프로그램이 필요하다고 나타났다. 첫 번째로 그는 이시기에 건강 행동 변화를 가지게 하는 것은 흥미를 가지게 되는 정도와 그의 위험한 건강상태에 대해 반응을 나타내는 것이 우선되어져야 한다. Mr. Smith는 우선적으로 필요한 다양한 생활방식을 가진다. 그러나 이것은 Mr. Smith가 몇 개의 과격한 변화를 한번에 제한하는 것에 대응할 수 없게 될 것이다. 그러므로 우선적으로 확립되어지는 것이 필요하고 활동계획은 더 오랜기간 내에 서서히 실행에 옮기는 것이 필요하다. 이러한 변화들이 안전하게 받아들여지고 유지되기 위한 가능성은 더 크게 될 것이다.

주어진 중요한 건강행동변화를 지적하는 질문은 건강행동변화인지 아닌지에 대해 동시에 혹은 부분적으로 행해진다(우선 사항을 기준으로 한다).[102] 금연을 포함한 건강교육은 미국에서 사망의 원인인 흡연이 중요한 것이기에 우선 사항이 된다.[103] 비만과 무활동은 건강의 위험인자인 흡연과 비슷한 결과를 가진다. 그러므로 가장 바람직한 효과, 체중감소, 육체적 활동, 체계적인 운동 그리고 스트레스 관리는 임상치료의 우선 사항이다.

치료적 운동 (Therapeutic exercise)

유산소 운동의 이득은 전체적인 건강 그리고 웰빙(참고자료 참고[7]), 대사 증후군과 관련되어 더욱 더 명확해졌다. 산소의 전달을 가장 효과적으로 하기 위해서는 산소 운반이 계속적으로 이루어지는 첫 단계인 산소가 운반되는 통로에서 유산소 능력을 조절하고, 이산화탄소의 제거와 다른 대사작용으로 나오는 생성물을 조금씩 파괴시키는 것이다. 산소운반 기관의 가소성은 제한된 단계를 보충하기 위해 산소를 만들 수 있게 한다. 예를 들면, 심장의 기능부전과 최적 상태에 못 미치는 일산화탄소를 가진 사람은 조직에 있는 산소를 끌어내어 산소의 양을 증가시키므로써 심장의 기능부전에 대한 산소를 보충할 수 있게 된다. 그리고 또다른 적용은 이차적인 저산소혈증을 가진 만성 심장 질환으로 사람이 적혈구 세포수가 증가되어 산소를 보충할 수 있게 한다. 유산소능력에 의해 증가되는 신진대사를 필요로 하는 Mr. Smith가 그의 건강과 웰빙의 향상을 강요받게 되면, 그의 인슐린 감각은 증가되고 콜레스테롤과 트리글리세리드 대사가 정상화 될 것이다. 게다가 이것은 그의 대사에 필요한 것으로 운동 자극이 증가될 것이고 그의 체중은 줄어들 것이다. 그들의 말초 유산소 효과를 위해 저항 근육 훈련과 유산소 운동을 하며 그의 대사기능장애에 초점을 맞춰 운동한다. 또한 두 개의 운동처방은 운동으로 인해 얻는 이득을 가져오게 될 것이다.[86,87]

처음에 운동을 해도 맞지 않는 운동(즉, Valsalva의 방법은 피한다)은 심장에 맞지 않는 운동과 지나치게 혈압이 올라가는 운동은 피하는 것이 좋다. 저항 운동, 등척성 운동, 그리고 운동시 요구되어지는 자세조절은 반드시 주의해야 한다. 그 대신 유산소 타입의 운동은 큰 근육이 관여하는 그룹으로 반복적인 방법으로 리듬있게 행해져야 한다. 운동에 요구되는 것이 안정에 초점을 맞추어지므로 불균형적인 혈류역학의 반응의 최소한도내에서 이루어지게 된다.[87,88] 상지운동은 혈류 역학의 과긴장 반응이 줄어들도록 수행되어져야 한다. 그러므로 심박동수와 혈압은 심장이 하는 일을 관찰하기 위해 지속적으로 기록한다.

협응, 의사소통 그리고 기록 (COORDINATION, COMMUNICATION, AND DOCUMENTATION)

의사소통은 Mr. Smith의 치료에 간주되는 모든 구성 요소들을 나타낸 것이다. 물치치료 참고문헌에 의해 *APTA의 안내지침서*의 참고자료[99]에 따르면, 다음의 것들을 포함한다; 손상의 변화 그리고 기능적인 제한, 중재의 변화, 환자관리의 모든 요소들 그리고 중재의 결과.

치료계획은 환자와 가족이 서로 의논되어질 것이다. 그는 각 중재 중심으로 상담이 이루어질 것이다. 심리학자가 그의 직원을 프로그램에 참여시킴으로써 또다른 건강과 물리치료를 권장하는 것으로 상담이 이루어질 것이다. 보수적이고 비약리학적 접근으로 관리되고 유지될 수 있도록 처음에 실시될 것이다. 또한 스트레스 관리 프로그램이 권유되어질 것이다.[106-108] 체중조절 안내지침을 위해 영양사와 식이요법 관리하는 사람을 소개 받는 것은 적절한 식이요법과 체중을 줄이는 프로그램을 확실하게 성공하기 위해서이다.

Mr. Smith의 향상 건강 프로그램기간 동안 Mr. Smith의 건강을 위해 DASH(과긴장을 막기 위한 식이요법의 접근) 식이요법은 항 고혈압제의 효과를 내고 혈당을 관찰하기 위한 안내 지침은 건강관리팀에서 물리치료사가 할 것을 원칙으로 한다. Mr. Smith의 활동을 변화시킬 프로그램을 재조직하도록 돕는 상담은 직업상 재활쪽에서 알아보는 것이 좋다. 그는 도시에서 중간 정도의 육체를 요구되는 일들로 평가되어진다. 그에게 근접한 의사소통이 실패를 하게 된다 하더라도 조력자가 제공되고 그가 향상된 것을 관찰하기 위해 그를 치료하는 팀은 유지되어질 것이다.[94-96]

물리치료사는 사회 참여하는 정도(삶의 질), 일을 할 수 있는 활동력이 돌아오는 정도와 구조화된 기능의 변화(생리학적 손상)정도에 따른 물리치료사의 평가 결과가 치료팀에게 제공되어질 것이다.[70] 치료를 면제 받기 위한 기준으로 수동적인 건강 변화의 유지 가능성을 확보하기 위해 신진대사에 따라 재조사되어질 것이다.

환자/고객 관련 교육 (PATIENT/CLIENT RELATED INSTRUCTION)

환자교육은 두드러진 특징과 처방에 귀 기울여 건강관리 공급자로부터 환자에게 전통적인 방법으로 지식 전달을 하여 받아들여지도록 한다. 건강활동을 시작하기 위한 준비는 특정한 기간내의 변화로서 바람직한 건강활동이 반드시 확정되어야 한다. 건강과 관련된 그의 생활방식의 행동의 관계는 건강에 대한 Mr. Smith의 신뢰가 반드시 고려되어야 한다. Mr. Smith의 현재상태, 손상 그리고 기능장애의 제한에 관한 교육이 논의되어져야 한다. 체중관리와 관련된 위험요소, 금연 그리고 감소된 유산소 능력이 논의되어져야 한다.

Mr. Smith는 규칙적으로 자기 관찰과 심박동수, 혈압, 운동자각도(RPE), 불쾌/통증 그리고 혈당 수준(글루코미터를 이용). 그는 그의 물리치료사로 인해 재조사를 받고 로그북에 기록된 것이 유지되기 위해서 교육을 받게 될 것이다.

Mr. Smith의 자녀들은 그들 아버지의 프로그램에 참여하게 될 것이며 그들은 건강하기 위해 식이요법과 운동의 효과에 대해 교육을 받게 될 것이다.

Mr. Smith의 교육은 구체적으로 필요한 많은 것들이 잘 맞추어 진행될 것이며 부위에 따라 목표가 정해질 것이다.

- ◆ 금연: 건강관리방침을 위한 서비스 제공 기관과 임상적인 안내 지침서로 공급되어지는 것은(APTA로 채용됨) 담배 피는 것을 중단하기 위한 명확한 기술 방법을 물리치료사가 그들의 환자에게 제공하는 것이다.
- ◆ 건강하기 위한 영양을 위해 다음과 같은 교육을 받는다.
  - ● 음식 피라미드[90]와 영양에 관한 모든 범위[109]는 일반적으로 물리치료사로부터 기초 영양 상담에 대한 안내 지침서를 제공 받는다(특별히 필요한 것과 정확한 메뉴 계획은 대개 식이요법 범위내에서 있다).
    - ▪ 음식 피라미드: 피라미드는 얼마나 많이 먹는지, 살찌는 음식과 그밖의 해로운 음식을 어떻게 피하는지, 그리고 자신의 식이요법을 어떻게 잘 완성해 나가는지의 2005년에 재계획된안내지침서

를 제공 받는다.

- ▶ 곡류: 정백하지 않는 시리얼, 빵, 크래커, 쌀 그리고 매일 3 oz의 파스타: 매일 총 6 oz
- ▶ 채소: 진녹색과 오렌지색의 채소와 마른 콩과 완두콩을 평상시보다 매일 $2^1/_2$컵
- ▶ 과일: 다양한 과일이 함유된 것을 매일 2컵
- ▶ 우유: 저지방 또는 유지방인 우유를 매일 3컵
- ▶ 고기와 콩: 저지방 또는 영양분이 적은 고기와 조류 고기를 $5^1/_2$ oz

■ 영양의 다양성: 다채로운 구상은 산화방지제, 미네랄, 비타민 그리고 섬유질 음식물의 좋은 제조업자가 있기 때문에 모든 색의 채소와 다양한 과일을 먹기 위해 개인적으로 알게 해주는 것이다.

- ▶ 빨강/분홍 과일과 채소: 리코펜과 산화방지제가 함유
- ▶ 빨강, 파랑 그리고 자줏빛 과일과 채소: 엑소사이아닌, 플로보노이드 그리고 노화방지제를 함유
- ▶ 오렌지/노란과일 그리고 채소: 카로티노이드, 산화방지제는 비타민A로 전환되었다: 또한 엽산과 비타민C가 함유
- ▶ 진녹색이고 잎이 많은 채소: 철과 칼슘을 함유
- ▶ 흰색 과일과 채소: 노화방지제와 인들을 함유

- 음식쇼핑, 준비 그리고 요리
- 소금, 설탕 그리고 포화 지방이 많은 것은 제한
- 음식의 고섬유질을 포함해 매일 채소와 과일로 다양한 음식을 차린다. 그리고 일반적으로 저지방 소비
- 실제적으로 혈당을 개선하기 위해 최소한의 제한으로 그것을 관리하고 항고혈압제의 효과를 위해 DASH식이요법으로 채택
- 그의 현재 건강 상태가 위기에 이를 때까지 알코올, 맥주 그리고 필요한 내용물의 칼로리에 관한 지식을 조절해야 하고 가능한 지지 받는 기호식품을 섭취하는 것이 좋다.

◆ 체중조절과 혈당의 정상화(저글리세믹음식과 작은 수치의 스낵보다는 지방 수치가 거의 없은 식사)

◆ 규칙적인 육체의 활동이 필요: 육체적인 활동의 피라미드는 재조사 될 것이다. 그리고 그의 로그북에 개인화된 모방이 추가될 것이다.[91]

◆ 수면의 질과 휴식이 필요(스트레스 관리)

치료적인 운동 (THERATPEUTIC EXERCISE)

혈당, 생명에 필요한 수치(심박동수, 혈압, RPE), 그리고 증상들은 운동 전후 프로그램들로 관찰되어질 것이다. 처음에 Mr. Smith의 혈당이 변화 없이 안전하게 하기 위해서는 휴식 기간 동안 유산소 운동을 하고, 또한 Mr. Smith는 운동의 종류, 강도, 기간 그리고 그의 활동 주기를 기록한다.

◆ 유산소 능력/지구력 상태

- 종류
  - ■ 최초의 걷기 또는 자전거타기 프로그램
  - ■ 그의 고용주의 건강과 운동촉진을 위해 트레드밀 걷기를 계획
- 방법: 걷기, 자전거타기, 트레드밀, 수영 또는 수중운동
- 강도: 60~80% 연령의 최대심박동수(RPE는 4~6 사이)
  - ■ 걷기 프로그램은 처음의 2주 동안 하루에 1,500보 걷고, 그런 다음 2,000보로 증가시키고, 그다음 2주에서 4주 사이에 페도미터와 글리코미터를 사용하여 2,500보 이상 걷고 포용할 수 있는 것에 따라서 진행하며 부분적으로 근골격계 손상이 없도록 시작한다.
  - ■ 걷기 프로그램은 낮은 강도에서 중간 강도까지 그가 필요하면 어느 때이든지 일주일에 7번 주어진 시간에 운동을 할 수 있다.
  - ■ 자전거 프로그램은 15분 동안 50 RPM에서 75 W로 시작하여 각 15분 간격으로 3분 휴식하고, 3번 반복한다.
  - ■ 트레드밀 프로그램은 2.5~5% 등급으로 2분 휴식 후 3~10분 동안 3 mph에서 시작하고 4주 이내에 휴식없이 20~40분 트레드밀 걷기를 향상시킨다.

- 빈도: 일주일에 5~7번

◆ 신체기전과 자세 조절

- 집, 그의 차 그리고 트럭에서 배치된 컴퓨터를 세우기 위한 신체기전 교육
- 힘과 유산소 능력을 위한 신체 자세 교육
- 물건 올리기에 적당한 신체기전에 대한 교육
- 신체기전 훈련
  - 컴퓨터 사용과 차 그리고 트럭운전을 위해 가장 적절히 앉는 자세
  - 들어올리기와 운반하기에 알맞은 자세 교육
- 자세조절훈련
  - 머리, 경추, 흉추 그리고 요추를 적당하게 맞추는 것
  - 축의 폄
  - 어깨뼈의 후인과 하강
  - 누운자세에서 앉기, 서기 그리고 걷기로부터 이동하는 동안 적절한 자세 위치
- 자세의 안정 활동
  - 누운자세에서 축폄이 시작되고 똑바로 서고 앉는 것이 향상된다.
  - 볼기근(둔근, gluteus)의 수축
  - 받침대
  - 4개의 팔다리가 반대로 엇갈리면서 운동
  - 엎드린 자세에서 볼기근근의 수축
  - 볼과 거품 롤러 그리고 불안전한 표면을 이용해 양쪽 발과 한쪽 발의 위치에 따라 앉기와 서기
- 자세 인식 훈련
  - 적합한 자세 정렬은 시각적인 효과를 위해 거울을 사용한다.
  - 조언자는 그의 집주변과 그의 차와 트럭 안에서의 자세를 기록한다.

◆ 유연성 운동

- 스트레칭 운동은 준비운동 후에 30~60초 동안 지속하고 깊이 숨을 들이 쉬고 천천히 규칙적으로 한다.
- 종류
  - 척추의 굽힘(앞쪽으로 그리고 옆에서 옆으로), 폄 그리고 회전은 모두 숨쉬기를 포함하여 숨쉬기 조절과 공동작용을 하면서 능동 관절 가동 범위내에서 운동을 한다.
  - 말초관절을 위해 관절 가동 범위 운동을 한다.
- 빈도: 운동하기 전 매일 한번씩

◆ 이완

- 밤에 심호흡과 명상을 통해 다양한 이완 기술을 사용한다.
- 이완 형태에 따라 그의 자녀들과 함께 밤에 걷기를 한다.
- 걷기와 다른 활동을 하는 동안 이완이 더 잘 일어날 수 있도록 음악을 이용한다.

◆ 근력, 힘 그리고 지구력 훈련

- 횡격막의 호흡운동은 근력과 지구력을 증가시키는 것으로 내호흡 훈련 기법이 있다.
- 요가 호흡 방법은 위, 중간, 아래 가슴에 전체적으로 팽창이 일어난다.
- 호흡을 멈추지 않고 리드미컬한 호흡과 협응된 운동으로 동반된 발사바 방법은 피한다.
- 숨쉬기와 함께 배와 등의 폄근 훈련
  - 팔꿈치는 등을 누른다.
  - 한쪽 다리가 올라가므로 골반이 기울어진다.
- 체중조절
  - 종류: 가벼운 중량(상지: 덤벨로, 하지: 커프 무게로)으로 8~12번 반복하는 환자는 최대한 할 수 있다.
  - 강도: 8~12번 반복적으로 모든 주동 근육 그룹을 위해 2~3 세트로 계획을 세운다.
  - 20~40% 1RM 세움: 모든 주근육 그룹을 위해 세트 사이에 3~5분 휴식한다.
  - 빈도: 일주일에 3~5번씩

자가치료와 가정 관리에서의 기능적인 훈련 (FUNCTIONAL TRAINING IN SELF-CARE AND HOME MANAGEMENT)

Mr. Smith가 그의 ADL와 IADL 간에 아무런 제한이 없다고 기록되었더라도 그는 주어진 제한을 변경하기 위

해 집주변과 운동장에서 무엇을 할 수 있는지 생각하게 되었다.

◆ 자가치료 그리고 가정 관리
- 인간공학교정의 정보와 자가치료의 자세정렬 그리고 가정 관리를 제공한다.
- 자가치료 동안 손상 예방을 교육하고 가정 관리한다.

일, 지역사회 그리고 여가의 통합 또는 재통합에서의 기능적 훈련
(FUNTIONAL TRAININGIN WORK, COMMUNITY, AND LEISURE INTEGRATION OR REINTEGRATION)

◆ 일
- 직장에서 일하고 돌아온 Mr. Smith는 주요한 목표를 가지고 있다. 그러나 버스 운전 하는 것은 더 좋은 건강을 위해서는 별 도움이 안된다고 생각하며 직장에서 더 활동하기 위해서는 재훈련이 고려되어야 한다(그는 항상 임업을 즐겼었고, 도시나 숲속의 삼림 경비대원으로 도시에서는 실외에서 일하는 사람이 되거나 아니면 숲속에서 삼림 경비대원이 되고 싶다고 생각했다).
- 활동하는 동안의 안전
- 직장에서 일하는 공간이 안전하게 된 것은 인체 환경 공학 때문이다.
- 업무상 특정한 것을 수행하는 훈련(새로운 직장)

◆ 지역사회
- 공동체에서 활동하는 동안 안전 의식 훈련
- 혼자 되신 부모님에게 사회적으로 지지를 받기 위해서는 후원하는 그룹에 참가

◆ 여가
- 안전 의식 훈련(자기관찰)
- 볼링을 계속한다.
- 텔레비전 시청과 비디오 게임을 하기 보다는 여가 활동에 더 활발히 참가하는 것이 더 좋다(예, 걷기, 자전거 타기, 수중 에어로빅)

기대 목표와 예측 결과
(ANTICIPATED GOALS AND EXPECTED OUTCOMES)

◆ 병리학/병태생리학의 영향
- 일의 단위당 에너지 소비는 줄어들었다.
- 조직의 인슐린 감각은 향상되었다.
- 산소운반은 향상되었다.

◆ 손상의 영향
- 12METs의 VO_2의 최대치를 동반한 유산소 능력은 증가되었다.
- 매일 걷는 것은 하루에 1,581보를 기준하여 하루에 2,500보까지 증가되었다.
- 지구력이 증가되었다.
- 근수행력(근력, 힘 그리고 지구력)이 증가되었다.
- 성적인 기능, 보다 명확히 말하면 발기성의 기능이 증가되었다.
- 주어진 일률의 최대하 운동 반응은 줄어들었다.
- 호흡의 결과는 줄어들었다.

◆ 기능적인 제한의 영향
- 직장, 공동체에서 필요한 임무를 시작하는 것과 여가의 역할은 향상되었다.
- 자가 치료와 홈관리를 위해 육체적 활동, 과업무 그리고 관련된 활동들을 수행하기 위한 능력은 증가되었다.
- 기능적 운동 용량은 10METs보다 크고, 30~39세 남자 유산소 능력의 10% 보다 작다.[101]

◆ 위험 감소/예방
- 문명의 질병 위험요소(IHD, 흡연과 관련된 장애, HTN, 뇌졸중, 대사증후군 그리고 암)가 줄어들었다.
- 2차적인 장애의 위험요소는 줄어들었다.
- 안전은 향상되었다.
- 증상의 자기 관리는 향상되었다.

◆ 건강, 웰니스, 운동의 영향
- 담배는 하루 한갑보다 적은 양을 피운다. 심리학자와 물리치료사가 고용한 사람들의 지도하에 다음 달에 하루당 담배를 한갑에서 반갑으로 줄어들게 했다.
- 2개의 당뇨병 타입의 결과(HbAlC 관찰), IHD, 암, HTN 그리고 뇌졸중은 감소되었다.

- 건강은 향상되었다.
- 집에서의 일반적인 건강은 향상되었다.
- 건강 행동(담배를 피우는 것, 식사 전후 규칙적인 혈당수준, 운동, 영양의 기록, 매일 걷기 그리고 구조화된 운동량)을 관찰해서 측정했다.
- 약물(구강 hypoglycemic 착용제)필요성이 감소했거나 적어도 효과적인 1회 복용량은 최소화되었다.
- 정신적 건강은 향상되었다.
- DASH 식이요법의 영양 프로그램은 성공적으로 실행되었다.
- 영양사에게 지시 받은 건강 계획은 음식 피라미드 지침서와 당뇨병의 영양 계획에 맞게 이루어졌다.
- 육체적인 용량이 증가되었다.
- 신체적 기능이 향상되었다.
- 지속적인 평생 건강이 성취되었다.
- 일주일당 1에서 $1^1/_2$까지의 체중감소 목표가 성취되었다.

◆ 사회 자원에 대한 영향

- 건강 치료 비용이 감소되었다.
- 질병의 사회적, 경제적부담이 감소되었다.
- 내과의사, 진료소 그리고 병원에 방문하는 수가 줄어들었다.
- 환자/고객 만족
- 그의 가족과 함께 육체적 활동을 즐기는 능력이 증가되었다.
- 건강에 관련된 삶의 질과 웰빙의 주관적인 감각이 증가되었다.
- 삶의 질이 향상되었다.
- 긴장을 늦추기 위해 수면과 수용력이 향상되었다.

재검사 REEXAMINATION

재검사는 치료사를 통해 수행되어졌다. 최선의 지원으로 환자는 그 이상의 관리가 필요하지 않을 수도 있고, 환자의 주기적인 결과로부터 효과를 볼 수 있기 때문이다. Mr. Smith는 처음 프로그램에서 치료로 인해 영향을 미치는 결과가 증가되었다(최대하 재분석과 더 높은 시작점에서 각각 표 2-7과 2-8에서 재분석).

퇴원 DISCHARGE

Mr. Smith는 그의 목표의 기대치를 얻고 그것을 기초로 하여 홈 프로그램과 함께 물리치료가 수행되어졌다.

오랫동안 주의깊게 관리된 재활은 다음의 요건 후에 요구되어질 것이다(24달): 그의 체중을 줄이기 위해: 그의 허리에서 엉덩이의 둘레를 최고로 활용하기 위해: 그의 유산소량, 근력, 지구력과 기능적인 상태가 증가되기 위해: 그리고 그의 건강의 이득이 평생건강행동의 패턴으로 채택되었고 유지되었다.

심리학적 양상 PSYCHOLOGICAL ASPECTS

Mr. Smith는 처음으로 직장에 되돌아와서 그가 있는 것이 마음에 들지 않을 때 그의 고용주가 건강에 대해 걱정하고 있었다. 그는 소극적인 방법으로 건강에 해로운 행동들[73]을 변화시키기 위해서 명상적인 부분을 준비사항에 두었고, 준비와 활동에 의해 손쉽게 변화되었다.

건강 관리 전달 시스템에 참가하는 Mr. Smith는 전화로 잠을 깨운다. 목표는 지속적인 평생 건강과 병원 밖에서 그를 지키기 위한 것과 몇몇의 건강 행동에 위험요소가 있는 것을 감소시키는 것이지만 그의 영향력 범위는 다르다(즉, 그의 자녀들).

문명의 질병은 대개 형편없는 생활방식을 평생 선택한 후 이러한 결과를 초래하게 된다. 모든 환자는 어떻게 하면 오랜기간동안 효과적으로 변할 수 있으며 지속적으로 짧은 기간을 통해 얻는 것과는 다르다. 이것이 결정적인 점이다. 짧은 기간에 얻는 것은 환자로 인해 더 좋은 공급으로 쉽게 성취될 수 있다. 그러나 매년마다 지속된 변화를 위해 방법을 세우는 것은 또다른 문제이며 반드시 환자와 물리치료사 같은 사람으로 인해 관리되어져야 한다. 물리치료사가 필요로 하는 것은 규정된 시간에 최선의 방법이 확정되는 것이다. 그의 돈을 충당하여 프로그램의 목표와 성취가 관찰되어지므로 한결같은 관리가 제공되는 것이다.

표 2-8 운동처방을 수정하기 위해 트레드밀 걷기 재검사에 의한 Mark의 자료(더 높은 처음의 시작 속도와 함께)

검사 전	2개월 훈련 후
운동전 체크 목록의 검사 √ (표 2-3)	운동전 체크 목록 재조사 √ (표 2-3)
연습: 검사를 위해 48시간 전에 2 트레드밀 걷기	48시간 전에 2트레드밀 걷기
시간: 오전 9:00	
폐순환 기능: 표 2-7를 보아라	오전 9:00

검사의 대한 반응

유산소 상태의 평가

운동 처방전

운동의 안전과 위험요소를 평가

검사의 종류: 트레드밀 걷기 프로토콜

검사로 이완하는 시간과 약물: 콜레스테롤을 낮추는 약물, 구강 저혈당제, 항고혈압제

난간 지지의 수준 : N/A □예 √ 수준: 가볍게 옆 레일을 두 손가락으로 지지 √

보조기와 보조기 타입의 사용 : N/A □예 √ 타입: 구두의 안창

검사결과에 대한 근거: 연령의 최대 심박동수의 90% —167 bts/min

분/단계	속도 (mph)	평점	예측된 METs	심박동률 (bts/min)/ ECG 변화	혈압 (mmHg)	심박동수× 혈압율(× 10^3)	SpO_2 %	혈당 (mg/dL)	격심한활동 감각의 등급 또는 호흡 곤란(0~10)	불쾌/통증 (협심증 없음) (0~10)	해설
0	0	0	1	85 NSR	136/84	11.6	98	104	1	0	
0	0	0	1	80	138/90	11.0	98		1		
0	0	0	1	84	137/82	11.5	98		1	0	
1	3.0	0	3.3	99			97		2		
2	3.0	0	3.3	101	147/-	14.8	97		2	0	
3	3.0	2.5	4.3	111			97		2		땀
4	3.0	2.5	4.3	115	155/-	17.8	95		2	0	
5	3.0	5.0	5.4	122			96		2-3		
6	3.0	5.0	5.4	120	162/-	19.4	95		3	0	
7	3.0	7.5	6.4	126			94		4		
8	3.0	7.5	6.4	132	164/-	21.6	94		4	0	
9	3.0	10	7.4	140			93		5		
10	3.0	10	7.4	144	174/-	25.1	93		5	0	

*참고: 검사동안에 심장 확장의 평가는 기록하지 않는다.

(계속)

표 2-8 운동처방을 수정하기 위해 트레드밀 걷기 재검사에 의한 Mark의 자료(더 높은 처음의 시작 속도와 함께) *(계속)*

분/단계	Watts 25 증가	RPM 50	예측된 METs	심박동률 (bts/min)/ EKG 변화	혈압 (mmHg)	심박동수 혈압율($\times 10^3$)	SpO_2 %	혈당 (mg/dL)	격심한활동 감각의 등급 또는 호흡 곤란(0~10)	불쾌/통증 (협심증 없음) (0~10)	해설
11	3.0	12.5	8.5	146			93		5-6		
12	3.0	12.5	8.5	148	178/-	26.3	93		6	0	
13	3.0	15	9.5	154			92		7		
14	3.0	15	9.5	156	185/-	28.9	92		7	0	
15	3.0	17.5	10.5	167			92		7-8		
16	3.0	17.5	10.5	166	188/98	31.2	92		8	0	
17	2.5	0	1	133			94		3		
18	2.5	0	1	122	145/89	17.7	94		3	0	
19	0	0	1	112			96		4		
20	0	0	1	99	140/88	13.9	97		3	0	
21	0	0	1	89			97		2		
22	0	0	1	85	138/88	11.7	98		1	0	
23	0	0	1	88			98	88	1		NSR 동안 내내 검사

자료 설명

전반적인 면: 검사를 잘 소화시킨다.

검사전과 비교 :

- 무게 달성: 연령의 최대심박동수의 90%에 10.5 MET 무게를 달성했다.
- 휴식: 더 적은 휴식은 신진대사가 변화되기 쉽다: 휴식 시 심장의 박동은 덜하다.
- 준비운동: 증가된 운동을 위해 적합하게 반응한다.
- 최고점: 주어진 운동량이 생리학적으로 더 빨리 조정되는 것은 기준 검사와 비교한다.
- 마무리 운동: 이 평가에서 검사전 수치와 플라토는 생리학적으로 더 빨리 되돌아간다.
- 회복: 운동 중단 후 3~4분 이내로 회복한다.

운동처방변경 :

- 종류: 트레드밀 걷기
- 강도: 60~88% 연령으로 예측한 최대 심박동수
- 기간: 2분 휴식과 함께 3~10분씩 여러 차례(3주에 첫 번째) → 2분 휴식과 함께 2~15분씩 여러 차례(3주에 두 번째)
- 주기: 3~5 /wk

과정: 8주 안에 재검사

*참고: 검사 동안에 심장 확장의 평가를 기록하지 않는다.

물리치료사는 적합한 정신 건강의 전문가로부터 부탁받은 것과 물리치료 중재를 하고 극심한 스트레스와 우울증의 증상들을 알아채므로 사회적 지원서비스의 실행을 촉진시키게 될 것이다(예, 사회적인 노동자, 정신과의사, 심리학자).

참고문헌 REFERENCES

1. Dean E. Oxygen transport: a physiologically-based conceptual framework for the practice of cardiopulmonary physiotherapy. *Physiother*. 1994;80:347-355.
2. Dean E. Oxygen transport: the basis for cardiopulmonary physical therapy. In: Frownfelter DL, Dean E, eds. *Cardiovascular and Pulmonary Physical Therapy: Evidence and Practice*. Philadelphia, Pa: Elsevier; 2006.
3. Epstein CD, Henning RJ. Oxygen transport variables in the identification and treatment of tissue hypoxia. *Heart & Lung*. 1993;22:328-348.
4. Phang PT, Russell JA. When does VO_2 depend on DO_2? *Resp Care*. 1993;38:618-630.
5. Dean E. Optimizing outcomes: relating interventions to an individual's needs. In: Frownfelter DL, Dean E, eds. *Cardiovascular and Pulmonary Physical Therapy: Evidence and Practice*. Philadelphia, Pa: Elsevier; 2006.
6. Dean E. Body positioning. In: Frownfelter DL, Dean E, eds. *Cardiovascular and Pulmonary Physical Therapy: Evidence and Practice*. Philadelphia, Pa: Elsevier; 2006.
7. Dean E. Mobilization and exercise. In: Frownfelter DL, Dean E, eds. *Cardiovascular and Pulmonary Physical Therapy: Evidence and Practice*. Philadelphia, Pa: Elsevier; 2006.
8. Allen C, Glasziou P, Del Mar C. Bed rest: a potentially harmful treatment needing more careful evaluation. *Lancet*. 1999;354:1229-1233.
9. Bassey EJ, Fentem PH. Extent of deterioration in physical condition during postoperative bed rest and its reversal by rehabilitation. *BMJ*. 1974;4:194-196.
10. Chobanian AV, Lille RD, Tercyak A, Blevins P. The metabolic and hemodynamic effects of prolonged bed rest in normal subjects. *Circulation*. 1974;49:551-559.
11. Dean E, Ross J. Discordance between cardiopulmonary physiology and physical therapy. Toward a rational basis for practice. *Chest*. 1992;101:1694-1698.
12. Dock W. The evil sequelae of complete bed rest. *JAMA*. 1944;125:1083-1085.
13. Ross J, Dean E. Integrating physiologic principles in the comprehensive management of cardiorespiratory dysfunction. *Phys Ther*. 1989;69:255-259.
14. Saltin B, Blomqvist G, Mitchell JH, et al. Response to exercise after bed rest and after training. *Circulation*.1968;38(VII):S1-S78.
15. McGuire DK, Levine BD, Williamson JW, et al. A 30-year follow-up of the Dallas Bedrest and Training Study: I. Effect of age on the cardiovascular response to exercise. *Circulation*. 2001;104:1350-1357.
16. McGuire DK, Levine BD, Williamson JW, et al. A 30-year follow-up of the Dallas Bedrest and Training Study: II. Effect of age on cardiovascular adaptation to exercise training. *Circulation*. 2001;104:1358-1366.
17. Ferretti G, Girardis M, Moia C, Antonutto G. Effects of prolonged bed rest on cardiovascular oxygen transport during submaximal exercise in humans. *Eur J Appl Physiol Occup Physiol*. 1998;78:398-402.
18. Sjostrand T. Determination of changes in the intrathoracic blood volume in man. *Acta Physiol Scand*. 1951;22:116-128.
19. Convertino VA. Cardiovascular consequences of bed rest: effect on maximal oxygen uptake. *Med Sci Sports Exerc*. 1997; 2:191-196.
20. World Health Organization. International Classification of Functioning, Disability and Health. (2002). Available at: www.sustainable-design.ie/arch/ICIDH-2PFDec-2000.pdf. Accessed February 2007.
21. Convertino VA, Bloomfield SA, Greenleaf JE. An overview of the issues: physiological effects of bed rest and restricted physical activity. *Med Sci Sports Exerc*. 2003;29:187-190.
22. Grenon SM, Hurwitz S, Sheynberg N, et al. Role of individual predisposition in orthostatic intolerance before and after simulated microgravity. *J Appl Physiol*. 2004;96:1714-1722.
23. Grenon SM, Sheynberg N, Hurwitz S, et al. Renal, endocrine, and cardiovascular responses to bed rest in male subjects on a constant diet. *J Invest Med*. 2004;52:117-128.
24. Hasser EM, Moffitt JA. Regulation of sympathetic nervous system function after cardiovascular deconditioning. *Ann NY Acad Sci*. 2001;940:454-468.
25. Hirayanagi K, Iwase S, Kamiya A, Sasaki T, Mano T, Yajima K. Functional changes in autonomic nervous system and baroreceptor reflex induced by 14 days of 6 degrees head-down bed rest. *Eur J Appl Physiol*. 2004;92:160-167.
26. Hirayanagi K, Kamiya A, Iwase S, et al. Autonomic cardiovascular changes during and after 14 days of head-down bed rest. *Autonom Neurosci*. 2004;27:110,121-128.
27. Wang JS, Jen CJ, Chen HI. Effects of exercise training and deconditioning on platelet function in men. *Arterioscler Thromb*. 1995;15:1668-1674.
28. Levin SA, Lown B. Armchair treatment of acute coronary thrombosis. *JAMA*. 1952;148:1365-1369.
29. Jacobs LG. Prophylactic anticoagulation for venous thromboembolic disease in geriatric patients. *J Am Geriatr Soc*. 2003;51:1472-1478.
30. Harvey RL. Prevention of venous thromboembolism after stroke. *Top Stroke Rehabil*. 2003;10:61-69.
31. Szygula Z. Erythrocytic system under the influence of physical exercise and training. *Sports Med*. 1990;10:181-197.
32. Svanberg L. Influence of position on the lung volumes, ventilation and circulation in normals. *Scand J Clin Lab Invest*. 1957;25:1-195.
33. El-Sayed MS. Effects of exercise and training on blood rheology. *Sports Med*. 1998;26:281-292.
34. Dean E. Oxygen transport deficits in systemic disease and implications for physical therapy. *Phys Ther*. 1997;77:187-202.
35. Bloomfield SA. Changes in musculoskeletal structure and function with prolonged bed rest. *Med Sci Sports Exerc*. 1997;29:197-206.

36. Lentz M. Selected aspects of deconditioning secondary to immobilization. *Nurs Clin North Am.* 1981;16:729-737.
37. Mettauer B, Zoll J, Sanchez H, et al. Links oxidative capacity of skeletal muscle in heart failure patients versus sedentary or active control subjects. *J Am Coll Cardiol.* 2001;38:947-954.
38. Tartaglia MC, Chen JT, Caramanos Z, et al. Muscle phosphorus magnetic resonance spectroscopy oxidative indices correlate with physical activity. *Muscle Nerve.* 2000;23:175-181.
39. Kubo K, Akima H, Ushiyama J, et al. Effects of 20 days of bed rest on the viscoelastic properties of tendon structures in lower limb muscles. *Brit J Sports Med.* 2004;38:324-330.
40. Takata S, Yasui N. Disuse osteoporosis. *J Med Invest.* 2001; 48:147-156.
41. Winkelman C. Inactivity and inflammation: selected cytokines as biologic mediators in muscle dysfunction during critical illness. *AACN Clinical Issues.* 2004;15:74-82.
42. Lindgren M, Unosson M, Fredrikson M, Ek AC. Immobility—a major risk factor for development of pressure ulcers among adult hospitalized patients: a prospective study. *Scand J Car Sci.* 2004;18:57-64.
43. Mendenhall LA, Swanson SC, Habash DL, Coggan AR. Ten days of exercise training reduces glucose production and utilization during moderate-intensity exercise. *Am J Physiol.* 1994;266:E136-E143.
44. Mikines KJ, Richter EA, Dela F, Galbo H. Seven days of bed rest decrease insulin action on glucose uptake in leg and whole body. *J Appl Physiol.* 1991;70:1245-1254.
45. Smorawinski J, Kaciuba-Uscilko H, Nazar K, et al. Comparison of changes in glucose tolerance and insulin secretion induced by three-day bed rest in sedentary subjects and endurance or strength trained athletes. *J Gravit Physiol.* 1998;5:P103-P104.
46. Sato Y. Diabetes and life-styles: role of physical exercise for primary prevention. *Brit J Nutr.* 2000;84(Suppl):S187-S190.
47. Ahlinder S, Birke G, Norberg R, et al. Metabolism and distribution of IgG in patients confined to prolonged strict bed rest. *Acta Med Scand.* 1970;187:267-270.
48. Pyne DB. Regulation of neutrophil function during exercise. *Sports Med.* 1994;17:245-258.
49. Pyne DB, Gleeson M, McDonald WA, et al. Training strategies to maintain immunocompetence in athletes. *Int J Sports Med.* 2000;21(Suppl 1):S51-S60.
50. Mascitelli L, Pezzetta F. Anti-inflammatory effects of physical exercise. *Arch Int Med.* 2003;163:1682-1688.
51. Nieman DC. Current perspective on exercise immunology. *Curr Sports Med Rev.* 2003;2:239-242.
52. Sonnfeld G. Space flight, microgravity, stress, and immune responses. *Adv Space Res.* 1999;23:1945-1953.
53. MacKinnon LT. Chronic exercise training: effects on immune function. *Med Sci Sports Exerc.* 2000;32:S369-S376.
54. Rubin M. The physiology of bed rest. *Am J Nurs.* 1988;88:50-56.
55. Ishizaki Y, Fukuoka H, Ishizaki T, et al. Evaluation of psychological effects due to bed rest. *J Gravit Physiol.* 2000; 7:183-184.
56. Zubeck JP, MacNeil M. Effects of immobilization: behavioural and EEG changes. *Can J Psych.* 1966;20:316-336.
57. Scott CL. Diagnosis, prevention, and interventions for the metabolic syndrome. *Am J Cardiol.* 2003;92:35-42.
58. Challem J, Berkson B, Smith MD. *Syndrome X. The Complete Nutritional Program to Prevent and Reverse Insulin Resistance.* New York, NY: John Wiley & Sons, Inc; 2000.
59. Straznicky NE, Lambert EA, Lambert GW, et al. Effects of dietary weight loss on sympathetic activity and cardiac risk factors associated with the metabolic syndrome. *J Clin Endocrinol* Metab. 2005 (Epub ahead of print).
60. Kottke FJ. The effects of limitation of activity upon the human body. *JAMA.* 1996;196:825-830.
61. Gregg EW, Mangione CM, Cauley JA, et al. Diabetes and incidence of functional disability in older women. *Diabetes Care.* 2002;25:61-67.
62. Abraham WT. Preventing cardiovascular events in patients with diabetes mellitus. *Am J Med.* 2004;116(Suppl 5A):39S-46S.
63. Ten S, MacLaren N. Insulin resistance syndrome in children. *J Clin Endocrin Metab.* 2004;89:2526-2539.
64. Singleton JR, Smith AG, Russell JW, Feldman EL. Microvascular complications of impaired glucose tolerance. *Diabetes.* 2003;52:2867-2873.
65. Cohen JA, Estacio RO, Lundgren RA, et al. Diabetic autonomic neuropathy is associated with an increased incidence of strokes. *Autonom Neurosci.* 2003;108:73-78.
66. Hu FB, Stampfer MJ, Solomon C, et al. Physical activity and risk for cardiovascular events in diabetic women. *Ann Int Med.* 2001;134:96-105.
67. Bauman AE. Updating the evidence that physical activity is good for health: an epidemiological review 2000-2003. *J Sci Med Sport.* 2004;7(1 Suppl):6-19.
68. Wannamethee SG, Shaper AG, Perry IJ. Smoking as a modifiable risk factor for type 2 diabetes in middle-aged men. *Diabetes Care.* 2001;24:1590-1595.
69. Annual Health Reports 1999-2004. Geneva, Switzerland: World Health Organization.
70. Dean E. Preferred practice patterns in cardiopulmonary physical therapy: a guide to physiologic measures. *CPTJ.* 1999;10:124-134.
71. Gylfadottir S, Dean E, Dallimore M. The six minute walk test for people with neuromuscular and musculoskeletal conditions: systematic review and rationale for evidence-based guideline update. Under review.
72. Noonan V, Dean E. Submaximal exercise testing: clinical application and interpretation. *Phys Ther.* 2001;80:782-807.
73. Prochaska JO, DiClemente CC. Transtheoretical therapy: toward a more integrative model of change. *Psychother Theory Res Pract.* 1982;9:276-288.
74. American Heart Association. Blood pressure guidelines. Available at: www.americanheart.org Accessed February 2007.
75. American Diabetes Association. Available at: http://www.diabetes.org/type-2-diabetes/treatment-conditions.jsp. Accessed February 2007.
76. Harvard University. School of Public Health. Health Risk Assessment. Available at: http://www.yourdiseaserisk.harvard.edu. Accessed February 2007.
77. Dean E. Epidemiology as a basis for contemporary physical therapy practice. In: Frownfelter DL, Dean E, eds. *Cardiovascular and Pulmonary Physical Therapy: Evidence and Practice.* Philadelphia, Pa: Elsevier; 2006.
78. Astrand P-O, Ryhming I. A nomogram for calculation of aerobic capacity from pulse rate during submaximal work. *J Appl*

Physiol. 1954;7:218-221.
79. Tudor-Locke C, Bassett DR Jr. How many steps/day are enough? Preliminary pedometer indices for public health. *Sports Med.* 2004;34:1-8.
80. Executive summary of the clinical guidelines on the identification, evaluation, and treatment of overweight and obesity in adults. Expert panel. *Arch Int Med.* 1998;158:1855-1867.
81. WHO. *Consultation on Obesity.* Geneva, Switzerland: World Health Organization; 1997.
82. Borg G. Psychophysical basis of perceived exertion. *Med Sci Sports Exerc.* 1982;14:377-381.
83. Borg GAV. Psychophysiological bases of perceived exertion. *Scand J Rehabil Med.* 1970;2:92-98.
84. Devilly G. Short Form-36 Questionnaire. Available at: http://www.swin.edu.au/victims/resources/assessment/health/sf-36-questionnaire.html. Accessed January 3, 2007.
85. Goel MS, McCarthy EP, Phillips RS, Wee CC. Obesity among US immigrant subgroups by duration of residence. *JAMA.* 2004;292:2860-2867.
86. Oja P. Dose response between total volume of physical activity and health and fitness. *Med Sci Sports Exerc.* 2001;33(6 Suppl): S428-S437.
87. Izquierdo M, Hakkinen K, Ibanez J, et al. Effects of strength training on submaximal and maximal endurance performance capacity in middle-aged and older men. *J Strength Cond Res.* 2003;17:129-139.
88. Al-Obaidi S, Anthony J, Dean E, Al-Shuwai N. Cardiovascular responses to repetitive McKenzie lumbar spine exercise. *Phys Ther.* 2001;81:1524-1533.
89. Vincent KR, Vincent HK, Braith RW, et al. Strength training and hemodynamic responses to exercise. *Am J Geriatr Cardiol.* 2003;12:97-106.
90. United States Department of Health and Human Services. Consumer Information Center: The Food Guide Pyramid. http://www.mypyramid.gov/pyramid/index.html. Accessed February 2007.
91. United States Department of Agriculture. Consumer Information Center: My Pyramid. Available at: http://www.mypyramid.gov/pyramid/physical_activity.html. Accessed February 2007.
92. Jones AYM, Dean E, Scudds R. Effectiveness of a community-based t'ai chi program and implications for public health initiatives. *Arch Phys Med Rehabil.* 2005;86:619-625.
93. Tsai JC, Wang WH, Chan P, et al. The beneficial effects of Tai Chi Chuan on blood pressure and lipid profile and anxiety states in a randomized controlled clinical trial. *J Alt Comp Med.* 2003;9:747-754.
94. Lennon S, Quindry JC, Hamilton KL, et al. Loss of exercise-induced cardioprotection following cessation of exercise. *J Appl Physiol.* 2004;96:1299-1305.
95. Mujika I, Padilla S. Detraining: loss of training-induced physiological and performance adaptations. I. Short-term insufficient training stimulus. *Sports Med.* 2000;30:79-87.
96. Mujika I, Padilla S. Detraining: loss of training-induced physiological and performance adaptations. II. Long-term insufficient training stimulus. *Sports Med.* 2000;30:145-154.
97. Janssen I, Katzmarzyk PT, Ross R. Waist circumference and not body mass index explains obesity-related health risk. *Am J Clin Nutr.* 2004;79:379-384.
98. Zhu S, Wang Z, Heshka S, et al. Waist circumference and obesity-associated risk factors among whites in the third National Health and Nutrition Examination Survey: clinical action thresholds. *Am J Clin Nutr.* 2002;76:743-749.
99. American Physical Therapy Association. Guide to physical therapist practice. 2nd ed. *Phys Ther.* 2001;81:9-744.
100. Thomas RJ, Kottke TE, Brekke MJ, et al. Attempts at changing dietary and exercise habits to reduce risk of cardiovascular disease: who's doing what in the community? *Prev Cardiol.* 2002;5:102-108.
101. American College of Sports Medicine. *Guidelines for Exercise Testing and Prescription.* 7th ed. Philadelphia, Pa: Lippincott Williams & Wilkins; 2005.
102. AHHPR Smoking Cessation Guidelines. APTA Guideline Endorsement. *Phys Ther.* 1997.
103. Mokdad AH, Marks JS, Stroup DF, Gerberding JL. Actual causes of death in the United States, 2000. *JAMA.* 2004;291:1238-1245.
104. Fletcher BJ, Dunbar S, Coleman J, et al. Cardiac precautions for non-acute inpatient settings. *Am J Phys Med Rehabil.* 1993; 72:140-143.
105. AHCPR Supported Clinical Practice Guidelines. Smoking cessation brief clinical interventions. Available at: www.ncbi.nlm.nih.gov. Accessed February 2007.
106. Conlin PR, Chow D, Miller ER, et al. The effect of dietary patterns on blood pressure control in hypertensive patients: results from the Dietary Approaches to Stop Hypertension (DASH) trial. *Am J Hypertension.* 2000;13:949-955.
107. Obarzanek E, Proschan MA, Vollmer WM, et al. Individual blood pressure responses to changes in salt intake: results from the DASH-Sodium trial. *Hypertension.* 2003;42:459-467.
108. Resnick LM, Oparil S, Chait A, et al. Factors affecting blood pressure responses to diet: the vanguard study. *Am J Hypertension.* 2000;13:956-965.
109. Health Canada. Office of Nutrition Policy and Promotion. Revision of Canada's Food Guide to Health Eating. Available at: www.hc-sc.gc.ca. Accessed February 2007.

제 3 장

기도청결부전과 관련된 환기, 호흡/가스교환의 손상(패턴 C)

Impaired Ventilation, Respiration/Gas Exchange, and Aerobic Capacity/Endurance Associated With Airway Clearance Dysfunction (Pattern C)

해부생리 ANATOMY AND PHYSIOLOGY

기도청결에 필요한 심폐혈관계의 해부생리를 다시 살펴볼 것이다. 이러한 리뷰는 정상 호흡, 기침, 기침반사를 유지하는데 필요한 가슴우리(흉곽, thoracic cage)와 허파, 프로세스, 그리고 기능적 능력과 관련된 것이다. 심폐혈관계의 자세한 리뷰를 하려면 패턴A를 살펴보시오: 심폐혈관계 질환의 주요 예방/위험 감소.

허파와 가슴우리 (THE THORAX AND LUNGS)

가슴의 근육과 뼈는 허파계통의 구조적 지지와 보호를 제공한다. 이러한 뼈에는 등뼈(흉추, thoracic), 갈비뼈(늑골, rib cage), 복장뼈(흉골, sternum)가 포함된다. 들숨(흡기, inspiration)이 날숨(호기, expiration)의 근육들은 정상 혹은 강제 호흡동안 용적의 변화를 보조한다. 들숨의 주동근(primary muscles)은 가로막(횡격막, diaphragm)과 속갈비사이근(내늑간근, internal intercostal muscle)이다. 들숨의 보조근(accessory muscles)들은 본인의 노력, 호흡 곤란, 그리고 심폐혈관계의 질환이 있을시에 사용된다. 목빗근(흉쇄유돌근, sternocleidomastoid), 목갈비근(사각근, scalenes), 앞톱니근(전거근, serratus anterior), 큰가슴근(대흉근, pectoralis major)과 작은가슴근(소흉근, pectoralis minor), 등세모근(승모근, trapezius), 척추세움근(척추기립근, erector spinae) 등은 들숨의 보조근으로서 어느 정도 작용한다. 날숨은 주로 가로막과 속갈비사이근이 이완될 때 일어나는 수동적 활동이다. 날숨근의 보조근들은 들숨근과 같은 원인으로 인해 활성화 된다. 날숨근의 주요 보조근은 배곧은근(복직근, rectus abdominis), 배속빗근(내복사근, internal oblique) 배바깥빗근(외복사근, external oblique), 배가로근(복횡근, transverse abdominis), 그리고 속갈비사이근이다.

허파의 기계적 능력은 들숨 시 허파의 확장성(compliance; 탄성)과 날숨 시 탄력적인 수축(recoil elastance)에 달려있다. 건강한 호흡을 하는 동안에, 근육질의 흉벽(물리적 요소)은 부드러운 호흡 패턴을 만드는 허파의 탄력적 수축(생리학적 요소)을 압도한다. 호흡 동안의 일의 양은 허파와 가슴의 탄성을 이기기 위한 근육의 노력 양이다. 안정 시 호흡동안, 호흡의 보조근들은 보통 활동하지 않는다. 만성 허파질환에 있어서는, 휴식시에 보조근들을 주동근으로 만들 수 있다. 기도청결 부전이 발생할 때, 분비물 배출을 위해 보조근의 사용이 증가될 수 있고, 호흡의 일을 증가시키는 결과를 낳을 수 있다.

호흡의 일은, 분량(MV; minute volume)은 일회 호흡량(TV, tidal volume)과 호흡률(RR; respiratory rate)의 곱과 같다는 공식[MV = TV × RR]에 의해 설명된다. 환자가 호흡률을 증가시킬 때 일회 호흡량은 감소한다. 그에 따라, 기관지의 죽은 공간으로만 이동하는 낭비되는 환기가 늘어난다. 허파꽈리환기가 줄 것이고 산소도 모

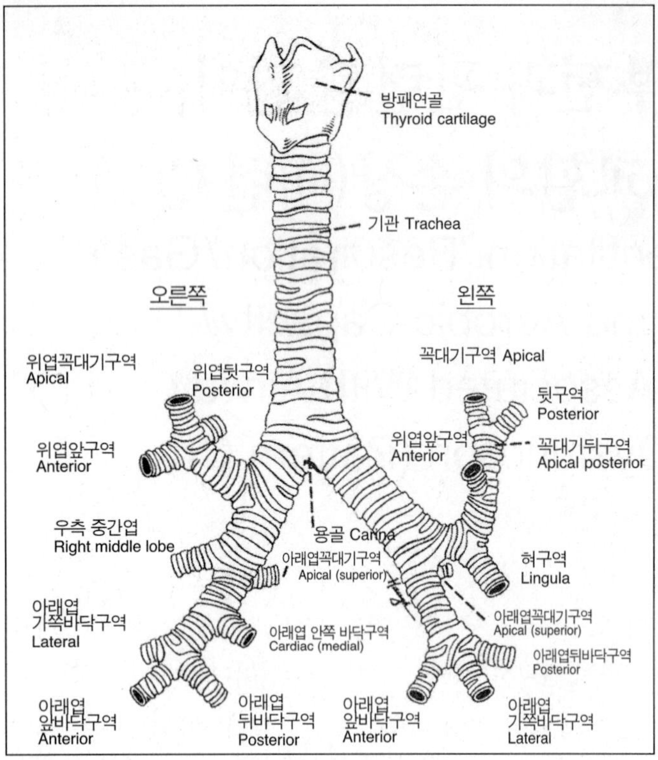

그림 3-1. 기관기관지 가지. *Cardiovascular and Pulmonary Physical Therapy: Evidence and Practice*. 4th ed. Frownfelter D, Dean E. Page 62, 2005, with permission from Elsevier 인용.

자랄 것이다. 호흡을 위한 빠른 호흡률과 심호흡 및 기침을 위한 노력은 환자를 지치게 할 것이다.

상 · 하 기도는 허파의 입구로서 구조적인 지지를 제공해 준다. 상기도는 코, 인두, 후두로 구성된다. 코는 공기를 따뜻하고 습하게 하고 깨끗하게 걸러주며, 외부의 물질로부터 하기도를 보호해 주기도 한다. 인두는 비강과 구강의 뒷부분이며 식도와 후두의 꼭대기까지 뻗어있다. 후두는 괄약근과 비슷한 구조물의 복합체이다. 그것은 폐쇄됨으로서 하기도를 음식물, 액체, 그리고 외부의 물질로부터 보호한다. 또한 말하기와 기침하기에 필요한 공기의 출입을 조절한다. 하기도는 기관(trochea)과 기관지(bronchial tree)로 구성된다. 기관과 기관지는 기관용골(carina)에서 갈라진다(그림 3-1). 허파는 5개의 엽(lobes)으로 나뉘고, 그것은 다시 허파구역(bronchopulmonary segments)으로 나눠진다. 오른허파는 3개의 엽(상 · 중 · 하)과 10개의 분절(segments)로 되어있다. 왼허파는 두 개의 엽(상 · 하)과 8개의 분절로 되어있다(그림 3-2).

가스교환은 산소 수송경로를 따라 이루어진다(패턴 A 참조: 심폐혈관계 질환의 주요 예방/위험 감소). 수송경로는 상기도에서 시작하여 허파계통을 거쳐 조직에까지 이른다. 적절한 가스교환은 환기와 호흡의 과정에 달려있다.

정상 호흡과 허파기능 (NORMAL RESPIRATION AND PULMONARY FUNCTION)

가장 먼저, 호흡은 인체 내의 가스교환과정 전체를 의미하고, 따라서 산소의 흡입 및 조직에서의 사용과 이산화탄소의 배출을 포함한다. 5개의 처리과정이 호흡 동안에 일어난다. 이러한 과정을 이해하는 것은 건강한 호흡과 병적인 호흡의 차이를 구별하는데 도움을 줄 수 있다. 이러한 처리과정은 환기(ventilation), 분배(distribution), 확산(diffusion), 관류(perfusion), 순환(circulation)이다. 환기(ventilation)는 단순히 허파에서 공기가 드나드는 것이다. 환기는 종종 호흡으로 잘못 이해되기도 한다; 그러나, 환기는 들어마신 산소가 허파의 혈액과 결합한다고 보장하지 못한다. 분배(distribution)는 허파에서 허파꽈리로의 공기가 이동하는 것이다. 적절한 분배는 공기가 가스교환을 위한 최대의 허파꽈리를 가지

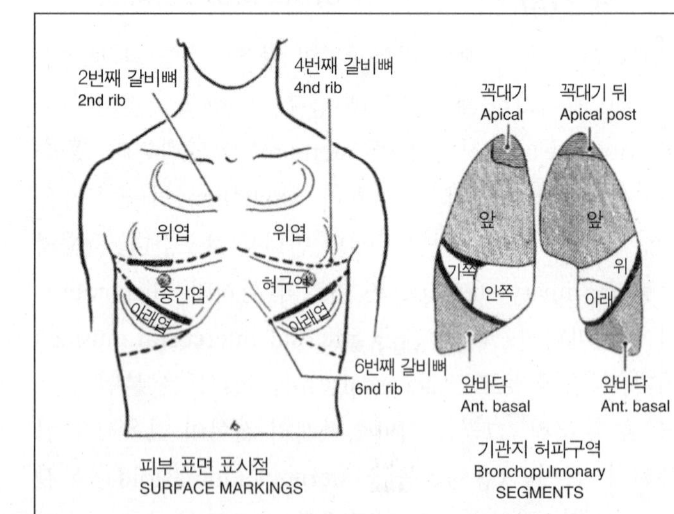

그림 3-2. 허파의 피부표면 표시점(앞면)과 기본적인 기관지 허파구역. 출처: *Cardiovascular and Pulmonary Physical Therapy: Evidence and Practice*. 4th ed. Frownfelter D, Dean E. Page 62, 2005, with permission from Elsevier.

고 있는 허파에 도달할 때 일어난다. 정상적으로 서있는 허파에서는, 허파의 윗부분 혹은 첨부에서 허파꽈리가 적고, 아랫부분 혹은 바닥부분에서는 유의하게 증가된다. 확산(diffusion)은 허파꽈리와 혈액 사이의 가스 이동이다. 적절한 확산은, 허파모세관에서 산소와 이산화탄소의 교환이 일어나는 것이다(그림 3-3). 관류(perfusion)는 심장에 의해 허파모세혈관까지 뿜어진 혈액의 용적이다. 관류는 분배와 같이 자세의 영향을 받는다. 적절한 관류를 위해서 기립자세가 추천되는데, 허파바닥쪽에는 수많은 허파꽈리에 의해 분배된 산소를 섞기 위한 더 많은 혈류가 존재하기 때문이다. 호흡의 마지막 과정은 순환(circulation)이다. 순환은 허파모세혈관으로부터 심장으로의 혈액의 움직임이며, 산화된 혈액이 온몸으로 분배되는 것이다. 신체의 어떤 부분에서든 순환 경로가 방해받으면 적절한 산소가 조직에 도달하지 못하므로 호흡에 영향을 미친다. 축적된 분비물은 호흡-관류의 부적절함과 허파의 생체역학적 이상을 초래할 수 있다. 강한 기침이나 흡인(aspiration)의 부전으로 인한 분비물의 축적은 허파의 감염을 촉진시킬 수도 있다.

허파기능검사(pulmonary functional tests)는 습성 기침(productive cough)에 영향을 미칠 수 있는 역학적 능력의 손상을 정의할 수 있고 질병이 폐색성인지 제한성인지를 결정할 수 있다. 정상적인 강제날숨용적(FEV_1)은 강제폐활량(FVC)의 75%가 되어야 한다. 제한성 허파질환에서는 허파용적과 FVC 둘 다 감소하게 된다; 그리고 폐색성 허파질환에서는 허파용적은 증가하지만 FVC는 감소하게 된다. 습성기침(productive cough)을 위해서는 적정 허파활량과 들숨용적, 그리고 강제날숨용적(FEV)이 요구된다. $FEV_1 > 80\%$은 제한성 질환을, $FEV_1 < 50\%$은 폐색성 질환을 의미한다. 실제 폐활량의 60%에 달하는 최소 FEV_1은 습성기침을 위한 적정 근강도를 보여주는 좋은 지표이다(이 최소치는 기침능력에 있어서 날숨류량당(per expiratory flow) 3~6배의 결과를 가져올 것이다).

적정 가스교환이 일어나고 가슴우리와 허파가 분비물을 배출하기에 충분한 공기를 제공한다면, 기침반사 기전이 평가되어야 한다. 기침반사는 용골(carina) 높이의

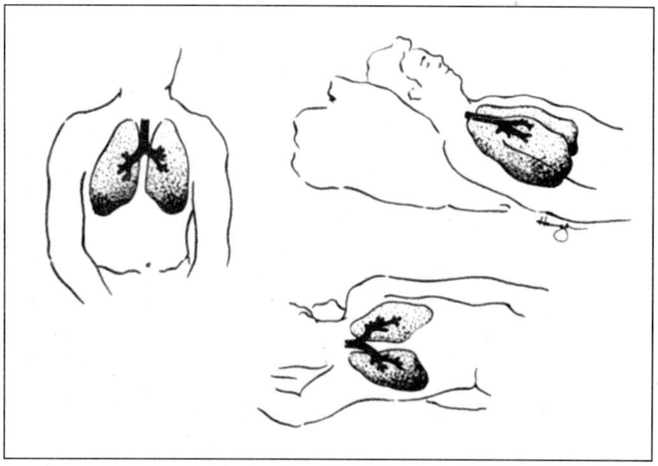

그림 3-3. 자세에 따른 허파 관류. 중력 방향으로 최대 관류량을 보임. 출처: *Cardiovascular and Pulmonary Physical Therapy: Evidence and Practice*. 4th ed. Frownfelter D, Dean E. Page 62, 2005, with permission from Elsevier.

상호흡로에서 분비물의 제거를 돕는다. 합병증이 일어나는 곳이나 감염이 발생되면 하기도의 분비물 제거 부전이 일어난다. 많은 치료 중재들은 분비물의 제거를 위한 하기도에서 상기도로의 움직임에 초점을 맞춘다.

기침반사 (THE COUGH REFLEX)

정상 기도청결은 점액섬모융단과 기침기전에 의해 일어난다. 점액성의 두 개의 층 — 젤(gel)층(상부)과 교질(sol)층(하부) — 은 섬모의 바로 아래에 놓여서 상호 통신한다(그림 3-4). 기도를 일렬로 세우고 세포와 다른 유기체의 배출을 위해 허파로부터 상기도로 밀어내는 섬모는, 미세한 머리카락 같은 물질이다. 융단의 두개의 층은 수분이 충분한 사람일 경우 90%가 물로 구성된다. 상 · 하 호흡로의 점막 섬모층은 박테리아와 감염으로부터 허파를 보호하는 것을 도와준다. 점액성 활동이 줄어드는 요인에는 다음의 것들이 있지만, 이들만이 다는 아니다; 탈수(dehydration), 흡연, 환경적 · 직업적 오염, 저습(decreased humidity), 연령, 약리학적 인자〔예, 감염성 심내막염, 흡입 마취, 마약(narcotics), 고산소 집중(high oxygen concentration)〕, 〔흡입(suctioning, 인공기도, 수면 그리고 허파 이식〕.

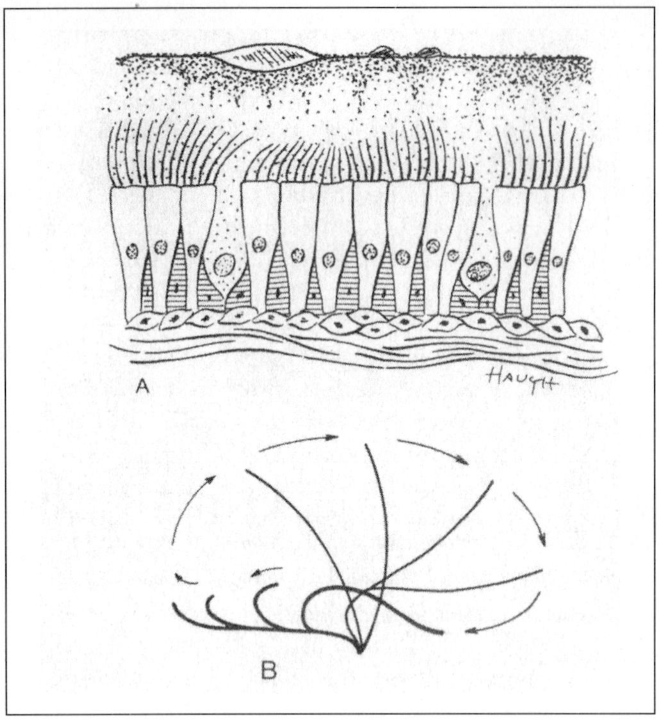

그림 3-4. (A) 점액성의 두 개의 층. (B) 섬모의 운동 방향. 출처: *Cardiovascular and Pulmonary Physical Therapy: Evidence and Practice*. 4th ed. Frownfelter D, Dean E. Page 62, 2005, with permission from Elsevier.

기침은 네 단계로 분류된다. 1) 깊은 날숨; 2) 성문(glottis) 폐쇄; 3) 흉복부 압력의 생성; 4) 성문의 개방과 방출(expulsion). 1단계인 깊은 날숨 동안, 강제 혹은 습성 기침을 위해서는 충분한 공기를 마셔야 한다. 습성 기침(productive cough)을 위한 적절한 날숨 용적은 최소한 예측폐활량의 60%가 되어야 한다. 2단계에서, 성문(성대주름)은 흉복부 압력을 만드는 것을 돕기 위해 닫히게 된다. 3단계에서, 배근육과 속갈비사이근(내늑간근, internal intercostal)들은 닫힌 성문에 대항하여 활동적으로 수축한다. 4단계에서, 성문은 개방되고 분비물은 하기도에 의해 압박된 공기에 의해 강제적으로 분출된다. 환자 기침의 이런 모든 단계를 평가함으로써, 문제점을 알 수 있고, 기도청결 부전을 돕기 위해 수정될 수 있다.

병태생리학 PATHOPHYSIOLOGY

부적절한 기도청결은 적절한 기도청결 손상을 야기시키는 내과적(medical) 혹은 외과적(surgical) 조건에 의해 발생한다. 어느 정도 공통되는 원인으로서 일차적 혹은 이차적 원인 모두를 포함한다. 일차적 원인은 낭성 섬유증(cystic fibrosis; CF)이나 만성폐쇄성폐질환처럼 기도청결 결함이 주요 손상인 질환들을 포함한다. 이차적 결함은 신경학적(CVA나 SCI 같은) 혹은 근골계(중증의 kyphoscoliosis)의 손상으로 인해 발생된다. 일차적 질환의 경과에서는, 비정상적인 점액분비 혹은 분비물의 증가가 기도를 가로막고 기도청결을 감소시킨다. 이차적 손상을 가진 환자에서는 근장력과 기침을 하기 위한 기도, 가슴과 배안쪽의 압력의 감소 혹은 불균형에 초점이 맞춰질 것이다.

이런 실행 패턴의 기준은 기도의 분비물이나 점액의 제거에 관련된 산소 수송의 손상에 초점이 맞춰진다. 분비물의 축적이나 분비물 제거 부전으로 인한 많은 급·만성 질환들이 있다.

일차적 원인은 다음과 같은 손상, 기능적인 제한, 또는 무능(disabilities)을 가지고 있을 것이다: 가스교환의 손상; 환기력과 환기류의 손상(impaired ventilatory forces and flow); 환기용적의 손상; 기도청결 손상; 기침기전의 손상; 자기관리나 업무수행시의 무능을 야기할 수 있는 휴식 시 또는 활동시의 호흡곤란. 기도청결에 있어 어디에 초점을 맞출 것인가에 대해 가장 중요한 것은 산소수송로 상에서 가스교환 손상이 어느 부위에 일어났는가이다. 예를 들어, 분비물을 제거할 필요가 있다면, 환기력은 환기류(flow)와 용적(volume), 둘 다, 기도청결과 기침에 직접적으로 관련된 부위에 초점을 맞춰야 한다. 기관지염 혹은 낭성 섬유증(cystic fibrosis)과 같은 만성 질환에서, 증가된 분비물 분비가 질병 진행에 참여하는지 혹은 호흡 기능 저하의 원인이 되는지는 알려지지 않았다.

낭성 섬유증과 만성 폐쇄성 폐 질환의 진행과정을 이해하는 것은 분비물 축적의 병리학적 설명을 돕고 기도청결 테크닉의 필요성을 이해하는데 도움이 된다.

낭성 섬유증 (CYSTIC FIBROSIS)

낭성 섬유증은 복합적 다기능계의 임상적 징후이다.

이것은 상염색체 열성형질이고 미국에서 가장 흔하며 치명적인 유전 질환이다. 백인 태생 3,900명 중 1명꼴로 발병하고 있다. 대상기관(target organ)은 공동(sinuses), 허파, 췌장, 창자, 자궁경부, 그리고 땀샘 등이다. 병태생리학적 이상은 염화이온의 수송 결함이다. 나트륨과 염화화합물의 수송 장애시, 세포는 물을 끌어 당긴다. 이러한 것은 분비물을 더 건조하고 굵게 만들게 된다. 허파에서는 점액섬모제거 기전은 사라지고, 박테리아의 부화를 위한 장소가 펼쳐지게 된다. 염증, 감염, 그리고 파괴의 악순환이 생겨난다. 정상적인 항염증 반응은 세포독소(예, elastase, cytokines 등)를 발생시키고, 이는 점액섬모제거 기전에 더욱 손상을 주게 된다. 또다른 목표 기관에서는, 비축된 분비물이 폐색(obstruction)과 흡수장애(malabsorption)를 일으킨다. 낭성 섬유증 환자의 땀샘에서 땀 검사시 염화 화합물(chloride) 수치의 증가가 있었다. 낭성 섬유증을 확인하는 특징적인 징후는 어머니가 그의 신생아에게 키스할 때 느끼는 짠 맛이다.

낭성 섬유증은 소아과 질병이라는 이름표에도 불구하고, 평생을 앓게 되는 만성 질환이다. 수명의 중간값(median)은 36.8년이다. 조기에 진단될 경우, 좀 더 일찍 집중적인 중재의 시작이 가능하다. 10%의 환자가 성인이 되어서 진단 받지만, 대개 생후 15개월에서 진단을 받는다. 가장 흔한 진단 척도는 다음과 같다.

- ◆ 출생시의 태변성 장폐색증(meconium ileus at birth)
- ◆ 출생체중 회복의 실패/발달장애
- ◆ 호흡기 감염의 재발/만성 기침
- ◆ "Salty kiss" (키스할 때의 짠 맛)

낭성 섬유증의 관리에는 여러 전문분야에 걸친 팀 접근을 포함한 전문적인 치료가 가장 좋다. 멤버에는 의사(physician), 간호사, 사회 사업가(social worker), 영양 전문가(nutritionist), 물리치료사, 그리고 호흡치료사가 포함된다. 관리에는 최소 연 4회 임상적 방문을 포함한다. 소아들에게서는 신장과 체중의 성장을 모니터링한다; 성인에서는 오직 체중만을 모니터링한다. 이학적 검사, 특히 청진이 열쇠이다. 허파기능검사(PFTs)는 최소 연 1회 실시되고 폐활량측정(FVC, FEV_1)은 매 방문때마다 실시된다. 임상적 방문동안, 경향은 관찰되어지고, 비타민 레벨, 전혈구계산치(CBCs), 그리고 객담배양들을 확인한다. 흉부 X선과 CT 촬영 역시 질병의 경과를 관찰하는 데 중요한 검사들이다.

이러한 환자들에게서의 수명의 연장은 치료 방법들의 발전 때문이다. 이러한 것들에는 췌장효소, 보조적 비타민들, 고칼로리 식사, 기도청결 기술들, 항생제들, 그리고 점액용해와 기관지 확정을 위한 약들이 있다. 낭성 섬유증 재단(foundation)의 자금지원을 통해(funded) 임상적 연구물들(즉, 약물)을 포함한 리서치뿐만 아니라, 동물연구를 통한 근원적인 유전적 결함의 수정을 포함한 벤치마크 리서치 또한 실시되었다.

만성 폐쇄성 폐 질환 (CHRONIC OBSTRUCTIVE PULMONARY DISEASE)

일반적으로 만성 폐 질환은 폐쇄성과 제한성 질환으로 분류된다. 폐쇄성 질환은 기도저항 증가와 날숨동안의 기류감소로 구분된다. 제한성 질환은 폐의 감소된 들숨 용량으로 구분된다. 이 단원에서는 오직 폐쇄성 질환만을 다룰 것이다. 가장 흔한 폐쇄성 질환에는 천식, 기관지확장증(bronchiactasis), 만성 기관지염, 낭성 섬유증, 그리고 공기증폐공기증(폐기종, emphysema)이 있다. 만성 기관지염, 공기증폐공기증, 그리고 천식의 결합이 전형적으로 나타난다. 증가된 폐동맥압 때문에 과팽창된 허파, 평평해진 가로막(횡격막, diaphragm), 그리고 확대된 우심실이 간혹 흉부 X선에서 보인다. 또한 만성폐쇄성폐질환은 폐기능 검사에서 비정상적인 결과를 보여주는데, 특히 폐활량(VC), FEV_1, 최대수의 환기량(maximum voluntary ventilation), 확산능(diffusion capacity)의 감소를 보이며 기능잔기용량(functional residual capacity)과 잔기용량의 증가가 나타난다. 또한 호흡근의 약화는 중등도 혹은 중증의 만성폐쇄성폐질환에서 나타날 수 있다. 들숨근의 근력이 날숨근보다 더 이환되기 쉽고, 상지의 몸쪽 근육이 먼쪽보다 더 잘 이환된다. 2000년 미국에서는 만성폐쇄성폐질환으로 인해 150만명이 응급실을 찾았고, 726,000명이 입원하였으며 119,000명이 사망하였다. 2002년 미국에서는 만성폐쇄성폐질환의 치료에 한 해 3,200억원 이상이 쓰여졌고, 결근으로 인해 1,400억원의 손실이 발생하였다. 만성 기관지염은 2년 이상 계속되는 만성 기침과 해마다 최소 3개월 이상 생성되는 가래가 특징이다. 오랜 기간의 기관기관지(trachiobronchial tree) 자극이 만성 기관지염의 원인이라고 생각된다. 가장 흔한 자극의 원인은 흡연이다; 또다른 원인은 환경적, 그리고 직업적 자극이다. 기관기관지 점막의 비대 및 과다분비와 섬모의 저조한 활동은 만성 습성기침으로 이어진다. 점액 생산의 증가 때문에, 호흡기 감염의 감수성 증가가 흔하게 된다. 질병이 진행함에 따라, 감염으로부터의 회복은 점차 어려워지고 회복기간은 더욱 오래 걸리게 된다.

공기증폐공기증(emphysema)은 세기관지의 영구적인 팽창과 허파꽈리의 파괴적인 변화가 특징이다. 그 외에도 허파의 탄력적 수축(recoil)의 상실, 날숨 시의 과도한 기도허탈(collapsing), 그리고 만성 기류 폐색(chronic airflow obstruction) 들이 공기증폐공기증에서의 눈에 띄는 변화들이다. 범소엽성(panlobular)(팽창적 파괴와 허파꽈리와 허파꽈리관 사이 구분의 상실)과 중심소엽성(centrilobular)(세기관지의 파괴와 팽창), 말초성(paraseptal)(중격 혹은 흉막하 공기 공간의 확대), 불규칙성(irregular)(반흔조직에 의한) 등 서로 다른 타입의 공기증폐공기증(emphysema)들이 있다. 공기증폐공기증의 가장 흔한 증상은 가래의 생성이 약간 혹은 전혀 없이 일어나는 호흡곤란이다. 호흡은 종종 빠르고 얕으며, 입술 호흡(pursed lip breathing)이 호흡률 조정에 도움이 될 것이다. 들숨 보조근을 더 효과적으로 사용하기 위해, 상지는 이따금씩 전형적으로 그리고 무의식적으로 안정화된 자세(손을 둔부위에 놓고 서거나 아래팔(전완, forearm)을 무릎 위에 놓고 앉는 것)에 위치시키게 된다.

급성 만성폐쇄성폐질환이 악화되는 동안에, 의사, 간호사, 약사, 물리치료사, 호흡 치료사, 영양 전문가, 사회사업가를 포함한 여러 전문 분야에 걸친 팀 접근은 최적의 치료 결과를 가져올 수 있다. 중재의 목적은 다음과 같다:

- ♦ 악화의 원인을 확인하고 가능하면 제거함(가능하다면)
- ♦ 기관지확장제와 항생제를 포함한 약리적 인자를 이용한 폐기능 개선
- ♦ 기관내 삽관의 필요가 없는 적절한 산소 공급
- ♦ 분비물 제거의 보장
- ♦ 적절한 수분과 칼로리 섭취와 같은 영양의 공급
- ♦ 독감 및 폐렴의 예방접종, 금연, 운동재활, 그리고 적절한 약물〔특히, 계량흡입 기술(materd dose inhaler tachniques)〕의 사용과 같은 위험 인자와 건강한 라이프스타일에 대한 고찰.

저산소혈증은 급성 악화기 동안에 종종 발생하며 조직의 저산소증을 일으킨다. 만성폐쇄성폐질환 환자는 저산소증이 올 수 있으므로 산소 주입식 치료가 행해져야 한다. 코의 삽입관(nasal cannula)을 경유하는 상대적으로 낮은 산소레벨(6 L에 달하는)이 간혹 저산소혈증의 문제를 바로잡아 주기도 한다. 금연은 절대적으로 처리해야 할 가장 중요한 위험 요소이다.

영상 IMAGING

허파의 해부학적 구조물들을 사정(assess)하기 위한 방법은 주위 조직들에 초점이 맞춰진다.[1,12]

- ♦ 흉부 방사선사진(CTRs 혹은 X선): CXRs은 흉부의 비정상 검사방법 중 가장 보편적인 방법이다. 공기, 지방, 물, 조직, 그리고 골의 구별은 그것들의 방사선 투과율이나 비투과율에 의존한다. 구조물의 밀도가 x-ray 결과에 그려지는 "음영"을 만들어 낸다. CXRs은 분비물의 경화/허파의 점액질, 무기폐, 예기치 못한 허파의 합병증(예, 기흉), 그리고 비정상적인 심장의 상태(예, 비대, 폐심장증) 등의 위치를 결정하는데 사용된다.
- ♦ 컴퓨터 단층촬영(CT): CT 촬영은 흉부 구조물 및 조직의 더 상세한 모습을 얻기 위해 사용되는 디지털 x선들의 결과물이다. 이들은 또한 배제시켜야 하는 복부의 제한적인 조직이나 폐색성 조직/구조물이 있는지를 검사하는데 사용될 수 있다—허파, 가슴우리, 그리고/또는 기침을 위한 깊은 호흡에 필요한 가로막(횡격막, diaphragm)의 확장능력을 방해할 수 있는

복부의 구조물.

- 자기공명영상(MRI): MRI는 CT촬영처럼 흉부의 구조물과 조직들을 더욱 상세히 보여준다. 이들은 아마 CXR에서 주목된 허파의 결절이나 덩어리 혹은 비후된 층을 가르킬 것이다. MRI는 촬영 중 공기의 활동적인 이동으로 인해 허파의 평가에 결정적인 요소가 되지 못할 수도 있다.
- 환기 - 관류(V/Q) 촬영: V/Q 촬영은 두 개의 분리된 촬영과정의 조합이다. 환기 촬영은 방사성 물질의 흡입을 필요로 하고, 관류 촬영은 방사성 추적자(radioactive tracer)의 주사를 필요로 한다. 두 촬영은 개별적으로 판독되고 비정상이 발견되면, 비교되어진다.
- 기관지경 검사(bronchoscopy): 기관지경 검사는 코, 입, 혹은 기관 튜브에 삽입된 유연한 광섬유 튜브를 통해 기관(trachea)과 기관지를 직접적으로 볼 수 있다. 이것은 진단적 혹은 치료적 중재로 사용되어, 가래 샘플로부터 감염여부를 알 수 없을 때의 사정을 위해, 암검사를 위한 결절/덩어리의 생검을 위해, 혹은 환자가 움직일 수 없는 심각한 점액성 분비물의 제거를 위해 필요하다는 것을 나타낸다.

약리학 PHARMACOLOGY

아래의 약리학적 약제들은 기도청결 부전 환자들의 관리를 돕기 위해 이용되는 것들이다.

- 점액용해제와 거담제
  - 점액용해제는 분비물의 점성을 감소시키는데 시도된다.
  - 거담제는 분비물의 생성과 배출을 촉진시킨다.
  - 두 가지 약제는 기도를 막는 두꺼운 분비물의 축적을 예방하고 산소수송로의 환기를 보호하기 위해 함께 사용된다.
  - 두 가지 약제는 만성 질환/장애 뿐만 아니라, 급성기에도 사용된다.
  - 약리학적 제제들의 허파질환 진행의 변화에 장기적으로 효과가 있는가에 대한 논쟁이 제기되었지만, 특히 낭성 섬유증 환자들에게서, 이러한 약제들의 좀 더 적절한 사용에 대한 임상적 연구가 진행되고 있다. 낭성 섬유증 협회(Cystic Fibrosis Foundation)는 더 나은 연구를 위해 제약회사와의 제휴에 앞장섰고, 그 결과 환자들의 관리에 도움이 되었다.
  - 예: Acetylcysteine(Mucomyst), DNase(Pulmozyme), 고장식염수(hypertonic saline)
  - 부작용: 흉부의 팽팽함; 숨의 쌕쌕거림, 호흡의 어려움, 냉습피부, 열, 입 · 목 · 허파의 자극
- 기관지확장제(bronchodilators)
  - 베타-아드레날린성 저해제(beta-adrenergic agonists)
    - 세기관지내 평활근의 이완을 돕고 기도개방(patent airways)을 시킨다.
    - 경구, 피하, 혹은 흡입으로 투약 가능하다.
    - 흡입제는 가장 일반적이고 효과적인 방법이다.
    - 분무기를 이용한 방법은 입원환자와 외래환자의 계량흡읍(MDI)에 가장 우선적으로 사용되는 방법이다.
    - 사용된 분무기의 유형은 기도내 약물 침전물에 대한 열쇠가 된다.
    - 예: Albuterol(ventolin), Epinephrine HCL(Adrenalin)
    - 부작용: 동요(shakiness), 진전(tremor), 두통, 콧물, 매스꺼움, 기침, 구강건조, 목구멍 자극, 발진
  - 항콜린제(anticholinergic agents)
    - 베타-아드레날린성 저해제와 결합되어 사용될 수 있고, 자극에 의한 기관지수축 반사를 막을 수 있으며, 쌕쌕거리는 숨과 짧은 호흡을 예방하는 데 사용될 수 있다.
    - Open mouth 기술(입으로부터 1-2인치의 주둥이로) 혹은 closed mouth 기술[주둥이(mouthpiece)를 입안에 잘 집어넣어, 앞니를 지나, 입술을 굳게 닫고]을 이용해 구강 흡입에 의해 투약될 수 있다: 분무 약제가 입안으로 들어올 때 천천히 깊게 숨을 들이키고, 5~10초간 호흡을 정지한 다음 흡입기를 제거하고 천천히 숨을 뱉는다.

- 예: Ipratropin bromide(Atrovent)
- 부작용: 현기증, 신경질, 졸음, 두통, 메스꺼움, 구강건조, 목구멍 자극, 피부 발진.

◆ 항생제(antibiotics)
- 증가된 분비물 생성과 호흡기계 감염을 일으킬 수 있는 호흡로 감염시 처방(indicated)된다.
- 최고날숨유속(peak expiratory flow rates)의 개선을 촉진시킬 수 있다.
- 만성질환에서의 예방요법(prophylactic treatment)은 임상시험에 의해 강하게 뒷받침되지 못했다.
- 배양된(cultured) 박테리아의 감수성과 특수성이 항생제 선택을 결정한다(예, Staphylococcus Aureus versus Pseudomonas Aeroginosa).
- 일반적으로 경구 혹은 정맥을 통해 투약하며, 흡입하는 방식은 사용되지 않는다.
- 예: 아래의 것들로부터 선택할 수 있는 많은 것들이 있다.
  - 표준: Amoxicillin, tetracycline, doxycycline, trimethoprimosulfamethoxazole, pipercillin, tobramycin, ceftazidime, imipenem
  - Modernized: Amoxicillin-clavulanate(Augmentin), Vevofloxacin(Levaquin), Ciprofloxacin(Cipro), TOBI(inhaled tobramycin), Colistin
- 부작용: 설사, 두통, 기침, 복통

◆ 치료효과에 관해 논쟁의 여지가 있는 그 밖의 약제들
- 부신피질제제(corticosteroids)
  - 기도 염증을 예방하고 허파기능 개선을 도울 수 있다.
  - 흡입으로 투여
  - 예: Flunisolide(AeorBid), Flovent, Methy-pednisoline(Prednisone)
  - 부작용: 흉부의 팽팽함, 멍, 현기증, 입이나 식도의 백반, 발진, 복통
- 충혈제거제(decongestants)
  - 코 통로(nasal passage)의 점막의 혈관수축을 돕고 점막의 혈관계와 울혈을 감소시킨다.
  - 입 혹은 코로 투여
  - 예: Ephedrine(Primatene mist), Phenylpropanolamine(Triaminic), Pseudo-ephedrine(Sudafed)
  - 부작용: 빠른 심박동, 두통, 신경질, 기침, 현기증

사례 연구 #1:

낭성 섬유증
Cystic Fibrosis

Melinda King은 낭성 섬유증과 체중감소의 급성 악화로 입원한 4살된 여자아이이다.

물리치료사 검진 PHYSICAL THERAPIST EXAMINATION

병력 (HISTORY)

◆ 일반적인 인구학: Melinda는 영어를 사용하는 4세 백인 여자아이이다. 그녀는 유치원(preschool)에 다니기 시작했다.

◆ 사회적 병력: 대학을 졸업하고 결혼한 부부의 두 자녀 중 첫째 아이이다. 그녀의 어머니는 시간제 근무를 하는 직장에서 최근에 복귀하였다.

◆ 놀이적 병력: 그녀는 세발자전거를 타고, 축구를 하며, 발레를 시작했다. 그녀는 이웃 아이들과 야외에서 노는 것을 좋아한다.

◆ 성장과 발달: 그녀의 현재 몸무게는 29 lbs(13.2 kg)이고, 이것은 두 달 전 마지막 치료적 방문 때 35.7 lbs(16.2 kg)이던 때 보다 6.6 lbs(3 kg) 적어진 것이다. 그녀는 오른손잡이이다.

◆ 생활 환경: 그녀는 부모님, 그리고 4개월 된 남동생과 함께 필라델피아 교외의 2층집에서 살고 있다.

◆ 일반적 건강 상태(general health status)
- 지각(perception): Melinda는 자신이 낭성 섬유증을 가지고 있는 것을 알고 있다. 그녀의 부모는 이 질병의 모든 측면과 적절한 치료 기법에 대해 충분

히 알고 있다. 그들은 낭성 섬유증 협회의 분회와 부모지원그룹(parent support group)에서 활동하고 있다.

- 신체 기능(physical function): 최근 질병을 앓기 전까지, Melinda는 기능적 활동에서 또래에 적당한 수준을 보였다.
- 심리적 기능(psychological function): 그녀의 심리학적 기능은 나이대에 적당하다. 그녀는 새 남동생을 가지는 것을 매우 기뻐하였다.
- 역할 기능(role function): 가족 내에서 딸, 그리고 누나로서 완전한 역할을 한다.
- 사회적 기능: 그녀의 사회적 기능은 나이대에 적절한 행동을 포함한다. Melinda는 유치원에 다니기 시작할 것이다. 그녀는 보통 두명의 가장 친한 친구와 놀이거리를 찾으려 한다.

◆ 건강습관: 부모의 지도와 함께, Melinda는 가정에서의 기도청결을 위해 고주파 흉벽 진동기를 사용한다.

◆ 가족력: 직계가족 혹은 친척들 중 낭성 섬유증을 앓고 있는 사람은 없다. 그녀의 4개월된 동생도 이 질병을 가지고 있지 않다.

◆ 의학/외과적 병력: Melinda는 생후 8개월에 낭성 섬유증 진단을 받았다. 낭성 섬유증의 진단은 출생시 체중의 회복 실패와 만성적으로 쌕쌕거리는 숨소리에 근거하였다. 그녀는 최근 6.6 lbs(3 kg)의 체중이 감소되었다. 그녀의 유전형은 동형접합성이다: delta F508 /delta F508

◆ 이전 입원: 그녀는 생후 8개월 때 "성장장애"를 진단받은 후 입원한 적이 있다.

◆ 이전에 존재하는 의학적 그리고 다른 건강과 관련된 상태: 그녀는 위식도역류 가능성이 있다.

◆ 현재 상태/주호소: 그녀는 습성기침, 쌕쌕거리는 숨소리, 그리고 콧물로 1주일간 병원에 입원하였다. 그녀는 Keflex를 3주간 하고 있었고 점차적으로 호전되었다. 그녀는 식욕부진과 신체적 능력의 감소를 설명하였다. 그녀의 어머니는 Melinda가 생기가 없고, 친구들이 그녀에게 밖에 놀러가자고 불러도 별다른 흥미를 보이지 않는다고 보고하였다. 그녀는 우측 위팔정맥에 정맥주사선을 놓았다.

◆ 기능적인 상태와 활동 수준: 그녀의 기능 및 놀이 활동성 레벨은 또래에 적당하였다.

◆ 약물: 그녀가 입원할 당시
- Flo Vent(110 μgm): 2 puffs BID
- Albuterol: 매 6시간마다 분무기를 통해 2.5 mg
- Creon 10: 식사와 함께, 5 with snacks
- ADEK(vitamins): 매일 1cc
- LiquiE: 매일 3cc
- Vitamin K: 3일마다 2.5 mg

◆ 다른 임상적 검사:
- 그녀의 흉부 x선은 허파문 주위의 분포에서 기관지혈관 음영의 비후를 드러내었고, 특히 우측상엽(RUL)과 우측중간엽(RML)에서 나타났으며 약간의 과다팽창이 나타났다.
- 허파질환의 측정에 사용되는 그녀의 Basfield 점수는 21/25이다. 흉부 X선은 다음의 평가들에 사용된다. 1) 공기 폐색; 2) 증가된 허파의 생성이나 흉터생성; 3) 폐엽의 병변; 4) 낭포성 결절 병변 5) 전반적인 인상/일반적 심각성. 각 영역마다 5점, 혹은 25점의 점수가 있고, 각 영역마다 해당되는 것이 있으면 감점이 된다.
- 가래 배양은 모든 항생제에 만감한 황색포도상구균의 존재를 알려준다.
- 기관지경하 허파꽈리 세척(BAL) 항산성 간균(acid-fast bacilli)와 황색포도상구균을 보여주지는 않는다.
- pH 탐색자는 병리학적 반사를 보여주지 않는다.

시스템 재조사 (SYSTEMS REVIEW)

◆ 심혈관/ 폐(cardiovascular/pulmonary)
- 혈압(BP): 97/60 mmHg
- 부종(edema): 없음
- 심박수(HR): 120 bpm
- 호흡수(RR): 40 bpm

◆ 외피계(integumentary)
- 반흔형성 상태: 없음

- 피부색: 분홍
- 피부 상태: 우 위팔정맥의 정맥주사(IV) 부위를 제외하고 완전함

◆ 근골격계
- 전체적인 관절가동범위: 나이대에 적당함
- 전체적인 근력: 나이대에 적당함
- 전체적인 대칭: 대칭적임
- 키: 3' 3" (102 cm)
- 몸무게: 29 lbs (13.2 kg)

◆ 신경근계
- 균형: 나이대에 적당함
- 보행, 이동 그리고 변화: 나이대에 적당함

◆ 의사소통, 감정, 인지, 언어, 학습 유형: 나이대에 적당함

검사와 측정 (TESTS AND MEASURES)

◆ 유산소 능력과 지구력
- 그녀는 놀이동안 줄어든 활동성을 보였고 걷기 동안 감소된 지구력을 보여주었다.
- 6분 동안의 걷기 검사에서 1339피트(408 m)를 걸을 수 있었다.
  - 90개월과 108개월(7.5~9년) 사이 아이들의 표준치는 1462피트(446 m)에서 2030피트(619 m)에 달한다.
  - 6분 보행 검사 연구에서 남성섬유증 어린이 환자들 중 폐기능이 좋은 아이들은 앓고 있는 1335 (407meter)의 범위를 보였다.

◆ 인체측정학적 특성(anthropometric characteristics)
- 신체비만지수(BMI)는 13.65 kg/m^2 (또래아이들의 수치는 59%)이다.[22]

◆ 각성, 집중, 그리고 인식
- 그녀는 친구들과 놀 때 친구들보다 먼저 놀이에 대한 흥미가 감소되었다.
- 보통 그녀는 집중력이 있었고 친구들과 노는 것을 즐겼다.

◆ 보조 및 적용 장치:
- Melinda는 기도청결을 위한 흉부 타진과 진동의 수단으로서 집에서 Vest(HFCC)를 사용한다.

◆ 외피계의 통합성
- 정맥주사로 인한 우측위팔정맥 부위의 상처(disrupted)

◆ 운동신경 기능
- 완전하며 나이에 적당한 균형(balance)

◆ 근 수행력
- 엉덩관절(고관절, hip joint) 굽힘(굴곡, flexion), 무릎관절(슬관절, knee joint) 폄(신전, extension), 그리고 발등굽힘(배측굴곡, dorsi flexion)의 근력이 약간 약해져 있다.

◆ 자세(posture)
- 머리가 약간 전방으로 위치하고 등뼈가 약간 굽어 있음이 보임

◆ 관절가동범위(range of motion)
- 사지(extremities): 정상
- 칼돌기(검상돌기, xiphoid process) 높이의 흉벽에서 운동 감소

◆ 자가치료와 가정 관리
- 그녀는 집에서 그 나이또래 아이들의 모든 ADL을 수행할 수 있었다.

◆ 환기와 호흡/가스교환
- 호흡/가스교환에서의 허파의 징후
  - 맥박산소측정법: 98%(방안의 공기)
- 환기기능의 허파 징후
  - 습한 기침(wet cough)
  - 우측상엽과 우측중간엽의 꼭대기부분과 뒤부분 분절(segment)에서 발견된 거품소리와 같은 감소된 허파의 소리
  - 그녀의 이번 호흡 패턴은 호흡 보조근의 증가된 사용을 드러내었다.

◆ 일, 지역사회 그리고 여가 통합 또는 재통합
- 어머니는 놀이 활동의 감소를 보고하였다.
- Melinda는 축구나 야외활동에 흥미를 보이지 않았다.

평가 EVALUATION

Melinda는 낭성 섬유증 진단을 받은 4세 여자아이이다. 그녀는 낭성 섬유증의 급성악화로 두 번째로 병원에 입원하였다. 이번에 그녀는 습성기침, 쌕쌕거리는 숨, 그리고 콧물이 난 1주일간의 병력이 있다. 검사는 폐문주위 분포의 음영을 보여주는 기관지 혈관의 비후를 보여주었고, 특히 우측상엽과 우측중간엽에서, 약간의 과대팽창을 보여주었다. 가래 배양은 모든 항생제에 민감한 황색포도상구균의 존재를 드러내었다. 그녀는 식욕감소와 체중이 감소하었다. 그녀는 습한 기침, 비정상적이고 우발적인 호흡음을 보여주었다. 그녀는 놀이에서 활동성이 줄어들었다.

진단 DIAGNOSIS

Melinda King은 낭성 섬유증 진단을 받은 환자이다. 그녀는 유산소 능력과 지구력, 인체측정학적 특성, 근 수행력, 관절가동범위, 그리고 환기와 호흡/가스 교환 등에서 손상을 받았다. 그녀는 놀이활동, 과업(tasks), 그리고 활동성에서 기능적인 제한을 받는다. 이러한 소견들은 패턴 C와 일치된다: 기도 청결의 기능이상과 결합된 환기와 호흡/가스 교환, 유산소 능력과 지구력의 부전. 손상(impairments)들과 기능적 제한들이 확인되면, 예후를 결정짓고 치료계획을 세우게 될 것이다.

예후와 치료계획 PROGNOSIS AND PLAN OF CARE

병원 방문일정이 끝나면, 아래와 같은 상호 수립된 결과들이 결정된다.

- ◆ 놀이와 관련된 신체적 활동의 수행능력은 호전될 것이다.
- ◆ 유산소 능력과 지구력은 호전될 것이다.
- ◆ 인체측정학적 특성은 호전될 것이다.
- ◆ 근 수행력은 증가될 것이다.
- ◆ 관절가동범위는 증가될 것이다.
- ◆ 환기와 호흡/가스 교환은 호전될 것이다.

이러한 결과들을 성취하기 위해서는, 환자를 위한 적절한 중재가 결정되어야 한다. 다음과 같은 것들이 포함될 것이다: 협응, 의사소통 그리고 기록; 환자/고객 관련 교육; 치료적 운동; 놀이 활동에서의 기능적 훈련, 과업, 그리고 활동성; 그리고 기도 청결 기술.

진단과 예후에 근거하여, Melinda는 10일간의 입원과 그 다음 2주일간 소아 낭성 섬유증 클리닉에 다녀야 할 것이다. 그녀는 그 다음 연 4회 병원을 방문해야 할 것이다. Melinda의 부모는 치료에 적극적이며 충분한 의욕이 있고, 그녀의 운동과 기관지 건강 프로그램을 잘 따라올 것이다.

중재 INTERVENTIONS

선택된 중재에 대한 근거 (RATIONALE FOR SELECTED INTERVENTIONS)

낭성 섬유증 아동을 위한 중재에는 치료적 운동, 호흡 기술, 그리고 기도청결 기술들이 포함된다. 일반적으로 외래의 허파 재활 프로그램은 호흡 기술[오무린 입술과 가로막(횡격막, diaphragm) 호흡]; 스트레칭; 저충격 스트레칭 운동; 트레드밀, 상지 에리고미터, 자전거를 이용한 유산소 운동들이 포함된다.[23]

치료적 운동 (Therapeutic exercise)

낭성 섬유증 아동들은, 감소된 말초근육의 장력, 감소된 허파의 기능, 그리고 영양상태의 변화에 의해 최대 운동 수행이 저하된다. 많은 연구들은 이러한 아이들에게서 손상된 수행 능력을 개선시키기 위한 운동의 사용을 조사하였다. 대다수 연구들은 대상자들에 대한 통제가 되지 않았고, 피실험자가 적었으며 짧은 기간 동안 수행되었다. 그럼에도 변화가 관찰되었다. 많은 제한점들에도 불구하고, 이러한 연구들은 운동 훈련이 근력의 증가, 유산소 상태에 있어서 최대 운동 용량의 증가, 가쁜 숨의 감소, 일상생활동작 수행 능력의 증강, 그리고 객담배출의 증가를 보여주었다. 또한 폐 용적을 개선 혹은 유지시킬 수 있는 수영 프로그램을 포함하는, 운동에 대한 지침도 있다. 낭성 섬유증 질환을 가진 아동들을 위한 운동

훈련의 생리적 효과에 더하여, 이것은 또한 그들의 자기 가치와 외모에 더 긍정적으로 느끼게 한다. 어떠한 운동 프로그램이든, 낭성 섬유증 환자를 위한 이러한 프로그램은 원하는 훈련 효과를 성취하기 위한 적당한 강도여야 하며, 최고의 증진은 더 높은 일률(work rates)에서 성취된다. Selvadurai는 낭성 섬유증 아동의 유산소 훈련과 저항 훈련 효과를 조사하였다. 그들은 유산소 훈련이 최대 유산소 용적, 활동 수준, 삶의 질을 강화하는 결과를 보이는 반면, 저항운동은 체중, 하지근력, 허파기능 증가의 결과를 가져오는 것을 발견하였다. 유산소 훈련, 저항 훈련 둘 다의 결합이 최적의 결과를 가져다 줄 것이다. Swisher는 낭성 섬유증 아동들이 6분간의 걷기 검사를 얼마나 잘 수행하는가에 있어서 허파 기능이 가장 주요한 인자인 반면, 근력 생산의 내재적 비정상 또한 운동 수행에 영향을 주었을 것이고, 따라서 이러한 아동들에게 근력 강화의 필요성을 나타내었다.

Schneidernan-Walker의 연구는 오랜 기간의 운동의 중요성을 뒷받침해 주는 자료를 제공한다. 운동 프로그램이 개별적으로 고안되었을 때, 청소년들에게서 운동프로그램은 더 잘 받아들여진다.

낭성 섬유증의 심각성은 허파기능검사의 결과와(특히 FEV_1) 체중에 의해 객관적으로 측정된다. 따라서, 낭성 섬유증 아동에서 허파기능을 보강하거나 유지하는 어떠한 중재든지 개개인의 생존만큼이나 질병의 장기적인 관리를 위해 중요한 연관성을 가진다. 수영과 자전거 타기는 강제날숨용적을 증진시키는 결과를 보였다. 이 연구에서 운동 프로그램으로부터 얻어지는 기능개선과 관련된 흥미로운 발견은, 이러한 기능개선이 종종 소아와 청소년들에게서 최대운동 검사의 증가를 보이지 않았다는 것이다.

Pursed lip breathing(PLB)같은 호흡 기술의 추가는, 운동 중에 발생할 수 있는 호흡곤란을 조절하는데 도움을 줄 수 있다. PLB는 들숨과 날숨시에 가슴우리를 확장시키고 보조근의 동원을 증가시킨다; 또한 날숨동안 배근육의 활성화를 증가시킨다. PLB는 휴식시와 운동시에 느리고 깊은 호흡 패턴을 촉진시킬 수 있어서 호흡률을 떨어뜨리고 호흡곤란을 느끼는 것을 감소시킨다. 운동과 휴식시에 호흡곤란을 조절하는 것은, 특히 만성폐쇄성폐질환 환자들에게서, 그들의 활동성과 운동에 대한 인내력을 증가시킨다.

무엇보다, 급성기의 허파 상태를 가진 환자들은 운동에 대한 인내심이 낮은 단계일 것이고, 천천히 시작되어야 한다. 급성기 상태의 환자들은 심박률, 혈압, 호흡률, 그리고 산소포화도의 폐쇄적 관찰이 행해져야 한다. 또한 심박률과 노력지각도(RPE)를 사용한 활동성에 대한 인내력을 감시하는 것을 환자 자신에게 가르치는 것이 도움이 될 것이다. 환자는 자신이 느슨해졌다고 느낄 때 운동중에 멈추고 분비물을 뱉어내는 것을 배워야 한다.

기도 청결 기술 (Airway clearance techniques)

기도 청결(AC)을 위한 지침은 점액섬모수송의 부전, 비효율적 기침, 점액의 과다생성, 비정상적 점액, 그리고 탈수이다. 기도청결은 기도로부터 점액과 외계물질의 제거로 정의된다. 기도 청결의 목적은 산소수송의 개선이다. 역사적으로, 체위 배출(postural drainage)〔예전에는 흉부 물리치료(CPT)라고 불렸다〕과 함께 시행하는 타진과 진동은 기도 청결 기능장애의 좋은 치료 방법이었다. 기술의 진보와 물리치료사들의 창의성과 함께 전통적인 CPT만큼 효과적이거나 혹은 효과적이지 않은 다양한 장비와 장치들이 나타났다.

어떤 기술을 이용할 지를 선택할 때, 효과, 효율, 그리고 장착이 고려되어야 한다. 그 기술이 합병증 없이 치료목표를 성취할 수 있는가? 어떤 상황에서든 적용 가능한 치료인가?(예, 병원, 가정, 학교, 직장) 그 기술이 독립적으로 수행가능한지, 혹은 누군가의 도움이 필요한가? 환자가 그 기술을 수행하는데 피로를 느끼지는 않는가? 그 기술이 편안하고 시간적으로 효율적인가? 그 환자에게 금전적으로 효과적인가? 환자/가족들에게 적합하고 수행할 의욕이 있는 기술인가? 이러한 모든 요소들은 환자/가족들과의 협의되어야 하며, 결국 극단적으로 환자/가족의 기호에 맞춰지기 때문에, 최적의 치료 기술은 환자와 치료사 사이에 협의될 수 있을 것이다.

기침반사는 기관 분기구 높이의 상호흡로에서 분비물의 제거를 통해 도움을 준다. 하호흡로에서의 분비물 제

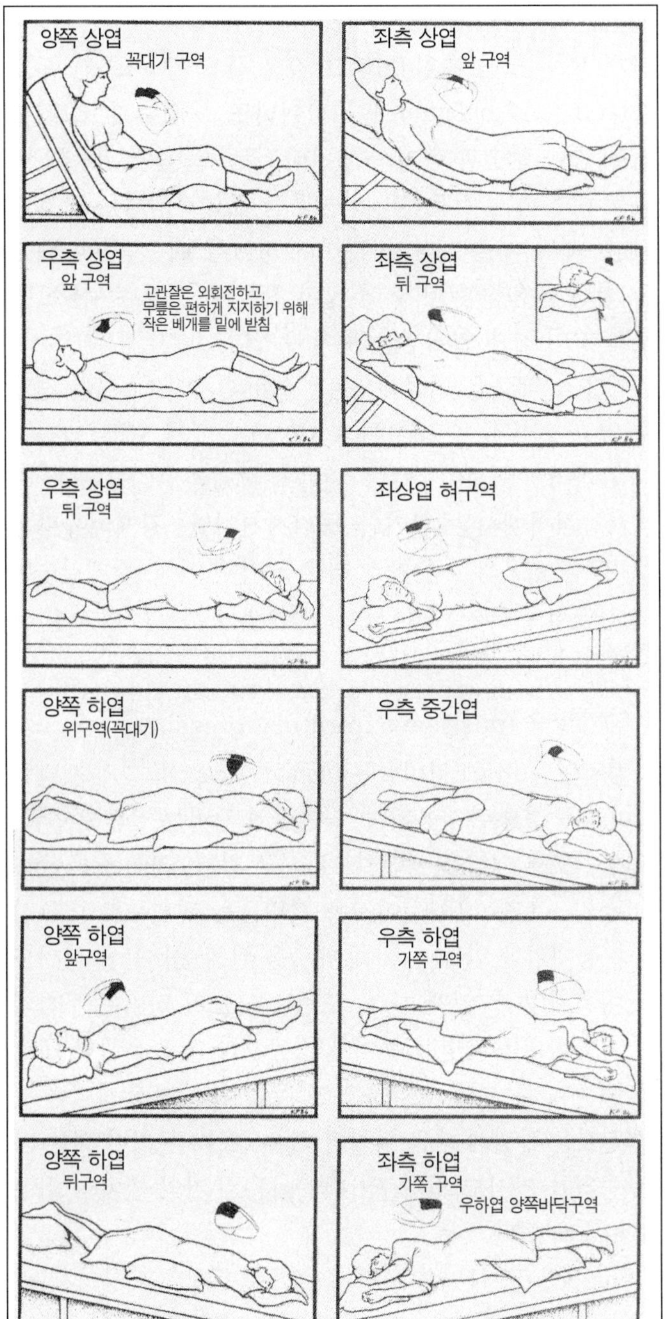

그림 3-5. 체위배출 자세는 허파엽의 구역 위치와 관련된다.
출처: *Cardiovascular and Pulmonary Physical Therapy: Evidence and Practice*. 4th ed. Frownfelter D, Dean E. Page 342-343, 2005, with permission from Elsevier.

거 불능은 합병증이 발생할 수 있는 곳과 감염이 일어날 수 있을 때 발생한다. 기도청결기술의 범위는 예전의 "gold standard of CPT", 체위 배출, 그리고 수기(menual techniques)에서부터 환자/가족들이 쓸 수 있고, 사용할 충분한 의욕이 있으면 같은 효과를 제공할 수 있는 현대적 장비들까지 망라한다. 많은 기술들은 하호흡로에서의 분비물 제거에 초점을 맞춘다. 조사된 대다수의 기술들은 낭성 섬유증과 기관지확장증(bronchiectasis)의 성공적 치료에 관련된 것이다. 관련 기술은 다음과 같은 것들이 있다: 체위 배출, 타진과 진동, 강제날숨기술과 함께 실시하는 호흡기술의 능동적인 주기, 자율적인 배출, 양압날숨 장비(positive expiratory pressure divice), 고압 흉벽진동, 그리고 호흡기술과 함께하는 운동들.

체위배출 (postural drainage)

체위배출(PD)은 전통적인 흉부물리치료의 기본이다. 체위배출은 가래를 허파의 바닥으로부터 더 큰 기도로 이동을 촉진하는 중력-보조 자세(전형적으로 머리는 아래로 기울인다)의 일종이다. 체위배출의 자세는 폐엽 분절(segments)의 차이와 관련된다(그림 3-5). 자세는 필요하다면 치료시 체위배출 자세의 모든 과정을 참을 수 있는 대다수의 환자들과 함께, 청진음이나 X선에 나타난 경화의 위치에 기초한다. 체위배출은 급성 뇌손상, 높은 두개내압, 혹은 뇌내출혈이 있는 환자에게 금기가 될 수 있다.

낭성 섬유증 유아에서 예전에는 발견되지 않은 위식도역류가 보고된 적이 있다. 낭성 섬유증 협회에 의해 만들어진 표준 진료의 변화를 가져오기 위한 충분한 증거를 얻게되었다. 그 결과로, 머리를 내리는 자세는 소아/유아의 배출 자세에 더 이상 포함시키지 않는다.

타진과 진동 (percussion and vibration)

진동과 타진(PV)은 때때로 체위 배출과 함께 이루어지며 흉부물리치료의 전통적인 요소를 완성시킨다. 진동과 타진의 목적은 배담을 위해 도수적으로 느슨해진 하기도의 분비물을 상기도로 이동시키는 것이다. 타진은 들숨과 날숨 동안에 경화된 부위의 흉벽을 리드미컬하게 두드리는 것이다. 진동은 고주파의 진동력을 만들기 위해 팔의 근육을 협력 수축하는 것이다. 날숨 동안에 분비물이 느슨해지는 것을 돕기 위해 손을 경화된 부위의 흉벽 위에 위치시킨다. 체위 배출과 진동과 타진은 시간이 걸릴 수 있고, PV를 수행하기 위해 또 다른 사람의 보조가 필요할 수도 있으며, 분비물 배출까지의 반응이 30분에서 1시간까지 지연될 수도 있다. 체위 배출과 진동과 타진의 효과에 대한 제한된 증거에도 불구하고, 다른 기술들이나 장비들에 비해 좋은 치료로써 빈번히 사용되어 왔다.

호흡기술의 활동적 주기 (active cycle of breathing technique)

호흡기술의 활동적 주기(ACBT) 또한 기도청결을 위해 사용된다. 체위 배출과 진동과 타진과는 다르게, ACBT는 환자의 적극적인 참여를 요구한다. 다음 3가지 단계의 주기적인 반복을 포함한다: 호흡조절, 가슴우리 확장, 강제날숨기술(FET). 호흡조절은 정상 1회 호흡시의 가로막(횡격막, diaphragm) 호흡이다; 가슴우리 확장은 폐활량에서 편안한 날숨과 함께 하는 깊은 들숨이다; 그리고 FET는 복근의 수축에 의한 강제 날숨에 의해, 중간 혹은 낮아진 폐 용적에서 "ㅎ"하고 불어내는 것이다. 이 싸이클은 호흡조절, 그리고 3~4번의 흉곽 확장, 그리고 3~4번의 흉곽확장에 잇따른 호흡조절, 그리고 FET에 잇따른 호흡조절, 그리고 최종적인 호흡조절로 구성된다.

ACBT는 과도한 기관지의 분비물을 움직이고 제거하는데 효과적이고 효율적일 수 있음을 보여주었다. 허파기능은 ACBT를 시작하면서 증가됨을 보여주었고, 저산소혈증은 일어나지도 증가하지도 않았다. ACBT를 실시하는 동안 발생하는 폐용적의 증가와 함께, 부통로(collateral channel)에서의 기류 저항은 감소되었다.

자율적 배출 (autogenic drainage)

자율적 배출(AD)은 날숨 기간 동안에 기관지의 분비물을 움직인다. 이것은 환자가 독립적으로 수행가능한 세 단계의 활동적 주기이다. 세 단계는, 1) 더 작은 말초기도의 분비물을 느슨하게 해주는 잡아떼는(unsticking) 단계, 2) 보다 큰 중앙 기도로 분비물을 움직이는 수집(collecting) 단계, 3) 분비물을 제거하는 배출단계(evacuating phase)이다. 자율적 배출은 자신의 분비물에 관해 고유수용성 감각, 청각, 촉각 등의 인지는 말할 것도 없이, 환자의 많은 노력과 집중을 필요로 한다. 이러한 요소들은 소아가 이 기술을 쉽게 배우지 못하게 만든다. 세 단계 모두 코를 통한 느리고 깊은 들숨, 2~3초간 부호흡(collateral breathing)이 일어나도록 멈추기, 그리고 입을 통한 날숨과 함께 수행된다. 호흡 동안에 진동의 변화를 주목하는 것은 환자가 세 단계를 진행하는 신호가 된다. 체위 배출 및 타진과 비교하였을 때, 자율적 배출은 낭성 섬유증 환자가 더 많이 참을 수 있으며, 산소 탈포화가 더 적게 일어남을 보여 주었다.

자율적 배출은 만성폐쇄성폐질환 환자가 더 많이 견딜 수 있고, 분비물 제거와 허파 기능 향상에서 ACBT만큼이나 효과적임을 보여주었다. 자율적 배출과 ACBT 모두 허파기능검사에서는 환기를 증진시켰지만, 강제폐활량은 ACBT를 이용하는 환자가 더욱 커진 반면에, 강제날숨류는 자율적 배출을 이용하는 환자에게서 25~75% 가량 더 증진되었다.

양압날숨 (positive expiratory pressure)

양압날숨(PEP) 장비들은 Flutter® Acapella™의 개발품들이 대중적으로 사용된다. 양압호기 장비는 날숨 동안 허파와 기도로 역압을 생산함으로서 부환기(collateral ventilation)를 촉진시킨다. 이것은 분비물을 원위부로 이동시키는 공기압을 만들며, 가래 배출을 위해 분비물을 상기도로 이동시킬 수 있게 한다. 또한 양압호기 장비는 무기폐와 기도폐쇄를 예방해 주며 산소공급과 운동에 관한 내성을 증진시키는 것을 보여주었다. 무엇보다, PEP 장비는 그것의 효율에 관해 다른 형식의 기술들보다 논점이 되는 많은 증거를 가지고 있다. 장비의 이용은 거의 환자의 취향에 따르게 된다.

Flutter® 장비는 손에 들 수 있는 파이프 모양의 장비이며, 허파로 역압을 제공하기 위해 날숨 동안 콘 안에서 진동하는 쇠구슬이 장착되어있다. 장비를 사용할 때 고압 혹은 저압을 이용하는 것은 환자의 요구에 달려있다(즉, 배출할 분비물의 양 vs. 기도개방). Flutter® 장비를 1주일 사용한 후에 허파기능 검사(FVC and FEV_1)에서 증진된 결과를 보였고, 허파 기능과 운동 내성 역시 전통적 흉부물리치료와 비교했을 때 비슷한 증진을 보였다. 그러나, Flutter® 장비는 1개월 후에 낭성 섬유증 소아에서 전통적 흉부물리치료와 비교했을 때 허파기능의 증진은 보여주지 못했지만, 그것은 선호도에 의한 방법이었다. 다른 연구들은 Flutter® 장비가 비낭성 섬유증의 기관지확장증 환자에게서 ACBT 만큼이나 효과적임을 보여주었다.

Acapella™는 공기진동을 생산하기 위한 평형마개(counterweighted plug)와 자석, 그리고 날숨 압력을 조정하기 위한 다이얼을 사용한다. Flutter® 장비와 틀리게, Acapella™는 날숨의 흐름에 따라(15 L/min 이상, 그리고 15 L/min 이하) 두 개의 모델로 되어 있다. Acapella™는 분비물 제거에서 ACBT만큼이나 효과적임을 보여주었고, 다른 기도 청결 기술들보다 더 많은 환자에게 보다 적합하고 사용자에게 친숙하다고 생각된다. Flutter® Acapella™는 유사한 중재 결과를 가지지만, 자세에 의존적이지 않고 낮은 날숨의 흐름은 환자들이 사용할 수 있기 때문에 Acapella™가 Flutter® 보다 더 친숙할 것이다.

환자는 바로 선 자세에서 PEP 장비를 독립적으로 사용할 수 있다. 이 장비들은 허파 질환과 질병의 급성기 혹은 만성기 둘 다에서 사용될 수 있다. 그들은 각기 다른 허파 상태를 가진 다양한 환자에게서 사용될 수 있다. PEP 장비의 가장 큰 장점은 일상생활에서의 쉬운 사용과 편리함이다.

고주파 흉벽 압박 혹은 진동 (high frequency chest wall compression or oscillation)

고주파 흉벽 압박 혹은 진동(HFCC)은 각기 가슴에 다른 주파의 진동/떨림 및 압박을 제공하는 공기맥압(air-pulse) 생성기가 연결된 조끼이다. 조끼는 앉은 자세에서 입고, 공기맥압 생성기를 켜고, 압박과 진동은 발 폐달에 의해 조정된다. 각각의 진동 주파수는 3~5분간 지속되어야 하며, 치료시간은 분비물의 양과 허파 상태의 심각성에 달려있다. 환자는 지속적(들숨과 날숨 동안) 압박 혹은 간헐적(들숨 시만) 압박을 사용할 수 있다. 환자는 각 수준의 주파수 사이에서 압박을 멈추고 기침을 해야 한다.

전통적 흉부물리치료와 비교했을 때, HFCC는 기계에 기반을 두므로 압박의 일관성과 가래 생산에 있어서 효과적이다. 또한 낭성 섬유증 입원환자들에게 PD와 PV 만큼이나 효과적임을 보여주었고, 일부 환자들에게 있어서는 전통적 흉부물리치료보다 선호된다. 그러나, 감염성 악성 낭성 섬유증 환자에게서는 ACBT만큼 효과적이지는 못하다. 다른 파형의 주파수가 연구되었고, 단일파형보다는 삼각파형이 더 많은 객담을 생상하였다.

HFCC는 환자에 의해 독립적으로 수행 가능한 기술이다. 이 기술의 가장 큰 단점은 장비(공기맥압 생성기와 조끼)의 가격이다.

협응, 의사소통 그리고 기록 (COORDINATION, COMMUNICATION, AND DOCUMENTATION)

여러 분야간의 팀웍에는 대화와 영양사, 사회 사업가, 내과의, 간호사, 그리고 호흡 치료사들의 협동이 포함될 것이다. 영양 서비스와의 협조는 기침과 관련하여 에너지 소모/칼로리 섭취를 최소화하는 데 필요하다. 식사와 간식 계획을 물어보는 것은, 이러한 계획 주위에 기도청결 시간을 계획하기 위해 중요하다. 내과의와의 협동은 pH 단자의 결과와 병리학적 역류의 유무와 관련해 일어날 것이다. 환자 관리의 모든 요소는 문서화 될 것이다.

환자/고객 관련 교육 (PATIENT/CLIENT-RELATED INSTRUCTION)

환자는 육체적 활동을 통해 가족의 생활방식과 더 나아가 구조적 활동(즉, 축구와 발레/댄스)에 참여하는 방법을 교육받게 될 것이다. 조끼의 설정과 관련해 추천을 살펴볼 것이다. 장난감과 풍선 불기의 놀이 활동 등은 논의되고 설명될 것이다. 체위 배출과 도수기술의 리뷰는 필요하다면 조끼를 이용한 치료를 대신해 부모들에게 교육될 것이다. 입원동안 제공되는 교육과 지도는 낭성 섬유증 클리닉에 외래로 오는 동안에도 계속될 것이다.

치료적 운동 (THERAPEUTIC EXERCISE)

- ◆ 유산소 능력/지구력 상태
  - 어린 아이는 운동이 게임이나 놀이 활동에 포함될 때 최대의 노력이 이루어 지므로, 지구력 활동은 다

음의 원리에 사용될 것이다.

- 유산소성 상태의 활동은 다음을 포함할 것이다: 병원 운동장을 걸을 때; 계단 오르기; crab 축구; 테그놀이; 피구놀이

◆ 신체 기전과 자세 안정화

- 게임 동안의 자세정렬에 관한 일("Simon Says" 똑바로 일어나, 팔꿈치를 뒤로 당겨)
- 벽에 등과 머리를 평평하게 붙이는 벽면 수행
- 깊은배근육과 등의 폄근(신전근, extensor muscle)들을 게임을 이용해 강화(예, wheelbarrow, 공에서 튀기기)

◆ 유연성 운동

- 게임을 통한 스트레칭(예, "Simon Says"를 하는 동안 머리위로 올려, 그리고 옆으로 굽혀, 좌우로 두 번씩. 놀이 동안에 몸통의 스트레칭)
- 가쪽 굽힘과 상부 등의 스트레칭을 위한 exercise ball의 사용

◆ 이완

- 보조근의 이완을 강조하기 위한 규칙적인 호흡(1:2 비율의 들숨과 날숨)

◆ 근력, 힘 그리고 지구력 훈련

- 병원에서, 부드러운 스트레칭 운동을 시작
  - 공놀이/심부 안정화
    - ▶ 양팔을 벌리고 엎드리기
    - ▶ 안쪽 팔과 다리를 들고 엎드리기
    - ▶ 한쪽 팔과 다리를 들고 앉기
  - 하지 근력강화
    - ▶ 무릎을 허리까지 가져오는 제자리 걷기
    - ▶ 발가락과 뒷꿈치로 걷기
    - ▶ 옆으로 걷기
  - 호흡근의 근력 강화를 위한 호흡운동
    - ▶ 유발성 폐활량 측정기
    - ▶ 빨대 불기를 통해 감소하는 눈금
    - ▶ 테이블을 가로질러 탁구공 불기
    - ▶ 들숨과 날숨을 증가시키기 위한 pin wheel과 그 밖의 유사한 놀이물체 사용.
- 그녀가 외래환자로 바뀌면, 추가적인 상하지 근력운동이 추가될 것이고, 다음의 것들도 포함될 것이다.
  - Crioca
  - Wall slides
  - Wide balance beam walking
  - Wheelbarrow races

놀이의 통합 또는 재통합에서의 기능적인 훈련 (FUNCTIONAL TRAINING IN PLAY INTEGRATION OR REINTEGRATION)

◆ 그녀의 입원기간동안, 부모들과 함께 놀이 활동의 전략을 살펴본다.

◆ 모든 가족 구성원이 포함될 수 있는 활동들을 확인한다.

기도 청결 기술 (AIRWAY CLEARANCE TECHNIQUES)

◆ 호흡 전략

- 긴 풍선불기, 테이블을 가로질러 종이를 빨대로 불기, 그리고 그 밖의 불기 장난감 같은 나이대에 적절한 활동을 이용해 호흡의 날숨 기간을 연장하는 작업

◆ 도수치료/기계적 기술

- 가슴 타진, 진동, 흔들기 그리고 모든 허파 구획에 적용되는 변경된 체위 배출(머리를 아래로 하지 않는 위치)
  - 우측상엽과 우측중간엽 강조
  - 2번의 추가적인 조끼치료와 함께 하루 두 번의 물리치료
- 조끼의 설정
  - 현재 설정은 5, 8, 12Hz로 각각 7분 동안의 주파수 설정과 함께 5의 압력이다.
  - 8, 12Hz로 각각 10분 동안 두 개의 주파수를 사용하는 것으로 변경할 것을 추천한다.
  - 조끼는 그녀가 입원해 있는 동안 하루 두 번 사용될 것이다.
  - 퇴원한 후, Melinda는 계속해서 조끼를 3회/일 사용할 것이다.
  - 조끼의 3회/일 사용은 병원 방문 후에 외래로 Melinda가 올 때 재사정(가능한한 2회/일까지

감소)될 것이다.

- 기도청결을 위해 기관지 확장제(albuterol)를 사용한다.

◆ 자세

- 위식도역류 징후를 피하기 위한 변경된 체위 배출(머리를 아래로 하지 않는 자세)

기대 목표와 예측 결과 (ANTICIPATED GOALS AND EXPECTED OUTCOMES)

◆ 병리학/병태생리학의 영향(질병, 질환, 혹은 상태)

- 그녀의 기침은 비습성이다.
- 그녀의 허파 상태는 그녀의 흉부 X선에서 보여주는 대로 개선된 상태이며, 급성 우측상엽 침윤물은 용해되었다.
- 쌕쌕거리는 숨은 더 이상 나타나지 않는다.

◆ 손상의 영향

- Melinda는 더이상 비정상적인 숨을 쉬지 않는다.
- Melinda는 휴식 없이 15분 정도 crab 축구에 참여할 수 있다.
- 그녀는 휴식이나 다리의 피로없이 계단의 층계를 오를 수 있다.
- 그녀는 병원에서 지내는 동안 3.3 lbs(1.5kg)의 체중이 증가되었다.
- 그녀의 엉덩관절 굽힘근, 무릎관절 폄근, 그리고 발목의 발등굽힘근(배측굴곡근, dorsi flexion)의 근력은 증가되었다.
- Melinda는 1380피트(421 m)를 걸을 수 있다.

◆ 기능적인 제한의 영향

- Melinda는 건강할 때의 놀이활동 수준에 있다.

◆ 위험 감소/예방

- 부모들은 허파 문제의 징후와 증상을 알고 있다.
- 부모들은 기도 청결을 위한 많은 방법을 가지고 있다.
- 위험 감소를 위한 기도 청결과 신체적 활동의 중요성을 이해시켰고, 병원을 퇴원한 후에도 계속 지켜질 것이다.

◆ 건강, 웰니스, 운동의 영향

- Melinda는 나이대에 적당한 수준의 신체적 적합성을 가지게 될 것이다.
- Melinda의 아버지는 3회/주 놀이 활동 시간을 정할 것이다(예, 공놀이, 걷기, wheelbarrow 걷기).
- 가족들은 함께 하이킹을 시작할 계획이다.

◆ 사회적 자원의 영향

- 고객관리를 통해 그리고 APTA's의 물리치료 문서화를 위한 가이드라인을 따라 문서화가 이루어질 것이다.

◆ 환자/고객 만족

- 그녀의 아버지는 치료기간 동안 설명된 진단, 중재, 그리고 복지를 위한 참여방법에 관한 지식을 가지고 있다.
- 그녀의 부모들은, 어떤 의문점이나 병원 방문 동안 일어날 수도 있는 일들에 관해 물리치료사의 유용함에 대해 알고 있음을 나타냈다.

재평가 REEXAMINATION

재평가는 치료 중 특이한 일이 있으면 하였다.

퇴원 DISCHARGE

Melinda는 병원에서 열흘간의 물리치료를 받았고 그녀의 목표와 기대를 획득하고 퇴원하였다. 이 기간이 그녀의 전체 치료이다. 그녀는 퇴원하였고 외래 낭성 섬유증 클리닉에서 2주일 안에 상태를 확인할 것이며, 그 후 연 4회 방문할 것이다.

사례 연구 #2: 낭성 섬유증

Cystic Fibrosis

Mr. John Deane은 낭성 섬유증을 가지고 있는 41세의 남자이고 객혈과 허파의 악화로 입원하였다.

물리치료사 검진 PHYSICAL THERAPIST EXAMINATION

병력 (HISTORY)

- 인구학: Mr. John Deane은 41세의 영어를 쓰는 백인 남성이다. 그는 오른손잡이다.
- 사회적 병력: John은 기혼이며, North Carolina의 교외에 산다. 그의 아내는 매우 내조적이며 낭성 섬유증의 관리를 스스로 공부하였다.
- 고용/일: 그는 조립라인작업자로 정식 직원으로 일한다.
- 생활 환경: John과 그의 아내는 1층에 침실이 있는 2층집에 살고 있다.
- 일반적인 건강 상태:
  - 인지: 그의 진단을 고려하여, John은 그의 건강이 fair에서 good이 되리라고 이해하고 있다. 만약 처방된 요법을 따르지 않는다면 허파 악화의 위험에 처해지는 것을 이해하고 있다.
  - 신체 기능: 그는 전임(full-time)으로 일했고 볼링을 통해 사회적 활동을 하였다.
  - 심리적 기능: John은 어떠한 중요한 병리로부터 자유로워지고 싶어한다. 그러나, 그는 그의 진단을 고려한 잠재적인 수명에 관해 알고 있었다.
  - 역할 기능: 남편, 친구, 그리고 동료.
  - 사회적 기능: 그는 친구들과 잘 어울리고 볼링을 즐긴다.
- 사회/건강 습관: 그의 어머니와 아버지 모두 흡연을 하지만, John은 결코 흡연을 하지 않는다. 그는 이따금 한잔의 와인을 마신다.
- 가족력: John은 두 형제이며, 두명 모두 낭성 섬유증 진단을 받았다. 그의 형은 낭성 섬유증으로 사망한지 20년도 넘었다.
- 의학/외과적 병력: John은 생후 6개월 째에 낭성 섬유증을 진단받았다. 낭성 섬유증 관련하여 당뇨의 징후는 없다.
- 이전 입원: 아이 때 그가 아는 입원은 없지만, 성인이 되어서 급성악화로 인해 여러 번 입원하였다.
- 현재 상태/주호소: John은 객혈과 허파의 악화로 입원하였다.
- 기능적인 상태와 활동 수준: 그는 입원하기 전 주에 운동내성의 감소와 더불어 피로가 증가하였다고 말했다. 휴일에는 보통 stair stepper를 20분 동안 하였다; 그는 이것을 1주일 이상 하지 못했다.
- 약물: John은 멀티비타민, 하루 두번의 Advair 1 puff, 분무기를 통한 Pulmozyme 2.5 mg, 매일 Bactrim, 분무기를 통한 Albuterol, 그리고 Flonase를 복용하였다. 그는 또한 분무기를 통해 TOBI(주 3회 주기로 흡입되는 tobramycin) 300 mg을 복용한다.
- 다른 임상적 검사:
  - 폐활량 측정법
    - 강제 폐활량(FVC) = 2.89 L(58% 예측)와 1초간 강제 날숨용적(FEV_1) = 2.01 L(53% 예측)
  - 흉부 X선
    - 그의 흉부 x선은 증간된 간질와 두꺼워진 기관지 벽을 보여주었고, 그것은 우측중간엽에서 더욱 두드러졌다.
    - 그의 Brasfield 점수는 20/25 이다.
  - 객담배양은 methacillin resistant staphylococcus aureus(MRSA)와 pseudomonas fluoroescens를 나타냈다.
  - 기관지동맥 색전술/소작술은 그의 입원기간 중 객혈이 멈출 때까지 하루 한번 시행되었다. 4일째까지 객혈의 재발이 반복되었다.

시스템 재조사 (SYSTEMS REVIEW)

- 심혈관/ 폐
  - 혈압(BP): 127/77 mmHg
  - 부종: None
  - 심박수(HR): 95 bpm
  - 호흡수(RR):16 bpm
- 외피계
  - 반흔형성 상태: 없음
  - 피부색: WNL 그리고 핑크
  - 피부 상태: 온전함
- 근골격계
  - 전체적인 관절가동범위: 예전의 손상으로 인해 어

깨의 가동범위가 90° 정도로 감소되어 있다.

- 전체적인 근력: "Fair" 이하
- 전체적인 대칭: 약간의 척추뒷굽이(후만, kyphotic), 약간의 허리뼈의 척추옆굽이(측만, lordisis)와 돌출된 배와 함께 척추앞굽이(전만, lordosis).
- 키: 5' 5" (1.65 m)
- 몸무게: 143 lbs (65 kg)

◆ 신경근계
- 균형: 정상범위
- 보행, 이동 그리고 변화: 드러나는 문제점 없음

◆ 의사소통, 감정, 인지, 언어, 학습 유형
- 의사소통, 감정 그리고 인지: 명료하고 부드러운 말을 사용
- 선호하는 학습: 시각적 학습자

검사와 측정 (TESTS AND MEASURES)

◆ 유산소 능력과 지구력
- 6분 보행 검사
  - 재발한 객혈로 인한 입원 후 7일째에 수행됨(입원 후 3일째 날 계획되어 있었음)
  - 휴식: 심박률=102 bpm, SpO_2=94% 그리고 자각노력률(RPE)=9(Borg 6–20 척도)
    - ▸ Borg 15 point linear scale
      - ○ 6
      - ○ 7 = Very, very light
      - ○ 8
      - ○ 9 = Very light
      - ○ 10
      - ○ 11 = Fairly light
      - ○ 12
      - ○ 13 = Moderately hard
      - ○ 14
      - ○ 15 = Hard
      - ○ 16
      - ○ 17 = Very hard
      - ○ 18
      - ○ 19 = Very, very hard
      - ○ 20 = Exhausting
- 호흡곤란의 인지에 관한 시각 아날로그 척도(0–10 cm)를 사용한 결과 휴식시 사전검사에서 2 cm로 드러났다.
- 운동 최고값: 심박률=136 bpm, SpO_2=93%, RPE=15, 호흡곤란 인지=7
- 6분 동안 걸은 총 거리: 1235 피트
  - 건강한 성인에서는 1312–2297 피트(400–700 m)의 범위, 건강한 남성에서 적절한 거리는 1903 피트(580 m)로 보고되었다.
  - 남성의 6분간 걸은 거리(6 MWD)에 대해 성별에 따른 참고 방정식=$(7.57 \times height_{cm}) - (5.02 \times age) - (1.76 \times weight_{kg}) - 309$ m 그리고 여성 = 6 MWD = $(2.11 \times height_{cm}) - (2.29 \times weight_{kg})(5.78 \times age) + 667$ m

◆ 보조 및 적용 장치:
- John은 기도청결을 보강하기 위한 어떤 장비도 사용하지 않았었다.
- 이 환자를 위한 기도 청결 장비들이 처방될 것이다.

◆ 순환
- 심장 활동은 규칙적임
- 혈압 상태 정상임

◆ 근 수행력
- 양쪽 엉덩관절 굽힘 근력: 4/5
- 양쪽 무릎관절 폄 근력: 4–/5
- 양쪽 발목관절 발등굽힘(배측굴곡, dorsi flexion): 4+/5
- 양쪽 90°까지의 어깨관절 굽힘과 벌림(외전, abduction): 4/5
- 복근: 3+/5
- 등의 폄근: 4/5

◆ 자세
- 약간 척추뒷굽이(후만, kyphotic)
- 약간의 허리뼈 척추옆굽이(측만, lordisis)
- 튀어나온 배와 함께 허리뼈 척추앞굽이(전만, lordosis)
- 증가된 허리 뼈의 전후 직경

- ◆ 관절가동범위
  - 감소된 흉벽 운동, 오른쪽이 왼쪽보다 많음, x선 소견과 일치
  - 예전의 어깨 손상 때문에 어깨관절 굽힘과 벌림(외전, abduction)에서 90° 로 제한됨
- ◆ 자가치료와 가정 관리
  - John은 그의 모든 개인적인 자기관리 활동에서 독립적이다.
  - 그는 보통 가사일을 돕는다.
  - 그의 아내는 네 가지 변경된 체위 배출 위치로 흉부 타진을 매일 실시하였다.
- ◆ 환기와 호흡/가스 교환
  - 관찰한 결과 환자는 코삽입관을 통해 분당 3리터의 산소가 나타났다.
  - 맥박산소 측정법(pulse oximetry): 분당 3리터의 산소중 96%
  - 기침 순서/기능
    - ▪ 기침의 사정은 효과적인 습성기침, 적색빛이 도는 갈색 점액질성 가래의 생산을 보여주었다.
    - ▪ 기침 후 호흡 일량의 증가가 관찰되었지만, 산소의 탈포화는 일어나지 않았다.
  - 청진음은 흩어지는 거품소리와 함께 허파의 축소음이 나타났는데, 특히 상엽 후 분절, 오른쪽이 왼쪽보다 더 크며, 그리고 우측중간엽에서 나타났다.
  - 현재, 그는 호흡을 위해 보조근을 더 많이 사용한다.
- ◆ 일, 지역사회 그리고 여가 통합 또는 재통합
  - John은 2주 후 병원을 퇴원하고 직장으로 복귀할 계획이다.
  - 그의 볼링 시즌은 2개월 안에 되돌아오며, 그는 그의 레져 활동에 돌아갈 준비가 되길 원한다.

평가 EVALUATION

John Deane은 낭성 섬유증을 가지고 있는 41세 남성이다. 그는 객혈과 급성 허파 악화로 병원에 입원하였다. 그는 이전에 입원했을 때 두 번 객혈을 한 적이 있다. 한 번은 과도한 일(가구를 옮기는 것)에 의한, 그리고 두 번째는 기도 청결 치료 중 기침과 함께 일어났다. 그는 일을 쉬었지만, 입원하기 전 그의 기도청결은 좋지않았다. 그는 걷는 능력이 감소되었고 그의 하지 근력은 서서히 감소되었다. 이번 입원 이전에 12시간 3 교대로 일했다.

진단 DIAGNOSIS

John Deane은 낭성 섬유증 진단을 받은 환자이다. 그의 손상: 유산소 능력/지구력; 순환; 근 수행력; 자세; 관절가동범위; 환기와 호흡/가스교환. 그는 최근의 이 일로 인해 집에서의 자기관리와 일, 지역사회 그리고 여가, 업무, 그리고 활동성에 기능적인 제한을 받는다. 그는 보조적인 장치와 장비를 필요로 한다. 이러한 소견들은 패턴 C와 일치한다: 기도청결부전과 관련된 환기, 호흡/가스교환의 손상. 확인된 손상들, 기능적 제한들, 그리고 장치와 장비의 필요성은 예후와 치료계획을 결정하는데 맞춰질 것이다.

예후와 치료계획 PROGNOSIS AND PLAN OF CARE

물리치료를 위한 방문기간 후에, 다음과 같은 상호간에 수립된 결론들이 도출될 것이다.

- ◆ 일과 관련된 신체적 활동 수행 능력은 향상될 것이다.
- ◆ 유산소 능력/지구력은 증진될 것이다.
- ◆ 근 수행력은 증진될 것이다.
- ◆ 자세는 개선될 것이다.
- ◆ 관절가동범위는 증가할 것이다.
- ◆ 환기와 호흡/가스 교환은 증진될 것이다.

이러한 결과들을 성취하기 위해서, 이 환자를 위한 적절한 중재가 선택되어야 한다. 이러한 것들이 포함될 것이다: 협응, 의사소통, 그리고 기록; 환자/고객 관련 교육; 치료적 운동; 일, 지역사회 그리고 여가 통합 또는 재통합에서의 기능적 훈련; 처방, 적용, 그리고 적합한 장치와 장비의 제작; 기도 청결 기술.

진단과 예후에 기초해서, John은 14일간 병원에 입원해 있을 것이고, 그 후 외래 성인 낭성 섬유증 클리닉에 있게 될 것이다. 그는 그후 연 4회 병원에 오게 될 것이

다. John은 훌륭한 사회적 활동을 하고 있고, 직장으로 돌아가려는 동기가 충분하며, 그의 운동과 폐 위생 프로그램을 잘 따라올 것이다.

중재 INTERVENTIONS

선택된 중재에 대한 근거 (RATIONALE FOR SELECTED INTERVENTIONS)

치료적 운동 (Therapeutic exercise)

이 경우의 이론적 근거는 Case Study #1에 포함되어 있다. 추가적으로, 정상 비타민 D 수준에도 불구하고 성인 낭성 섬유증의 경우 뼈의 미네랄 밀도 감소가 관찰된다. 낭성 섬유증 환자의 골절률은 같은 나이대의 정상적인 사람과 비교 했을 때 두 배 정도 높다. 따라서, 이러한 사람들에게는 근력강화 그리고 체중지지 운동이 무척 중요하다. Parasa는 낭성 섬유증 환자의 연구에서 62%에서 과도한 척추뒷굽이증(후만증, kyphotic)과 94%에서 허리통증을 발견하였다. 낭성 섬유증 성인의 운동 프로그램은 모든 일상생활동작을 하는 동안 자세, 체간 근력 강화, 그리고 자세정렬에 초점을 맞춰야 한다.

몸통의 모든 근육은 자세근이며 호흡근이라는 Hodges의 흥미로운 설명이 있다. 호흡근이 과도하게 사용되면 (낭성 섬유증 환자에서 종종 과도한 기침과 호흡을 할 때), 호흡근도 효율성에서 자세근과 절충될 것이다. 이것은 환자들이 과도한 척추뒷굽이와 허리통증을 왜 자주 보이는지를 알려준다. 따라서, 운동은 정상적 자세에서의 흉부 가동성, 깊은층 근의 근력강화를 실시해야 하고, 그렇게 함으로써 호흡과 자세의 기능은 정상화 될 것이고, 일, 지역사회 그리고 여가의 활동, 업무, 활동성으로의 정상적인 일상생활이 가능할 것이다.

낭성 섬유증 아동도, 성인의 운동 효과에 관한 짧은 기간의 연구와 비슷한 효과를 나타냈다. 재활 프로그램에서 학습되는 오랜 기간의 순응도 역시 성인 낭성 섬유증 환자에게서 문제가 된다. 1년 이상의 기간동안 개개의 청소년을 위한 운동 프로그램을 결정한 연구에서 Bloomquist 등은 더 높은 순응도의 운동을 개발하였다. Sahl 등도 그리고 Heijerman 등도 집에서 자전거 에르고미터를 이용한 감독되지 않은 운동 프로그램이 엄격하게 고안된 운동-훈련 프로그램에 비해 성인들에게 더 잘 유지되는 것을 발견하였다. Moorcroft 등은 낭성 섬유증 성인 환자에서 1년 이상의 기간 동안 하지/전신을 이용한 유산소 운동과 상체 강화 운동을 이용한 자율적인 가정 운동 프로그램의 효과에 관해 분석하였다. 그들은 젖산 수준의 감소, 심박율의 감소, 그리고 허파기능의 깨끗한 경향의 유지를 포함한 몇 가지 효과를 발견하였다.

기도청결 기술 (Airway clearance techniques)

이 경우에서의 기도청결기술에 대한 이론적 근거는 사례 #1의 선택적 중재에 대한 이론적 근거에 포함되어 있다. 추가적으로, 객혈과 관련된 중요한 사실은, 타진은 객혈이 풀릴 때까지 금기라는 것이다. 기도청결 기술을 대체하는 것으로 이전에 사용된 Flutter® Acapella™를 사용하며 호흡기술의 활동적 주기의 사용을 포함될 것이다. Chatham 등은 낭성 섬유증 성인 환자에서 호흡 징후 악화의 첫 4일 동안, 들숨압의 최대 80% 보조에서의들숨 조작에 비해 표준 물리치료(체위 배출과 ACBT)의 효과에 관해 연구하였다. 그들은 가래 제거와 감염 매개체에 있어서 표준화된 물리치료보다 짧은 기간의 저항 들숨 조작 치료가 더 효과적임을 발견하였다.

추가적으로, 자율적 배출은 낭성 섬유증 환자의 점액 청결에 있어서 ACBT 만큼이나 좋은 결과가 발견되었고, 효과적인 가정 치료로 결정되어졌다. 낭성 섬유증 환자 각자에게 가장 적합한 방법으로 적용되어야 한다.

협응, 의사소통 그리고 기록 (COORDINATION, COMMUNICATION, AND DOCUMENTATION)

여러 분야에서의 협조와 의사소통은 3~7일동안 6분간 걷기 검사의 시간 관리 변경과 기도청결 기술의 사용을 포함한, 치료계획의 변경이 필요한 객혈로 인해 이 환자에게 아주 중요하다. 청진 소견의 변화, 가래배양, 기도청결 방식, 6분간 걷기검사의 결과, 잇따른 운동 처방뿐만 아니라, 검사와 평가 소견, 진단, 예후, 중재, 결과를 포함한 환자관리의 모든 요소는 공식적인 기록으로 문서화 될 것이다.

환자/고객 관련 교육 (PATIENT/CLIENT-RELATED INSTRUCTION)

John은 Acapella™ 장비와 호흡의 활동적 주기 기술의 사용을 지도받을 것이다. 기도 청결의 대체수단 사용에 관한 이론적 근거를 살펴보는 것은 John과 그의 아내가 하게 될 것이다. 집에서 체위 배출 자세를 살펴볼 것이며, 환자와 그의 아내에게 제공되는 비디오테이프/DVD 설명서를 이용해 조끼(HFCC) 사용의 이점도 토의될 것이다. 퇴원전에 가정 운동 처방이 주어질 것이다. John과 그의 아내는 다음번 임상적 방문 전에 생기는 질문이나 근심에 관해 전화나 이메일을 통해 물리치료사와 의사소통할 수 있다.

치료적 운동 (THERAPEUTIC EXERCISE)

- ◆ 유산소 능력/지구력 상태
  - ● 다음 변수들에 주의하여 트레드밀의 사용이 입원환자 운동에 포함될 것이다.
    - ■ 2.2 mph에서 5분간의 워밍업
    - ■ 최소 3.0 mph에서의 강도, 견딜 수 있는 경사의 사용
    - ■ 최고 강도에서의 20분 동안의 지속시간(duration)
    - ■ 2.4 mph에서 5분간의 마무리 운동(cool-down)
    - ■ 변수들
      - ▸ 심박율은 최대 130 bpm
      - ▸ SpO_2는 93% 이하
      - ▸ RPE는 13 이하로 하고 노력자각척도를 John에게 복사해 주어야 한다.
      - ▸ 호흡곤란 척도는 최대 8
    - ■ John에게 맥박을 검사하는 방법을 지도
    - ■ 트레드밀 훈련 동안 이 운동처방이 가정에서 stair stepper에 어떻게 적용될 수 있는지 살펴본다.
- ◆ 신체 기전과 자세 안정화
  - ● 기본적인 심부 안정화를 위한 exercise ball의 사용
    - ■ 한쪽 다리를 들고 바로 앉기
    - ■ 한쪽 팔과 다리를 들고 바로 앉기
    - ■ 체간의 가쪽굽힘과 돌림(회전, rotation)
    - ■ 복부와 등의 폄근 근력강화
  - ● 자세와 호흡을 위한 심부 근육의 상호작용 정상화
  - ● 직장에서 작업시 등의 안전성 고려
- ◆ 유연성 운동
  - ● Sustained hold를 이용한 흉부 가동범위의 증가 운동
    - ■ 폄, 가쪽굽힘, 그리고 돌림
- ◆ 이완
  - ● 호흡의 보조근 사용을 줄이기 위한 이완기술의 사용(예, Jacobson's, 요가 기술)
- ◆ 근력, 힘 그리고 지구력 훈련
  - ● 상하지와 심부의 근력강화 훈련 프로그램은 외래성인 낭성 섬유증 클리닉에서 시작될 것이고 호흡과 협조해서 시행될 것이다.
    - ■ 상지의 근력강화는 프리웨이트나 탄력밴드를 사용할 것이고, 머리 위로 들어올리기, 바로서기, 어깨를 으쓱하기, 어깨의 굽힘, 어깨의 벌림(외전, abduction), 어깨의 폄, 팔꿈치의 굽힘과 폄, 그리고 손목의 굽힘과 폄을 포함시킬 것이다.
    - ■ 복부와 등의 깊은층 근력강화는 능동적 운동, 공위에서의 운동, 요가, 필라테스, 혹은 그 밖에 John이 선호하는 몸통 근력강화 활동들을 이용할 것이다.
    - ■ 하지의 근력강화에는 벽에서 미끄러지기, 스쿼트, 발가락으로 일어서기, 발가락을 위로 들기, 하지 부하 혹은 탄력밴드를 이용한 엉덩관절 굽힘, 폄, 벌림, 모음(내전, adduction), 그리고 무릎관절의 굽힘과 폄 등이 포함될 것이다.

자가치료와 가정 관리에서의 기능적인 훈련 (FUNCTIONAL TRAINING IN SELF-CARE AND HOME MANAGEMENT)

- ◆ 자가치료 및 가정 관리
  - ● 기도 청결은 서로 다른 방법들과 함께 약물 흡입의 협조[예: Albuteral과 Pulmozyme(dornase alpha)]

가 자기관리 계획에 포함될 것이다.
- 자기관리 동안 체력 유지에 관한 지도가 제공될 것이다(예, 샤워 후 Terry cloth robe).
- 모든 일상생활 동안에 자세정렬이 포함될 것이다.
- 자가치료와 가정 관리의 동작, 업무, 활동성을 수행하는 동안 호흡운동을 지도.

일, 지역사회 그리고 여가 통합 또는 재통합에서의 기능적인 훈련 (FUNCTIONAL TRAINING IN WORK, COMMUNITY AND LEISURE INTEGRATION OR REINTEGRATION)

◆ 일
- 가능한한 빨리 12시간 3교대 직장으로의 복귀
- 지속적인 운동을 촉진하기 위한 휴일의 운동 계획 및 계발
- 모든 일상생활 동안 자세 정렬의 포함
- 평일날 호흡운동의 포함 고려(예, 호흡과 협조하여 팔을 머리 위로 들어서 뻗치는 것)

◆ 지역사회와 여가
- 볼링을 다시 시작하는 것, 호흡과 어떻게 협조하는지를 지도
- 추가적인 유산소 활동을 위해 저녁에 산책하는 활동을 추가

도수근력검사 (MANUAL MUSCLE TESTING)

◆ 몸통을 위한 연부조직 가동화 기술
◆ 가슴 가동성 증진을 위한 가슴우리와 등뼈의 가동

적합한 처방, 적용 그리고 장비와 기구의 제작 (PRESCRIPTION, APPLICATION AND AS APPROPRIATE, FABRICATION OF DEVICES AND EQUIPMENT)

◆ 보조적 장비들
- 양압공기(PEP)장치: Acapella™
  - 날숨동안 기도와 허파로 역압을 생성해 줌으로써 부환기(collateral ventilation)을 촉진하기 위해 사용하며, 공기압이 먼쪽 분비물을 배출시키기 위해 상기도로 이동시킨다.
  - 또한 이 양압공기장치는 무기폐와 기도폐쇄를 예방하고 산소화와 운동내성을 증진시킨다.
- 조끼(HFCC)
  - 이 장비의 사용은 아내의 수고를 덜기 위해 흉부타진과 진동의 수단으로써 John과 함께 의논할 것이다.

기도청결 기술 (AIRWAY CLEARANCE TECHNIQUES)

◆ 매일 수행될 호흡 전략
- 호흡의 활동적 주기 기술
  - 환자는 이완된 편안한 자세에서 앉거나 눕는다.
  - 환자는 언어나 수기의 신호와 함께 호흡조절(3~5번의 정상 혹은 tidal breaths)을 시작하도록 지시받는다. 그리고 3~4번 가슴우리를 확장하고(가슴우리의 확장을 강조하여 3~5번 더 깊은 호흡을 한다. 치료사는 촉각적 신호로써 손을 사용할 것이다), 3~4번의 가슴우리 확장에 이어 호흡을 조절한다.
  - 환자가 분비물 제거의 필요성을 느낄 때까지 반복된다.
  - 그리고 Huff 기침 혹은 FET가 수행된다.
  - 기침을 하지 않거나 습성기침이 아니라면, FET의 huff 기침이 5분 간격으로 실행되어야 한다.
- 기침보조 기술(예, huffing technique, 기침을 촉진하기 위한 체간 굽힘의 사용)
- 규칙적 호흡
  - 호흡곤란이 보인다면 에너지 보존과 원하는 작업의 성취를 위한 호흡시간 조절
  - 들숨과 날숨 비율은 1:2(progress to 2:4, 3:6)
- 일정한 저항에 대해 최대 들숨을 반복
- 가슴늘리기 호흡
  - 환자는 들숨과 날숨 용적의 늘리기 위해 각 날숨마다 2~4번의 들숨을 실시한다.

◆ 도수치료/ 기계적 기술
- 체위 배출과 결합된 가슴부분의 타진, 흔들기 그리고 진동
- Acapella™ 장비

- 편안히 앉은 자세나 자세배출 위치에서 실시
- 환자는 들숨보다 길게 3~4번 불어낼 것이다 (1:3 혹은 1:4 비율의 들숨과 날숨)
- 환자는 5번의 더 깊은 호흡으로 바꾸면서 5번의 정상 호흡을 실시할 것이다.
- 매 5분마다, 기침이 나오려 하지 않는다면, huff 기침을 시작할 것이다.
- 기관지확장제나 점액용해제와 같은 흡입하는 약제와 동시에 수행될 것이다.

◆ 자세(positioning)

- 호흡의 일을 변화시키기 위한 자세
  - 앉은자세에서 semi-fowler's 자세는 호흡의 일량을 줄이는데 최고의 기계적 이득을 제공한다.
  - 호흡의 일량은 바로누운자세에서 증가된다.
- 환기와 관류를 최대화하는 자세
- 제한된 분비물과 감소된 환기 부위를 강조하여 허파에서의 체위 배출을 실시

기대 목표와 예측 결과 (ANTICIPATED GOALS AND EXPECTED OUTCOMES)

◆ 병리학/병태생리학의 영향

- 객혈은 용해되었다.
- 환자는 휴식시와 활동시에 95%의 산소맥압을 유지할 수 있다.
- 산소요구가 증가하는 병리학적 반응은 개선되었다.
- 질병전 수준의 가래생성이 나타났다.
- 허파음(lung sounds)은 질병전 수준이 되었다.
- 폐기능 검사에서 5% 정도 향상을 보였다.
- 산소보조는 더이상 필요하지 않다.

◆ 손상의 영향

- 그는 퇴원 전 피로 없이 10분간 걸을 수 있다.
- 환자는 기도청결 방식, 특히 Acapella™ 장비와 호흡의 활동적 주기 기술의 변경을 이해하고 설명할 수 있을 것이다.
- 자기인식의 개선을 통해 자세가 개선되었다.
- 운동내성은 질병전 수준이 되었다.
- 등뼈의 가동범위와 가슴우리 운동성이 개선되었다.
- 상지, 하지 그리고 심부 근육의 근력이 입원기간에 최소한의 증가를 보였다.

◆ 기능적인 제한의 영향

- 직장, 공동체 그리고 레져와 관련된 신체적 활동, 업무 혹은 활동성의 수행 능력이 개선되었다.
- 가사분담이 가능하다(ie, 청소와 식료품 쇼핑)
- 직장으로 복귀가 가능하다.

◆ 위험 감소/예방

- 객혈 유발의 인자를 인지하는 것이 가능하다.
- 환자는 허파 문제(예, 감염)의 잠재적 신호와 징후를 알고 있다.

◆ 건강, 웰니스, 운동의 영향

- 환자는 객혈과 허파 악화의 재발 가능성을 줄이기 위해 미리 대비하게 되었다.
- 신체적 건강이 증진되었다.
- 신체적 활동과 기도청결을 위한 일상적이고 변경가능한 방식을 통해 신체적 기능이 증진되었다.

◆ 사회적 자원의 영향

- 고객 관리를 통해 문서화가 될 것이고 APTA's 물리치료문서화를 위한 가이드 라인을 따를 것이다.

◆ 환자/고객 만족

- John과 그의 아내는 기도 청결과 신체적 활동을 위한 입원과 가정 프로그램의 개발에 적극적인 참여자이다.
- 다른 문제가 생기면 외래진료를 하는 동안 다시 정밀검사를 할 것이다.

재평가 REEXAMINATION

재평가는 치료기간에 걸쳐 수행될 것이다. 그것은 객혈의 발생이나 7일간 과정의 검토를 포함한 어떠한 의학적 상태의 변화가 생긴다면 실시될 것이다.

퇴원 DISCHARGE

John은 총 10일간의 입원 물리치료기간 후에 퇴원하였고, 그는 그의 목표와 기대한 결과를 성취하였기에 퇴

원하였다. 낭성 섬유증 환자는 평생에 걸친 관리를 필요로 함으로, 추가적인 물리치료의 상담을 위해 2주 안에 성인 외래 낭성 섬유증 클리닉을 방문할 것이다.

사례 연구 #3:
기관지염과 공기증폐공기증
Bronchitis and Emphysema

Mr. Sylvester Mueller는 만성기관지염의 급성악화, 공기증폐공기증, 그리고 유기분진 중독 증후군(ODTS)으로 입원한 67세의 은퇴한 남성이다.

물리치료사 검진 PHYSICAL THERAPIST EXAMINATION

병력 (HISTORY)

- 일반적인 인구학: Mr. Mueller는 고등교육을 받았고 영어를 쓰는 67세의 백인 남성이다. 그는 오른손잡이이다.
- 사회적 병력: 그는 44년 전에 결혼하였고, 4명의 자식이 있으며(43세의 아들, 42세의 딸, 39세의 딸, 30세의 아들), 12명의 손자들이 있다.
- 고용/일: 자신이 소유한 곡물농장에서 평생을 살았고 일해 왔다. Mueller씨는 2년 전에 농장일을 그만두었고, 큰아들이 대신 농장 일을 하고 있다.
- 생활 환경: Mueller씨와 그의 아내는 그가 자란 농장의 2층 집에서 산다. 집으로 들어가기 위한 두 개의 난간이 있는 계단이 있고 1층에서 2층으로 가는 난간이 있는 계단이 있다.
- 일반적 건강 상태
  - 인지: 그는 자신이 꽤 건강하다고 느낀다.
  - 신체 기능: 그는 자신의 기능을 "Good"이라고 하였다. 지난 몇 년 전부터 계단을 오르내릴 때의 어려움과 짧은 호흡(SOB)과 피로의 증가가 나타났다.
  - 심리적 기능: 정상
  - 역할 기능: 농부, 남편, 아버지, 할아버지
  - 사회적 기능: 공동체와 지역 경작 청년 그룹에서 활동하고 있다.
- 사회/건강 습관: 그는 14세부터 흡연을 하였고, 거의 하루 1~2갑, 여전히 담배를 핀다. 그는 사교적이며 음주가이다.
- 가족력: 그의 아버지는 농장의 사고로 43세에 사망하였고, 그의 어머니는 82세에 뇌졸중으로 사망하였다. 그는 3형제중 첫째이다. 그는 아버지 사후에 가족 농장의 관리와 경영을 인계 받았다.
- 의학/외과적 병력: Mueller씨는 과거 호흡의 어려움과 비습성기침과 울혈로 인해 응급실을 세 번 왕래하였다.
- 이전에 존재하는 의학적 그리고 다른 건강과 관련된 상태: 그는 만성폐쇄성폐질환과 유기분진중독증후군을 가지고 있다.
- 현재 상태/주호소: 그는 최근 만성폐쇄성폐질환의 급성악화로 입원하였다. 그는 예전에 농부폐렴(farmer's lung disease)로 알려졌던, 농부과민성폐렴(farmer's hypersensitivity pneumonitis, FHP)이 유기분진중독증후군을 가지게 된 것이라고 추측된다.
- 기능적 상태와 활동 수준: 그는 계단을 오를 때와 마당 주위를 걸을 때(하루 300~500피트) 어려움의 증가가 관찰되지만, 모든 일상생활에 독립적이라고 보고하였다. 짧은 호흡으로 인해 가끔 증상을 멈출 때가 있다.
- 약물: 규칙적인 약물은 없지만, 입원전 최근 응급실 방문시 받았던 항생제를 2주간 복용하였다.
- 다른 임상적 검사: 입원 당시
  - 동맥혈 가스(ABGs)
    - pH=7.32(정상 = 7.3~7.45)
    - PaO_2 = 75 mmHg(정상 = 80~100 mmHg)
    - $PaCO_2$ = 47 mmHg(정상= 35~45 mmHg)
    - HCO_3=28 mEq/L(정상 = 22~26 mEq/L)
    - BE/BD(base excess/base deficit) = +2 mEq/L (정상=-2에서+2)
    - SaO_2=88%(정상=95~100%)
    - 호흡산증처럼 보임.[112]
  - 흉부 X선: 양쪽 하엽(BLL)과 우측중간엽(RML)의 경화와 내려간 가로막과 함께 과다팽창이 드러남

- 허파기능 검사(PFTs)
    - 예측 폐활량(VC)=[0.052×height(cm)]-[0.022×age(years)] - 3.60
        - ▶ Mueller씨의 예측 VC는(0.052×177.8 cm) - (0.022×67) - 3.60 = 4.1716 L
    - 예측폐활량의 60%=2.50 L
    - 실제 강제 VC=2.18 L
    - FEV_1=1.02 L
    - FEV_1/FVC= 47%

시스템 재조사 (SYSTEMS REVIEW)

- ◆ 심혈관/폐
    - 혈압(BP): 136/84 mmHg
    - 부종: 관찰되지 않음
    - 심박수(HR): 93 bpm
    - 호흡수(RR): 27 bpm
- ◆ 외피계
    - 반흔형성 상태: 없음
    - 피부색: 정상
    - 피부 상태: 온전함
- ◆ 근골격계
    - 전체적인 관절가동범위: 정상범위 이내
    - 전체적인 근력: 정상범위 이내
    - 전체적인 대칭: 대칭적
    - 키: 5' 10" (1.78 m)
    - 몸무게: 180 pounds(81.65 kg)
- ◆ 신경근계
    - 균형: 온전함
    - 보행, 이동 그리고 변화: 문제점 없음
- ◆ 의사소통, 감정, 인지, 언어, 학습 유형
    - 모두 문제점 없음
    - Mueller씨는 조용하지만 말을 잘하는 사람이다.

검사와 측정 (TESTS AND MEASURES)

- ◆ 유산소 능력/지구력
    - 자각노력율(RPE)[55,96]
        - 입원 전 마당을 가로질러 걷는 동안에 6-20까지의 Original Borg RPE 척도에서 15 혹은 "hard"를 보고하였다.
        - 병원 복도를 걷는 동안은 17 혹은 "very hard"로 촉진되었다.
    - 숨을 쉬지 않고 15까지 숫자 세기 관찰(환기반응지수: VRI, 15-Count Breathless Score)[97]
        - 15까지 숫자를 세는데 8초 안에 두번의 호흡을 해서 Level 2에 해당하였다.
- ◆ 인체측정학적 특성
    - BMI=과체중으로 생각되는 25.8(25.0 - 29.9 = 과체중)[22]
- ◆ 집 그리고 일의 환경적 장애물
    - 침실이 2층에 있고, 2층까지 난간이 있는 14개의 계단으로 되어있는 2층 집에 산다.
    - 그는 은퇴하였지만 곡물 먼지와 더러운 도로와 찻길에 의한 먼지에 노출된 농장 주변에서 보조를 하고 있다.
    - 헛간은 공기정화가 되지 않았고 기름통에 의해 가열되어 있다.
- ◆ 근 수행력
    - 상 · 하지의 근력은 정상기능을 하지만, 검사는 아래의 결과를 드러냈다.
        - 하지 근력: 4/5
        - 상지 근력: 4/5
        - 몸통 굽힘(굴곡, flexion) 근력: 3+/5
        - 몸통 폄 근력: 4/5
- ◆ 자세
    - 앉기와 서기 자세에서 척주는 둥근 어깨와 함께 약간 굽힘되어 있다.
- ◆ 관절가동범위
    - 감소된 가슴부분의 가쪽 확장
        - 상부 가슴부분: 안정시 호흡과 심호흡간 5 mm 차이
        - 하부 가슴부분: 안정시 호흡과 심호흡 간에 차이 없음
    - 증가된 흉부의 전후 직경
- ◆ 자가치료와 가정 관리

- 입원 전에, Mueller씨는 자가치료와 가정 관리의 동작, 업무 그리과 활동성을 완전히 수행할 수 있었지만 약간의 호흡곤란으로 인해 때때로 멈춰야 했다.
- 계단 오르기가 점점 어려워졌다.

◆ 환기와 호흡/가스교환
- 청진
  - 양쪽 상엽: 공기가 진입할 때 건성 수포음 관찰됨
  - 우측중간엽: 건성 수포음과 날숨시 쌕쌕거림이 보임
  - 양쪽 하엽: 무호흡음의 감소와 날숨시 쌕쌕거림이 보임.
- 감소된 산소 포화(SpO_2)
  - 안정 시 SpO_2: 90~93%
  - 이동 후의 SpO_2: 88%, 2~3분간의 휴식 후 92%까지 상승
- 호흡 패턴
  - 때때로 호흡 혹은 숨을 가다듬기 위해 팔꿈치를 무릎 위에 두고 앞으로 기댐
  - 보조근의 사용이 증가됨

◆ 일, 지역사회 그리고 여가 통합 또는 재통합
- Mueller씨는 마당 주위를 걷는 것(하루에 300~500피트)에 어려움이 증가된 것을 주목함
- 짧은 호흡으로 인해 활동을 때때로 멈춘다.
- 그는 공동체 활동으로 돌아가기를 갈망한다.

평가 EVALUATION

Mueller씨는 만성 기관지염과 공기증폐공기증 진단을 받은 67세의 남성이다. 그는 일을 했던 삶 내내 곡물 먼지에 노출되었고, 53년의 흡연 기록을 가지고 있다. 그는 허용되는 범위 내의 생체징후, 온전한 피부통합, 정상 관절가동범위, 대칭적 신체 정렬, 정상적 신경근의 소견들을 가지고 있다. 그는 상 · 하지와 몸통에서 감소된 근력을 보였다. 그는 비정상적 자세와 안정시와 심 호흡시 심각하게 감소된 외측 흉부 운동을 하고 있다. 그의 PFTs는 폐쇄성 허파질환을 가리키는 예측 값 이하이다. 그는 양쪽 허파에서 비정상적이고 우발적인 호흡음과 보행시 감소된 산소 포화도를 가지고 있다.

진단 DIAGNOSIS

Mueller씨는 만성 기관지염, 공기증폐공기증, 그리고 유기분진중독증후군을 가지고 있는 환자이다. 다음의 것들에서 손상이 있다: 유산소성 능력/지구력, 인체측정학적 특성, 근 수행력, 자세, 그리고 환기와 호흡/가스교환. 그는 자기관리와 일, 지역사회, 그리고 여가에 있어서의 동작, 업무 그리고 활동성에 있어서 가정관리에 있어 기능적으로 제한되어 있다. 또한 환경적인 집과 직장의 장벽도 가지고 있다. 소견들 또한 그가 급성 혹은 만성 허파감염의 위험에 처한 것으로 보여졌고, 계속적인 입원이 필요하다. 이러한 소견들은 패턴 C에 그를 위치시키는 것과 일치된다. 기도 청결 기능이상과 결합된 손상된 환기, 호흡/가스교환, 그리고 유산소 능력/ 지구력. 이러한 손상들은 예후와 치료계획을 결정하는데 초점을 맞출 것이다.

예후와 치료계획 PROGNOSIS AND PLAN OF CARE

병원에 머무는 일정이 끝난 후, 다음의 상호 수립된 결과들이 결정될 것이다.

◆ 기침과 분비물 청결 능력이 획득될 것이다.
◆ 유산소 능력과 지구력은 증진될 것이다.
◆ 호흡의 악화를 유발하는 환경적 요인과 위험 인자들의 인지가 성취될 것이다.
◆ 잘못된 자세는 수정될 것이다.
◆ 4주 동안 기능적 제한의 근력은 증진될 것이다.
◆ 신체 활동에 대한 내성은 증가될 것이다.

이러한 결과들을 성취하기 위해서 이 환자를 위한 적절한 중재가 결정되기 위해 여러가지가 포함될 것이다: 협응, 의사소통, 그리고 기록, 환자/고객 관련 교육; 치료적 운동; 자가치료와 가정 관리에서의 기능적 훈련; 일, 지역사회 그리고 여가 통합 또는 재통합; 기도 청결 기술.

진단과 예후에 기초하여, Mueller씨는 5일간 병원에 있을 것으로 예상되고, 허파 클리닉에 매달 가게 될 것이

다. Mueller씨는 훌륭한 사회적 지원을 가지고 있으며, 충분한 동기가 있고, 운동과 허파 위생 프로그램을 잘 따라올 것이다.

중재 INTERVENTIONS

선택된 중재에 대한 근거 (RATIONALE FOR SELECTED INTERVENTIONS)

치료적 운동 (Therapeutic exercise)

만성질환의 환자일지라도, 기능성 증진과 독립성 유지를 촉진시키며 삶의 질을 향상시키기 위한 유산소성 조건화와 저항 근력향상 훈련으로 구성된 규칙적 운동을 해 주어야 한다. 만성폐쇄성폐질환 환자를 위한 점진적 운동 훈련과 신체적 활동은 건강과 관련된 삶의 질뿐만 아니라, 운동내성을 증진시키고 호흡곤란을 감소시킨다. 데이터는 이러한 환자를 위한 근력강화 훈련 프로그램이 근력을 유의하게 증가시켰음을 나타냈고, 지구력 훈련 프로그램은 그들의 최대하 운동 능력이 유의하게 증가하였음을 나타냈다. 반면 근력훈련과 지구력 훈련 둘 다 사용한 프로그램은 두 개의 변인 모두 유의하게 증가함을 보여주었다. 근력과 지구력 훈련이 결합된 프로그램에서 호흡곤란의 유의한 개선이 관찰되었다.

지구력 훈련과 점진적 저항 근력훈련이 결합된 프로그램들은 기능적 결과, 근육 기능, 트레드밀 걷기 내성 등을 증진시키는 것을 보여주었다.

호흡운동의 지도는 양쪽 하엽의 허파꽈리 환기를 증진시키고 호흡을 좀 더 효율적으로 시작할 것이다. PLB와 보조근의 이완 강조가 포함될 것이다. 이러한 운동들은 분비물 제거를 돕고 환기와 산소섭취를 증진시킬 것이다. 초점은 양쪽 가쪽 갈비뼈호흡(costal breathing)에 맞춰질 것이다. 환기의 전략은 활동을 하는 중에 호흡을 유지하는 것을 포함할 것이다. 호흡은 촉진될 것이고, 환기와 산소공급을 증진시키기 위해, 날숨시의 몸통 폄근과 날숨시의 몸통 굽힘근이 짝을 이루게 되고 호흡곤란의 노력을 감소시킨다. 활동 중 손상을 예방하기 위한 심부 근력의 증진을 위해 심부 근력강화가 시작될 것이다. 굽힘 자세를 개선하기 위해 자세 운동 또한 실시될 것이다. 유산소 운동과 저항 운동 둘 다 체지방을 감소시키는 것을 돕는다. 그래서 상 · 하지 점진적 저항운동이 프로그램에 포함될 것이다.

운동과 호흡 기술들은 그의 활동에 관한 내성을 증진시키고 가족 농장에서 그가 있기를 원하는 것을 실천하기 위해 운동 프로그램에 포함될 것이다. PLB는 그가 활동 시 일어나는 호흡곤란을 스스로 제어하는 것을 돕기 위해 가르칠 것이다. 추가적인 치료적 운동의 이론적 근거를 보려면 사례연구 #1과 #2의 선택적 중재를 위한 이론적 근거를 살펴보라.

기도 청결 기술 (Airway clearance techniques)

호흡의 활동적 주기 기술이 Mueller씨에게 교육될 것이다. 추가적으로 Acapella 장비의 사용이 필요할 때 일상적으로 그에게 사용되는 것이 거론될 것이다. 기도 청결 기술의 이론적 근거를 위해 사례연구 #1과 #2의 선택된 중재의 이론적 근거를 보라.

협응, 의사소통 그리고 기록 (COORDINATION, COMMUNICATION, AND DOCUMENTATION)

여러방면에 걸친 팀 접근동안 Mueller씨에게 치료를 위한 협조와 대화를 할 것이다. 내과의, 간호사, 물리치료사, 그리고 호흡치료사는 초점을 위험 감소, 질병진해의 자기관리, 그리고 더 긴 입원기간의 방지에 둘 것이다. 물리치료사는 기도청결기술과 허파기능을 증진시키기 위한 운동에 초점을 둔다. 환자 관리의 모든 요소는 문서화 될 것이다.

환자/고객 관련 교육 (PATIENT/CLIENT-RELATED INSTRUCTION)

Mueller씨는 만성폐쇄성폐질환과 유기분진중독증후군의 병태생리학, 질병의 진행, 그리고 그 자신을 위해 그가 할 수 있는 예방적 행동에 관해 교육받을 것이다. 그는 건강한 식이와 탈수를 예방하고 분비물 이동을 증가시키기 위한 하루 8～10잔의 물 혹은 음료(커피, 차,

그리고 소다를 제외한)를 섭취할 것이다. 그는 금연, 호흡기계 보호 장치, 그리고 수확 및 그 밖의 경작과 관련된 활동에서 먼지에 노출되는 것을 방지하는 것을 배울 것이다. Mueller씨는 호흡기 곤란(예, 짧은 호흡, 피로, 기침발작)의 신호와 증상을 교육받을 것이다. 또한 그의 활동성에 대한 내성을 증가시키기 위해 에너지 유지 혹은 징후-변화 활동들을 배울 것이다.

치료적 운동 (THERAPEUTIC EXERCISE)

- 유산소 능력/지구력 조건화나 재조건화
  - Mueller씨는 심박률과 RPE를 검사하면서, 일일 걷기 프로그램에서 지도될 것이다.
  - 입원환자 걷기 프로그램은 다음의 변수들을 이용할 것이다.
    - 2.0 mph에서 3분간의 워밍업
    - 2.5 mph까지 강도 증가
    - 5분간의 지속시간, 가능한 한 20분까지 증가시킴
    - 2.2 mph에서 5분간의 마무리운동
    - 변수들
      - 심박동은 130 bpm을 넘지 않아야 함
      - SpO_2는 90% 미만
      - RPE는 11~13보다 낮아야 하고, 자각노력척도를 Mueller씨에게 복사해 주어야 한다.
    - 자신의 맥박을 측정하는 방법을 지도한다.
- 신체 기전과 자세 안정화
  - 신체 기전 훈련
    - 일과 레져 활동을 위한 적절한 앉기 자세
    - 헛간에서 일하는 동안의 적절한 신체 메커니즘의 이용
    - 적절한 들어올리기와 운반 지도
    - 적절한 굽힘 지도
  - 자세 조절 훈련
    - 머리, 목뼈와 등뼈, 어깨, 골반, 엉덩관절과 무릎관절의 적절한 정렬
      - 축폄
      - 어깨뼈의 뒤당김(후인, retraction)과 내림(하강, depression)
      - 닭날개 위치〔손은 머리 뒤로, 어깨의 수평 벌림(외전, abduction)〕
    - 바로누운 자세에서 앉기, 서기, 그리고 걷기로의 자세 변화
    - 낮동안 기능적 활동을 위한 자세의 변화
  - 자세 안정화 활동
    - 바로누운 자세에서 축폄의 시작과 앉고 바로 서기로의 진행
    - 양 쪽 팔을 들어올리고 폄 자세 유지와 점진적 저항운동(예를 들면, 8-12번 반복할 수 있는 적은 무게에서 시작하여 알맞은 무게를 증가시킴)
    - 볼기근(둔근, gluteus) 고정
    - 배를 수축하면서 교각운동, 그리고 한쪽 무릎을 편다.
    - 심부 안정성 훈련을 위한 공의 사용
    - 네 발 자세에서 한쪽 팔 들고 한 쪽 하지를 편다.
    - 한발 혹은 양발로 서기를 할 때에 foam roller와 foam rubber와 같은 불안정한 쿠션의 사용을 포함시킨다.
  - 자세 인지 훈련
    - 적절한 정렬의 시각적 입력을 위해 거울을 사용한다.
    - 모든 운동은 집 주위에서 주의깊게 하였다.
- 유연성 운동
  - 스트레칭 운동은 워밍업을 한 후에 하며, 깊은 호흡과 함께 느리고 서서히 하며, 15~30초간 유지한다.
  - 하루 2~3번, 최소 2~3회 반복해서 실시한다.
    - 심호흡과 함께하는 상지의 운동가동범위 운동은 그의 가슴우리 확장을 증가시키고 어깨 굽힘을 증가시킨다.
    - 상지의 벌림과 함께하는 몸통 가쪽 굽힘은 흉벽의 외측 확장을 증가시킨다.
    - 몸통 돌림(회전, rotation)
    - 흉벽 전면을 확장시키기 위해 손을 등 뒤로 깍지 낀다.
- 이완
  - 공기가 허파에 갇히는 것을 방지하고 이완을 보강

하기 위한 PLB

- 호흡 보조근의 이완(예, 바이오피드백, visual imagery, Jacobsen' s techniques)
- 호흡곤란 발작을 제어하기 위해 신체이완과 함께하는 빠른 호흡기술
- 휴식기 동안의 느린 속도의 호흡패턴

◆ 근력, 힘 그리고 지구력 훈련

- 근력강화 훈련동안, 활력징후는 감독되어야 하며, Borg 척도를 사용해 자각노력이 결정되어야 한다.
- 호흡운동은 발살바조작(Valsalva maneuver)이 나타나지 않게 해야 한다.
- 상지와 하지의 근력강화를 위한 손에 쥘 수 있는 부하 혹은 탄력 밴드 운동은 저부하로 시작하고 그의 수행능력에 맞춰 진행해 나간다.
- 가로막(횡격막, diaphragm)의 근력을 증가시키기 위한 호흡 운동을 한다(예, 환기근 훈련 장비).

일, 지역사회 그리고 여가 통합 또는 재통합에서의 기능적인 훈련 (FUNCTIONAL TRAINING IN WORK, COMMUNITY AND LEISURE INTEGRATION OR REINTEGRATION)

◆ Mueller씨는 농장에서 힘을 덜 들이고 일을 할 수 있는 기술을 교육받을 것이다(예, 농장의 물건을 나를 때 바퀴달린 수레의 이용).

◆ 그는 일하는 동안에 발생할 수 있는 부상 예방이나 감소에 대해 교육받게 될 것이다.

- 수확이나 그밖의 경작 활동과 관련된 활동 동안에 곡물 먼지에 그가 노출되는 것을 막는다.
- 그 기간에 호흡기 보호 마스크 장비를 이용한다.
- 공기정화 장치가 있는 막혀있는 운전대에서 농업용 장비를 조정한다.

도수기술 (MANUAL TECHNIQUES)

◆ 연부조직 가동

◆ 등뼈와 가슴우리의 가동

기도 청결 기술 (AIRWAY CLEARANCE TECHNIQUES)

◆ 호흡 전략

- Mueller씨는 더욱 생산적이고 에너지 효율적인 기침을 위한 기침/huff 기술의 보조를 지도받을 것이다.
- 기도청결을 촉진하기 위한 ACBT에 관하여 지도받을 것이다.
- Mueller씨는 좀 더 도전적이고 힘든 활동을 하는 동안 수행될 수 있는 일정한 빠르기의 호흡을 배울 것이다.
- Muellller씨는 공기가 허파에 갇히는 일/날숨의 증진 그리고 호흡곤란 감소를 예방하기 위한 PLB에 관해 교육받을 것이다.

◆ 도수치료/ 기계적 기술

- Mueller씨는 분비물의 유동화를 보조하기 위한 Acpella^{TM} PEP 장비에 관해 토의할 것이다.

◆ 자세

- Mueller씨는 호흡의 부하를 줄이고 호흡곤란의 발작 동안에 스스로 호흡률을 제어하도록 하기 위해 팔을 무릎이나 테이블에 놓고 앞으로 굽은 자세를 취하는 것에 대한 교육을 받을 것이다.

기대 목표와 예측 결과 (ANTICIPATED GOALS AND EXPECTED OUTCOMES)

◆ 병리/병리학적 영향(질병, 질환, 혹은 상태)

- 물로 된 음료의 섭취(커피, 차, 소다와 같은 카페인 음료는 제외)는 8~10잔/일로 증가되었다.
- 허파는 청진상 습성기침의 효과적인 수행으로 인해 깨끗하다.
- 조직 관류와 산소섭취는 SpO_2 90% 이상으로 증진되었다.

◆ 손상의 영향

- 깨끗한 허파로 인해 조직관류와 산소섭취가 증가되었다.
- 분비물은 ACBT와 huff기술과 함께 깨끗해졌다.

◆ 기능적 제한의 영향

- 경작의 자질구레한 일은 호흡기 보호장비 그리고

공기청정 시스템이 갖춰진 농기구 조작실의 사용과 함께 수행되었다.

- 호흡률과 호흡은 징후 — 변화 활동과 함께 조정되었다.
- 걷기는 6주 이내에 휴식시간 없이, original Borg 척도에서 13 RPE인 "다소 힘듬"과 함께 20분까지 증가되었다.

◆ 위험 감소/예방

- 호흡기 곤란의 징후가 없이 농장 주변의 더 많은 업무를 수행하는 능력이 성취되었다.
- 육체적 활동 수준이 증가되었다.
- 질병의 자기관리와 호흡기(만성폐쇄성폐질환과 유기분진중독증후군) 악화의 위험성은 그가 농장에서 매일 마주할지 모를 환경적 유발 인자를 알게 됨으로써 감소하였다.

◆ 건강, 웰니스, 운동의 영향

- 퇴원 후에 농장과 관련된 활동들 외에 3~5번의 걷기 프로그램이 시작되었다.

◆ 사회적 자원의 영향

- 기도청결과 호흡운동의 적극적인 참여를 장려함으로써, 분비물은 자가이동이 되었고 호흡기의 악화와 재입원은 감소하였다.
- 치료를 위해 의사나 병원으로 되돌아오는 결과를 가져올 수 있는 미래의 악화는, 그의 환경적 인자의 인지를 통해 예방되었다.

◆ 환자/고객 만족

- 수확이나 그 밖에 농장 주위의 일상적 일을 하는 동안 발생할 수 있는 환경적 유발인자의 인식은 Mueller씨와 그의 가족들에 의해 이루어졌다.
- 그가 언제 활동을 계속해야 하고 언제 쉬어야 하는지 인지하게 되었다.
- 질병이 악화되는 것은, ACBT와 PEP 장비를 통한 울혈과 분비물 이동의 자기관리를 통해 막을 수 있었다.
- 그의 활동성 수준의 자기관리는 증가되었다.

재검사 REEXAMINATION

재검사는, 업데이트되고 요구에 의해 조정된 목표 및 결과와 함께 환자치료의 상호작용을 통해 일어난다.

퇴원 DISCHARGE

Mueller씨는 3일간 5가지 치료 후에 퇴원하였다. 그의 만성폐쇄성폐질환의 급성악화는 해결되었고, 호흡운동을 독립적으로 하며, 생산적인 huff 기침 기술을 할 수 있다. 그는 유산소성 용적, 근력, 그리고 환경적 유발인자의 인식을 증진시키기 위해 허파 재활을 따라올 것이다. 그는 금연에 동의하였지만 여전히 흡연을 하는 가족들 중 다수와 농장의 다른 사람들로 인해 다시 흡연하는 습관으로 돌아오는 것을 두려워한다. 그는 이 목표에서 그를 돕는 외래환자 상담자와 약속을 하였다.

참고문헌 REFERENCES

1. Frownfelter D, Dean E. *Cardiovascular and Pulmonary Physical Therapy: Evidence and Practice*. 4th ed. St. Louis, Mo: Mosby/Elsevier, 2006.
2. Houtmeyers E, Gosselink R, et al. Regulation of mucociliary clearance in health and disease. *Eur Respir J*. 1999;13(5):1177-1188.
3. Dean E. Preferred practice patterns in cardiopulmonary physical therapy: A guide to physiological measures. *Cardiopulm Phys Ther J*. 1999;10(4):124-134.
4. Gosselink R, Troosters R, Decramer M: Distribution of muscle weakness in patients with stable chronic obstructive pulmonary disease. *J Cardiopulm Rehab*. 2000:20:353-360.
5. Weiss ST. Risk factors for COPD. Available at: www.uptodate.com. Accessed April 2005.
6. Hess DR. The evidence for secretion clearance technique. *Respir Care*. 2001;46(11):1276-1292.
7. Shah PL. Update on clinical trials in the treatment of pulmonary disease in patients in with cystic fibrosis. *Expir Opin Investig Drugs*. 1999;8(11):1917-1927.
8. Widerman E, Millner L, Sexauer W, et al. Health status and sociodemographic characteristics of adults receiving a cystic fibrosis diagnosis after age 18 years. *Chest*. 2000;118:427-433.
9. Puchelle E, Bajolet O, Abely M. Airway mucus in cystic fibrosis. *Paediatr Respir Rev*. 2002;3:115-119.
10. Chmiel JF, Davis PB. State of the art: why do the lungs with cystic fibrosis become infected and why can't they clear the infection? *Respir Res*. 2003:4:8.
11. Stoller JK. Overview of management of acute exacerbations of chronic obstructive pulmonary disease. Available at: www.

uptodate.com. Accessed April 2005.
12. Hillegass EA, Sadowsky HS. *Essentials of Cardiopulmonary Physical Therapy*. 2nd Ed. Philadelphia, Pa: WB Saunders; 2001.
13. Ciccone C. Respiratory drugs. In: Ciccone CD. *Pharmacology in Rehabilitation*. 2nd Ed. Philadelphia, Pa: FA Davis; 1996.
14. King M, Dasgupta B, Tomkiewicz, et al. Rheology of cystic fibrosis sputum after in vitro treatment with hypertonic saline alone and in combination with recombinant human dexyribonuclease I. *Am J Respir Crit Care Med.* 1997;156(1): 173-177.
15. Isada C. Antimicrobial therapy for exacerbations of COPD. Available at: www.uptodate.com. Accessed April 2005.
16. Levy J. Antibiotic activity in sputum. *J Pediatr.* 1986;108:841–846.
17. Döring G, Conway SP, Heijerman HGM, et al., for the Consensus Committee. Antibiotic therapy against Pseudomonas aeruginosa in cystic fibrosis: a European consensus. *Eur Respir J.* 2000;16:749–67.
18. Brasfield D, Hicks G, Soong S, Tiller RE. The chest roentgenogram in cystic fibrosis: a new scoring system. *Pediat.* 1979;63(1):24-29.
19. *Roush J, Guy J, Purivs M. Reference values and relationship* of the six minute walk test and body mass index in healthy third grade school children. *Internet J Allied Health Sci Pract.* 2006;4(3):1-6.
20. Moser C, Tirakitsoontorn R, Nussbaum E, et al. Muscle size and cardiorespiratory response to exercise in cystic fibrosis. *Am J Respir Crit Care Med.* 2000;162:1823-1827.
21. Nixon P, Joswiak M, Fricker F. A six-minute walk test for assessing exercise tolerance in severely ill children. *J Pediatrics.* 1996;129(3):362-366.
22. USDA Center for Nutrition Policy and Promotion. Body mass index and health. *Nutr Insight.* 2000;March.
23. Donado JR, Hill NS. Outpatient management. *Resp Care Clin N Am.* 1998;4:391-423.
24. Lands LC, Heigenhauser GJ, Jones NL. Analysis of factors limiting maximal exercise performance in cystic fibrosis. *Clin Sci.* 1992;83:391–397.
25. Godfrey S, Mearns M. Pulmonary function and response to exercise in cystic fibrosis. *Arch Dis Child.* 1971;46:144–151.
26. Cerny FJ, Pullano TP, Cropp, GJ. Cardiorespiratory adaptations to exercise in cystic fibrosis. *Am Rev Respir Dis.* 1982; 126:217–220.
27. Marcotte JE, Grisdale, RK, Levison H, et al. Multiple factors limit exercise apacity in cystic fibrosis. *Pediatr Pulmonol.* 1986; 2:274–281.
28. Coates AL, Boyce P, Muller D, et al. The role of nutritional status, airway obstruction, hypoxia, and abnormalities in serum lipid composition in limiting exercise tolerance in children with cystic fibrosis. *Acta Pediatr Scand.* 1980;69:353–358.
29. Strauss GD, Osher A, Wang CI, et al. Variable weight training in cystic fibrosis. *Chest.* 1987;92:273–276.
30. Orenstein DM, Franklin BA, Doershuk, et al. CF Exercise conditioning and cardiopulmonary fitness in cystic fibrosis. The effects of a three-month supervised running program. *Chest.* 1981;80:392–398.
31. Salh W, Bilton D, Dodd M, et al. Effect of exercise and physiotherapy in aiding sputum expectoration in adults with cystic fibrosis. *Thorax.* 1989;44:1006–1008.
32. de Jong W, Grevink RG, Roorda RJ, et al. Effect of a home exercise training program in patients with cystic fibrosis. *Chest.* 1994;105:463–468.
33. O'Neill PA, Dodds M, Phillips B, et al. Regular exercise and reduction of breathlessness in patients with cystic fibrosis. *Br J Dis Chest.* 1987;81:62–69.
34. McIlwaine MP, Davidson AG. Airway clearance techniques in the treatment of cystic fibrosis. *Curr Opin Pulm Med.* 1996; 2:447–451.
35. Oldenburg, FA, Dolovich, MB, Montgomery, JM, et al. Effects of postural drainage, exercise and cough on mucus clearance in chronic bronchitis. *Am Rev Respir Dis.* 1979;120,739-745.
36. Baldwin DR, Hill AL, Peckham DG, et al. Effect of addition of exercise to chest physiotherapy on sputum expectoration and lung function in adults with cystic fibrosis. *Respir Med.* 1994;88(1):49–53.
37. Bilton D, Dodd ME, Abbot JV, et al. The benefits of exercise combined with physiotherapy in the treatment of adults with cystic fibrosis. *Respir Med.* 1992;86(6):507-511.
38. Bloomquist M, Freyschuss U, Wiman LG, et al. Physical activity and self treatment in cystic fibrosis. *Arch Dis Child.* 1986;61:362–367.
39. *Andreasson B, Jonson B, Kornfalt R, et al. Long-term effects of* physical exercise on working capacity and pulmonary function in cystic fibrosis. *Acta Pediatr Scand.* 1987;76:70–75.
40. Heijerman HG, Bakker W, Sterk PJ, et al. Long-term effects of exercise training and hyperalimentation in adult cystic fibrosis patients with severe pulmonary dysfunction. *Int J Rehabil Res.* 1992;15:252–257.
41. Edlund LD, French RW, Herbst JJ, et al. Effects of a swimming program on children with cystic fibrosis. *Am J Dis Child.* 1986;140:80–83.
42. Gulmans VA, de Meer K, Brackel HJ, et al. Outpatient exercise training in children with cystic fibrosis: physiological effects, perceived competence, and acceptability. *Pediatr Pulmonol.* 1999;28:39–46.
43. Cassaburi R, Patessio A, Iolli F, et al. Reductions in exercise lactic acidosis and ventilation as a result of exercise training in patients with obstructive lung disease. *Am Rev Respir Dis.* 1991;143:9–18.
44. Selvadurai HC, Blimkie CJ, Meyers N, et al. Randomized controlled study of in-hospital exercise training programs in children with cystic fibrosis. *Pediatr Pulmonol.* 2002;33(3):194-200.
45. Swisher AK, Baer L, Moffett K, Yeater R. Influence of lean body mass and leg muscle strength on 6-Minute Walk test performance in children with cystic fibrosis. *Cardiopulm Phys Ther J.* 2005;16(3):5-9.
46. Swisher AK. Not just a lung disease: peripheral muscle abnormalities in cystic fibrosis and the role of exercise to address them. *Cardiopulm J.* 2006;17:9-14.
47. Schneiderman-Walker J, Pollock SL, Corey M, et al. A randomised controlled trial of a 3-year home exercise program in cystic fibrosis. *J Pediatr.* 2000;136:304–310.
48. Moorcroft AJ, Dodd ME, Morris J, et al. Individualised unsupervised exercise training in adults with cystic fibrosis: a 1 year randomized controlled trial. *Thorax.* 2004;59:1074-1080.
49. Mahadeva R, Webb K, Westerbeek RC, et al. Clinical outcome in relation to care in centres specialising in cystic fibrosis: cross-sectional study. *BMJ.* 1998;316:1771–1775.
50. Kerem E, Reisman J, Corey M, et al. Prediction of mortality

in patients with cystic fibrosis. *NEJM.* 1992;326:1187–1191.

51. Breslin EH. The pattern of respiratory muscle recruitment during pursed-lips breathing in COPD. *Chest.* 1992;101:75–78.
52. Spahija J, de Marchie M, Grassino A. Effects of imposed pursed lips breathing on respiratory mechanics and dyspnea at rest and during exercise in COPD. *Chest.* 2005:128:640-650.
53. Dechman G, Wilson CR. Evidence underlying breathing retraining in people with obstructive pulmonary disease. *Phys Ther.* 2004;84(12):1189-1197.
54. Gigliotti F, Romagnoli I, Scano G. Breathing retraining and exercise conditioning in patients with chronic obstructive pulmonary disease: a physiological approach. *Respir Med.* 2003:97:197-204.
55. Scherer S, Cassady SL. Rating of perceived exertion: development and clinical applications for physical therapy exercise testing and prescription. *Cardiopulm Phys Ther J.* 1999; 10(4):143-147.
56. Cole P. Pathophysiology and treatment of airway mucociliary clearance. A moving tale. *Minerv Anestesiol.* 2001;67(4):206-209.
57. Main E, Prasad A, Schans C. Conventional chest physiotherapy compared to other airway clearance techniques for cystic fibrosis. *Cochrane Database Syst Rev.* 2005:25:CD002011. Review.
58. Butler SG, Sutherland RJ: Current airway clearance techniques. *NZ Med J.* 1998:111:183-86. Review.
59. McIlwaine, PM, Wong, LT, Peacock, D, et al. Long-term comparative trial of positive expiratory pressure versus oscillating positive expiratory pressure (flutter) physiotherapy in the treatment of cystic fibrosis. *J Pediatr.* 2001;138,845-850.
60. Prasad SA, Main E. Finding evidence to support airway clearance techniques in cystic fibrosis. *Disabil Rehabil.* 1998; 20:235–246
61. Prasad SA, Tannenbaum E, Mikelson C. Physiotherapy in cystic fibrosis. *J R Soc Med.* 2000;Suppl 38: 27-36.
62. Mavrocordatos P, Bissonnette B, Ravussin P. Effects of neck position and head elevation on intracranial pressure in anaesthetized neurosurgical patients: preliminary results. *J Neurosurg Anesth.* 2000;12:10-14.
63. Imle PC, Mars MP, Ciesla ND, et al. The effect of chest physical therapy on intracranial pressure and cerebral perfusion pressure. *Physiother Can.* 1997;49(1):48-55.
64. Fornataro-Clerici L, Roop TA. *Clinical Management of Adults Requiring Tracheostomy Tubes and Ventilators, A Reference Guide for Healthcare Practitioners.* Gaylord, Mich: Northern Speech Services; 1997.
65. Button BM Heine RG Catto-Smith AG et al. Postural drainage in cystic fibrosis: Is there a link with gastro-oesophageal reflux. *J Paediatr Child Health.* 1998;34:330-334.
66. Button BM, Heine RG, Catto-Smith AG, et al. Chest physiotherapy in infants with cystic fibrosis: to tip or not? A five-year study. *Pediatr Pulmonol.* 2003;35(3):208-213.
67. Pryor JA, Webber BA, Hodson ME, et al. Evaluation of the forced expiration technique as an adjunct to postural drainage in treatment of cystic fibrosis. *BMJ.* 1979;2:417-418.
68. Wilson GE, Baldwin AL, Walshaw MJ. A comparison of traditional chest physiotherapy with the active cycle of breathing in patients with chronic suppurative lung disease. *Eur Respir J.* 1995;8(Suppl 19):171S.
69. Webber BA, Hofmeyr JL, Morgan MDL, et al. Effects of postural drainage, incorporating the forced expiration technique, on pulmonary function in cystic fibrosis. *Brit J Dis Chest.* 1986;80;353-359.
70. Pryor JA, Webber BA, Hodson ME. Effect of chest physiotherapy on oxygen saturation in patients with cystic fibrosis. *Thorax.* 1990;45:77.
71. Menkes HA, Traystman RJ. Collateral ventilation. *Am Rev Respir Dis.* 1977;116:287-309.
72. Orlik T, Sands D. Long-term evaluation of effectiveness for selected chest physiotherapy methods used in the treatment of cystic fibrosis. *Med Wieku Rozwoj.* 2001;5(3):245-257.
73. Phillips GE, Pike SE, Jaffe A, et al. Comparison of active cycle of breathing and high-frequency oscillation jacket in children with cystic fibrosis. *Pediatr Pulmonol.* 2004;37(1):71-75.
74. Cecins NM, Jenkins SC, Pengelley J, et al. The active cycle of breathing techniques—to tip or not to tip? *Respir Med.* 1999;93:660-665.
75. Pryor JA, Parker RA, Webber BA. A comparison of mechanical and manual percussion as adjuncts to postural drainage in the treatment of cystic fibrosis in adolescents and adults. *Physiother.* 1981;67:140-141.
76. Hofmeyr JL, Webber BA, Hodson ME. Evaluation of positive expiratory pressure as an adjunct to chest physiotherapy in the treatment of cystic fibrosis. *Thorax.* 1986;41:951-954.
77. Pryor JA, Webber BA, Hodson ME, et al. The flutter VRP1 as an adjunct to chest physiotherapy in cystic fibrosis. *Respir Med.* 1994;88:677-681.
78. Pike SE, Machin AC, Dix KJ, et al. Comparison of flutter VRP1 and forced expirations (FE) with active cycle of breathing techniques (ACBT) in subjects with cystic fibrosis. *Netherlands J Med.* 1999;54(Suppl):S55.
79. van der Schans CP, Piers DA, Beekhuis H, et al. Effect of forced expirations on mucus clearance in patients with chronic airflow obstruction: effect of lung recoil pressure. *Thorax.* 1990;45:623-527.
80. Hasani A, Pavia D, Agnew JE, et al. Regional mucus transport following unproductive cough and forced expiration technique in patients with airways obstruction. *Chest.* 1994; 105:1420-1425.
81. Bellone A, Lascioli R, Raschi S, et al. Chest physical therapy in patients with acute exacerbation of chronic bronchitis: effectiveness of three methods. *Arch Phys Med Rehabil.* 2000;81:558-560,566.
82. Kim WD. Lung mucous: a clinician's view. *Eur Respir J.* 1997; 10(8):1914-1917.
83. Moreo K, Flume PK. New Directions in the Management of Cystic Fibrosis Disease. PRIME. 2003.
84. Giles DR, Wagener JS, Accurso FJ, et al. Short-term effects of postural drainage with clapping vs autogenic drainage on oxygen saturation and sputum recovery in patients with cystic fibrosis. *Chest.* 1995;108:952-954.
85. Miller S, Hall DO, Clayton CB, et al. Chest physiotherapy in cystic fibrosis: a comparative study of autogenic drainage and the active cycle of breathing techniques with postural drainage. *Thorax.* 1995;50:165-169.
86. Savci S, Ince DI, Arikan H. A comparison of autogenic drainage and the active cycle of breathing techniques in patients with chronic obstructive pulmonary diseases. *J Cardiopuin Rehabil.* 2000; 20: 37-43.

87. Darbee JC, Ohtake PJ, Grant B, et al. Physiological evidence for the efficacy of positive expiratory pressure as an airway clearance technique in patients with cystic fibrosis. *Phys Ther.* 2004;84(6):524–537.
88. Elkins MR, Jones A, van der Schans C. Positive expiratory pressure physiotherapy for airway clearance in people with cystic fibrosis. Available at: http://www.cochrane.org/reviews/en/ab003147.html. Accessed February 13, 2007.
89. Gondor M, Nixon PA, Rebovich PJ, et al. A comparison of the flutter device and chest physical therapy in the treatment of cystic fibrosis pulmonary exacerbation [abstract]. *Pediatr Pulmonol.* 1996;22(suppl 13):307.
90. Padman R, Geouque DM, Engelhardt MT. Effects of the flutter device on pulmonary function studies among pediatric cystic fibrosis patients. *Del Med J.* 1999:71:13-18.
91. Thompson CS, Ashley J, Smith DL. Randomised crossover study of the flutter device and the active cycle of breathing technique in non-cystic fibrosis bronchiectasis. *Thorax.* 2002;57:446-448.
92. Volsko TA, DiFiore JM, Chatburn RL: Performance comparison of two oscillating positive expiratory pressure devices: Acapella versus flutter. *Respir Care.* 2003;48:124-130.
93. Mark JH, Hare KL et al. Pulmonary function and sputum production in patients with cystic fibrosis: a pilot study comparing the PercussiveTech HF device and standard chest physiotherapy. *Chest.* 2004;125(4):1507-1511.
94. Milla, CE, Hansen LG, Weber A, et al. High-frequency chest compression: effect of the third generation compression waveform. *Biomed Instrum Technol.* 2004;38(4):322-328.
95. Milla CE, Hansen LG, Warwick WJ. Different frequencies should be prescribed for different high frequency chest compression machines. *Biomed Instrum Technol.* 2006:40:319-324.
96. Borg G. *Borg's Perceived Exertion and Pain Scales.* Champaign, Ill: Human Kinetics; 1998.
97. Frownfelter D, Ryan J. Dyspnea: measurement and evaluation. *Cardiopulm Phys Ther J.* 1999;11(1):7-15.
98. Enright PL, Sherrill DL. Reference equations for the six-minute walk in healthy adults. *Am J Respir Crit Care Med.* 1998; 158(5):1384-1387.
99. Buntain HM, Greer RM, Schluter PJ, et al. Bone mineral density in Australian children, adolescents and adults with cystic fibrosis: a controlled cross sectional study. *Thorax.* 2004;59:149–155.
100. Parasa RB, Maffulli N. Musculoskeletal involvement in cystic fibrosis. *Bull Hosp Joint Dis.* 1999;58:37-44.
101. Hodges PW, Gandevia SC. Activation of the human diaphragm during a repetitive postural task. *J Physiol.* 2000;522: 165-175.
102. Hodges PW, Heijnen I, Gandevia SC. Postural activity of the diaphragm is reduced in humans when respiratory demand increases. *J Physiol.* 2001;537:999-1008.
103. Hodges PW, Gurfinkel VS, S. Brumagne, et al. Coexistence of stability and mobility in postural control; evidence from postural compensation for respiration. *Exp Brain Res.* 2002; 144:293-302.
104. Hodges P, Kaigle Holm A, Holm S, et al. Intervertebral stiffness of the spine is increased by evoked contraction of transversus abdominis and the diaphragm: in vivo porcine studies. *Spine.* 2003;28:2594-2601.
105. Massery M. Manual breathing and coughing aids. *Phys Med Rehab Clin N Amer.* 1996;7(2):407-422.
106. Abbott J, Dodd M, Bilton D, et al. Treatment compliance in adults with cystic fibrosis. *Thorax.* 1994;49:115–120.
107. Chatham K, Ionescu AA, Nixon LS, et al. A short-term comparison of two methods of sputum expectoration in cystic fibrosis. *Eur Respir J.* 2004;23:435-439
108. Orenstein D, Stern RC. *Treatment of the Hospitalized Cystic Fibrosis Patient.* New York NY: Marcel Dekke; 1998.
109. Centers for Disease Control and Prevention. Available at: http://www.cdc.gov/NASD/docs/d001001-d001100/d001027/d001027.htm Accessed January 20, 2007.
110. Kirkhorn SR. Agricultural respiratory hazards and disease, a primer for Wisconsin practitioners and health/safety professionals. Available at: www.worh.org/new_orh_docs/resre_farmershealth.asp. Accessed January 2006.
111. Comer S. *The ICU Quick Reference.* 2nd ed. Albany, NY: Delmar;1998.
112. Shapiro BA. *Clinical Application of Blood Gases.* Chicago, Ill: Year Book Medical Publishers; 1976.
113. Ellingson T, Conn VS. Exercise and quality of life in elderly individuals. *J Gerontol Nurs.* 2000;26(3):17-25.
114. Morey MC, Pieper CF, Crowley GM, et al. Exercise adherence and 10-year mortality in chronically ill older adults. *J Am Geriatr Soc.* 2002;50(12):1929-1933.
115. Hirata K, Okamoto T, Shiraishi S. The efficacy and practice of exercise training in patients with chronic obstructive pulmonary disease (COPD). *Nippon Rinsho.* 1999;57(9):2041-2045.
116. Ortega F, Toral J, Cejudo P, et al. Comparison of effects of strength and endurance training in patients with chronic obstructive pulmonary disease. *Am J Respir Crit Care Med.* 2002;166(5):669-674.
117. Panton LB, Golden J, Broeder CE, et al. The effects of resistance training on functional outcomes in patients with chronic obstructive pulmonary disease. *Eur J Appl Physiol.* 2004;91(4):443-449.
118. Clark CJ, Cochrane LM, Mackay E, et al. Skeletal muscle strength and endurance in patients with mild COPD and the effects of weight training. *Eur Respir J.* 2000;15(1):92-97.
119. Frownfelter DL. Massery M. Facilitating ventilation patterns and breathing strategies. In: Frownfelter DL, Dean E, eds. *Cardiovascular and Pulmonary Physical Therapy: Evidence and Practice:* St. Louis, Mo: Mosby Elsevier; 2006.
120. Toth MJ, Beckett T, Poehlman E. Physical activity and the progressive change in body composition with aging: current evidence and research issues. *Med Sci Sports Exerc.* 1999;31(11 Suppl):S590-596.

ADDITIONAL READINGS

American Association of Cardiovascular and Pulmonary Rehabilitation. *Guidelines for Pulmonary Rehabilitation Programs.* 2nd ed. Champaign, Ill: Human Kinetics, 1998.

Pryor JA, Webber BA. *Physiotherapy for Respiratory and Cardiac Problems.* New York, NY: Churchill and Livingstone; 1998.

Yankaskas JR, Knowles MR. *Cystic Fibrosis in Adults.* Philadelphia, Pa: Lippincott-Raven; 1999.

제 4 장

심혈관 펌프 기능장애 또는 손상과 관련된 유산소 능력/지구력 손상(패턴 D)

Impaired Aerobic Capacity/Endurance Associated With Cardiovascular Pump Dysfunction or Failure (Pattern D)

해부학과 생리학 ANATOMY AND PHYSIOLOGY

패턴 A는 건강한 심근펌프의 해부학 및 생리학을 자세히 설명하였다. 다양한 질환과 장애는 심장 생리학에서 파괴 가능성을 야기시키는 심혈관의 해부학적 영향을 미칠 수 있다. 패턴 A에서 언급한 것처럼, 심근의 산소 공급과 요구량 사이의 불균형이 있을 것이고, 이는 곧 비정상적 증상(협심증, 어지러움증, 피로) 또는 비정상적 생리학적 측정(부정맥, S-T 곡선의 하강, 활동 중 혈압의 하강 또는 무딘 반응)과 같은 결과를 낳을 것이다(그림 4-1).[1] 심근의 산소 공급과 요구량 사이에 불균형의 가능성은 특히, 심혈관의 병리적 문제를 갖고 있는 개인에게서 활동 중 급격히 상승하게 된다. 본 장에서는 병리학적 상태가 심혈관 펌프의 기능장애 또는 손상에 기여하는 것들에 대한 논의로부터 시작하겠다. 활동 시와 휴식 시 생리학적 검사 결과와 임상병리수치 그리고 임상적 진단 및 영상을 이용하여 환자의 심혈관 펌프 기능의 손상 또는 기능장애를 분류하는 기준을 소개하도록 하겠다.

병태생리학 PATHOPHYSIOLOGY

수축상태의 심박동수와 심실 벽의 장력(심실 압과 심실 용적)은 심근의 산소 요구량에 의해 결정된다.[1-3] 관상의 혈액 흐름과 심근의 산소 공급은 관상혈관 저항, 측부 관상혈액 흐름, 동맥압, 그리고 이완기에 혈액이 채워지는 시간에 의해 영향을 받는다(그림 4-1). 심혈관의 증상과 징후의 출현은 심근 이상에 따른 심근의 공급과 요구량 사이의 불균형을 표시하는 것이다. 심근에 의한 산소의 배출은 거의 휴식 시 완전히 최고조에 달하기 때문에 운동 시 요구되는 심근의 산소 공급에서의 그 밖의 증가는 관상혈류에 의존한다.[1-2] 정상적으로, 혈류의 상승으로 운동 시 관상혈관의 저항은 감소하지만, 병적인 관상혈관은 이완기에 채워지는 시간과 대동맥압에 더욱 의존하게 됨으로써 휴식 시 완전히 확장하게 된다.[1] 운동으로 발생할 수 있는 심박동과 혈압의 작은 동요(교란)는 증상이 되는 심장펌프의 기능장애 또는 손상의 증상이 있는 사람에게서 일어날 수 있다. 심근의 산소소비량(MVO_2)은 심박동-혈압생산 또는 압력생산률(RPP, rate pressure produce)을 이용하여 증후성 기간 동안 조절되고, $MVO_2 = HR \times BP$(수축기)로 표시한다.[3]

관상동맥질환은 심장에 산소공급을 억제하는 관상혈류 폐쇄이거나, 심장펌프로 산소의 대사성 요구량이 증가하는 심장의 이상이다. 예를 들어, 이완기 회복시간의 감소로 심박동수의 증가를 야기시키고 심근 산소공급을 제한하는 상태이다. 마찬가지로, 계통적 혈관계에 혈액의 전방흐름을 제한하는 심혈관 펌프 장애(대동맥 협착이나 고혈압)는 결국 심실의 과도한 압력이 심근에 더욱 더 강한 긴장을 주게 되고, 이로 인해 대사성 산소요구는

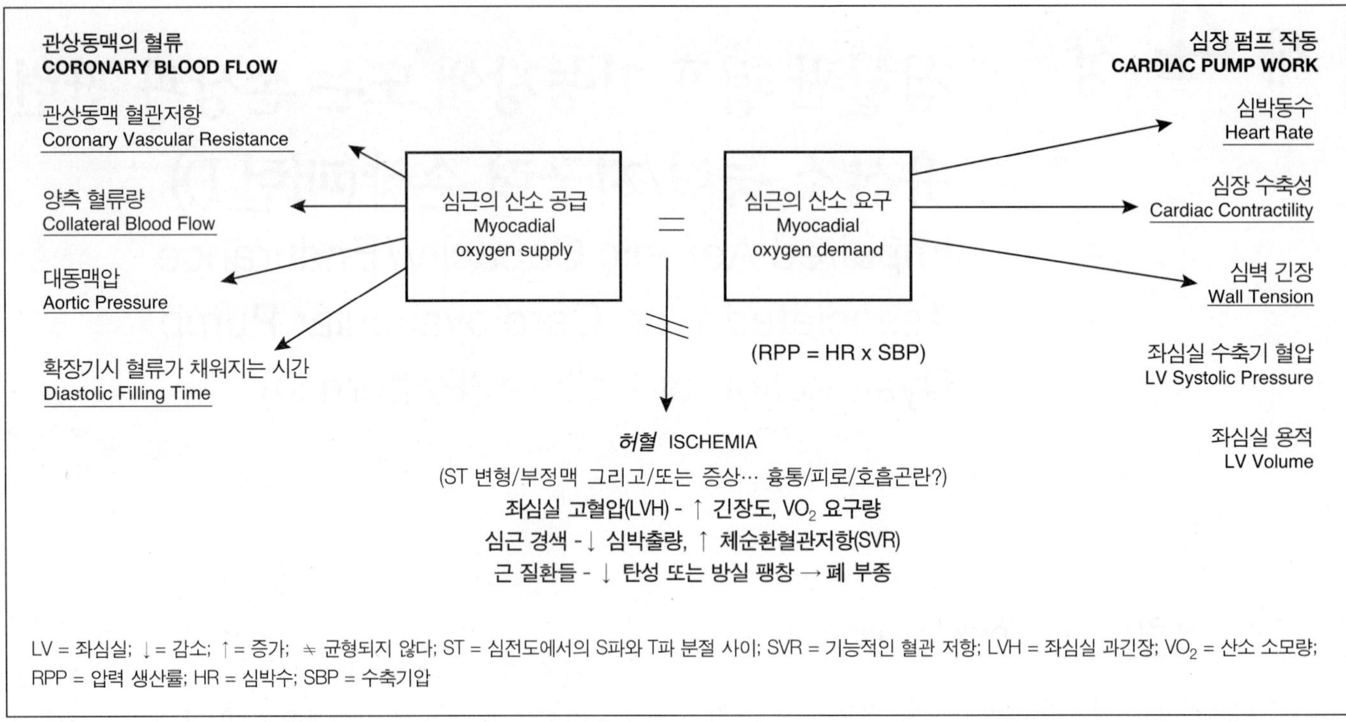

그림 4-1. 심근 산소 공급량과 요구량의 결정요소들. Ellestad M. *Stress Testing. Principles and Practice*. 3rd ed. Philadelphia, Pa: FA Davis; 1986:24에서 인용.

증가하게 된다. 질환이나 심장상태의 악화에 따라 심근의 산소공급과 요구량 사이의 불균형은 저활동 상태의 초기부터 시작하게 될 것이다. 증상이나 비정상적인 생리학적 수치는 또한 낮은 활동 상태에서 즉시 나타날 것이며, 압력생산률은 심근 수행력에 치명적인 해를 주곤 할 것이다. 몇몇 활동은 환자의 안전과 심장이상을 예방하고자 제한되어야만 한다.[2,4]

심혈관 펌프의 기능장애 또는 손상은 신체의 유산소 대사를 지지하는데 필요한 심박출량(CO) 유지에 어려움이 있을 때 발생한다.[4,6] 개인의 유산소 능력(VO_{2max})은 심박출량($SV \times HR$)을 유지하기 위한 심근의 적절한 수축력과 말초근육($VO_2 = CO \times a\text{-}vO_2$ diff)에서의 산소이용(동정맥 산소차)과 분출 능력이다.[7] 사회안정기구에 따르면, 활동이 5METs(1MET = 3.5 mL/kg/min)를 지속할 수 없는 개인일 경우 장애로 간주한다.[8-10] 그러므로 물리치료 실습 지침서에서는 심혈관 펌프 기능장애를 갖고 있는 환자의 경우, 최소 5 METs의 유산소 능력을 가져야 한다고 명시하고 있다.[11] 덧붙여, 뉴욕심장협회(NYHA)는 심장질환(New York Heart Association, NYHA 기능적 분류 Ⅱ)에 의한 제한이 존재할 경우 신체적 활동(5~6 METs)[12]시 과도한 피로감 또는 호흡곤란, 두근거림(심계항진), 그리고 가슴통증의 증상을 갖고 있는 환자로 분류하고 있다(표 4-1).[13] 심혈관 펌프 기능장애를 앓고 있는 환자는 심장 수행력 증진을 위해 물리치료의 중재 또는 전문가의 상담을 통한 레크레이션, 건강관련 또는 휘트니스 활동이 도움이 될 것이다.[12-15]

심혈관 펌프 손상이 있는 사람은 5 METs 이하의 기능 및 일상에서 상당부분 불완전하거나 참아내지 못할 것이고, 뉴욕심장협회에서의 기능적 분류 Ⅲ이나 Ⅳ로 분류될 것이다.[12-14] 미국 심혈관과 폐 재활협회(AACVPR)에 따르면, 저강도 운동(<5METs)으로 증상이나 증후(협심증포함)를 보이는 심장펌프 기능장애를 갖은 환자는 활동 중 발병 위험이 높다고 말하고 있다. 잦은 생리적 모니터링과 전문가적 관찰이 초기 운동단계에서는 권고되고 있다.

심폐 펌프 기능장애 또는 손상환자는 중추와 말초 양

표 4-1 심장질환의 뉴욕 심장 협회 기능적 분류

기능적인 등급	METs	NYHA 정의	치료적 관계
정상 / 등급 I	≥7	신체활동의 제한이 없는 심장질환자. 일상의 신체 활동에는 과도한 피로를 느끼지 않고, 심계항진, 호흡곤란, 또는 협심증을 느끼지 않음.	신체활동의 제한이 필요없는 심장질환자.
등급 II	5-6	약간의 신체활동에 제한이 있는 심장질환자. 환자는 안정 상태에서는 편안함을 느끼지만, 통상의 신체 활동에서는 피로, 심계항진, 호흡곤란, 또는 협심증이 있음.	통상의 신체활동에서는 제한이 필요없으나 심하거나 길항적 노력에서는 조언이 필요한 심장질환자.
등급 III	2-4	신체활동의 제한이 명료하게 있는 심장질환자. 환자는 안정 상태에서는 편안함을 느끼지만, 보다 적은 일상의 활동에서 피로, 심계항진, 호흡곤란, 또는 협심증이 있음.	일상의 신체활동은 적절히 제한되어야 하고, 더 격렬한 활동은 중단되어야 하는 심장질환자.
등급 IV	1	불편함 없이 어떤 신체활동도 할 수 없는 심장질환자. 안정상태에서조차 피로, 심계항진, 호흡곤란, 또는 협심증이 있음. 만약 어떤 신체활동을 수행한다면 증상이 증가할 것이다.	일상의 신체활동은 명료하게 제한되어야 한다. 만약 의학적으로 불안정 하다면 침상이나 의자에서의 제한이 필요한 심장질환자.

정의와 치료적 관계는 Criteria Committe of the New York Heart Association에서 적용시킨 것임. *Nomenclature and Criteria for Diagnosis of Diseases of the Heart and Creat Vessels*. 9th ed. Boston, Mass: Little, Boston & Co; 1994:253-256. Metabolic equivalents estimation are reprinted with permission from American College of Sports Medicine. *Guidelines for Exercise Testing and Prescription*. 7th ed. Philadelphia, Pa: Lippincott Williams & Wilkins; 2006:100-101

쪽 모두의 손상으로 손상된 유산소 능력을 갖고 있을 것이다.[2,4] 이러한 상태의 대부분은 초기에서 중추적 손상을 표 4-2에 기술된 심혈관 펌프 기능장애로 간주한다. 중추적 손상은 1회 심박출량(SV)의 사실상의 감소이며 이는 전체 심박출량(CO)을 의미하는 반면, 말초적 손상은 말초근육에 산소 섭취량의 감소나 동맥혈관의 산소차를 일컫는 말이다. 말초적 손상은 사지에 혈류의 감소가 원인이 되며, 이는 전체 심박출량의 쇠퇴, 계통적 혈관저항 증가, 중복손상(죽상경화, 고혈압), 질환의 반응으로 인한 면역계 또는 약물(corticosteroids) 부작용 등 다양한 유발 인자들에 의해 발생될 수 있다.[4] 또한 말초 근육의 산화능력의 감소나 협심증, 두근거림, 또는 호흡곤란과 같은 심혈관 증상 때문에 활동이 제한될 때 발생하는 이상 상태 등이다.[16]

심장 수행력에 영향을 미치는 많은 질환, 장애, 그리고 그 밖의 상태들이 있다(표 4-2). 이같은 병리적 상태의 존재는 결국 협조적 심근수축자극 전달에 방해(전도차단, 부정맥) 또는 심실의 수축력 손상(허혈, 심근경색 또는 근병변)으로 인하여 나타난다.[2] 좌심실에서 발생하는 문제는 매우 흔하며, 전형적으로 빈약한 환류(죽상경화, 관상동맥질환)가 원인이 되며, 심장에 공급되는 산소는 심근의 산소 공급과 수요량 사이의 불균형을 불러일으키게 되어 결국 1회 심박출량의 감소나 증상(협심증, 호흡곤란증, 견디기 힘든 피로)을 시작하게 된다.[16] 심각한 죽상 경화증으로 발전할 때 말초시스템의 동맥과 관상동맥 모두는 혈류제한으로 손상을 입게 된다. 허혈이 진행됨에 따라 결국 심전도상 ST곡선이 하강하거나 손상된 조직의 통증, 사지의 파행, 그리고 심장에 통증을 유발시킨다(그림 4-1).[1,5,6,16] 심장의 지속적 허혈은 감소된 심실의 수축력과 수축기 기능이상을 불러일으킨다. 허혈성 통증을 느끼지 못하는 자율신경계 기능장애 환자는 극도의 호흡곤란, 견디기 힘든 피로, 또는 증상(협심증의 대

리증)으로써의 발한이 있을 것이다.[2,4,6,16,17]

계통적 동맥에서의 심각한 죽상경화증은 고혈압을 야기시킨다. 고혈압을 앓고 있는 환자는 부하 후 증가를 극복하기 위한 1회 심박출량과 충분한 힘을 발생시키기 위한 보상으로써 좌심실의 비대(LVH)가 생기게 된다.[2,4,18] 심장은 경직되고 이와 같은 순응을 하지 못하게 될 수 있다. 이완기 기능장애는 심장이 정상적으로 채워지도록 완전히 이완하기 어려울 때 진행되게 된다.[2,4,18] 덧붙여, 고혈압과 좌심실 비대의 시작은 장기간의 등용적 수축기간과 좌심실확장 말기압(LVEDP)의 상승으로 심근 산소요구량이 증가한다. 관상흐름은 압력 상승을 억제하고 허혈 증상과 증후를 시작되게 한다.[3] 질환 또는 장애, 증상, 증후의 초기에는 심한 운동상태에서 대사성 요구량이 현저할 때만 나타나고, 이것으로 인한 기능적 제한은 없다. 그러나 질환 또는 상태가 악화됨에 따라, 증상과 증후는 일상 활동의 제한과 환자자신의 안전을 위태롭게 할 수 있다. 임상적으로, 심근산소요구량은 압력생산율(RPP)에 의해 평가되고, 심근산소요구량은 공급보다 커지게 되는 부분에서 현저히 나타나곤 하며, 협심증과 흡사한 통증이 발생하거나 운동으로 인해 일어날 수 있는 협심증이 나타나는 원인이 된다.[16,19-21]

심근의 공급과 요구량 사이의 심한 불균형(결국 수축력의 감소)과 박출률(EF=SV/EDV)은 활동 시 수축기 혈압의 감소에 의해 임상적으로 드러날 수 있다. 가슴통증은 ST곡선의 하강과 허혈로 인한 변화로 악화될 것이다.[22] 또한 허혈은 심장자극을 불러일으키며 복잡한 부정맥위험을 증가시킨다. 심전도상의 등전성(전위가 변하지 않는) 기준선 이상의 ST곡선의 상승은 심근세포 손상과 경색의 증후이다.[22,23] 가슴통증은 참을 수 없게 되며, 그로 인해 환자는 심근경색 또는 세포가 죽거나 심장정지로 진행됨으로써 의식을 잃을 것이다. 경색은 결국 영구적인 위험과 수축의 기능 상실을 의미한다. 흔히, 심전도상 나타나는 현저한 Q곡선은 영구적 심근세포의 죽음을 뜻한다.[16,17,23] 또한 전도체계의 손상이 존재한다. 판막기능장애는 확장말기용적(EDV)의 상승으로 비정상적인 수축력이 발생한다. 이는 심실을 거쳐 가는 비정상적인 혈액의 흐름과 응고형성의 위험을 증가시킨다.

표 4-2 심혈관 펌프의 기능장애 또는 기능부전에 기여하는 병리적 상태들

질병, 장애, 또는 상태
동맥경화증
고혈압 (HTN)
좌심실 비대증 (LVH)
관상 동맥 질환 (CAD)
심근 경색 (MI)
심근증
• 팽창
• 비대성
• 제한성
울혈성심부전 (CHF)
• 급성 혹은 만성
• 우측, 좌측, 혹은 양측 심실
• 대사성 산증, 혹은 비대사성 산증
판막 질환 / 장애
전도 결함
부정맥
• 악성 / 복합적인
• 비악성
심흉 수술 / 처치
• 관상 동맥 우회술 (CABG)
• 풍선확장술 (PTCA)
• 관상동맥스텐트, 동맥절제술
• 심박조율기 삽입
• 판막 치료 혹은 교체
• 동맥류 치료
• 심장 이식술
• 기계적인 심장 이식 / 보조
• 좌심실 보조 기구 (LVAD)
• 우심실 보조기구 (RVAD)
• 양측 심실 보조기구 (BiVAD)
• 체외막산화 (ECMO)
수술 후 또는 심장이상 후 후유증
• 심장성 쇼크
• 심막 삼출
• 심막염
• 심근염
• 심장 눌림증
연령
신장 기능부전
당뇨병
폐 고혈압증

표 4-3 심혈관 펌프 기능의 분류 기준

상태 또는 장애	심혈관 펌프 기능장애의 특징	심혈관 펌프 기능부전의 특징
고혈압[39]	수축기혈압 (mmHg) / 확장기혈압 (mmHg) 전고혈압: 120 - 139 / 80 - 89 1단계: 140 - 159 / 90 - 99 2단계: ≥160 / ≥100	**고혈압 환자** 수축기 혈압이 200 mmHg 이상 혹은 확장기 혈압이 110 mmHg 또는 그 이상일 때, 활동은 금기, 수축기 혈압이 250 mmHg 이상이고, 심혈관 펌프 기능장애 또는 확장기 혈압이 115 mmHg 이상일 경우, 활동은 종결
심근경색 (MI)[24]	**악화되지 않은 심근경색** 악화된 심근 경색이 발생한 후 처음 48시간 안에 환자는 어떤 특징도 보이지 않음	**악화된 심근경색[24]** **(심근경색 처음 발생후 48시간 내)** • 웨이브파동(V-tach) 또는 심실세동(V-fib) • 빠른 SVT • 계속적인 빈맥 (>100 bpm) • 2단계 (Mobitz II) 또는 3단계 차단 • 계속적인 저혈압 (<90 mmHg) • 폐부종 • 심인성 쇼크 • 계속적인 협심증 또는 경색 ↑ • 부정맥의 lown 등급 ≥ 3[40]
심근경색 관상동맥증 심근증 벨브 장애 급성 울혈성 심장마비 외과수술 후	• 운동으로 박출률 (30 - 50%) ↓ • 운동으로 유발된 허혈 (ST 저하 1-2 mm) • GXT상에서 작업 증가 시 저적응 혈압 반응 • 최대 하 작업을 위한 높은 심박동수 • 활동 시 이른 호흡곤란 또는 사지의 피로 • 유산소능력 ≥ 5 METs 또는 NYHA 등급 I, II	• ↓운동으로 박출률 (< 30%)[11,38,51] • 운동으로 유발된 허혈[12,14,38] (ST 저하 > 2 mm) • GXT상에서 작업 증가 시 둔화되거나 떨어지는 혈압 (10 mmHg)[12] • 휴식 또는 적은 노력 시 심한 호흡곤란 • Funtional capacity < 5 METs or NYHA class III or IV[11-14,38] • 빈약한 심박수 변동 반응 • 발한, 창백, 혼란[12] • 연구 재검토 : 출혈의 위험을 위한 PTT, 포도당 수준, 산혈증, 전해질, 심장효소로 인한 심근경색의 확장[41] • 폐/심장 소리를 위한 스크린과 급성 CHF의 신호들[4,44] (아래를 보시오)
부정맥[12,14,40]	• 빈번한 PVCs (6~10회 / 분)[11,38,51] • 비악성 부정맥의 존재[12,14,38] • 조절된 심실률[12,14] (휴식 중 < 120 bpm)[1-14,38]	다음과 같다면, 활동위험 또는 금기↑: • SVT 또는 A-fib과 함께 조절되지 않은 심실률 (>120 bpm) • 2단계 (Mobitz II) 또는 3단계 차단 • Multifocal PVCs • 쌍둥이 또는 세쌍둥이 • V-tach 또는 V-fib • R on T

(계속)

표 4-3 심혈관 펌프 기능의 분류 기준 (계속)

상태 또는 장애	심혈관 펌프 기능장애의 특징	심혈관 펌프 기능부전의 특징
급성 심부전[4,51]	초기의 증후와 증상 • 운동 실험 시 증가하는 일에 대한 저적응 혈압 반응 • 최대하 작업을 위한 높은 심박동수 • 호흡의 초기 발병 또는 활동 시 사지의 피로	아래 내용 모두를 부정맥에 포함: • 양측 하엽 악설음은 휴식시 기침이나 활동 후에서 명확히 들리지 않는다. • 밤새 몸무게가 2-3 lbs 증가 • 운동 전후의 S_3 심음 • 휴식시 심한 호흡 곤란, 야간 발작성 호흡 곤란 • 경정맥 확장 • 말초의 심한 부종
만성 울혈성심부전[2,4,14]	• 휴식시 보상됨 • 가벼운 폐 부종 • 휴식시 비정상적인 산소분압, 동맥산소포화도, 활동으로 동맥산소포화도는 > 90%로 낮아지지만, 산소공급이 없음 • 일상생활에서 RR < 40 bpm • 맥압 > 10 mmHg	• 휴식시 보상되지 않거나 최소한의 활동에서 보상이 감소됨 • 심한 폐부종 – 1/2 이상의 폐에서 폐포의 대량 출혈, 타액에서 혈액 발견 • 휴식 시 O_2 공급 없이 PaO_2, SaO_2, PaO_2 < 90% • 최소한의 일상생활에서 RR > 40 bpm • 활동시 심박수 > 10 bpm ↓ • 맥압 < 10 mmHg • 좌위호흡

American Association of Cardiovascular and Pulmonary Rehabilitation. *Guidelines for Cardiac Rehabilitation and Secondary Prevention*. 4th ed. Champaign, Ill: Human Kinetics Books; 2004. American College of Sports Medicine. *Guidelines for Exercise Testing and Prescription*. 7th ed. Philadelphia, Pa: Lippincott Williams & Wilkins; 2006. American Physical Therapy Association. *Guide to Physical Therapist Practice*. Rev 2nd ed. Alexandria, Va: American Physical Therapy Association; 2003:505-520. Cahalin L. Cardiac muscle dysfunction. In: Hillegass EA, Sadpwslu HS, eds. *Essentials of Cardiopulmonary Physical Therapy*. 2nd ed. Philadelphia, Pa: WB Saunders Co; 2001:106-181. Cahalin LP. Heart failure. *Physical Therapy*. 1996;76(5):516-534. Irwin S, Blessy RL. Patient evaluation. In: Irwin S, Tecklin JS, eds. *Cardiopulmonary Physical Therapy*. 3rd ed. St. Louis. Mo: Mosby; 1995:106-141. Lown B, Wolf M. Apporoaches to sudden death from coronary heart disease. *Circulation*. 1971;44:130-142. McNeer JF, Wallance AG, Wagner GS, et al. The Course of acute muocardial infarction. Feasibility of early discharge of the uncomplicated patient. Circulation. 1975;51(3):410-413. Seventh Report of the Joint National Committee on Prevention. Detection, Evaluation, and Treatment of High Blood Pressure (JNC 7). NIH Publication No. 03-5231, May 2003. Available at: http/www.nhlbi.nih.gov. Accessed October 10, 2003. 에서 인용

경색의 크기, 형태, 그리고 위치는 심근조직손상의 범위를 결정하게 될 것이다. 표 4-3은 심혈관 펌프 기능의 분류 기준을 자세히 설명하고 있다. 전방에 큰 심근경색은 아래쪽 벽의 작은 괴사부위보다 심근에 더 큰 위협이 될 것이다. 결국, 세포의 죽음으로 심근벽을 가로질러 나타나는 경벽경색(transmural infarct)은 심내막하 경색보다 운동이상증 또는 운동불능증으로 발전하기 쉽다.[6,17,23] 손상부위가 넓을수록, 생명을 위협하는 위험도 커지게 된다. 환자가 생존해 있다면, 심근은 자극받게 될 것이고 부정맥으로 진행하게 되며, 비정상적인 심벽 움직임을 갖게 될 것이다. 심근 경색 후 최초 48시간 내 합병증(표 4-3)을 앓고 있는 환자는 더욱 위험해질 것이다. 손상된 심근조직과 심장기능의 회복은 올바른 약물 관리와 적절한 심장의 재활을 통해 효과를 볼 수 있을 것이다. 완전한 회복 직후, 박출계수가 35~40% 또는 그 이하 사이로 떨어진다면, 그때 심혈관 펌프의 손상으로 본다.[14,17,25] 사망률의 위험은 증가한다.

심장은 심근과 수축기기능의 상실(심근경색, 심장확

곽수술 후 무감각해진 심근, 오래된 허혈)로 부터든 또는 부하 후에 발생하는 상태(고혈압, 좌심실비대, 대동맥 협착)로 부터든 간에 수축기능이 상실한다. 덧붙여, 심방간에 연속적이고 부적절한 타이밍의 결과로 심장에서의 기능이상(오래된 심근경색, 울혈성심부전, 진행된 근 병변, 판막이상, 중격결함, 손상 후 후유증)은 근섬유의 길이 장력의 상호작용을 방해하게 되고, 생명을 위협하는 부정맥과 색전 위험을 증가시키는 비정상적인 혈액흐름을 야기시키거나 수축력에 손상을 준다. 이러한 상태가 악화되었을 때, 수축기의 수축 후 심실에 남아 있게 될 확장기말용적의 보다 큰 부위가 좌심실확장말기압(LVEDP)의 상승을 일으킬 것이다. 좌심실확장말기압은 간접적으로 폐동맥쐐기압(PAWP) 측정치로 평가되며, 좌심실 수행력에 가장 중요한 지침이 된다.[25-29]

사실상, 좌심실은 폐동맥과 좌측동맥에서의 압력증가와 혈액역류감소를 위해 전방으로 과도하게 흐르게 됨에 따라 폐동맥쐐기압의 증가를 야기시킨다. 이 같은 상태를 역류실패로 본다.[4] 일단 폐순환으로 압력이 증가하면, 간질액의 증가와 폐로 체액이 유입된다.[30,31] 폐부종은 다양한 정도로 나타난다.[2] 경미한 폐부종은 림프흐름을 증가시키게 하고 증상이나 증후없이 견딜 수 있는 반면, 심한 폐부종은 결국 폐에 액이 증가하게 되어 폐순환에 손상을 주게 된다. 폐순환에서의 압력과 체액의 증가는 기침을 증가시키는 경향이 있다. 심각한 폐질환과 관계있는 좌심실 손상이나 저산소혈관수축은 흔히 폐동맥고혈압(PH)의 원인이 되며, 이는 우심실의 과부하를 증가시킨다. 폐동맥고혈압 환자의 경우, 혈액은 객담으로 확인할 수 있다. 심한 점진적 운동은 심각한 폐동맥고혈압이 있는 환자의 경우 금기증이 된다. 그러나 최대하 점진적 상태의 운동은 효과적인 생리적 모니터링을 통하여 관리되었을 때, 경미한 정도의 폐동맥고혈압 환자에게는 허용될 수 있다. 우심실은 폐동맥압이 높을 때, 비후 또는 우심실 허혈 증상으로 발전한다. 폐동맥고혈압, 폐심장증, 삼첨판 대 폐판막 기능이상, 중격결손과 같은 상태는 우심실압력을 증가시키는데 기여한다. 우심실이 전방으로 혈액흐름을 유지하지 않는다면, 그때 우측동맥(RA)과 중앙정맥압(CVP)은 상승한다. 외형상 환자는 경정맥

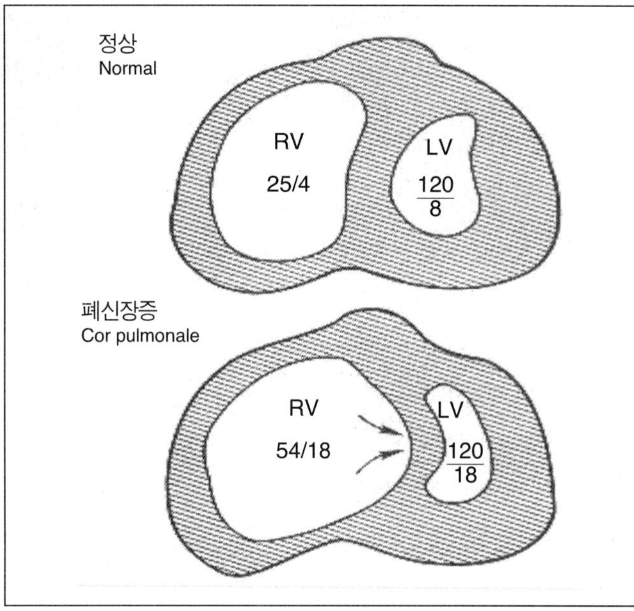

그림 4-2. 심실사이 상호의존: 우심실 기능부전이 좌심실에 미치는 영향. Marino PL. *The ICU Book*. Malvern, Pa: Lea & Febiger; 1991:161인용하여 인쇄.

팽창(JVD), 사지부종, 그리고 간울혈로 인한 복부통이 나타난다. 이어 환자는 우심실의 손상이 일어나고, 또는 모든 심실이 침범될 경우, 양측심실의 손상이 발생한다(그림 4-2).[29] 침범선은 심혈관 펌프 기능장애 또는 손상 환자의 경우 심방압의 변화를 확인함으로써 알 수 있다. 과도한 좌심실확장말기압은 폐동맥쐐기압이나 폐동맥압에 의해 확인할 수 있는 반면, 우심실기능부전이나 양측심실의 손상은 우측동맥압 또는 중앙정맥압(CVP)을 측정함으로써 알 수 있다. 이 모두는 치료적 기간 동안 동맥선 측정〔혈압과 평균동맥압(MAP)〕에 따라 일괄적으로 이용한다.[25-28]

초기 심혈관 펌프의 기능이상 또는 손상이 있을 때, 심박출량은 보상성 기전의 활동을 통해 유지될 수 있다. 혈압 감소의 경우는 압력수용기 시스템을 통한 교감신경계 활동에 신호를 보낸다.[2,18,34] 그 결과 심박동수, 심근 수축, 심실 이완율, 그리고 말초혈관의 혈관수축은 증가한다. 혈관수축은 생체기관의 흐름을 제한하고 중추혈압을 증가시키고 심장에 부하를 주게 된다. 신장은 혈류의 감소를 인지하고, 동맥계의 나트륨 축적(정체) 신호를 보낸다. 물은 나트륨 쪽으로 이동하게 되고 세포외 부피는

팽창한다. 부하 전 증가는 경미한 심혈관 펌프 기능장애 환자에서 Frank Starling 메카니즘을 따라 진행하고 심한 활동을 이겨낼 수 있도록 유지하기 위해 앞쪽으로 흐르도록 한다.[2,4]

그러나 심각한 심장기능 이상을 갖고 있는 환자에게서는 부하 전 혈액부피가 증가함으로써 심장은 과신장되게 한다. 심실은 손상되고 동맥나트륨 이뇨펩티드(ANP)의 방출 신호인 동맥의 신장은 증가한다.[2,18] 동맥나트륨 이뇨펩티드가 배설촉진 신호를 보낸다하더라도, 이같은 효과는 좌심실확장말기압으로 훨씬 더 상승함으로써 무색하게 될 것이다. 과도한 액의 축적은 결국 중등도에서 심한 심혈관 펌프의 기능장애 환자에게서 훨씬 큰 심박출량 감소가 일어난다. 맥박, 심방확장, 그리고 폐부종은 계속하여 일어나고 활동으로 더욱 악화될 것이다. 심장음 S3이 나타날 것이다.[2,14,25] 수축기 혈압은 반응 저하, 또는 저조하거나 증가하는 운동의 필요로 떨어지게 된다. 그러므로 심박동수와 혈압의 한계는 안정으로써 보상받는 환자는 활동으로 비보상되는 것을 막음으로써 나타나게 된다. 심각한 폐부종 환자는 호흡곤란과 과도한 피로를 호소하게 될 것이며, 의존하는 폐부위에서 폐악설음이 나타난다.[2,4]

만성울혈성심부전(CHF) 환자에게서는 혈관수축과 액 축적과 같은 보상성 기전과 기능적 일 능력에 영향을 주는 이차적 장애에 노출되게 한다. 골격근은 위축되거나 Ⅱ형 근섬유 근병증으로 진행하게 된다.[4,35] 환자의 골격근의 수축력과 지구력 모두가 감소하게 된다. 최대산소소비와 환기와 관계하여 독립적으로 알려진 골격근 군의 소실은 만성심부전환자에게서 나타나는 반응이다.[36] 혈관수축과 증가된 혈액부피는 생체기관의 원위 순환에 해로운 손상을 주며, 인슐린의 췌장 분비는 손상받게 된다. 덧붙여, 이미 카테콜아민 수치는 상승되었고, 이는 글루코스불내성을 야기시킨다.[2,8] 교감신경계 활동과 혈관수축은 정맥귀환을 증가시키고 심장수축력을 높이지만, 이는 또한 말초의 혈류를 감소시키는 결과를 낳는다. 환자는 원위 혈관의 폐쇄로 고통 받거나 혈액흐름이 줄어들고 조직에 허혈과 경색을 일으킬 것이다. 말초혈관질환(PVD) 또는 말초동맥질환(PAD)이 발생하게 되며 결국 활동 중 흔히 악화되는 하지의 파행통증이 일어난다.[37] 망막병증, 신경병증과 같은 상태와 신장병증을 진행하거나 더욱 악화시킨다. 그러므로 권고할만한 활동의 심박동수와 혈압기준선은 이와 같은 중복이환을 앓고 있는 환자에게서 더욱 엄격해야한다(미국 당뇨 협회 운동과 당뇨에 관한 상태 평가 참고)[37].

적절한 의료적 정보의 확인과 활동 그리고 휴식 시 생리적 증상과 증후에 주의함으로써 환자는 심혈관 펌프 기능이상 또는 손상을 갖은 것으로 분류할 수 있다(표 4-3). 환자가 심혈관 펌프 기능이상이 있다면, 높은 수준의 활동(> 5 METs)은 결국 급성적 운동에서 비정상적 또는 보상성 생리적 반응이 나타나게 될 것이다. 혈압은 활동 시 과잉 또는 과소 적응이 일어날 것이다. 환자는 근육의 작용으로 산소요구량을 맞추기 위해 신체는 보상적 시도로서 활동 시 증가된 심박동수와 환기를 보일 것이다.[11,12,14,38] 심혈관 펌프 기능이상을 갖은 환자는 박출률이 감소(30～50%)되거나, 심근의 약화를 보이는 운동으로 야기된 허혈 증상(심전도상 S-T곡선이 1～2 mm 하강)을 보일 것이다.[20,21,23] 또한 안정시 수축기와 이완기 증가된 혈압은 심장질환과 기능이상이 존재하는 것과 관계있다. 미국심장협회에서는 의료적 그리고 치료적 관리에 도움을 주기 위해 안정 시 혈압에 대한 분류를 제시하고 있다.[38]

심혈관 펌프 손상을 갖은 환자는 낮은 수준의 활동(< 5 METs)에 대해 더 이상의 이산화탄소 공급의 보상성 기전을 사용할 수 없게 될 것이다. 이와 같은 사람들은 극도로 낮은 좌심실분출량(LVEF), 운동으로 인한 허혈(> 2 mm S-T), 또는 보편적인 일상생활의 수행에 안전하지 못할 것이다.[11,12,14,38] 운동에 따른 금기증에 관한 증상, 증후가 있다(표 4-3). 급성 심혈관 펌프 이상을 갖은 환자는 안정 시 의료적 불안정성 증후를 보일 것이다. 제한되고 수정된 중재는 통제되지 않은 이산화탄소, 휴식 시 현저한 과소긴장(< 90 mmHg)이든 과긴장(> 200 mmHg)이든 또는 운동 시 적절치 못한 적응이 나타날 때 필요하다. 몇몇 불안정한 정신활동 소견, 과도한 호흡률(> 40 bpm),[4] 그리고 생명을 위협하는 부정맥[40]은 불안정성을 의미하며 의료관계자에게 알려야만 한다(표 4-3). 복잡한 심근경색 증후를 갖은 환자는 무엇보다 위험할 것이며, 심혈관 펌프 손상을 입은 것으로 간주될 것이다.[11,24,38]

영상과 임상적 검사
IMAGING AND LABORATORY TESTS

방법은 안정과 운동 중 영상과 휴식 시에만 수용되는 영상을 포함한 심혈관 펌프 기능을 평가하는 것에 사용된다. 영상기술 사용에 따른 두 가지 목적이 있다. 첫 번째, 의료팀은 환자의 생존과 항상성을 유지하기 위해 심혈관 펌프가 안정 시 순환의 방해로 손상을 주는 병리적 상태인지를 알아야 한다. 두 번째, 운동 시 영상일 때, 의료팀은 활동 시 심혈관 펌프의 손상으로 이산화탄소가 제한되거나 위험한 생리적 반응을 일으키는 지를 알아야 한다.

기능에 영향을 주는 질환 또는 상황의 정도를 고려하는 것은 중요한 일이다. 그러므로 환자가 어떤 활동이 안정되게 수행할 수 있는지 아닌지에 대한 정보는 운동 시 얻을 수 있는 영상에서 찾을 수 있다. 안정 시의 영상으로 찾은 이상은 의료적 관리에 적절한 수행 그리고 환자상태의 악화를 예방하기 위한 치료적 전략을 짜는데 사용된다. 화면에 제시된 검사치를 포함한 진단은 치료적 중재의 안정수준을 선택할 목적으로 의료적 상태를 판단하는데 운동보다 먼저 이뤄져야 한다. 또한 검사와 영상의 확인은 활동의 한계에 영향을 주는 증상과 증후를 설명할 수 있다.

심혈관 펌프 기능의 정의와 영향을 주는 요소를 평가하는데 이용하는 방법은 아래에 기술하였다.[1,2,4,25-29,41-43] 운동 시 심장 수행력에 관여하는 각 방법은 별표(*)로 표시하였다.

- ◆ 카테터 삽입
  - 혈관계(동 · 정맥)에 삽입하는 침습성선은 심장기능 측정을 위해 심장의 여러 방실에 찌를 수 있거나 폐 또는 관상 순환을 가시화하는데 이용한다.
  - 카테터 삽입 시 적용하는 절차 및 약품
    - 심장동맥 수축 자극제
    - 경피적 경혈관 관상동맥확장술(PTCA)/스텐트 장치
    - 죽종절제술(atherectomy)
    - 풍선도자 승모판 확장술(percutaneous balloon valvotomy)
    - 성장호르몬 주입
    - 방사선
    - 레이저 적용
    - 심장내 초음파
    - 경정맥형 전기도관 삽입
  - 핵산단백질조영술(RNA)과 심실조영술(RNV)
    - 핵산단백질조영술은 관상동맥 개방을 판단하는데 이용
    - 심실조영술은 비정상적인 심벽 움직임 또는 수축력 상실, 그리고 판막기능이상과 관련있는 비정상적 흐름의 형태를 확인
      - ▸ 박출률(EF) 확인
    - 혈관과 심방압, 대동맥, 심실의 수축, 그리고 이완기 말기압 측정
      - ▸ 정상적으로 좌심실 압 범위는 수축기 100~140 mmHg이고, 이완기 말기압은 3~12 mmHg
      - ▸ 심방사이 압의 차이는 판막 기능이상이 확실
- ◆ 혈류역학 모니터링*
  - 수치는 일상생활과 자세적 변화 시 관찰
  - 심장의 특정 방실로 진행한 선이나 폐순환 또는 혈관에 위치한 침습성관을 통해 실질적인 심장기능 측정
  - 확인은 시각화를 위해 변환된 오실로스코프와 변환기를 통해 이루어짐
  - 동맥압(AP) 또는 평균 동맥압: 심혈관 펌프에 걸린 수축 또는 이완기를 표시하는 것으로써 동맥 수축 또는 이완기 혈압을 측정하기 위해 동맥 내 침습성 관을 삽입
    - 안정 시 정상 수치[25,26,28]
      - ▸ 수축기 90~140 mmHg
      - ▸ 이완기 60~90 mmHg
      - ▸ 평균동맥압=70~105 mmHg
  - 중앙 정맥압(CVP)은 혈액부피 변화 우측 심장기능

장애 또는 과도한 부하를 확인하기 위해 우측 동맥 또는 대정맥에서 측정하여 확인
- 정상 수치: 0~8 mmHg
- 보상성 울혈성심부전으로 초기유산소 운동을 위해 < 12 mmHg 권고[2,4]

- 폐동맥압(PAPs): 풍선팁 카테터(triple-lumen 또는 폐동맥 카테터)를 폐동맥에 삽입
  - 정상 수치[25,26,28] = 수축기 15~30 mmHg 또는 이완기 3~12 mmHg; 폐동맥압 평균= 9~16 mmHg
    - 만일 폐동맥압의 20 mmHg 미만이라면, 환자는 활동으로 증상이 나타날 것이며 대상작용은 없음
  - 증가는 우심실 스트레스, 양측 심실부전 또는 폐과긴장(PH)
- 폐동맥쐐기압(PAWP) 또는 폐모세혈관쐐기압(PCWP): 좌심실 스트레스 또는 좌심실부전(LVF)을 확인하기 위해 간접적으로 좌심실확장말기압(LVEDP)과 좌동맥압 측정을 목적으로 쐐기압에 대한 폐동맥 깊숙이 폐카테터를 삽입하여 풍선을 팽창시킴
  - 정상 수치: 3~15 mmHg[25,26,28]
  - 20 mmHg 이상이고 정맥내(IV) 수축력에 의존하고 수축기 혈압 80 mmHg이하의 환자라면, 좌심실 보조장치(LVAD) 필요[38]
- 열희석(thermodilution) 카테터: 심박출(CO) 또는 심장지수(CI) 측정을 위해 사용
  - 정상 수치[25,26,28]
    - 심박출= 5~7L/min 안정
    - 심장지수= 2.6~4.2L/min/m2

◆ 전기 생리적 검사(EPS)
- 카테터는 심장에서의 자극이든 전기적 활동을 기록[25,27]
- 심장 전도 시스템을 평가하기 위해 사용
- 절개과정은 비정상적으로 드러난 위치로서 카테터 방법으로 수행

◆ 초음파심장조영술(ECHO)
- 심장조직 손상, 판막기능, 심벽의 움직임, 박출률 재평가, 그리고 염증상황을 기록하는데 이용[25,27,38]
- 위에서 언급한 것들의 외관상 흐름을 확인할 수 있음
  - 방식(mode)
    - M-방식
    - 이차원 에코(2-D ECHO)
    - 도플러 에코
    - 경식도(transesophageal) 에코
    - 대조(contrast) 에코

◆ 초음파(ECG)
- 비정상적 리듬 또는 허혈을 확인하는데 이용
- 중환자실에서 오실로스코프에 시각화하는데 사용
- 안정시 12 lead
- 원격 측정법*
  - 활동 중 심전도상의 원격 신호를 전달받아 측정
- 지속성 심전도 감시기(holter monitor)*
  - 24시간 동안 환자나 고객의 일상적인 생활, 기록된 증상 그리고 업무 등에 관련된 심전도 상의 기록 테이프를 얻을 수 있다.

◆ 등급화된 운동검사(GXT) 또는 스트레스 검사*
- 운동검사를 통한 심근의 산소요구량과 강도를 점차 증가하는 방법
- 혈압의 변화와 증상을 확인
- 심혈관 펌프의 기능장애를 고려한 그 밖의 정보를 진단에 참조
  - 심전도를 통한 기본검사*
    - 생리학적 반응에 따른 허혈과 심장 리듬의 정보제공
  - 탈륨(thallium) 스트레스 검사는 이미지화를 위해 thallium-201 또는 그 밖의 방사성 핵종 관류액을 사용.
    - 허혈을 유발하는 관상동맥 관류 문제와 심장 조직의 재관류를 확인하는데 사용
  - 운동 초음파 심장조영술(ECHO)*
    - 운동 중 판막기능 및 심벽 움직임을 시각화하기 위해 그리고 박출률과 심방압을 추정하기

위한 비침습성 방법

- 심폐검사(CPT) 또는 심폐운동검사(CPGXT)*
  - 운동 중 신체 조직의 산소 소비량과 에너지 이용에 관한 정보를 제공하는 대사성 가스 분석

◆ 약리학적인 스트레스 검사

- 약리학적 물질(dypyridamole, adenosine, dobutamine)은 환자가 운동할 수 없을 때 심근 소비 증가나 관상 동맥 혈류의 가속화를 위해 사용된다. 이것은 초음파 심장 조영술 또는 다른 진단적 도구와 결합할 수 있다.[12,25,26]

◆ MUGA(multipule gated acquisition)

- 방사선체 액의 주입 후 심혈관 펌프 기능의 연속적 이미지에서 한 번의 심장주기만을 찾아 확인

◆ CT스캔

- 종양, 심막염, 심근염, 또는 동맥류를 확인하기 위해 사용

◆ MRI

- 심장 수축성 및 혈액흐름 검사를 위해 사용

◆ 흉부 방사선 촬영

- 심장 비대, 폐부종, 색전, 고혈압뿐만 아니라 각종 폐 장애를 확인하기 위해 사용

◆ 양전자방출단층촬영(PET)

- 심장 일부조직의 활동성에 대한 대사성 기능과 관상흐름을 측정하기 위해 사용

◆ 도플러(doppler)

- 심부정맥 혈전증(DVT)을 확인하기 위하여 이용하는 혈관평가
- 말초동맥 내 동맥혈류량의 제한을 확인하기 위한 족부상완지수(ABI, ankle-brachial index, 동맥협착검사)의 측정을 위해 사용[44]
  - 좌측 또는 우측 하지의 후경골동맥 및 족배동맥의 수축기 혈압 도플러÷좌측 또는 우측 상지의 상완 및 요골동맥의 수축기 혈압 도플러
  - 정상 족부상완지수(ABI) = 1.19~0.90[44]

◆ 폐기능검사(PFT)[45]

- 심혈관 펌프 기능장애를 가진 많은 환자는 뚱뚱하거나 흡연자(패턴 C와 E 참조)
- 강제폐활량(FVC)
  - 폐활량과 간접적으로, 호흡근의 기능을 판단하는데 이용
  - 울혈성심부전(CHF)에 있어 중요한 폐부종의 변화를 확인하기 위해
- 강제호기량(FEV_1)
  - 흡연 연차에 따른 손상인 폐 흐름 장애 정도를 판단하는데 이용
- 최대호기류율(PEFR)
  - 폐 용적 흐름에 영향을 주는 천식의 정도와 고흐름형태(예, 운동)에 따른 기도반응성을 판단하기 위해 사용
  - 환자가 기침 없이 안전한 운동 시 기관지 확장제의 유효성과 타이밍을 평가하기 위한 판단으로써 사용

◆ 호흡근의 수행력 검사[2]

- 최대 흡기압(MIP)과 최대 호기압(MEP)
  - 울혈성심부전과 폐부종 환자의 호흡근력을 판단하기 위해 사용[2]
- 최대수의적환기(MVV)
  - 울혈성심부전 또는 심장기능장애와 관련된 복합성 폐 장애 환자에 대한 호흡근의 지구력을 판단하기 위해 사용[2]

◆ 혈액 검사

- 혈액지질(blood lipids): 관상동맥질환(CAD)의 위험성 진행을 확인하기 위해 사용
  - 총 콜레스테롤
    - 정상 수치: < 200 mg/dL
  - 고밀도지단백질(HDL)
    - 정상 수치: 40~60 mg/dL
  - 저밀도지단백질(LDL)
    - 최적치: <100 mg/dL
    - 최적근사치: 100~129 mg/dL
    - 기준 이상의 높은 수치: 130~159 mg/dL
    - 높은 수치: 160~189 mg/dL
    - 심장질환의 위험을 최고조로 증가시키는 매우 높은 수치: >190 mg/dL

- 비율(총콜레스테롤/고밀도지단백질)
  - ▸ 정상 수치: < 3.25
- 중성지방(triglycerides)
  - ▸ 정상 수치: 40 ~ 150 mg/dL
- 혈액 인자: 관상동맥질환의 위험성 진행을 확인하기 위해 사용(패턴 A 참조)
  - 호모시스테인(homocysteine)
    - ▸ 정상 수치: 5 ~ 15 umol/L
  - 지단백질 a (LPa): 보편적 특성과 관련된 변이성 때문에 개인 간의 정상치를 확립하는 것을 권고
    - ▸ 백인 정상 수치: 5.6 ~ 33.8 mg/dL
    - ▸ 흑인 정상 수치: 21.7 ~ 74.3 mg/dL
  - C반응성단백질(CRP)
    - ▸ 정상 수치: < 6 ug/mL
- 혈청 효소/진단적 표시: 심근경색 진단에 사용
  - 크레아틴키나아제(CK)[27, 41]
    - ▸ 정상 수치:
      - ○ 남성: 60 ~ 400 u/L
      - ○ 여성: 40 ~ 150 u/L
    - ▸ 심근경색 후 4 ~ 8시간에 상승이 시작되고 12 ~ 40시간 후 정점[27, 41]
  - 크레아틴키나아제-심근밴드〔creatine kinase-myocardial band (CK-MB)〕
    - ▸ 정상 수치: 상대적 지수 0 ~ 3%
    - ▸ 심근의 특수한 크레아틴키나아제의 동위효소
  - 유산탈수소효소 (LDH)
    - ▸ 다섯 가지 동위효소: $LDH_1/LHD_2 > 1$ = 최근 심근경색
    - ▸ 심근경색 후 72시간이 정점
  - 아스파트산 아미노기전이효소(aspartate aminotransferase, AST)
    - ▸ 정상 수치: 남성 10 ~ 40 u/L, 여성 9 ~ 25 u/L[27, 41]
    - ▸ 심근경색 후 24시간이 정점
  - 트로포닌1 (troponin 1)
    - ▸ 정상 수치: <0 ~ 3 mg/mL[27, 41]
    - ▸ 심근경색 후 24시간이 정점
  - 미오글로빈(myoglobin)
    - ▸ < 100 ng/mL[27, 41]
    - ▸ 심근경색 후 3 ~ 25시간이 정점
  - 심방 나트륨 배출인자(Atrial Natriuretic Facter, ANF) 및 B형 펩타이드(BNP): B형 펩타이드가 상승하였다면, 울혈성심부전으로 진단한다. 짧아진 호흡의 원인을 판단할 때, 울혈성심부전 대 폐질환의 차이를 짧아진 호흡의 유무 시 사용[42,43]
    - ▸ 정상 ANF = 20 ~ 77 pg/dL
    - ▸ 정상 BNP<100 pg/dL
- 전혈구검사(CBC): 빈혈, 감염상태, 그리고 혈소판 감소증을 확인 시 사용
  - 헤모글로빈(Hgb)
    - ▸ 정상 수치:[25,27,41]
      - ○ 남성 14 ~ 18 mg/dL
      - ○ 여성 13 ~ 16 mg/dL
  - 헤마토크리트(Hct)
    - ▸ 정상 수치:
      - ○ 남성 42 ~ 52%
      - ○ 여성 37 ~ 48%
  - 백혈구(WBC)
    - ▸ 정상수치: $4.3\text{-}10.8 \times 10^{-3}$u/L[27,41]
  - 혈소판
    - ▸ 정상수치: $150\text{-}450 \times 10^{-3}$u/L[27,41]
- 전해질
  - 칼륨(K^+)
    - ▸ 정상 수치: 3.5 ~ 5.1 mEq/L[27,41]
    - ▸ 비정상치: 부정맥 위험 증가
  - 나트륨(Na^+)
    - ▸ 정상 수치: 136 ~ 145 mEq/L[27,41]
  - 염소(Cl^-)
    - ▸ 정상 수치: 98 ~ 107 mEq/L[27,41]
- 포도당(glucose): 당뇨병, 고혈당 또는 저혈당을 확인하는데 사용
  - 공복시
    - ▸ 정상: 80 ~ 100 mg/dL[12,37]
    - ▸ 당뇨: 126 mg/dL

- 무작위
  - ▶ 케톤 포함 250 mg/dL 또는 케톤 불포함 300 mg/dL = 운동 금기[12,37]
- 응고: 출혈 위험을 평가하기 위해 사용하는 측정
  - 프로트롬빈시간(PT)
    - ▶ 응고 결함의 외인성 경로를 확인하는데 사용
    - ▶ 정상 수치: 11.0~12.5초
  - 부분 트롬보플라스틴 시간(PPT)
    - ▶ 내인성계의 응고 결함을 확인하는데 사용
    - ▶ 정상 수치: 21.5~34.1초
  - 국제 표준율(INR)
    - ▶ WHO의 국제 참조 피험자를 이용할 수 있다면, PT는 무엇이 적응증인지 알 수 있다.
    - ▶ 정상 수치: 1.5~2.5[41]
- 동맥혈 가스: 대사성 또는 호흡성 산증 및 알칼리증을 확인하기 위해 사용
  - pH: 7.35~7.45(7.35 이하=산증; 7.45 이상=알칼리증)
  - 동맥혈 산소분압(PaO_2): 80~100 mmHg (80 mmHg 이하 = 전산소증)
  - 동맥혈 이산화탄소분압($PaCO_2$) 35~45 mmHg (45 mmHg 이상=고탄산증; 35 mmHg 이하=저탄산증)
- 헤모글로빈의 산소포화도
  - 산화 헤모글로빈으로써 혈액에 운반된 산소 퍼센트
  - 측정은 동맥 또는 정맥혈의 산소수준을 판단함으로써 확인
  - 동맥혈산소포화도(SaO_2)
    - ▶ 침습성
      - ○ 정상 수치: 일반적으로 98%
      - ○ 수치가 90% 이하로 떨어질 시 치료는 금기
    - ▶ 비침습성은 산소포화도측정 변환기를 통해 감지하고 변환하는데, 그 값은 동일
  - 정맥혈 산소포화도(SvO_2)
    - ▶ 침습성
      - ○ 정상 수치: 75%
      - ○ 수치가 58 이하로 떨어질 시 치료는 금기

약리학 PHARMACOLOGY

다음의 약물은 심혈관 펌프 장애 또는 손상으로 발생하는 고혈압, 협심증, 부정맥, 심장장애, 그리고 응고 장애를 관리하는데 일차적으로 사용된다. 일반약, 심혈관 펌프 기능손상상태, 그 밖의 부작용(주의사항), 그리고 휴식 또는 운동 시 나타날 수 있는 생리적 반응에 대한 약물의 영향을 표 4-4에 정리하였다. 운동의 상호작용과 관계된 장 · 단점과 각 약물에 대한 기전에 대한 모든 설명은 참고문헌에서 자세히 거론하였다.[12,47-50]

- ◆ 아세틸콜린 억제제
  - 예: 캡토프릴(capoten)과 에날라프릴(vasotec)
  - 작용: 혈압 감소와 혈관평활근의 이상 증식 그리고 심근 세포의 성장을 위해 안지오텐션 Ⅱ의 생산 제한
  - 부작용: 현기증, 고칼륨혈증, 피부발진, 체중감소 및 이기(altered taste)
- ◆ 항부정맥제
  - 예: 디곡신(digoxin)(Lanoxin), 아데노신, 리도카인, 아미오다론(amiodarone)(Betapace), 그리고 염화마그네슘(Slow-Mag)
  - 작용:
    - 디곡신은 심방세동, 심방조동과 방실결절 내 느린 전도로 인한 빈맥 조절
    - 아데노신 및 리도카인은 동방결절과 방실결절 내 전도를 느리게 한다.
    - 아미오다론은 전도를 느리게 하고 동맥평활근을 이완하는데 작용하여 혈액을 증가시키고, 이로 인해 부정맥의 위험을 감소시킴
  - 부작용: 착란, 피로, 두통, 저혈압, 근육약화, 그리고 구토
- ◆ 항응고제
  - 예: 헤파린, 와파린, 그리고 에녹사파린(lovenox)
  - 작용: 안티트롬빈 Ⅲ 증가와 응고위험 낮춤
  - 부작용: 출혈위험 증가
- ◆ 항염증제

표 4-4 일반적인 약물: 상태, 주의, 그리고 활동내성에 따른 영향

약물	상태	주의	심박동 휴식시	심박동 운동시	혈압 휴식시	혈압 운동시	운동 용량
이뇨제 • Thiazides • Loop • Potassium Sparing	고혈압 울혈성 심부전증	탈수 / orthostasis 전해질 불균형(K^+, Na^+): 부정맥의 위험도 ↑ 혈당 조절 손상	↔	↔	↔ 또는 ↓	↔ 또는 ↓	울혈성 심부전증 환자에서 ↑ 일차적 효과는 혈관 내액의 ↓
베타 차단제 • Cardio Selective *Atenolol* *Metoprolol* • Nonselective *Propranolol* *Timolol* *Nadolol*	고혈압 협심증 / CAD 부정맥 심근경색 울혈성 심부전증	기립성 저혈압 서맥 운동성 저혈압 / 어지럼증 (저혈당으로 보일 수 있다) 위장통 기관지 수축 (천식으로 악화될 수 있다) 열소실 장애 우울증	↓	↓	↓	↓	협심증 환자에서 ↑ 중요한 효과는 HR ↓ 그리고 수축성 은위한 카테콜아민 차단으로 심장작용 ↓ 이다. 낮은 심박수 = ↑ 심근의 산소 공급이 증가할 때 확장기. 시간이 증가한다.
Ca^+채널 차단제 • Verapamil • Diltiazem • Nifedipine	고혈압 이형 협심증 부정맥	심실상성 빈맥을 위한 Verapamil 기립성 저혈압 어지럼증 두통 울혈성 심부전증의 위험 ↑	↓ 또는 ↑ Nifedipine과 함께	↓ 또는 ↑ Nifedipine과 함께	↓	↓	협심증 환자에서 ↑ 일차적 효과는 감소된 후 부하 후 평활근 관의 이완. 심전도 상의 감소된 허혈
질산염 • Nitroglycerin • Isorbide dinitrate • Amyl nitrite	협심증 외과수술후 혈압 ↓	두통 어지럼증 기립성 저혈압	↑	↑ 또는 ↔	↓	↓ 또는 ↔	협심증 환자에서 ↑ 일차적 효과는 관상동맥안의 평활근의 혈관수축과 전부하 감소와 전신 맥관 계통의 후부하의 억제 *주의:* 심한 관상동맥질환이 있는 환자에서는 관상동맥 이완을 볼 수 없다.

↑ = increased, ↓ = decreased, ↔ = imcjamged. HTN = hypertension, CHF=congestive heart failre, K^+=potassium, Na^+=sodium, CAD=coronary artery disease, MI = myocardial infarction, GI=gastrointestinal, HR=heart rate, Ca^+=calcium, ECG = Electrocardiogram, BP=blood pressure, ACE=angiotensin convertomg enzyme, 2° =secondary, angeo=angiotensin, A-fib=atrial fibrillation, CNS=central nervous system, ST=refers to the S wave on electrocardiogram, SV=stroke volume, LDL=low-density lipoprotein

(계속)

표 4-4 일반적인 약물: 상태, 주의, 그리고 활동내성에 따른 영향 *(계속)*

약물	상태	주의	심박동 휴식시	심박동 운동시	혈압 휴식시	혈압 운동시	운동 용량
혈관확장제 • Antiadrenergic *Clonidine* *Methyldopa* *Reserpine*	고혈압	빈맥 체위성 저혈압 어지럼증 두통	↓또는↔	↓또는↔	↓	↓	울혈성 심부전증 환자에서 운동능력이 ↑또는↔
• Nonadrenergic *Hydralazine* *Minoxidil*			↑또는↔	↑또는↔	↓	↓	일차적 효과는 말초혈관의 확장
아세틸콜린 억제제 • Captopril • Enalapril	고혈압 울혈성 심부전증	운동은 천식 일으킬 위험↑ (2° 탈수증) 저혈압 – 이뇨제와 혼합될 경우	↔	↔	↓	↓	울혈성 심부전증 환자에서↑ 일차적 효과는 Angiotensin I Angio II로의 변화를 막아 혈압을 낮춤
강심 배당제 • Digitoxin • Digoxin	울혈성 심부전증 A-fib 부정맥	CNS 장애 (혼란) GI 고통 부정맥 *주의 : 환자가 이 약물들을 복용할 시 심전도의 ST 분절의 하강이 허혈에 대한 확실한 지표가 되지 않음*	↓	↓	↔	↔	울혈성 심부전증 환자에서↑ a-fib 환자에서↑ 일차적 효과는 심장 수축의 힘과 속도가 ↑ 또한 방실결절을 통하는 전도 속도가↓
긍정적 수축력 • Phosphodiesterase 억제제들 (PDE) *Amrinone* *Milrinone* *Dobutamine* *Dopamine*	울혈성 심부전증	부정맥 위험↑	↓	↓	↔	↔	주변부에 의존하는 내약량 활동의 가변효과. 일차적 효과는 Beta, adrenergic 수용기의 자극으로 일회 박출량이 증가하고 말초혈관의 확장으로 인해 심장수축의 힘과 속도가↑

(계속)

표 4-4 일반적인 약물: 상태, 주의, 그리고 활동내성에 따른 영향 *(계속)*

약물	상태	주의	심박동 휴식시	심박동 운동시	혈압 휴식시	혈압 운동시	운동 용량
항 부정맥제 • Class I *Quinidine* *Procanimide* *Lidocaine* • Class II-베타차단제 • Class III-Amidarone • Class IV—Ca^+ 차단제	부정맥	약물을 투여하고 운동 시 부정맥을 유발하는 어떤 변화에 대하여 관찰해야 한다. 부정맥은 운동에 의해 악화될 것이다.	↓Class II-IV	↓Class II-IV	↔	↔	운동 용량에 따라 ↔
항 응고제 • Heparin • Warfalin • Dipyridamole	정맥 혈전증	출혈이↑ 경향, 특히 저혈소판증 환자나 유치 카테터 사용시	↔	↔	↔	↔	운동 용량에 따라 ↔ 일차적 효과는 단백질 순환↑ 그리고 항-트롬빈III(heparin) 또는 응고인자의 합성 (wafarin)
Antithrombolytics • Aspirin	혈전 또는 색전 예방	수술 2° ↑ 출혈의 위험에 앞서 회피	↔	↔	↔	↔	↔ 일차적 효과는 혈소판활동을 억제
혈전용해제 • Streptokinase • Urokinase • Tissue plasminogen activator	관상동맥 또는 심근경색 후 급성확장성 혈전	출혈 위험 ↑	↔	↔	↔	↔	↔ 일차적 효과 혈전파괴
항염증제제 • Corticosteroids	울혈성심부전 이식	피부가 갈라지고 골다공증, II형 위축	↔	↔	↔	↔	↔
고지혈증제제 • Lovastatin • Pravastatin • Simvastatin	콜레스테롤 ↑, 관상동맥위험에서	횡문근융해증후근, 간 손상	↔	↔	↔	↔	↔ 일차적 효과 콜레스테롤 생합성억제와 혈청에서 저밀도지단백질↓

출처: American College of Sports Medicine. Appendix A. *Guidelines for Exercise Testing and Prescription*. 7th ed. Philadelphia, Pa: Lippincott Williams & Wilkins; 2006. Interpretations from Ciccone CD. *Pharmacology in Rehabilitation*. 2nd ed. Philadelphia, Pa: FA Davis Co; 1996. Shannon MT, Wilson BA, Stamg CL, eds. *Prentice Hall Health Professionals Drug Guide 2003*. Upper Saddle River, NJ: Pearson Education Inc; 2003.

↑= increased, ↓= decreased, ↔ = imcjamged. HTN = hypertension, CHF=congestive heart failre, K^+=potassium, Na+=sodium, CAD=coronary artery disease, MI = myocardial infarction, GI=gastrointestinal, HR=heart rate, Ca^+=calcium, ECG = Electrocardiogram, BP=blood pressure, ACE=angiotensin convertomg enzyme, 2°=secondary, angeo=angiotensin, A-fib=atrial fibrillation, CNS=central nervous system, ST=refers to the S wave on electrocardiogram, SV=stroke volume, LDL=low-density lipoprotein

- 예: 코티코스테로이드(Medrol, Prednisone)
- 작용: 염증 감소
- 부작용: 쿠싱양상(cushingoid features), 상처치유 지연, 저칼슘혈증, 고혈당증, 불면증, 근육 약화, 구토, 골다공증, 그리고 정신이상

◆ 베타-아드레날린성 차단제
- 심장 선택성
  - 예: 아테놀올(테놀민)과 케타록(Lopressor, Toprol XL)
  - 작용: 낮은 심박동수와 낮은 혈압을 위한 혈관 확장
  - 부작용: 현기증, 졸음, 피로, 저혈압, 불면증, 그리고 실신과 저혈당 증세
- 비선택성
  - 예: 프로프라놀롤(Inderal), 펜부톨롤(Levatol), 그리고 카르테올롤(Cartrol)
  - 작용: 심박동수와 혈압을 낮춤, 심근민감성 감소, 동정맥과 심실내 전도속도 감소
  - 부작용: 피로, 현기증, 실신, 그리고 폐질환 환자의 경우, 기관지 경련을 흔히 야기시킴

◆ 칼슘통로차단제
- 예: 베라파밀(Verelan, Calan, Isoptin), 디일티아젬(Cardizem, Dilacor), 그리고 니페디핀(Adalat, Procardia)
- 작용: 혈관저항을 감소하고 혈관확장을 위해 혈관 평활근 세포의 증식을 억제
- 부작용: 두통, 기립성저혈압, 오심, 발목 부종

◆ 디기탈리스 글리코사이드와 강심제
- 예: 디기톡신(Digitaline), 디곡신(Lanoxin), 도파민(Dopastat), 그리고 도부타민(Dobutrex)
- 작용: 수축력을 증가시키고 그로 인해 박출량과 심박출이 증가; 디곡신은 방실결절을 통과하는 전도력을 감소시킴
- 부작용
  - 디곡신은 부정맥 위험을 증가시킴; 독성이 >2 u/mL라면, 독성에 의한 영향은 또한 피로, 혼미, 그리고 위장관의 문제
  - 부작용: 도파민은 부정맥 위험을 증가시킴; 폐쇄성혈관질환의 과거력이 있는 환자에게는 금기

◆ 이뇨제
- 고리(loop)
  - 예: 푸로세미드(Lasix)
  - 작용: 액량을 감소하기 위해 헨렌고리(loop of Henle)를 따라 올라가면서 작용
  - 부작용: 부정맥, 탈수증, 전해질불균형, 혈당조절 손상
- 칼륨보존성(patassium sparing) 이뇨제
  - 예: 아밀로라이드(Midamor), 스피로놀락톤(Aldactone), 그리고 트리암테렌(Dyrenium)
  - 작용: 용적감소, 칼륨 보존, 그리고 부정맥위험 감소
  - 부작용: 탈수증과 당조절 손상
- 티이지드(thiazides)
  - 예: 클로르탈리돈(Clorpres, Tenoretic, Thalitone)과 히드로클로로티아지드(Aldactazide, Capozide, Dyazide, HydroDIU-RIL, Lopressor HCT, Maxzide, Vaseretic)
  - 작용: 신장원위세관 내 나트륨 재흡수 차단과 이로 인한 낮은 혈압으로 혈관 내 용적 감소
  - 부작용: 탈수증, 전해질 불균형, 당불내인성(glucose intolerance), 그리고 트리글리세라이드(triglyceride)와 콜레스테롤의 증가

◆ 지질 저하제(lipid-lowering)
- 예: 심바스타틴(Zocor)과 아트로바스타틴칼슘(Lipitor)
- 작용: 콜레스테롤 생산 억제
- 부작용: 간 손상과 횡문근용해증(rhabdomyolysis) 원인

◆ 질산염(Nitrates)
- 예
  - 니트로글리세린
    - ▸ 서혜하부/씹을 수 있는/구강: 이소르딜(isordil), 니트로가드(nitrogard), 니트로스태트(nitrostat)

- ▶ 계통적 경구용: 딜레이트레이트(dilatrate), 임듈(IMDUR), 니트로코트(nitrocot)
- ▶ 피부 패치용(patch): 디폰니트(deponit), 미니트란(minitran), 니트렉(nitrek), 니트로-둘(nitro-dur)
- ▶ 경피성 패치용: 미니트란, 니트로-비드(nitro-bid), 니트로-둘
- ■ 이소소르비드 디니트레이트(isosorbide dinitrate)
  - ▶ 서혜하부/씹을 수 있는/구강: 이소르딜, 니트로가드, 니트로스태트, 소비트레이트(sorbitrate)
  - ▶ 계통적(경구용): 디레이트-SR(dilatrate-SR), 임듈, 이스모(ISMO), 몬노켓(monoket), 니트로코트, 니트로-팔(nitro-par), 소비트레이트
- ■ 아질산아밀(amyl nitrite)
- ● 작용: 부하 전과 후 감소를 위해 말초혈관의 확장
- ● 부작용: 현기증과 기립성저혈압의 원인

◆ 혈전용해제(thrombolytics)
- ● 예: 스트렙토키나제(streptokinase, abbokinase, activase, retavase, streptase)
- ● 작용: 관상동맥 재환류를 통한 혈전용해 증진
- ● 부작용: 출혈 위험 증가

◆ 혈관확장제
- ● 예:
  - ■ 항아드레날린성: 프로프라놀롤(inderal), 메토프로롤(lopressor, toprol XL)
  - ■ 비아드레날린성: 염산아이속수프린(vasodilan), 염산하이드랄라진(apresoline)
- ● 작용: 협압 감소
- ● 부작용: 정신적 민감성 감소, 현기증, 조직 내 수분 증가, 오심, 실신, 그리고 체중 증가

사례 연구 #1:

심근경색의 합병증, 울혈성심부전, 고위험

Complicated Myocardial Infarction, Congestive Heart Failure, High Risk

George Hartman은 76세의 남성으로 비만성 흉부 압박, 약화, 짧아진 호흡, 그리고 오한의 시작과 함께 응급과를 통해 입원하였다.

물리치료사 검진 PHYSICAL THERAPIST EXAMINATION

병력 (HISTORY)

- ◆ 일반적인 인구학: Hartman씨는 76세로 영어를 쓰는 흑인 남성이다. 고등학교를 졸업하고 목수견습공이 되기로 결정하기 전, 몇몇 전문대학을 다녔다.
- ◆ 사회적 병력: Hartman씨는 6년 전 아내가 죽은 후 혼자 살고 있으며, 일상생활을 독립적으로 하고 있지만, 딸이 집안 일을 대부분 돕고 있다.
- ◆ 고용/일: 목수생활을 은퇴했다.
- ◆ 생활 환경: 딸의 2층 집의 1층에 살고 있다.
- ◆ 일반적인 건강 상태
  - ● 일반적인 건강 인식: 아내가 6년 전 죽은 후 담배를 끊었다. 어렵지만, 다이어트와 더불어 소금을 피하고 있다. 고혈압, 당뇨병, 그리고 관상동맥질환의 유전성을 알고 있으며 이전에 가슴통증은 없었다.
  - ● 신체 기능: 몸은 건강하지 않지만, 집을 벗어 날 때만 도움을 필요로 했다. 사회적 기능을 위한 장비와 몇몇 도움을 받고 있다. 이동수단으로 워커를 원치 않고 있으며, 넘어질 위험을 모르는 듯 보인다. 그의 목표는 입원없이 집으로 돌아가는 것이다.
  - ● 심리적 기능: 정상.
  - ● 역할 기능: 아버지, 할아버지, 교회와 단체에서의 많은 사람들의 친구
  - ● 사회적 기능: 손자와 장기를 두고 교회에선 친구들과 빙고게임을 즐긴다. 그리고 주로 협회에서 오랜

표 4-5 입원 후 진료 개요

일자	진료
1	응급실에 입원 심전도: ST 상승 V_1 - V_4 헤파린으로 시작, SL NTG, IV streptokinase, furosemide 40%의 안면 마스크 배치
2	광범위 흉부 불쾌감, 증가된 숨 참, 약간의 어지러움 ABGs: pH=7.48, PaO_2=60, PCO_2=50; HCO_3=20 80% 수중호흡기 위치 ECHO: 현저하게 확장된 좌심실, 중등도 확장된 우심실 LVEF: 35% CK 60*, CK-MB index 3% 약물: insulin, IV furosemide 추가한 nitroglycerin
3	기면증 증가 ABGs: pH=7.50, PaO_2=50, PCO_2=60; HCO_3=15 심전도 : A-fib with runs of PVCs, some couplets 기계적환기 위치, SIMV 방식 Central line, a-line placed 심박수 : 120 bpm CVP : 10 mmHg PAWP : 20 mmHg AP : 96/70 mmHg MAP : 78 mmHg
4-7	인공호흡기 상태에서 환자는 수면 두부 CT 상, 연령관련 변화가 두드러짐 심전도 : A-fib with few PVCs, ST-segment elevation resolving, Q waves 약물 : Digitalis 추가, IV nitro DC′d, 가용의 SL NTG, furosemide는 spironlactone으로 전환
8-10	인공호흡기 떼기 시작
11	환자는 깨어나고 명료함 40%의 안면 마스크 배치 TEE : 현저하게 확장된 좌심실과 전벽의 운동 기능 감소, 중등도 확장된 우심실 LVEF : 40% 경증상의 승모판과 대동맥판 역류
12	물리치료사 상담 Labs : Hgb = 13.8; Hct = 42.0; Na = 140; K = 4.0; INR = 2.5*; Glucose = 180* pH = 7.42; PaO_2 = 75; PCO_2 = 35; HCO_3 = 35 심전도 : 동성 빈맥, V_2 - V_4 안의 병적인 Q파 심박수 : 110 bpm CVP : 8 mmHg PAP : 18 mmHg 혈압 : 100/80 mmHg, MAP 88 협심증의 보고는 없음, 침상을 60° 세운 휴식 중 경도의 짧은 호흡, 침상에서 간호로 자세 변화를 줄 때 2~3회의 어지럼증 있음

* 비정상적 값

시간을 보낸다.

- 사회/건강 습관: 예전엔 하루 2갑을 피우는 흡연자였지만, 만성폐쇄성폐질환(COPD)으로 아내가 6년 전 죽은 후 끊었다. 때때로 어울리기 위해 술을 마신다.
- 가족력: 아버지는 심장질환으로, 어머니는 당뇨병의 후유증으로 사망하였다.
- 의학/외과적 병력: 고혈압(25년)과 만성폐쇄성폐질환, 그리고 제2형 당뇨병(18년)을 앓고 있다. 10년 전 등급화된 운동검사를 받은 적 있고, 허혈상 양성이라는 결과가 나왔다. 관상동맥질환으로 회선동맥 중간 1/3에 75%가 막히는 세 혈관질환 상태로 카테터를 심고 있다. 미만성 50~60%의 폐쇄는 왼쪽 앞을 내려가는 많은 부분에서 그리고 우측 관상동맥에서 발견되었다. 경피적관상동맥확장술(PTCA)은 30%의 회선동맥의 손상부위를 처치하였고, 여러 부위에 시술되었다. 이 때, Hartman씨는 55%의 박출률을 갖고 있었다. 만성폐쇄성폐질환과 관계된 천식으로 전에 2번의 입원이 있었다. 그의 최근 폐 기능 검사 기록(3주 전)은 다음과 같다. 강제폐활량(FVC) = 60%, 강제호기량(FEV_1)=65%로 예측되었다. 또한 그는 말초혈관질환(ABI=0.88), 시각손상, 그리고 황반, 망막증과 같은 순환 손상 증후를 갖고 있다. 아래쪽에 작은 심근경색이 있지만 이것으로 입원 경력은 없다.
- 현재 상태/주호소:
  - 울혈성심부전과 폐부종에 의한 합병증인 앞쪽 심근경색 후 12일 동안 입원하였다. 표 4-5에 병원 입원 내역이 자세히 기재되었다.
  - 응급실에서 인공호흡기와 혈류역학 모니터링으로 관리 받고 있다.
  - 인공호흡기를 제거하는 것이 지체되었다.
  - 그는 원격으로 혈류역학 모니터링을 지속적으로 받고 있으며, 중환자실로 내려 갈 예정이다.
  - 앞면 마스크를 통해 40%의 산소 공급을 필요로 한다.
  - 그는 일반적 피로감, 앉거나 섰을 때의 어지러움, 그리고 짧은 활동으로 호흡이 짧아진다고 불편함을 호소한다.
- 기능적인 상태와 활동 수준: 그는 집에서 장비 없이 독립적으로 이동할 수 없지만, 외출 시 휴대용 산소와 지팡이를 이용한다. 그의 가족은 교회에 모셔다 드린다.
- 약물: 입원 전, 심바스타틴(콜레스테롤 저하), 아테놀(베타-차단제), 스피로노락틴(칼슘보충이뇨제), 알부테롤 누빌라이저(만성폐쇄성폐질환을 위한 기관지 확장제) 그리고 클로르프로파마이드(당뇨조절을 위한 경구용 저혈당제제). 현재(12일) 디기탈리스, 헤파린 스피로노락틴, 알부테롤 누빌라이저, 심바스타틴 그리고 인슐린을 복용 중이다.
- 다른 임상적 검사: 챠트에 기록하였고, 물리치료 노트에는 직접 기록하지 않았다. 검사수치는 비정상이다.
  - Hgb = 14.4 gm/dL
  - Hct: = 43.2%
  - WBC = 12,000/mm^3
  - PT = 14.4초
  - INR(international normalized ratio): 1.12 (정상= 0.8 - 1.2)
  - Na = 147* mEq/L(135~146mEq/L)
  - K = 3.4* mEq/L(3.5~5.0mEq/L)
  - Cl = 110 mEq/L
  - CK = 60 u/L(남성=60-400 u/L)
  - CK-MB = 2.4 u/L(총 CK < 400 u/L일 때, < 12 u/L)
  - CK-MB 지수= 3% (상대적인 지수 0~3%)
  - Myoglobin = 80 ng/mL (< 100 ng/mL)
  - BPN = 160 pg/dL
  - Chol = 250* mg/dL (정상치 <200 mg/dL)
  - Glucose = 350* mg/dL (정상 공복시 80~100 mg/dL, 식후 < 200 mg/dL)
  - 흉부 x-ray: 심장 투영 확대, 우하엽의 폐확장부전
  - ECG: A fib/ 조동, 1 mm ST-곡선 변화, 불규칙한 심박동수

시스템 재검토 (SYSTEMS REVIEW)

- 심혈관/폐
  - 혈압(BP): 110/80 mmHg

- 부종: 1+양측하지에 우묵부종
- 심박수(HR): 110 bpm
- 호흡수(RR): 20 bpm

◆ 외피계
- 피부색: 어두운 갈색 및 자주 빛
- 피부 상태: 깨끗한 상처, 삼출액 없음
    - 양측하지 피부는 건조하고 얇게 벗겨짐
    - 2등급 압력의 천골궤양
    - 하지 또는 발가락 탈모

◆ 근골격계
- 전체적인 관절가동범위: 대부분의 말초와 척추관절에서 감소되었지만, 연령대 부합함
- 전체적인 근력
    - 발과 발목 감소, 기능제한
    - 양측 종아리의 위축
- 전체적인 대칭: 연령대에 부합하는 경미한 후만증과 오른쪽 어깨가 올라가 있음
- 키: 5' 7" (1.7 m)
- 몸무게: 200 lbs (90.7 kg)

◆ 신경근계
- 균형: 감소, 지난 달 두 번을 넘어짐
- 보행, 이동 그리고 변화: 기능제한

◆ 의사소통, 감정, 인지, 언어, 학습 유형
- 의사소통, 감정, 인지: 뛰어남, 적극적
- 의욕적임
- 선호하는 학습: 적극 참여

검사와 측정 (TESTS AND MEASURES)[44,50-57]

◆ 유산소 능력과 지구력: 극도의 한계상태에 있는 이러한 환자를 위한 급성 관리시설에서 활동의 처음 평가는 자기관리 관찰자를 이용한 ACSM Class I 활동 상태[51]에서 진행된 환자에게 필요하다.[52-53] 초기 방문에서 진행된 환자들은 앉아 있기 내성을 증가시키지 못한다. 활동은 승인된 지침을 이용한 심전도와 생체징후에 의해서 안내될 것이다.[12,14] 환자는 심장에 반대 압력 부하를 예방하기 위하여 낮은 강도에서 진전하였다. HR은 120[또는 안정 HR +20]을 넘지 않아야 하고 혈압은 적합하여야만 한다. 혈압 저하와 과도한 혈압은 초기 기간의 마지막에서 판단을 내려야 한다 (표 4-6 참고).
- 활동: 안정-45°로 누운 자세; 75°의 침대에서 머리 들기; 느리고 깊은 호흡; 상지를 지지하고 앉기; 45°로 누운 자세; 발목 펌프; 2분 회복(회복을 위해서 표 4-6 참고)
    - ACSM 활동 분류 I: 입원환자 심장 재활[51]
    - 기능적 ADL/자기관리 관찰[52-54]

◆ 인체측정학적 특성
- BMI (kg/m^2: 체중/신장) = 31.39; 분류 I 비만[12]
- 1+ 부종 BLE

◆ 각성, 집중, 그리고 인식
- 경계, 순응×2("입원")

◆ 순환
- HR
    - 안정 시 빈맥 110 bpm
    - 앉은 자세/선 자세로 종결지점에서 130 bpm 증가
- BP
    - 앉은 자세/선 자세에서 안정-침대에 머리를 놓고 누운 자세에서 100/80 mmHg이 90/70 mmHg 으로 저하됨
- 청진
    - 치료 전과 치료 후 S_4
    - S_3에 표시 되지 않음
- 맥박 특성
    - 규칙에서 불규칙-불규칙[조기 심실수축(premature ventricular contraction: PVCs)]까지 다양함
    - 양측 발등 맥박 약함: 1 등급
- JVD: 양측에 있음
- ECG
    - 근본적인 PVCs 10~12/1분
    - 분리된 단일 초점
- 사지
    - 접촉하면 차가움
    - 경한 청색증

표 4-6 사례연구 #1: 자가치료 관찰

활동/작업부하	HR	BP	RR	O_2 Sat	ECG	증상
안정-45° 바로누운자세	110	100/80	20	90%	Q파(V2-4)	상부 흉부호흡
침대를 75° 올리고 머리들기	112	102/78	24	92%	Q파	상부 흉부호흡
느린 심호흡	100	105/80	18	94%	Q파	정상호흡
앉기(상지 지지)	130*	90/70*	22	90%	1 mm ST 하강-V_5	가벼운 두통
45° 바로누운자세	125	100/70	22	90%	근본적인 PVCs	
발목 펌프	115	102/76	20	92%	Q파	정상호흡
2분 회복	112	100/76	22	90%	Q파	

* 의자에서 하지 드레싱/이동/앉기는 서 있는 상태에서 HR 종료지점과 수축기 혈압 저하로 인하여 연기하였다.

- 자세변화로 근본적인 현기증 보고

◆ 외피계
- 스타킹 유형에서 손상: 보호적 감각(>5.09 단일 필라멘트)

◆ 근 수행력
- 침대에서 변경된 검사로 수행
- 모든 근육군은 손상되지 않을 것(최소한 3+)이라고 예측:
  - 양측 발목 발바닥쪽굽힘=3/5(도수검사)
  - 양측 발가락 굽힘과 폄=3/5
- 강제적으로 날숨

◆ 통증
- 흉벽 검사에서 발통점 없음
- 이 기간 동안 활동으로 통증의 보고 없음

◆ 자세
- 검사에서 구부정한 자세로 앉기
- 심한 등뼈척추뒤굽음증과 전방에 머리 위치
- 상지와 자신을 스스로 지지하도록 함

◆ 관절가동범위
- 나이에 예상되는 정상범주 내
  - 흉벽 확장(chest wall expansion: CWE)[57] 감소(표 4-7)
    - ▸ 겨드랑이=2.0 cm
    - ▸ 칼돌기=2.5 cm
  - CWE: 촉진에서 L > R

◆ 자가치료와 가정 관리
- 한 가지의 최소한 보조로 구르기
- 한 가지의 최소한 보조로 침대 끝에 앉기 위해 이동하기
- 생리적 반응(가벼운 두통, 안정되지 않은 수축기 혈압)으로 검사가 제한됨.

◆ 환기와 호흡/가스 교환
- 청진
  - 양측 하엽에 거친 소리는 기침으로도 깨끗해지지 않는다.
  - 운동 전에서 운동 후 변화 없음
- 호흡 유형
  - 상부 가슴 공기관
  - 신호로 가로막 회복
- 호흡 작용의 유형
  - 경우에 따라 체인스톡(cheyne stoke)호흡
  - 비율 증가(호흡수/1분)=안정 시 20 bpm; 앉은 기립자세에서 22~24 bpm
- 75~90°로 앉은 상태에서 안정 시 무호흡 비율이 1/4에서 2/4(환기반응 지표)로 증가[58]
- 가장 기본적인 활동의 어려움을 의미하는 RPE가 안정 시 6/20(Borg 척도)[59,60]에서 앉은 자세에서 11/20로 증가

표 4-7 생체 능력 측정을 이용한 가슴넓이 확장의 정상 데이터[57]

나이	겨드랑이(cm)		칼돌기(cm)	
	바로누운자세	서있는 자세	바로누운자세	서있는 자세
20~29	5.1	5.3	5.9	6.2
30~39	5.1	5.6	5.3	5.7
40~49	4.1	4.5	4.3	4.5
50~59	2.7	3.1	3.0	4.1
60~69	3.2	3.3	3.3	4.1
70+	2.7	2.8	2.5	2.9

- 동맥혈산소포화도(SaO_2)
  - 75° 로 앉아 있는 동안 심호흡하면서 O_2 40%에서 안정 시 90%에서 94%로 증가

◆ 일, 지역사회 그리고 여가 통합 또는 재통합

- 이전에, Hartman씨는 지역사회에서 최소로 도움을 받았고, 전신 피로로 제한되는 약 4 MET의 활동을 보여주고 있다.

평가 EVALUATION

병력과 검진은 Hartman씨의 MI, CHF와 COPD의 진단과 일치하였다. 그는 기능을 위한 기립자세 내성에 제한이 있고 현기증이 있다고 호소한다. 앉은 기립자세에서 수축기 혈압이 15 mmHg 저하, V_5에서 1 mm ST-저하, 그리고 분리된 단일 초점의 PVCs(6~10/1분)에서 현기증이 유발된다. 전방 흉벽 심근경색으로 나타나는 심혈관 펌프 기능부전으로 인하여, 약물(과도한 이뇨제, 질산염)과 관련될 수 있고, 침상안정의 영향으로, 앉은 자세에서 정맥환류의 감소로 인하여 기립성 과민증이 나타날 수 있다. 환자는 높은 위험 범주[12,14](표 4-8)에 속하며 분류하여 생리적 관찰이 필요하다.

그의 심박출률이 한계이듯이 만성 대상부전인 울혈성 심부전 위험이 있고 활동을 제한(< 5 METs)시키는 현기증과 혈압 저하가 유발되었다. Hartman씨는 위험한 환자로 폐색성폐질환에 짧아진 호흡을 경험하였고, CHF와 관련된 폐부종의 이차적 가스교환이 손상되었다. 그의 호흡법도 손상되었다. 입원하기 전, Hartman씨는 지역사회에서 최소한 도움을 받았고 전신 피로에 의하여 제한되는 4 MET 능력에서 활동을 수행하였다.

진단 DIAGNOSIS

Hartman씨는 MI와 CHF와 COPD가 있는 환자이다. 게다가, 유산소능력/지구력; 인체 측정학 특성; 순환; 외피 통합성; 근수행 능력; 자세; 가동범위; 그리고 환기와 호흡/가스교환이 손상되었다. 자가치료와 가정 관리 그리고 지역사회 및 여가활동, 과제와 활동에서 기능적으로 제한이 있다. 이러한 결과는 패턴 D: 심혈관 펌프 기능장애 또는 손상과 관련된 유산소 능력/지구력 손상에서 설명하였다.[11] 이같은 다양한 문제때문에, Hartman씨는 부가적 패턴(예, 패턴 E)에 분류될 수 있다.[11] 손상과 기능제한으로 정의된 것은 관리의 예후와 계획의 결정에서 설명할 것이다.

예후와 치료계획 PROGNOSIS AND PLAN OF CARE

이 시기에 Hartman씨의 목표는 ADL을 위한 기립자세에서 안정성을 허용하고 그 후 장기 급성 관리 또는 재활시설에 이동하기 위하여 급성 생리적 반응에서 적절한 안정성을 성취하는 것이다.[14] 지속적이며 주의 깊은 관리에 따른 재활 기간은 과도한 활동 요구로 과신장된 LV를 피하기 위하여 심장 펌프치유를 하는 동안 필요할 것이다(16주).[2,4] 방문 과정을 거쳐 그 후 계획된 급성관리 결과는 다음과 같이 결정한다:

표 4-8 운동 위험의 층

운동 참여에서 낮은 위험이 있는 환자의 특성 (모든 기술된 특성은 낮은 위험이 있는 환자에게 나타남)

- 운동검사와 회복하는 동안 복합적인 심실 부정맥이 없음
- 협심증 또는 다른 확실한 증상이 없음(예, 운동검사와 회복하는 동안 비정상적인 짧은 호흡, 가벼운 두통, 또는 현기증)
- 운동검사와 회복하는 동안 정상적인 혈역학이 나타남(예, 증가된 작업부하와 회복에서 HR과 수축기 혈압의 적절한 증가와 감소)
- 기능적 능력 ≥7 METs

비-운동검사 결과:

- 안정 EF ≥50%
- 합병증이 없는 MI 또는 재혈관형성 절차
- 안정 시 심실 부정맥의 합병증 없음
- CHF 없음
- 징후 또는 증상 또는 운동 후/절차 후 허혈 없음
- 임상적 우울증 없음

운동참여에서 중간정도의 위험이 있는 환자의 특성(환자는 중간정도의 위험으로 이러한 증상이 하나이거나 또는 복합적이다)

- 협심증 또는 다른 확실한 증상이 있음[예, 고강도 수준의 운동(≥7 METs)에서만 비정상적인 짧은 호흡, 가벼운 두통, 또는 현기증]
- 운동검사 또는 회복하는 동안 허혈이 경함에서 중증 수준(기전면에서 ST-분절 하강 <2 mm)
- 기능적 능력 <5 METs

비-운동검사 결과:

- 안정시 EF = 40%에서 49%

운동참여에서 높은 위험이 있는 환자의 특성(환자는 높은 위험으로 이러한 증상이 하나이거나 또는 복합적이다)

- 운동검사와 회복하는 동안 복합적인 심실 부정맥 있음
- 협심증 또는 다른 확실한 증상 있음(예, 가벼운 운동[<5 METs] 또는 회복하는 동안에 비정상적인 짧은 호흡, 가벼운 두통 또는 현기증
- 운동검사 또는 회복하는 동안 높은 정도의 허혈(기저면에서 ST-분절 하강 ≥2 mm)
- 운동 검사(예, 심박수 변동성 기능부전 또는 증가된 작업부하로 수축기혈압 저하) 또는 회복(예, 심한 운동 후 저혈압)에서 비정상적인 혈역학 있음

비-운동검사 결과:

- 안정 시 EF <40%
- 심장마비 또는 돌연사의 병력
- 안정 시에 복합적인 심전도의 율동부정(dysrhythmias)
- 합병증인 MI 또는 재혈관형성 절차
- CHF 있음
- 운동 후/절차 후 허혈의 징후 또는 증상 있음
- 임상적 우울증 있음

American Association of Cardiovascular and Pulmonary Rehabilitation. *Guidelines for Cardiac Rehabilitation and Secondary Prevention*. 4th ed. Chanpaign, Ⅲ: Human Kinetics Books;2004:63에서 인용

- ♦ 매일 챠트 재검토, 활동으로 생리적 관찰, 의료팀과 상담을 통한 치료적 기간 동안 안전한 환경을 이룸
- ♦ 활동하는 동안 호흡 조절
- ♦ 심혈관 위험은 신호로 대비
- ♦ 기능적 작업능력(functional work capacity : FWC)은 증가
  - 바람직하지 못한 징후 또는 증상 없이 수행되는 높은 수준의 최대하 작업으로 정의된다. 이 경우에, SBP 저하, ST 저하 > 2 mm, 심각한 부정맥 없이, SOB, 발한의 증상 없이 안전하게 유지할 수 있는 작업의 정도이다. 운동 후 청진에서는 폐수포음 또는 S_3 심장소리가 유발되지 않아야 한다.
- ♦ 독립적인 침대 가동성을 수행
- ♦ 피부손상의 위험이 감소
- ♦ 침대 안정의 이차적 영향을 예방
- ♦ 앉은 자세의 내성 증가
- ♦ 감독 하에 워커로 서있기 위한 내성의 증가

진단과 예후에 근거하면, Hartman씨는 약 2주 동안 물리치료 급성관리 서비스를 받는 동안 하루에 두 번의 치료(12~16번)가 필요하다.

이러한 결과를 성취하기 위해서는, 이 환자에게 부합하는 적절한 중재가 필요하다. 이 중재에는 협응, 의사소통 그리고 기록; 환자/고객 관련 교육; 치료적 운동; 자가치료와 가정 관리에서의 기능 훈련; 그리고 기도 청결 기술이 포함될 것이다.

Hartman씨는 유산소 능력과 지구력을 증가시키고, 감독 하에 지역사회 수준의 상태로 회복하기 위하여 급성관리 기간 후 입원환자의 급성 재활서비스로 이동하는 것이 필요할 것이다. Hartman씨는 신경근골격계 상태의 더 많은 측정, 현기증의 차별적 진단, 넘어짐 예방 프로그램, 보행프로그램, 그리고 안전성과 가정 관리를 위한 환자/가족 관련 교육에 이득이 될 것이다. 방문 과정을 거쳐, 그 후 계획된 재활/아급성 결과는 다음과 같이 결정한다:

- ♦ 유산소 능력/지구력과 신체 작업능력(physical work capacity : PWC)은 증가한다.
  - GXT를 하는 동안 최대 노력으로 수행할 수 있는 최대 작업량으로 정의된다. 이것은 심장 전도 또는 최대 VO_2를 의미하고, 활동하는 동안 심근 예방을 시도한다. PWC가 증가하면, 최대하 HR은 낮아지고, 최대 MET 수준에서 활동이 제한될 수 있는 증상이 나타난다.
- ♦ 집안 일과 ADL에서 독립을 위한 FWC와 활동 내성은 증가한다.
- ♦ 보행, 이동과 균형은 증가한다.
- ♦ 환자는 넘어짐의 위험이 감소되는 것을 알 수 있을 것이다[64,65](기능적 닿기,[66] Tinetti,[67] 그리고 Berg[68])
- ♦ 앉아 있기 내성은 증가한다.
- ♦ 퇴원(3주) 전에 의사로부터 병인이 불확실한 심장 주의사항을 확인한다.

이러한 결과를 성취하기 위해서, 이 환자에게 부합하는 적절한 중재가 필요하다. 이 중재는 협응, 의사소통 그리고 기록; 환자/고객 관련 교육; 치료적 운동; 자가치료와 가정 관리에서의 기능 훈련; 일, 지역사회 그리고 여가 통합 또는 재통합에서의 기능 훈련; 그리고 기도 청결 기술이 포함될 것이다.

진단과 예후에 근거하여, Hartman씨는 재활기간동안 3주 과정 이상 하루에 2번의 방문(14~44번)을 필요로 한다.

중재 INTERVENTION

중재 선택에 대한 근거 (RATIONAL FOR SELECTED INTERVENTION)

치료적 운동 (Therapeutic exercise)

환자는 MI 합병증을 가지고 있어 심혈관 펌프 기능부전이 있고 높은 위험이 있다고 생각된다.[12,14] 물리치료사는 입원환자 심장 재활[90]을 위해서 활동 Class I로 환자를 분류하고 HR, BP, 그리고 SaO_2의 제한을 관찰하여야 한다.[12] 심장의 예방조치는 모든 치료기간동안 수행하여야 한다. 활동기간은 입원환자 심장 재활을 위한 ACSM 금기증을 사용한 시설 승인된 지침(표 4-9), 입

표 4-9 입원환자와 퇴원환자 심장재활을 위한 임상 적응증과 금기증

적응증 (indications)

- 의학적으로 안정된 MI 후
- 안정된 협심증
- 관상동맥 우회로 이식 수술
- PTCA 또는 다른 경피카테터 절차
- 보상된 CHF
- 심근증
- 심장 또는 다른 기관 이식
- 심장판막과 심박동기 삽입을 포함한 다른 심장 수술 (삽입형 심장 제세동기 포함)
- PAD
- 수술적 중재를 위해 이해할 수 있는 높은 위험의 심혈관 질환
- 갑작스런 심장 사망 증후군
- 말기 신장질환
- CAD의 위험에서, 당뇨, 저지방, HNT 등의 진단
- 조직화된 운동 그리고/또는 환자 교육으로 효과가 있을 수 있는 다른 환자 (의사 의뢰와 재활팀의 일치)

금기증(contraindications)

- 불안정한 협심증
- 안정시 수축기 혈압 > 200 mmHg 또는 안정시 이완기 혈압 > 110 mmHg는 상황별로 평가하여야 함.
- 증상과 기립시 BP >20 mmHg 저하
- 위험한 대동맥 협착(최대 수축기 압력이 >50 mmHg 증감과 성인 평균 크기가 대동맥판 구멍 부위가 <0.75 cm^2)
- 급성 시스템 질환 또는 열
- 조절되지 않는 심방과 심실 부정맥
- 조절되지 않는 동(sinus) 빈맥(>120 mmHg)
- 대상부전 울혈성 심부전
- 3-등급 AV 차단 (심박동기 없이)
- 능동 심장주위염 또는 심근염
- 최근 색전증
- 혈전성 정맥염
- 안정 시 ST 분절 위치(>2 mm)
- 조절되지 않는 당뇨 (안정 시 혈당 >300 mg · dL^{-1}) 또는 > 250 mg · dL^{-1} 케톤증
- 운동이 금기되는 심한 정형외과적 질환
- 급성 갑상선염, 저칼륨혈증 또는 고칼륨혈증, 혈량저하증, 등과 같은 다른 대상성 질환

American College of Medicine: *Guidelines for Exercise Testing and Prescription*. 7th ed. Philadelphia, Pa: Lippincott Williams & Wikins; 2006:176으로부터 인용하여 재판

원환자의 운동 중단 기준(표 4-10), 그리고 의사의 제한 처방에 따라 정해져야 한다.[12,14] 수축기 혈압은 활동을 시작할 때 > 90 mmHg이어야만 한다.[24] 활동하는 동안, 기간에는 Berg 척도(6-20척도)[12,59]에서 RPE < 13일 수 있고; HR < 120 또는 HRrest+20bpm[12]; 산소포화 > 90%; 입원환자 운동의 중단을 위한 AACVPR 기준을 적용하고 관찰하여야만 한다. 기립자세에서 활동은 안정을 위한 최소한 보조와 관찰이 필요하다.

I 기간 동안 ACSM 활동 분류를 사용하는 것은 의사와 환자예후 기록과 대화의 촉진에 도움을 주는 예후 활동에서 순차적으로 접근하여야 한다.[51] 그러나 활동의 예후를 위한 임상적 결정은 증상-제한 내성을 성취하고 병원비의 효율적 이용을 위하여 생리적 지침에 맞게 안정되게 하는 것이 기본이다.

초기 가동법은 혈액 울혈과 정체를 예방하고 응고의 진행위험을 감소시킨다.[70,71] 똑바로 선 자세는 폐확장부전을 감소시키고, 전체 용적 호흡과 산소화를 증가시킬 수 있다.[61] 그러나 똑바로 선 자세에서 혈액 이동은 정맥환류가 감소된다. 앉은 자세에서 하지에 체중부하는 혈관수축에 교감성 입력을 증진시킬 수 있고, 정맥환류를 위한 근육활동을 장려하고 기립성 정체를 피할 수 있다. 중력 자극은 압수용기 신호를 바꿔 놓을 수 있다.[61] 체중부하 과제는 골다공증을 예방하고 요로 감염을 유발시킬 수 있는 과칼슘증을 감소시키는 골아세포 활동을 증진시킨다.[61-63]

Hartman씨는 노화와 관련된 변화와 그의 심혈관 펌프 기능장애와 병적상태의 심각성으로 인하여 자세 변화를 장기간 조절해야 한다.[72-75] 그러므로 산소화를 증가시키기 위한 만족스런 호흡 방법을 수행하는 간헐적인 작업을 이용한다. 큰 근육에 사용하는 가동법은 안정된 근육이 활성화될 때 유발되는 혈역학적 스트레스를 감소시킨다.[76] 등척성운동과 저항운동에서 최대 수의적 수축의 50%로 근육이 과도하게 수축할 때 SV가 감소하는 동안 HR, 수축기 혈압, 그리고 전체 말초저항 증가 때문에 초기에는 금기한다.[77,78] 최초 기간 증가에 대한 예후는 안정성의 이유로, 순응을 증가시키고,[4] 심혈관 스트레스에 적합한 노인에게 권유된다.[72-75] 증가된 보행거리 증가는 전신 지구력과 유산소 능력을 증가시키고 사망률의 위험을 감소시킨다.[79]

치료적 운동을 위한 관리시 고려사항은 다음과 같다:

1. 의료적 불안정성의 징후 관찰〔모순된 정신상태의 병력, 복합적 부정맥을 위한 매일 챠트 재검토, 그리고 물리치료를 중재하는 동안 ECG/원격장치의 사용(V_5 허혈 점검)〕
2. 임상병리 수치와 생체징후 기록 관찰(부정맥의 위험을 증가시키는 K^+ 전해질 점검, 기립성 정체를 저혈당으로 잘못 인식할 수 있는 혈당 약물 점검, SaO_2와 부하 전에 영향을 주는 호흡 전략 조절, 새로운 활동에 BP 적응 점검)
3. 부정맥 관찰[80](호기 노력을 할 때 PEFR 점검하고 HR에 영향을 주는 기관지 확장 관찰)
4. 대상부전의 징후와 증상 점검(운동 전과 운동 후 폐를 청진하고 S3 또는 운동 후 증가하는 수포음을 기록; 환자가 밤새 2-3 lbs 체중이 증가하였다면, 거친 수포음이 증가했다면, 안정 시 무호흡이 있다거나 기립시 무호흡으로 인한 수면 장애가 있다면 운동 전에 점검한다. 수축기 혈압이 작업부하가 증가하면 떨어지거나 맥박 압력이 <10 mmHg인지 확인한다)[2,12,14]
5. 자율신경성 신경증 관찰(협심증과 같은 — 발한, 창백, 갑작스런 짧은 호흡, 과도한 피로를 관찰, 기록하고 허혈을 발견하는 것이 가능할 때 ECG 사용, 협심증 또는 협심증과 동등한 증상 발생을 의미하는 기록에 RPP 사용)
6. 망막병증과 말초 신경병증의 병력 확인[37]〔운동을 시작하기 위하여 수축기 혈압 > 90mmHg 또는 < 170 mmHg(ADA 권유)로 적절한 혈압관리, 균형의 어려움으로 인한 현기증에 대한 기립성 정체/심혈관 기능장애, 그리고 부조화 된 활동을 피하는지 관찰〕

환자/가족/병원은 모든 활동을 위하여 오랜 기간 관계를 유지하여야만 한다. 새로운 또는 비정상적인 증상과 생체징후(무호흡의 정도 또는 RPE와 HR)는 기록한다.

호흡법은 폐포 환기를 증가시키고, 환기 관류 조화를 증가시키고, 정맥환류를 증대시킨다.[81-86] 부드럽고 입술을 오므린 호흡은 폐순환을 통한 느린 혈액흐름으로 흉곽내 압박을 약간 증가시킬 수 있다.[44,86] 이것은 산소가 적혈구에 도달하는 시간을 증가시키고 헤모글로빈에 산소포화도를 증진시킬 수 있다.[87] 기도 안정성은 기도흐름의 차단을 최소화하고 탄소의 배출을 더 증가시킨다.[88]

표 4-10 입원환자가 운동을 중단하여야 하는 역 반응

- 확장기 혈압 ≥ 110 mmHg
- 수축기 혈압 > 10 mmHg 감소
- 확실한 심실 또는 심방 부정맥
- 2- 또는 3- 등급 심장 차단
- 협심증, 무호흡, 그리고 허혈의 예상하는 ECG 변화와 같은 운동 과민증의 징후/증상

American of Cardiovascular and Pulmonary Rehabilitation. *Guidelines for Cardiac Rehabilitation and Secondary Prevention*. 4th ed. Chanpaign, III: Human Kinetics Books; 2004:36에서 인용

환기장치에 의해 기계적으로 유도되어 흉곽내 압력이 약간 증가하는 것(5～10 mmHg)은 증가된 박출률로 부하 전과 낮은 부하 후 감소의 결과이다.[87,89-91] 그러므로 부드럽게 입술을 오므린 호흡은 흉곽내 압력이 약간 증가하는 것에 도움을 줄 수 있고, 또한 이 환자의 부하 전 감소와 최적의 CO는 기계적 환기로 제거된다.[44,86] 심장 펌프기능은 최적화되고 수축기혈압은 증가되고 입술을 오므린 호흡을 하는 동안 지침의 변수로 사용할 수 있다.[44,86] 호흡활동이 흉곽 내 압력에 변화를 주기 때문에, 이것은 활동 프로그램에 병합을 하기 전에 독립적으로 평가할 수 있다.[44,52] 복부 압력의 변화는 좌심실 수행과 부분적 혈액흐름에 영향을 줄 수 있다.[92] 치료사는 활동과 관련된 생리적 변화(O_2 요구 증가)와 흉곽내 압력과 혈관 구획에 호흡의 영향과 관련된 변화를 확인할 수 있다.[38]

보조기구와 장비의 적절한 처방, 적용 그리고 제작 (Prescription, application, and as appropriate, fabrication of devices and equipment)

- ◆ 심장에 미리 부하를 증가시킬 수 있는 이 시기에는 특정한 압박스타킹 또는 도구는 금기될 수 있다.[93]
- ◆ Hartman씨가 침대에 있는 동안 혈액의 울혈을 감소시키고 확실한 정맥환류 없는 응고의 위험을 대비하기 위하여 가벼운 무게의 호스를 사용한다.

기도 청결 기술 (Airway clearance techniques)

기도 청결기술은 관상동맥과 말초동맥의 혈액 이동에 최적의 산소화를 제공하기 위하여 병원에 입원하고 있는 동안 Hertman씨에게 교육하여야 한다. 몇 가지 전략은 부하 전(입술로 호흡)[86]에 변화를 통하여 심혈관 펌프기능을 증진시킬 수도 있고, 다른 전략들은 효과적이지 않은 호흡(빠른 호흡, 조화로운 호흡)과 관련하여 에너지 요구를 감소시키기 위하여 중요하다.[94,95] 기침/재채기를 위한 강한 호기기술의 말하기를 과도한 복부근 수축으로 왼쪽 심실벽의 긴장을 증가시킬 수 있는 발살바의 발생과 관련된 과도하게 높은 흉곽 내 압력을 피하기 위하여 중요하다.[92,94] 강한 호기기술은 기도 청결을 증진시킬 수 있고, 산소포화를 증가시키고, 폐렴의 위험을 감소시킨다.[96]

협응, 의사소통 그리고 기록 (COORDINATION, COMMUNICATION, AND DOCUMENTATION)

Hartman씨와 의료팀원 모두, 그리고 의료와 치료계획에 따라 가족들을 지지해 주기 위하여 대화를 하여야 한다. 급성 관리시기에, 약물을 적절하고 안정되게 할 수 있는 의료팀의 모든 구성원이 안정과 활동을 하는 동안 징후와 증상을 직접 대화하여야 한다.[97,98] 팀은 활동기간을 위한 생리적 지침(활동 HR-안정 HR 수준 + 20 ; RPE < 13 ; 치료 기간 전 수축기 혈압 > 90 mmHg ; 그리고 치료 기간에는 마지막에 활동으로 BP가 < 10 mmHg로 떨어져야 한다)을 명확하게 확인하여야 한다.[12,14] 물리치료사는 각 기간에서 상태 전 어떠한 변화에 부담이 있는지 관리 간호사와 구두로 대화하여야 한다. 새로운 치료계획은 간호사에게 구두로 설명하고 기간은 의료 중재로 계획한다(예, PCWP 판독, X-선, 등).

매일 회진, 환자/가족 사례회의, 그리고 다양한 팀원들 사이에 개인적 만남으로 관리의 대화와 협조를 수행한다. 매일의 재검사는 환자의 임상병리 결과와 혈역학적 측정을 포함하여 물리치료사가 수행한다. 각 기간의 활동 반응은 의료팀에게 도움을 받을 수 있는 환자와 같이 기록한다. 급성 관리시에 재검사의 활동 내성에 대한 보고의 예는 표 14-1에 설명하였다. "심장 주의사항"으로 정의된 지침은 가족과 병원 간병인에게 제공하여야 한다. 환자 관리의 모든 요소들은 기록하여야 한다.

환자/고객 교육 (PATIENT/CLIENT-RELATED INSTRUCTION)

급성관리에서는 환자와 가족에게 금기증과 주의사항을 교육하는 것에 중점을 둔다.[94,97,98] 환자에게 기본적인 자기 관찰 도구에 대해서 교육하여야 하지만, 독립적인 상태가 아니면 예외이다. 위험-요인감소와 생활습관 변경을 위한 재교육은 환자와 가족에게 강조하여야 한다. 생활-위험 행동을 감소시키고 가족이 주의하여 재활 단계가 될 때까지 이차적인 질병의 예방에 대한 정보는 제공하지 않는다. 교육 내용은 다음과 같다:

- 제한된 기능으로 유발될 수 있는 증상에 대한 현재 병태생리적 반응을 이해시킴.
- 안정성을 증가시키기 위한 활동에서 심장의 주의사항에 대한 승낙이 필요(호흡 정지 하지 않기, 팔에 체중부하 하지 않기, 들어올리기 하지 않기, 최소한 30° 정도 침대를 세워 머리를 유지하거나 미리 정해놓은 상태로 머리 유지하기, 등)
- 심폐 손상, 응급반응, 심폐소생술(cardiopulmonary resuscitation: CPR)[99]과 관련된 징후와 증상의 재인식
- 응급반응체계를 측정하는 이유
- 영양계획(소금 안되고, 인슐린/당분 섭취)과 활동 프로그램이 미치는 영향의 중요성
- 울혈성 심부전의 대상부전의 징후와 증상 확인[2,4,38]
- 증상 관리를 위한 기술의 활동과 관련된 스트레스의 징후와 증상 확인
- 운동 후 기간 동안 주의 깊은 관찰
- 피부 시진과 혈관 기능부전 확인
- 운동 훈련프로그램과 활동 지침의 효과
- 넘어짐의 위험과 예방 전략(저혈당, 심혈관 펌프 기능부전)을 고려한 기능 제한의 재인식
- 활동 전 시간과 흡입기의 적절한 사용

치료적 운동 (THERAPEUTIC EXERCISE)

- 급성 관리기
  - 유산소 능력/지구력 상태
    - 지구력 조절을 위한 파라미터
      - 방법
        - 큰 근육과 자연스럽게 움직이기
        - 운동 학습 이론과 특이성을 적용하기 위하여 ADL과 관련된 과제를 이용한 양식
          - 앉아있는 시간 증가하기
          - 이동하기
          - 서있는 시간을 증가하기
          - 보행하기
      - 기간
        - 간헐적으로 최소한 3~5분
        - 최소한 1~2분 환자 요구에 따른 휴식시간
        - 전체 시간은 20분 이상
      - 강도
        - 임상의-규정된 종료지점 사용
        - 13보다 적은 RPE(6-12 척도)
        - > 90% 산소 포화
        - 금기증의 징후가 있는지 관찰: 수축기 혈압과 ECG는 중요
        - 짧은 호흡, 현기증 또는 협심증
      - 빈도
        - 매일 3~4번(물리치료는 하루 1~3번)
        - 매일 2번(물리치료 4)
      - 진행
        - 강도를 증가시키기 전에 먼저 시간을 증가시키는 것에 중점
        - 의료인과 지속적인 상담: 활동을 위한 생리

표 4-11 사례연구 #1: 활동 내성 보고의 예: 물리치료사가 매일 수행하는 재검사와 기록

PT 2일째

의료 차트 재검토:

- RN 보고: 밤에 아무 일 없음
- 임상병리: Hgb=13.8; Hct=42.0; Na=14.0; K=4.0; INR=2.5*; 혈당=12.0; pH=7.42; PaO_2=75; PCO_2=35; HCO_3=35
- ECG: 강 빈맥, 1 mm ST-분절 하강 V_5, 병리학적 Q파, 근본적인 PVCs
- HR=100-110bpm; BP=100/80 mmHg; MAP=88; CVP=8 mmHg; PAP 18=mmHg
- 짧아진 호흡 한번 보고, 발한과 함께 L1 협심증, 혀 밑 니트로글리세린으로 완화

활동:

- 바로 누운 자세에서 AROM 10번
- 4분 동안 침대 옆에 일어나 앉기, 약간의 도움을 받아 의자로 이동하기, 30분 동안 앉아 있기

활동 내성:

활동/작업부하	HR	BP	RR/SOB	O_2 SAT	ECG	증상
안정-바로누운자세	90	100/80	20/1	90%	Q파 (V1-4)	기록없음
바로 누워서 AROM	100	100/80	22/1+	90%	근본적 PVCs	촉진
4분간 앉아있기	105	96/75	22/1+	90%		
이동	138	110/78	22/2+	89%	1 mm ST 하강 V_5	L1 협심증/짧아진 호흡 RPP=151/80
이동 후	130	110/70	22/1+	90%	근본적 PVCs 한쌍	촉진

청진:

운동 전/후 명확함, +S_4

PT 5일째 — 병실 관찰

의료 차트 재검토:

- RN 보고: 밤에 아무 일 없음
- Hgb=14; Hct=42.0; Na=13.9; K=4.0; INR=2.5*; 혈당=90*
- ECG : 강 빈맥, 1 mm ST-분절 하강 V_5, 병리학적 Q파, 근본적인 PVCs
- HR=100-110bpm; BP=100/80 mmHg
- 협심증 없음

활동:

- 바로 누운 자세에서 20번 AROM
- 롤링 워커로 50보 보행

활동 내성:

활동/작업부하	HR	BP	RR/SOB	O_2 SAT	ECG	증상
안정-바로누운자세	90	100/80	18/1	90%	Q파(V1-4)	기록없음
바로 누워서 AROM(후)	90	100/80	22/1+	90%	근본적 PVCs	촉진
30초 앉아있기	108	98/76	22/1+	92%	Q파	
1분간 서있기	105	100/84	22/1+	92%	Q파	협심증/짧아진 호흡 없음
50보 보행	125	110/70	24/2	90%	Q파, flip T	횡격막 호흡 증가
보행-서있기 후	120	100/70	22/1+	90%	근본적 PVCs 한쌍	촉진

* 비정상적 수치

표 4-11 사례연구 #1: 활동 내성 보고의 예: 물리치료사가 매일 수행하는 재검사와 기록 *(계속)*

청진:
- 폐: 운동 전/후 명확함
- 심장: S_3, $+S_4$ 없음

PT 7일째 – 의료/수술 병실

의료 챠트 재검토:
- RN 보고: 밤에 아무 일 없음
- Hgb = 13.6; Hct = 41.8; Na=141; K = 3.9; INR = 2.5*; 혈당 = 220*
- HR = 100-110 bpm; BP = 100/80 mmHg
- L1 협심증/발한과 짧은 호흡 한번 기록, 혀 밑 니트로글리세린으로 완화

활동:
- 앉은 자세에서 20번 AROM
- 롤링 워커로 50보 보행
- 3분 앉기 단계적으로 증가

* 비정상적 수치

적 종료지점
- 유연성 운동
  - AROM: 하지 운동은 침대에서 머리를 30° 올린 자세 또는 옆으로 변경된 자세에서 완전 굽힘과 폄
  - 가동성을 성취하기 위한 상지에 능동 열린-사슬
    - 어깨와 팔꿉관절 굽힘으로 팔을 움직인 후 펴서 셔츠의 아래 단추에 닿게 한다.
    - 어깨관절을 90° 이하의 굽힘과 벌림 상태로 팔을 유지한다.
    - 그 후(생리적 측정이 적절하다면) 어깨관절을 가쪽돌림과 90° 이상 벌림시켜 머리 위로 올린다.
  - 30~45° 기울인 변경된 자세에서 왼쪽으로 누운 자세[61]
    - 폐확장부전을 감소시키기 위해 심호흡과 오른쪽 흉벽에 도수 가동법을 함께 수행한다.
    - 치료사는 하부 갈비뼈를 고정
    - 왼쪽에 흉벽 가동성을 증진시킬 수 있다면 오른쪽으로 누워있는 동안 반복
    - 견딜 수 있을 때까지 앉은 자세에서 반복한다.
    - 등척성 고정 없이, 날숨 수행을 하도록 한다.
- 보행, 이동 그리고 균형 훈련
  - 50~100보 보행을 할 수 있다면 1일 3회 실시(활동 단계 Ⅲ)[51]
  - 바퀴 달린 워커를 적절히 사용; 환자가 과도하게 잡는 것과 워커에 상지의 체중부하 제거, 노력하는 동안 날숨 이용
    - 잡기는 상지에 등척성을 유발할 수 있거나 압박 반응을 유발시킬 수 있다.
    - 그러므로, 환자는 상지 근육에 과도한 수축을 유발하지 않게 하기 위해 대부분의 기립자세 활동에서 도움을 최소화하여야 한다.
- 이완
  - 호흡이완은 불안을 감소시키기 위한 전략[95]
  - 연장된 날숨에서 심부 호흡에 중점(한번 들숨에 두 번 날숨)[95,100]
  - 활동하는 동안 입술을 부드럽게 오므리고 호흡
- 근력, 힘 그리고 지구력 훈련
  - 어깨뼈 후인, 등 폄, 발목 위아래 흔들기, 발뒤꿈치 끌기, 앉은 자세에서 발뒤꿈치와 발가락 올리기

- 선 자세에서 발가락 올리기(하루에 2~3회, 10번씩 3세트)
  - 재활로 전환하기 전, 의학적으로 이상이 없으면 수행한다.
  - 노력하는 동안 날숨
- 날숨하면서 앉은 자세에서 반 기립자세(하루에 2-3회, 15번)
- 회복기를 이용한 하지 지구력 훈련(하루에 2~3회 간격을 두고 환자가 이겨낼 수 있을 정도로 전체 수행시간은 10~20분)
- 쪼그린 상태에서 계단 오르기 (하루 2~3회 간격을 두고 환자가 이겨낼 수 있을 정도로 10~20분 정도 하지르 교대로 사용하여 반복적으로 2인치 높이의 계단 오르기). 점차적으로높이를 증가시킨다.
- 근지구력을 요구하는 능동 열린-사슬 상지 과제
  - 10분 동안 잉크병으로 빙고놀이하기
  - 10분 동안 타올로 얼굴 씻기, 이 닦기, 머리 빗기와 면도하기 등의 위생활동에 참여

◆ 재활/아급성 기간

- 유산소능력/ 지구력 상태
  - 지구력 조절을 위한 파라미터[12,14]
    - 방법
      - 큰 근육과 자연스럽게 지속적으로 움직이기
      - 점진적 보행
      - 하지에 자전거 시작
    - 기간
      - 최소한 20분 보행 도전
      - 3~5분 자전거를 시작하고 20분으로 점차 진행
      - 필요하다면, 휴식 시간
      - 치료 시간 전체 60분 이상
    - 강도
      - 임상의 예상된 종료지점과 ACSM/AACVPR 지침 사용
      - 산소 포화 > 90%
      - 13보다 적은 RPE(6-20 척도)
      - 금기증의 징후가 있는지 관찰: 수축기 혈압과 ECG는 중요
      - 짧은 호흡, 현기증 또는 협심증
      - METs에서 증상과 징후의 처음 시작과 최고 노력과 정량적 노력의 RPP를 기록
    - 빈도
      - 하루에 3번: 2번 보행, 1번 자전거
    - 진행
      - 시간 증가 후 강도 증가(RPE는 12/20 증가)가 중요
      - 의료 직원과 지속적인 상담: 활동에 대한 생리적 종료지점
      - 500보로 보행거리 증가(활동 Class V)[51]
- 유연성 운동(flexibility exercise)
  - AROM: 상지와 하지 운동
  - 가동성을 요구하는 상지에 능동 열린-사슬 과제
    - 머리 위로 어깨관절 굽힘과 벌림(90° 이상)
    - T 형태로 팔을 위치하게 함.
  - 앉은 자세에서 상지 AROM에 요구되는 지속적인 가슴가동성
  - 앉은 자세에서 몸통 굽힘, 폄, 가쪽굽힘, 돌림
    - 노력을 하는 동안 등척성 고정없이 날숨 촉진.
- 보행, 이동 그리고 균형 훈련
  - 롤링 워커를 적절하게 사용하고 거리를 증가시킴.
    - 200보로 거리 증가(활동 Class Ⅳ)와 500보로 진전(활동 Class Ⅵ)[51]
    - 40 m/분에서 70 m/분으로 보행속도 증가
    - 롤링 워커를 사용한 보행에서 최소한 보조에서 감독으로 진전
  - 균형 활동(최소한 손잡이 보조 도구)
    - 체중이동
    - 양측 발가락 올리기: 각 측면으로 교대로 체중 이동
    - 한 다리로 서기, 다리를 일직선으로 하여 서기
    - 환자용 손잡이를 잡고 복도에서 옆으로 걷기
    - 장애물 극복: 바닥에 놓여진 선과 원뿔을 돌아서 그리고 위로 넘어 걷기

- ▶ 최소한 손잡이 보조에서 감독으로 진전
- ● 이완(relaxation)
  - ■ 호흡이완 방법들을 지속
  - ■ 보행 활동 지속, 그러나 휴식 횟수보다 적게
- ● 근력, 힘 그리고 지구력 훈련
  - ■ 조화로운 호흡 방법들[95,100]
    - ▶ 다음과 같은 예에서 가슴을 여는 동작과 함께 코를 통한 들숨과 반대 동작에서 날숨을 강조한다:
      - ○ 어깨관절 굽힘 또는 벌림을 수행하여 들숨하고, 시작자세로 다시 회복할 때 입술을 오므리고 날숨한다.[100]
      - ○ 몸통을 펴면서 들숨하고 몸통을 굽히면서 날숨한다.
      - ○ 앉은 자세에서 무릎을 가슴으로 움직이면서 들숨하고, 다리를 아래로 내리면서 날숨한다.
  - ■ 앉은 자세와 선 자세에서 하지 근력강화
    - ▶ 엉덩관절 굽힘 · 벌림, 무릎관절 폄 · 굽힘, 발목관절 발등굽힘 · 발바닥쪽굽힘
    - ▶ MI 제거 3주 후에 생리적 현상 또는 금기증이 없으면 가벼운 커프와 손 부하 운동을 시작할 수 있다.
    - ▶ 환자는 부하를 들어 올리면서 날숨해야 한다.[12]
  - ■ 상지 근력강화와 지구력
    - ▶ 어깨뼈 후인
    - ▶ 능동 열린-사슬 상지 운동
  - ■ 서 있는 상태에서 기본 계단 높이로 단계적으로 진전시킨다: 난간을 잡고 계단 올라가기 위한 준비에서 손잡이로 최소한 보조한다.
  - ■ 정상 속도의 60%에서 난간을 잡고 12계단 올라가기

자가치료와 가정 관리에서의 기능적인 훈련 (FUNCTIONAL TRAINING IN SELF-CARE AND HOME MANAGEMENT)

- ♦ 급성 관리기(acute care phase)
  - ● 자가치료와 가정 관리
    - ■ 자가치료와 가정 관리를 위한 모든 활동과 자세정렬 재검토
    - ■ ADL 수준의 기능을 위한 에너지 소모 전략들[93]
    - ■ 침상 가동성과 이동 훈련
    - ■ 등을 지지하고 의자에 3시간 앉아 있을 수 있게 인내력을 증가
    - ■ 앉은 자세에서 옷 입기와 위생활동(휴식시간은 장려한다)
    - ■ 화장실가기
    - ■ ADL과 호흡을 함께 하게 함.
    - ■ 바지에서 아래로 내려가게 하면서 날숨하고 올라올 때 들숨하게 함.
    - ■ 환자는 자주 휴식을 취하면서 보행활동에 대한 교육을 받아야 하고, 증상에 주의하면서 수행하게 함.[94,95]
    - ■ 자가치료를 하는 동안 손상에 대한 예방 교육
    - ■ 워커를 사용하는 동안 손상의 예방
    - ■ 자가치료를 하는 동안 안전에 대한 자각 훈련
    - ■ ADL을 수행하기 전 훈련 구역을 확인
    - ■ 물건의 높이는 들기, 밀기, 당기기 또는 호흡 참는 것을 피하기 위해 적절하여야 함.
- ♦ 재활/아급성기(rehabilitation/subacute phase)
  - ● 자가치료와 가정 관리
    - ■ 자가치료와 가정 관리와 함께 에너지소모 기술과 적절한 호흡 전략을 강조한 자가치료와 가정 관리를 위한 모든 활동과 자세정렬을 재검토한다.
    - ■ ADL을 위한 테이블 옆/욕실 세면대에서 서있는 것으로 진전시킨다(필요하면 앉은 자세에서 또는 과제를 선택한다).
    - ■ 가정 관리 과제와 과제 적응을 촉진시킨다.
    - ■ 가정 관리를 하는 동안 손상에 대한 예방을 교육한다.
    - ■ 가정 관리를 하는 동안 안전에 대한 자각 훈련
    - ■ 퇴원할 때 들기, 밀기, 당기기 또는 호흡 참는 것을 피하기 위해 가정에서 물건의 높이는 적절하여야 한다.

일, 지역사회 그리고 여가 통합 또는 재통합에서의 기능적인 훈련 (FUNCTIONAL TRAINING IN WORK, COMMUNITY AND LEISURE INTEGRATION OR REINTEGRATION)

- ◆ 지역사회(community)
  - 지역사회 활동에 대한 모든 활동, 자세정렬, 그리고 호흡 재검토
  - 지역사회 활동에 대한 안전에 대한 자각 훈련
- ◆ 여가(leisure)
  - 앉아 있는 동안 빙고 놀이
  - 여가활동을 하는 동안 안전에 대한 자각훈련

보조기구와 장비의 적절한 처방, 적용 그리고 제작 (PRESCRIPTION, APPLICATION, AND AS APPROPRIATE, FABRICATION OF DEVICES AND EQUIPMENT)

- ◆ 급성 관리기(acute care phase)
  - 보조 장비
    - 롤링 워커
  - 지지 장비
    - 무릎까지 오는 가벼운 양말[93]
- ◆ 재활/아급성기(rehabilitation/subacute phase)
  - 보조 장비
    - 롤링 워커
  - 지지 장비
    - 처방전 없이 가볍게 지지하는 종아리 중간까지 오는 양말

기도 청결 기술(AIRWAY CLEARANCE TECHNIQUES)

- ◆ 급성 관리기(acute care phase)
  - 호흡 전략
    - 능동 흉부 확장운동: 증가되는 외측 갈비뼈 확장과 활동 중인 가로막에 직접 수행[95,98]
    - 오른쪽 하부엽에 분절 호흡: 흉벽에 도수 신호와 오른쪽 하부엽에 직접 확장[95]
    - 변경된 기침법: 적은 폐 용적에 강한 날숨 기술[96,101]
    - 높은 흉강내 압력을 피하기 위하여 강한 기침/재채기 기술 사용
    - 빠른 호흡: 날숨 연장
    - 조화로운 호흡: 팔 거상, 등 펴기에서 들숨; 몸통과 엉덩관절을 굽힘하여 바닥에 닿으면서 날숨[95,100]
    - 부드럽게 입술을 오므린 호흡: 연장된 날숨과 호흡율 감소[88]
    - 이완과 최적의 산소화를 성취하기 위한 환기 전략들
- ◆ 재활/아급성기(rehabilitation/subacute phase)
  - 호흡 전략
    - 지속적으로 전환하는 기침법과 강한 기침/재채기 기술
    - 지속적으로 활동을 하면서 빠른 호흡, 조화로운 호흡, 그리고 부드럽게 입술을 오므린 호흡
    - 이완과 최적의 산소화를 성취하기 위한 지속적인 환기 전략들

기대 목표와 예측 결과 (ANTICIPATED GOALS AND EXPECTED OUTCOMES)

급성 관리기(Acute care phase)

- ◆ 병리학/병태생리학의 영향
  - 폐확장부전 감소
  - 대사 요구를 지지하기 위한 산소화 증가
  - 증가되는 대사요구에 생리적 반응 증가
  - 증가되는 산소 요구와 관련된 증상 감소
- ◆ 손상의 영향
  - 기립자세에서 활동을 위한 유산소 능력/지구력 증가
  - 기도 청결 증진
  - 호흡 노력 감소와 폐포/동맥 산소화와 조직 관류 증가처럼 작업 당 에너지 소비량 감소
  - 민첩성의 정도 증가
  - 바퀴달린 워커(ACSM 활동 Class Ⅲ)[51]로 최소한의 도움을 받아 40 m/분에 50보 보행으로 이동의 증가 성취(2.5 METs)[14]

- 운동수행은 증진되고 근력도 3+/5에서 4-/5로 증진
- 환기와 호흡/가스교환은 활동하는 동안 호흡조절을 통해 증진:
  - 집중관리[52]로 전환하기 전 호흡 유지와 환기의 생리적 검사를 위한 의학적 청결이 수행되어야 한다.
  - 부드럽게 입술을 오므린 호흡의 생리적 검사를 위한 의학적 청결과 수축기 혈압, SaO_2와 ECG에 미치는 영향은 활동 프로그램을 실행하기 전에 유지되어야 한다.[44,86]

◆ 기능적인 제한의 영향

- 자가치료, 가정 관리와 관련된 신체 행동, 과제와 활동을 수행하기 위한 능력 증가:
  - FWC는 2.5 METs로 증가:
    - ▸ 최소 도움으로 이동
    - ▸ 옷 입기와 자기 관리 활동
  - 침대에서 독립적인 가동성의 성취
  - 등을 지지하고 의자에 3시간 앉아 있는 인내력 증가
  - 기능적 활동을 위한 롤링 워커로 서있기의 인내력 증가
  - 과제 수행을 위해 요구되는 감독의 정도가 감소
  - 하루 일과를 변화시키기 위한 환경, 선택, 그리고 이용하는 장비(변기, 침대, 손잡이)를 환자에 맞게 구성
  - 기립자세의 기능을 성취하기 위하여 자세 변화의 인내력 증가

◆ 위험 감소/예방(risk reduction/prevention)

- 매일 챠트 재검토를 통해 치료적 기간 동안 안전한 환경; 활동으로 인한 생리적 관찰; 의료인과 상담을 하도록 한다.
- 행동은 의학적 관리 계획을 지지하고 급성 질병과 관련된 장애 감소
- 심혈관 위험에서 다음과 같은 신호는 피하여야 한다:
  - 과제와 관련된 노력을 하는 동안 날숨을 성취한다.
  - HR, RPE의 자가 관찰,[59,60] 그리고 호흡곤란[59]이 나타난다.
  - 상지 지지/과제는 확실할 때까지 감소한다.
  - 대상부전 CHF의 증상(밤새 2-3 lbs 체중 증가, 평소 호흡곤란보다 더 심하게, 일상적이지 않은 수면 증가, 그리고 심한 말초부종)[4]을 환자와 가족들이 인식한다.
  - 환자와 가족은 식이권유(활동에 맞는 음식, 활동에 대한 혈당/인슐린 관찰, 그리고 영양사의 권유)를 통해 수행한다.[37]
- 뇌졸중 또는 재발성 심근 증상의 위험 감소
- 재발의 위험이 감소하듯이 환자의 안전 증가
- 침상안정의 이차적 영향(DVT 또는 색전, 근력과 ROM 감소, 피부문제)[61-63] 예방
- 증상의 자가치료 증진

◆ 건강, 웰니스, 운동의 영향

- 폐렴의 위험이 감소되는 것처럼 건강상태도 증진
- 환자는 의학적 안정이 더 좋은 방향으로 진행될 수 있다.
- 신체 기능 증진

◆ 사회적 자원의 영향

- 기본적인 생리적 반응은 뚜렷하고 의사 결정은 자원의 효과적 이용을 위하여 증진된다.
- 환자관리와 동일한 시설 그리고 물리치료의 기록은 APTA의 안내서에 따라 기록하여야 한다.[11]
- 사례회의, 환자 관리, 그리고 환자 가족 만남에 있어서는 둘 이상의 분야에 협조가 있어야 한다.
- 환자상태에서 의뢰 또는 변화에 근거한 대화는 지시하는 곳에 제공한다.
- 물리치료 서비스의 이용을 최적화한다.

◆ 환자/고객 만족

- 관리의 강도가 감소된다.
- 진단, 예후, 중재와 적합한 목표 그리고 기대 결과에 대한 환자와 가족의 지식과 자각은 증가된다.
- 안녕의 감각이 증진된다.
- 스트레스는 감소되고, 감소된 불안은 HR에 긍정적인 영향을 미친다.
- 심장 병변과 관련된 스트레스는 감소된다.

재활/아급성기(Rehabilitation/subacute phase)

- ◆ 병리학/병태생리학의 영향
  - 증가되는 대사요구에 생리적 반응 증가
  - 증가되는 산소요구와 관련된 증상 감소
- ◆ 손상의 영향
  - 유산소능력/지구력과 PWC는 다음과 같이 내성(> 5 METs)이 증가된다:
    - 운동 훈련을 하는 동안 운동 강도의 독립적인 자기 관리(HR, RPE, 또는 호흡곤란)
    - 심장의 예방조치는 독립적으로 적용한다.
    - 하지 자전거는 유산소능력 운동 훈련을 증가시키기 위해 12/20 Borg에서 호흡곤란이 감소된다.
  - 균형 회복 전략들은 증진된다.
  - 이동은 다음과 같이 증진된다:
    - 지팡이를 사용하여 균형 상실 없이 50보의 독립적인 집안 보행이 증가되었다.
    - 롤링 워커(ACSM 활동 Class Ⅵ)로 70 m/분 속도로 500보 감독 하에 지역사회 보행을 하게 되었다.[51]
    - > 60% 정상 비율/속도로 혼자서 빠른 계단 보행을 하게 되었다.
  - 근육 수행은 다음과 같이 증가되었다:
    - 양측 하지 발바닥쪽굽힘과 발가락 굽힘과 신전 근력이 4/5로 증가되었다.
    - 하지의 생체역학적 효율이 저항훈련을 통해 증가되었다.
    - 활동을 하는 동안 입술을 오므린 호흡이 증가되었고, 다른 점은 가로막 활동과 보조적인 근육 사용 사이에서 이루어졌다는 것이다.
  - 흉벽 가동성의 ROM은 호흡 노력의 감소로 증가되었다(겨드랑이 높이에서 3.0에서 3.5 cm로 확장 그리고 칼돌기 높이에서 2.5에서 3.0 cm로 확장).
  - 환기와 호흡/가스교환은 증가
- ◆ 기능적인 제한의 영향
  - 자가치료, 가정 관리와 관련된 신체 행동, 과제와 활동 수행을 위한 능력은 다음과 같이 증가되었다:
    - FWC는 다음과 같이 4 METs로 증가되었다:
      - ▶ 적절한 보조도구(지팡이와 워커)를 이용하여 독립적인 이동이 가능하다.
      - ▶ 모든 자가치료 활동들과 목욕하는 것에 독립이 가능하다.
    - 과제수행을 위한 감독의 정도가 감소되었다.
- ◆ 위험 감소/예방
  - 환자가 더 많은 감독 또는 도움이 필요할 수 있는 장소에서의 활동들을 환자와 가족이 알아야 한다.
  - 안전을 위한 가정 평가와 측정을 수행하여야 한다.
  - 환자에게 넘어짐의 위험이 감소되었다는 것을 설명하여야 한다.[64,65](기능적 닿기,[66] Tinetti,[67] 그리고 Berg[68]).
  - 상태의 재발 위험이 감소되는 것과 같이 환자의 안전은 증가된다.
  - 증상에 대한 자기 관리가 증가된다.
- ◆ 건강, 웰니스, 운동의 영향
  - 신체 기능과 PWC는 증진된다.
  - 사망과 사망률의 위험이 감소된다.[12]
- ◆ 사회적 자원의 영향
  - 심혈관문제(예, 불규칙한 맥박)와 관련된 현기증, 저혈당, 그리고 근골격 문제로 인한 부동성에 대하여 보고된 것은 기록한다.
  - 환자관리와 동일한 시설 그리고 물리치료의 기록는 APTA의 안내서에 따라 기록되어야 한다.[11]
  - 사례회의, 환자 관리, 그리고 환자 가족 만남에 있어서는 둘 이상의 분야에 협조가 있어야 한다.
  - 물리치료 서비스의 이용을 최적화한다.
- ◆ 환자/고객 만족
  - 환자에게 어울리는 관리를 해야 한다.
  - 퇴원계획은 협조하여야 하며, 퇴원 의향은 환자와 가족이 받아들여야 한다.
  - 진단, 예후, 중재와 적합한 목표 그리고 기대 결과에 대한 환자와 가족의 지식과 자각은 증가된다.
  - 안녕의 감각이 증진된다.
  - 스트레스는 감소되고, 감소된 불안은 HR에 긍정적인 영향을 미친다.

- 심장 병변과 관련된 스트레스는 감소된다.
- 퇴원 전(3주) 의료인에게 상지 심장의 예방조치를 받아야 한다
- 상지 과제의 생리적 관찰 보고서는 의료팀에게 제출한다.
- 상지 과제/기능을 위한 지침을 받아야 한다.
- 환기 근육의 훈련에 대한 청결/상담을 받아야 한다.

재검사 REEXAMINATION

재검사는 관리과정을 통해 수행된다. 이 유형에 참여하는 환자는 일생에서 다양한 관리를 필요로 할 것이다. 관리에서 주기적인 재검사와 새로운 관리의 시작은 환자의 기능적 제한 또는 장애의 변화가 나타날 때 수행한다. 이것은 환자에게 자신의 신체 상태, 보호자, 환경 또는 과제요구를 포함한 다양한 요인에서 변화의 결과와 같이 안전하고 효과적인 적용을 지속해야 하는지 결정하는 것이다.

퇴원 DISCHARGE

Hartman씨는 2주 동안 12~16번 물리치료를 받은 후 병원에서 퇴원하였다. 급성 관리 시기에 퇴원 후 환자의 가정 건강서비스를 위하여 퇴원하기 3주 전에 아급성 재활을 수행 받았다. 그의 유산소 능력, 근력과 지구력, 그리고 기능적 활동을 증가시키기 위한 심혈관 심장 치유를 수행하는 동안, 장시간 그리고 주의 깊은 관리재활(16주)이 필요할 것이다.

심리학적 양상 PSYCHOLOGICAL ASPECTS

Hartman씨는 심장 상태와 또다른 심장 문제의 위험으로 인하여 불안감이 있다. 몇 가지 예방조치를 설명하여 그를 안심시키는 것이 중요하다. 환자와 가족에게 교육 문서를 제공하는 것은 그가 증상에 몰두할 수 있는 것과 심리적 변화로 인하여 집중이 저하될 수 있는 것과 같은 중요한 정보를 재검토하는데 도움을 줄 수 있다. 치료적 일과를 보충하는 것은 도움이 될 수 있다.

Hartman씨는 집안 일을 돕고 지역사회를 이동할 때 이동수단에 도움을 주는 딸이 있다. Hartman씨가 병원을 싫어한다고 할지라도, 급성 관리시설에서 곧바로 집으로 퇴원하는 것은 안전하지 못하다. 재활/아급성 시설에서 지구력 훈련을 통한 유산소능력의 증진은 집에서 활동으로 인한 보상작용이 상실되는 가능성이 있을 수 있다. 게다가, Hartman씨는 넘어짐의 위험이 있다. 의료팀은 개인적 선택보다는 Hartman씨의 안전을 우선적으로 생각하여야 한다. MI 후 환자는 가끔 관리를 부정하는 경우가 있다. Hartman씨는 특정한 흉부통증의 경험이 없고, 이것은 자신이 심각한 상태가 아니라고 부인하며 위안을 삼을 수 있다. 가족은 집으로 퇴원하기 전에 그를 안심시키고, 규칙적으로 방문하고, 친구들로 하여금 용기를 북돋아 주어 재활/아급성 시설로 이동시키는 것이 중요하다.

생활습관의 변화는 재활기에서 더 강도 있게 시작하여야 하며 심리적인 의욕이 생기게 한다. 이 시기에, 환자에게 심장 부전에 대한 보상작용의 상실을 예방하는 것과 관련된 생활습관의 변화를 구두로 설명한다. 가족에게 생활습관 변화의 중요성을 구두로 설명한다고 할지라도(소금 안되고, 저콜레스테롤 식사, 규칙적인 약물 투여), 계획에 따라 이뤄진다고 볼 수 없다. 어떠한 불일치가 있는지 환자와 가족이 확인하여야 한다.

사례 연구 #2:

성인의 동맥 중격결손, 중증에서 심한 삼천판 역류, 우심실과 우심방 팽창

Adult Atrial Septal Defect, Moderate to Severe Tricuspid Valve Regurgitation, Dilated Right Atrium and Ventricle

Beth Lynch 여사는 63세로 5일 정도 호흡이 짧고 현기증 증상이 있었고, 1일 정도는 가슴을 가로 질러 "긴장" 증상이 있어 응급실을 거쳐 입원하였다.[102]

물리치료사 검진 PHYSICAL THERAPIST EXAMINATION

병력 (HISTORY)

- 일반적인 인구학: Lynch 부인은 63세로 영어로 대화를 하는 백인 여성이다. 커뮤니케이션 학위와 부전공은 비즈니스 마케팅으로 4년제 대학을 졸업했다.
- 사회적 병력: Lynch 부인은 이혼하였고 2층으로 10계단 올라가고 입구는 3계단 올라가는 2층 집에 혼자 살고 있다. 그녀는 두 명의 자식이 있다. 딸과 사위, 손자 둘은 근처에 살고 있다. 아들과 아들 가족은 3시간 정도 떨어진 곳에 살고 있다.
- 고용/일: Lynch 부인은 큰 회사 최고경영자의 이사보좌관으로 일하고 있다. 업무를 마치고 일주일에 3~5번 친구를 만나기 위해 지역 헬스클럽에서 규칙적인 운동을 하고 있다.
- 일반적인 건강 상태
  - 일반적인 건강 인식: Lynch 부인은 호흡이 심하게 짧은 것에 대한 이유를 알지 못하였다. 그녀는 의사의 권유에 따라 잘 먹고 일주일에 3~5번 헬스클럽에서 운동을 하고 있다. Lynch 부인은 규칙적인 운동과 건강 식이요법으로 HTN을 조절하는데 도움을 줄 것이라고 생각하고 있다.
  - 신체 기능: Lynch 부인은 장비 없이 모든 ADL을 독립적으로 수행한다고 하였다. 운동 방식은 일주일에 3~5번, 30~45분 동안 걷기, 고정 자전거타기이다. 업무가 끝난 후 극도의 피곤함이 나타나고 호흡이 가끔 짧아진다.
  - 심리적 기능: 정상. Lynch 부인은 12년 전에 이혼하였고 혼자 사는 생활에 잘 적응하고 있다.
  - 역할 기능: 엄마, 할머니, 이사보좌관, 동료와 헬스클럽 운동그룹에서 친구
  - 사회적 기능: 동료들과 점심을 먹고 업무가 끝난 후 헬스클럽의 친구들과 식사를 한다. 공휴일에는 손자를 보러 가고 손자의 학교생활과 축구팀 행사와 관련된 일을 하는 그녀의 딸을 돕고 있다.
- 사회/건강 습관: Lynch 부인은 사교성이 좋으며 식사를 할 때 친구와 가볍게 술을 마신다. 그녀는 심장 건강에 좋은 음식을 선택한다. 그녀의 위험요인 프로파일은 양호하다. 담배를 피우고 CAD, MI와 당뇨의 가족력은 없다.
- 가족력: CAD, 당뇨와 비만은 없다. 어머니는 암으로 사망하였고 아버지는 자동차 사고로 사망하였다.
- 의학/외과적 병력: Lynch 부인은 운동, 식이요법과 Verlan 240 mg QID로 HTN(7년)을 관리하였다. 편도선절제술(6년 전)과 자궁적출술(53세)로 수술을 받았다. 그녀는 하지에 아침 경직의 특징이 있는 경한 퇴행성 관절질병이 있다. 운동할 때 항염증약을 복용한다. Lynch 부인은 4일 전에 맥박이 200회 이상인 상심실성 빈맥(supraventricular tachycardia)과 동 빈맥(sinus tachycardia)을 나타내는 ECG 후에 응급실로 보냈던 주치의에 의해서 입원하였다. 응급실 의사는 아데노신을 투여하였고 버파밀 80 mg QID를 처방하여 그녀를 집으로 보냈다. 그녀는 짧은 호흡이 나타나 2일 후 주치의를 다시 찾았다. 버파밀은 80 mg TID로 조절되었고, 심장 상담을 의뢰하였다. 심장전문의는 다음날 Lynch 부인을 만났고 베타페이스, 코마딘과 라노신으로 약물을 변경하였다.
- 현재 상태/주호소:
  - Lynch 부인은 호흡이 짧아지고 가슴이 조여드는 것을 경험하여 의사를 찾았고 응급실에 입원하게 되었다.
  - 응급실 입원 후와 급성 치료로 5일 동안 병원에 입원하였고, 동맥 중격결손과 삼천판 수술을 통하여 완전한 심장상태로 회복하였다.
  - 심폐 바이패스를 짧은 시간 동안 사용하였고 호흡기를 빨리 떼었다. 그녀는 얼마 있지 않아 비강을 통하여 산소 2 L를 공급하였다.
  - 수술 후 첫날 초기 검사를 위해 ICU에 물리치료사가 방문하였다. 일시적인 심박동기, CVP 선, 그리고 동맥선이 꽂아있었다. 흉부 튜브는 오후 2시에 제거하였다.
  - 심장박동기의 제거를 계획하였고 휴대용 원격측정기를 착용하고 의료/수술 병동으로 이동하였다.
  - 환자는 구역질을 호소하였다.

- ◆ 기능 상태와 활동 정도: 수술 전, Lynch 부인은 장비 없이 독립적으로 모든 ADL과 보행을 수행하였고, 업무시간 동안 일하였고, 규칙적인 유산소운동에 참여하였다.
- ◆ 약물: 흉부가 불편하기 전, 환자는 HTN 때문에 버란 240 mg QID, 하지 통증과 퇴행성 관절염 때문에 아드빌 20 mg PRN을 복용하였다. 응급실에 입원하여, 라식스 40 mg IV, 코마딘 2.5 mg QID, 디코신 0.25 mg QId, 버라파밀 80 mg TID, 베타페이스 80 mg BID를 복용하였다. 수술 후 현재 티레놀, 다보셋(근골격계 통증으로 인해), 리오판(제산제), 레그란(구역질 예방), 코라세(변 연화제), 그리고 마그네슘 64 mg을 복용하고 있다. 표 4-12에 병원의 스케줄을 자세하게 설명하였다.[102]
- ◆ 다른 임상적 검사: 챠트에 기록하였고, 물리치료 노트에는 직접 기록하지 않았다.
  - 심장 도뇨관 삽입: 경한 폐 HTN, 폐의 전신단락비율은 0.64, 관상동맥에는 특정 질환 없음
  - 기관식도 초음파 심장진단(transesophageal echocardiogram: TEE): 왼쪽에서 오른쪽 단락으로 2 cm ASD, 중증에서 심한 삼천판 역류와 우심방과 심실 팽창이 나타남. 우심실 방출 분류(right ventricular ejection fraction: RVEF): 30%, LVEF: 65%
  - 임상병리 평가(수술 전과 수술 후): *비정상적 평가를 나타냄
    - Hgb: 14.4와 12.8 g/dL
    - Hct: 42.2%와 40.4%
    - WBC: 7,000과 8,500 mm^3
    - CK: 56과 156*μ/L(여성의 정상=40-150μ/L)
    - Chol: 216*과 240*mg/dL(<200 mg/dL 요구)
    - PT: 14.4*와 15.6*초(정상=11.0~12.5초)
    - PTT: 27.6과 34초
    - INR: 1.37과 2.5*(정상=0.8~1.2)
  - 흉부 x-선: 수술 전에는 약간의 심장비대, 오른쪽 폐문주위 폐확장부전, 우심증대 오른쪽 동맥비대증(right artial hypertrophy: RAH)을 보였다. 수술 후 흉부 x-선에는 폐확장부전이 약간 감소되었고, 약간의 심장비대는 그대로 있었다.
  - 12-전극 ECG: 수술 전에는 A-fib/A-flutter, 오른쪽 축 편위, 심실내 전도지연, RAH, 심박동수 200 bpm으로 변하며 ST-T 비정상 V1-2. 수술 후 ECG는 ICU에서 물리치료사가 검사하는 동안 심박동수 70 bpm으로 규칙적인 리듬을 보였다.
  - PFT: 수술 전 FVC=2950 ml(103% 예측); FEV_1/FVC=2428 ml/2950 ml(비율 82%); FEF^{50}= 70% 예측(오른쪽 폐문주위 폐확장부전으로 인하여). 수술 후 검사는 연기되었다.

시스템 재검토 (SYSTEMS REVIEW)

- ◆ 심혈관/폐
  - 혈압(BP): 127/70 mmHg
  - 부종: 없음
  - 심박수(HR): 70회, ECG에서 일정한 곡선
  - 호흡수(RR): 18 bpm
- ◆ 외피계
  - 반흔형성 상태: 복장뼈(흉골) 위에 6인치 절개
  - 피부색: 붉고 절재부위 주위에 염증
  - 피부 상태: 깨끗한 상처, 삼출액 없음
- ◆ 근골격계
  - 전체적인 관절가동범위: 양측 어깨관절 60° 굽힘 이상에서 상지 움직임 제한과 수술 후 상처 치유에 주의
  - 전체적인 근력
    - 복장뼈 주의/통증으로 인하여 관찰할 수 있는 움직임이 제한되어 상지 근력 검사 제한[103,104]
    - 하지 근력은 완전하고 WFL
  - 전체적인 대칭: 오른쪽 무릎을 DJD로 인하여 약간의 벌림 변형
  - 키: 5' 3" (1.6 m)
  - 몸무게: 126 lbs(57.3 kg)
- ◆ 신경근계
  - 전체적으로 조화된 움직임(예, 균형, 이동, 이전, 변화): 손상 없음

- 의사소통, 감정, 인지, 언어, 학습 유형
  - 민첩하고 지각이 있고, 질문에 반응하고 목소리는 저음이고 쉰듯하다
  - 선호하는 학습: 호기심이 많고, 적극 참여

검사와 측정 (TESTS AND MEASURES)

물리치료사는 심혈관 상태의 관리에 도움을 주기 위하여 의료팀에게 정보를 제공할 것이다. ICU와 의료/수술 병동에 환자를 보기 위하여 여러 번 방문하였고, 기능적 활동을 하는 동안 관찰되는 생리적 반응에 따라 의료중재를 변경하였다.[52,53,69] 물리치료사는 자세변화와 앉은 자세 유지 검사부터 시작하여 지속적인 재검사기간으로 기능적 활동을 예측할 것이다.[33,61] 이로써 물리치료사의 검사와 생리적 반응의 기록 방법을 설명하며 최적의 의료 결과에 사용할 수 있고, 환자가 안전하게 회복하는 방향을 예측할 수 있다. 표 4-12에는 스케줄을 자세하게 설명하였다.[102]

다음의 검사와 측정은 11일 동안 ICU에서 환자에게 수행한 것이다. 결과는 아래에 설명하였다.

- 유산소능력/지구력
  - 8분간 침대에 앉아 있는 인내력은 구역질의 증상으로 제한됨
- 인체측정학적 특성
  - BMI(kg/m^2: 체중/신장) = 22.38은 여자 평균을 의미[12]
- 각성, 집중, 그리고 인식
  - 지남력×3
  - 주의력 제한, 통증/구역질에 의해 혼란
- 순환
  - 심박수(HR)
    - 속도 유형의 결정(지나친 속도)[105-108]
    - 누워 있는 자세에서 70 bpm
    - 앉아 있는 자세에서 72 bpm으로 증가
    - 다시 누우면 30초 내에 70 bpm으로 회복
  - 혈압(BP)
    - 휴식 시 바로 누운 자세에서 127/70 mmHg
    - 앉은 자세에서 104/60 mmHg
    - 누운 자세에서 회복하는 동안 114/57 mmHg (1분 후)
  - 청진
    - S_4 심장소리, S_2의 광범위한 소음
    - 경동맥 잡음 없음
  - 맥박 특성
    - 즉시 — 활동 후 맥박 특성 — 약해짐
  - JVD
    - 발견되지 않음
  - ECG
    - 심방의 지나친 속도, 모니터에 곡선 관찰됨
    - 비정상적인 빈맥을 조절하기 위한 지나친 파열에서 심박동기 장착
- 외피계의 통합성
  - 사지는 따뜻하고, 건조함
  - 복장뼈(흉골, sternum) 절개부위는 따뜻하고, 붉고 만지면 아픔
- 근 수행력
  - 침대에서 변경된 검사
  - 초기 근육군(3+에 검사)
    - 하지 엉덩관절 굽힘근, 넙다리네갈래근(대퇴사두근), 무릎관절 굽힘근, 발등굽힘근(배측굴곡근), 그리고 발바닥쪽굽힘근(저측굽힘근)
    - 둔부근 수축 촉진(2/5 이후 생리적 반응에 검사 제한)
    - 절개 부위 통증으로 상지 어깨관절 굽힘과 벌림 60°에서 제한
    - 상지 팔꿉관절과 손목 굽힘과 폄 그리고 잡기는 정상(최소한 3+/5)
  - 흡기를 위한 보조 근육 사용
- 신경근 발달과 감각 통합
  - 기관지 삽관 튜브를 제거한 후 말하는 것은 좋지 않음
- 통증
  - 절개부위 위에 압통
  - 어깨관절 굽힘과 벌림(60° 이상) 통증은 7/10 (0 = 통증 없음, 10 = 심함)

표 4-12 사례연구 #2: 입원과 초기 활동의 내성 보고 기록에 따른 스케줄

날짜	내용
1	• 짧아진 호흡, 현기증의 주된 증상을 일차진료 의사가 확인 • ECG: 맥박 200으로 강 빈맥/심실 상부 빈맥 • 응급실로 보내짐, 아네노신 투여, 버파밀 80 mg QD를 처방받아 집에 옴
2	• 짧아진 호흡이 지속되어 의사를 다시 찾음 • 버파밀 80 mg TID로 조절 • 심장의 상담 계획
3	• 심장의와 상담 • 약물을 베타페스, 코마딘, 라노신으로 변환
4-5	• 호흡의 짧아짐이 증가, 흉부가 조여드는 증상으로 응급실을 통해 병원에 입원 • 입원하여 약물 복용: 라식스 40 IV, 코마딘 2.5 mg QID, 디그 0.25 mg OD, 버파밀 80 mg RID, 베타페스 80 mg BID • 심장 도뇨관 삽입: 경한 폐 HNT, 0.64 shunt 비율, 관상동맥 질환 없음 • TEE: 왼쪽에서 오른쪽 단락으로 2 cm ASD, 중증에서 심한 삼천판 역류와 우심방과 우심실 확장. RVEF: 30%, LVEF: 65% • 흉부 X-선: 경한 심장비대, 오른쪽 폐문주위 확장부전, 우심증 대 RAh • ECG: A fib/Aflutter, 오른쪽 축 편위, 심실내 전도 지연, RAH, ST-T 비정상
6-9	• 지속적인 부정맥으로 헤파린 투여 시작 • 폐확장부전을 바꿔놓기 위해 심호흡과 분무된 약물로 치료
10	• ASD와 삼천판 수술로 회복 • 약물: 티레놀, 통증/체온을 위한 몰핀 설페이트, 다보셋, 리오판, 레르란, 아세틸살린산, 수면제 베나드릴, 코라스, 마그네슘 64 mg
11	• ICU에서 초기 PT 검사 • 심박동기(과작용), 중심선, A-선, 흉부선은 2시에 제거 • CVP = 12 mmHg, MAP = 90 mmHg, PaO_2 = 85 (비강을 통하여 2 LPM O_2) • 활동: 8분간 침대에 앉았다가 구역질로 인하여 다시 바로 누움

활동	HR	BP	O_2 포화	ECG	증상
안정	70	127/70	94%	PACED	구역질
앉기	72	104/60	93%	PACED	구역질
바로 누운자세	70	114/57	94%	PACED	구역질

• PT 기간 60분 후에 심박동기 제거
• ECG(심박동기 제거 후): 강 빈맥, HR=139, 오른쪽 축 편위, RVH

날짜	내용
12	• 의료/수술병동에서 휴대용 원격측정 • 오전에 물리치료 재검사. 환자는 증상 없이 안전하게 롤링워커로 200보 보행. 안정 시 O_2 포화 = 96% • ECG: 근본적인 영구적인 심방수축(occasional permature atrial contraction: PACs)이 있으면서 정상 강 리듬(normal sinus rhythm: NSR)

활동	HR	BP	ECG	증상
안정	91	134/59	NSR 대 거의 PACs	없음
보행*=앉은자세 BP	101	130/59*	NSR 대 거의 PACs	없음
바로 누운자세	87	122/55	NSR 대 거의 PACs	없음

(계속)

표 4-12 사례연구 #2: 입원과 초기 활동의 내성 보고 기록에 따른 스케줄 *(계속)*

날짜	내용				
	• 오후에 A-fib로 전환; 약물은 NSR로 전환하기 위하여 코마딘 5 mg과 디그 0.125 mg으로 조절: 오후에 PT 없음 • 흉부 X-선: 경한 폐혈관 울혈로 심장 비대 • 오른쪽/왼쪽 폐문주위 폐확장부전이 약간 증가				
13	• A-flutter 비율이 2:1에서 3:1로 악화될 때 PT는 연기한다.				
14	활동	HR	BP	ECG	증상
	45° 누운상태에서 안정	100	123/69	A-fib	없음
	침대 끝에 앉기	116	138/70	A flutter	피로
	서기/이동하기	130	98/64*	A flutter	피로
	30° 바로 누워있기	88	108/80	Afib/A flutter	피로
	• 혈압반응은 과소하게 적응한다. 활동기간은 AACVPR 기준으로 마무리 한다. 약물은 디옥신을 0.5 mg 증가하여 조절하였다.				
15-21	• 환자는 약물관리를 지속적으로 하고 IAD (삽입형 심방 제세동기) 특성이 있는 이중 프로그램 된 항빈맥의 삽입과 함께 비정상적인 통로를 수술로 제거하였다.				

*= BP 앉은 후

Carrothers L, Vailey M, Irwin S, Zadai C. A patient with complicated recovery following open heart surgery 인용. A Presentation handout from the Annual Conference and Exposition of the American Physical Therapy Association Compendium of handout. *Physical Therapy '99 course Materials: Part 2*. Orlando. Fla: June 7, 1999;351-355.

- V_1 전극을 부착하는 4번째 갈비뼈간에서 오른쪽 빗장뼈 중간 위에 발통점 없음
- 수술 후 염증으로 오른쪽 외측 흉골 부위에 압통 (4/10)
- 깊은 흡기 시 전방 흉골에 통증(5/10)
- 앉은 자세로 활동하는 동안 식사 또는 자세 변화에서 통증이 증가한다는 보고는 없음

◆ 자세
- 어깨뼈는 전인되고, 어깨는 내측으로 회전됨
- 전방 머리 자세

◆ 관절가동범위
- 연령이 아니면 정상범주 내
  - CWE 감소 — 통증으로 제한
    - 겨드랑이 = 2.5 cm
    - 칼돌기 = 1.0 cm
  - 촉진에서 양측 가쪽 갈비뼈 확장이 좋지 않음
  - 상지 어깨관절 굽힘, 벌림 AROM은 60°, 2° 통증으로 제한
  - 통증은 어깨관절 가쪽돌림 수동관절가동범위는 30°에서 제한(환자는 45° 기댄 자세로 어깨관절 벌림을 30°로 검사하였다)

◆ 자가치료와 가정 관리
- 45° 기대어 누운 자세로, 최소한 보조하여 오른쪽으로 옆으로 눕게 하기 위해 구른다.
- 많은 보조를 하여 침대의 끝에 앉게 하는 것은 통증과 구역질로 제한되었다.
- 생리적 반응과 구역질 때문에 완전하게 검사하지 못하였다.

◆ 환기와 호흡/가스 교환
- 인체측정은 양측 하부엽의 후방과 외측 기저분절에 호흡 소리가 감소되었다.
- 쇄골 거상을 이용한 상부 흉부 유형으로 호흡
- 펌프 핸들 동작이 제한되고 흉곽확장이 좋지 않음
- 호흡 유형 = 빈호흡

- 비강을 통한 산소 2L 산소측정법은 누운 자세에서 산소포화도는 94%로 나타났다.
- 폐 기능의 재조사에서 발견된 것은 다음과 같다:
  - FVC=2200 ml(76% 예측)
  - FEV_1/FVC=2000 ml/2200 ml(비율=91%; 수술 후 통증과 주의로 인하여 검사 제한)

◆ 일, 지역사회 그리고 여가 통합 또는 재통합

- Lynch 부인이 직장으로 돌아왔을 때 회복상태에서 운동 중 생리적 반응은 불확실하다.
- 그녀가 여가활동 전으로 돌아가는 것은 우심실 손상과 나쁜 CO로 인하여 어려울 것이다.
- 생리적 관찰을 하지 않고 이전의 활동을 다시 시작하기 위한 생활습관 변화와 지침은 몇 개월 동안의 심장 재활기간을 필요로 한다.

평가 EVALUATION

그녀의 병력과 검진은 왼쪽 심장에서 우심방과 심실로 과도한 혈액이 흐르는 성인 ASD의 수술 후 회복의 진단과 일치하였다. 압박은 오른쪽 심근에 과도한 부하와 삼천판의 손상, 전도체계에 전기적 혼란을 주고, 호흡계에 과도한 압박을 일으킨다.[109] ASD와 삼천판은 수술로 복구되었다. 이와 같은 수술적 복구는 ASD 환자의 약 1/5에서 수술 전 지속적인 심방 세동 또는 불규칙한 심박동을 악화시킨다.[110] 수술 전 부정맥이 있는 ASD 환자는 특히 노인이며 수술 전 부정맥이 없는 환자보다 폐동맥의 압력이 높다. Lynch 부인의 프로필과 일치하였다.

수술 후, 물리치료사는 Lynch 부인이 뇌졸중과 색전의 위험을 증가시키는 심방 부정맥의 위험이 지속될 것이라는 것을 고려하여야만 한다.[111] 수술로 압력 부하가 감소된다고 할지라도, 오른쪽 심장의 손상은 원래 상태로 돌이킬 수 없고 위험 생성이 지속된다.[102,109,110] 심근은 신장되어 있고, 환자는 수축기 혈압이 떨어지고 활동 인내력의 저하를 유발시키고 왼쪽 심장기능(그림 4-2 참고)[29]에 영향을 주는 오른쪽 심장부전과 같은 나쁜 CO를 가지고 있다. 이 시기에, 짧은 호흡은 기능적 훈련을 제한시키는 더 이상의 요인은 아니다. 구역질과 통증은 물리치료프로그램에 참여를 금지시키는 생리적으로 부적합한 CO가 부가되어 활동을 제한한다.

비정상적인 부정맥이 있다. 또한, 지속적인 재검사의 과정은 의료팀과 자세한 대화와 함께 물리치료에 필요로 한다. 물리치료사는 자세 변화와 각 기간의 활동에서 환자의 생리적 반응 모두를 보고하는 중요한 역할을 맡고 있다. 의료팀은 이 보고서에 따라 적절한 약물과 중재를 제공할 것이다. 물리치료 재검사 기간에서 완전한 재검토와 의료관리의 조절은 표 4-11에 요약하였다.[102]

진단 DIAGNOSIS

Lynch 부인은 뇌졸중의 위험이 있는 우심실 심장부전(right ventricular heart failure: RVHR)과 비정상적인 심방 세동의 합병증인 ASD, 그리고 삼천판의 회복 수술을 받은 환자이다.[102,111] 그녀는 절개 부위와 주위에 통증이 있다. 그녀는 유산소 능력/지구력, 순환, 근 수행력; 자세; 관절가동범위와 환기와 호흡/가스 교환이 손상되었다. 그녀는 자가치료와 가정 관리 그리고 일, 지역사회, 그리고 여가활동, 과제 그리고 활동이 제한된다. 이러한 결과는 패턴 D: 심혈관 펌프 기능장애와 기능부전과 관련된 유산소능력/지구력 손상에서 설명하였다.[11] 수술 후 초기에, 통증과 나쁜 환기 기전은 폐렴의 위험을 증가시킨다.[112-115] 그러므로, Lynch 부인은 부가적인 패턴 (심혈관/호흡 패턴 E)에서 분류될 수도 있다.[11] 확인된 손상은 관리의 예후와 계획을 결정하는 데 적용될 것이다.

예후와 치료계획 PROGNOSIS AND PLAN OF CARE

이 시기에 Lynch 부인의 일차적인 목적은 기립자세에서 ADL을 안전하게 수행할 수 있게 생리적 반응이 안정적이 되고 의료/수술병동으로 이동한 후 집에서 외래 물리치료를 받는 것이다. 폐의 하엽에 폐포 환기의 계획 관리와 회복은 폐렴의 발생을 예방하기 위한 물리치료 계획의 중요한 부분이다.[94,95,98] Lynch 부인의 수술 절개부위는 치유와 감염 징후를 관찰하여야 한다.

그녀의 우심실의 기능장애가 오래 지속되고 만성이 된 후, 생활유형의 변경 계획이 필요할 것이다. Lynch 부인은 영구적인 심장근육(중심부)에 손상의 제한에 대하여 교육을 받을 것이다. 유산소능력의 증가는 말초질환에 효과가 있을 것이고 기능을 증가시키지만, Lynch 부인에게서는 완전히 정상적인 CO를 예측할 수 있는 것은 아니다.[102] 게다가, Lynch 부인은 흉골과 심장에 대한 주의사항[104]과 심방 세동과 관련된 색전의 위험의 최소화, 뇌졸중의 잠재성, 폐색전과 DVT를 감소시키기 위한 의학적 관리의 중요성에 대해서 교육 받는 것이 필요할 것이다. 다음 주가 지난 후, 하루에 두 번씩 최소한 8-12번 방문이 필요할 것이고, 그 후 다음과 같이 급성 관리결과를 확립하는 것을 결정하여야 한다:

- 매일 챠트 재검토, 활동으로 인한 생리적 관찰, 의료팀과 상담을 통하여 치료 기간동안 안전한 환경을 만든다.[52,53]
- 독립적인 침상 가동성을 성취한다.
- 침상 안정의 이차적 효과를 예방한다.
- 감독 하에 서있기와 보행을 성취한다.
- 앉는 자세의 인내력을 성취한다.

의료/수술병동으로 이동한 후, 급성관리에서 퇴원하기 전 다음과 같이 성취하고자 하는 결과를 결정한다:

- 유산소 능력을 증가시킨다.
- 호흡유형은 안정 상태와 활동하는 동안에서 정상화된다.
- 심혈관 위험을 최소화하고 복장뼈 부위에 주의사항을 따른다.
- 기능적 활동의 능력을 증가시킨다.
- 복장뼈 절개부위 위에 통증을 감소시킨다.
- 자세는 증진된다.
- 기능적 과제에서 상지의 참여를 위해 ROM을 증가시킨다.

이러한 결과를 성취하기 위하여, 이 환자를 위한 적절한 중재를 결정한다. 이것은 협응, 의사소통 그리고 기록; 환자/고객 관련 교육; 치료적 운동; 자가치료와 가정 관리에서의 기능적 훈련; 그리고 기도 청결 기술이 포함될 것이다.

Lynch 부인은 가정에서 응급관리를 위한 계획을 하여 가족 구성원이 감독하겠다는 권유로 집으로 퇴원할 것이다. 부정맥의 위험으로 인하여, 생활습관을 변경에 대한 권유를 받아들이는 것은 가정 건강의료서비스를 통한 교육으로 인한 것이다. Lynch 부인은 일상적인 ADL을 수행하는 동안 생리적 관찰을 수행하기 위하여 가정에서 물리치료를 6회 받도록 계획할 것이다. 덧붙여 물리치료사는 안전한 생리적 제한 내에서 유산소능력을 증가시키기 위하여 운동 참여를 계획한다. 가정 물리치료 2주 후, Lynch 부인은 외래환자 심장 재활 프로그램 2단계를 수행할 것이다. 12주의 과정이 지나면, 유산소능력을 증가시키기 위하여 그리고 Lynch 부인이 변화된 능력에서 하루 종일 근무를 하고 변경된 여가활동에 안전하게 참여하기 위하여 일주일에 3번, 총 14~36번의 방문이 필요할 것이다.

중재 INTERVENTIONS

선택된 중재에 대한 근거 (RATIONALE FOR SELECTED INTERVENTIONS)

치료적 운동 (Therapeutic exercise)

모든 치료적 운동기간은 금기증(표 4-9 참고)에 대하여 승인된 ACSM 기준과 입원환자를 위한 마무리 활동의 AACVPR 기준(표 4-10 참고)에 대한 시설에 의해 안내될 것이다.[12,14] 덧붙여, 생리적 제한은 의료팀이 논의하여 결정할 것이다. Lynch부인은 특히 ECG와 BP 관찰이 중요할 것이다. 초기 ICU에서 환자참여는 마취 후 무감각으로 인한 이차적 구역질로, 과도한 활동 HR(현재 70-72 bpm)의 이차적 반응이 좋지 않고, 자세 변화로 BP가 떨어지는 것(127/70 mmHg에서 104/60 mmHg)에 의하여 제한될 것이다. 심방의 과도한 활동은 심실 비율을 안전하게 하는 비정상적인 리듬(SVT와 조절되지 않는 심방 세동)을 차단하지만 보상적인 HR 반응을 유도하는 압수용기를 작용하게 하는 것은 아니다.[105-108] 강심제와 같이 심박동기를 제거한 후 139 bpm으로 HR이 되돌아오는 것은 심장을 지나서 전도하는 것을 느리게 하는데 사용된다. 이것은 금기가 되는 활동이 아닌 수용할 수 있는 리듬에서 나타난다(다양하고 빠른 심방수축으로 정상 강 리듬). 물리치료를 12일 받은 후, 환자는 리듬을 유지하지 못하고 심방 세동이 다시 나타났다.

일시적인 과도한 활동은 심방 리듬을 바로 잡아주고 심실비율을 감소시킨다. 이론적으로, 이것은 심방 수축을 증가시키고 심장 확장기에 약해진 우심실을 완전하게 채우게 된다.[116] 약하게 손상된 심장에서, 심실의 채워짐이 증가하는 것은 심장에서 최적화된 길이긴장 효과에 의하여 CO를 증가시킬 수 있다. 그러나 이러한 경우에, BP 측정은 우심실의 길이긴장의 손상으로 외부가 채워진다고 생각하여, 우심실 심장근육을 과도하게 신장시키는 심장근육의 기능부전을 나타낸다. 뇌졸중과 빈맥의 위험이 속도로 감소될 수 있다고 하더라도,[116,117] 속도가 CO를 손상시키는 경우에, BP가 떨어지는 것을 관찰할 수 있다. 이 환자는 허약한 CO 반응으로 느린 심방 전도와 같은 의학적 중재를 받고 있고, 아직은 빠른 비율로 안전하게 절충할 수도 있다.

물리치료사는 각 치료 기간을 위해 치료 사항을 결정할 때 지속적으로 의료관리 계획을 재검토하여야 한다. 환자가 기능적 훈련으로 적절한 심장 리듬의 기간을 성취하였다 하더라도, 리듬은 후에 악화될 수 있다. 초기 강심제의 약물관리는 충분하지 않을 수 있다. 치료사는 조절되지 않는 심방 세동과 활동에 금기증과 같은 동요 그리고 하루에 치료시간을 연기하는 것을 인지하여야 한다.[12,14] 치료사는 이 환자를 위한 다음과 같은 의료관리 사항을 학습하여야 한다: 1) 더 좋은 약물 관리, 2) 전도체계의 지도제작과 비정상적 전도경로의 수술적 제거, 또는 3) 이중 심장박동기와 결합된 영구적인 삽입형 심방 세동제거기(implantable atrial defibrillator: IAD) 이식.[116-119] 의료팀은 더 좋은 약물관리에 동의하였고 첫 번째 전략으로 시도할 것이다.

심방 세동은 두 가지 방법으로 심장 기능을 추측한다. 첫째, 이것은 SV(수축기 혈압에서 저하를 나타내는)를 위한 최적의 길이긴장에 미리 부하를 증가시키는 것을 돕기 위하여 심실을 불완전하게 채우는 것이다. 둘째, 오랜 우심방 확장으로 인하여 전기적 개조를 의미할 수 있고,[109] 그 후 조절되지 않은 심실 전도에 전위를 유발시킨다(HR 구성하는 CO의 방해). 그러므로 물리치료사는 BP를 검사하지 않지만 ECG를 재검토하고 심실비율과 심실 수축 사이에 심방 맥동의 수를 고려하여야 한다. AV는 활동하는 동안 적절하게 증가될 수 있다.[102] 약물관리에서 더 적절한 조절은 SVT를 조절하기 위하여 고안된 약물의 효과가 필요할 수 있고 심방 세동은 운동을 하는 것과 같이 적은 양의 카테콜아민이 유입될 때 나타날 수 있다.[117,120] Lynch 부인이 일을 할 때, BP가 활동에 적합하지 않거나 심방 동요가 A-V 전도 비율이 2:1에서 3:1, 4:1로 증가된 것으로 나타난다면, 활동시간을 증가시켜야 한다(표 4-12, 13일 참고). 물리치료사는 의사에게 디고신 용량 증가의 가능성과 저혈압 반응을 나타내는 혈관이완제 약물에 대하여 이야기하여야 한다.[102] 운동 후 환자의 리듬을 악화시키기 때문에, 의료팀은 초기 약물관리의 효과를 감소시키는 카테콜아민을 생각하여, 디옥신 용량을 0.5 mg으로 증가시킨다.

외래환자 급성관리 시기에, Lynch 부인은 휴식 시 과도한 120 bpm으로 심실비율과 심방 세동이 조절되지 않았다. Lynch 부인은 자세 변화로 혈압이 저하되고 부정맥으로 인한 심혈관 펌프 기능부전이 있다고 분류하였다.[12,12,38] 치료기간 동안 활동은 의료적 불안정과 심장대상 부전의 징후가 있는지 조심스럽게 관찰하여야 하므로 제3자에게 의존하는 것을 선택한다. 물리치료사는 활동 요구에 맞게 CO가 증가하는 것에 도움을 주기 위하여 약물에 변화를 주도록 하였다. 과도한 운동은 환자가 급성 기능부전이 나타날 수 있고 RV가 부하 전에 과도하게 증가될 수 있다. 게다가, 운동하는 동안 유입되는 카테콜아민은 전도에 영향을 줄 수 있고, 약물 인자와 상호작용하여 역효과를 유발시킬 수 있다.[117,120]

환자가 안정될 때, 물리치료사는 수술 후 입원환자가 활동하는 동안 제한되는 HR에 ACSM 권고를 고려하여야 하고, 운동에 금기증을 위한 활동 전 검사에 부가되는 활동을 하는 동안 지침인 HR_{rest} +30회/분$^{-1}$을 사용한다(표 4-9 참고).[14] 환자가 심방 세동 또는 물리치료사가 관찰하는 AACVPR 기준(표 4-10 참고)이 나타날 때마다 활동은 중지한다.[14] 그러나 물리치료사는 삶의 질을 저하시키고 기능적 능력을 저하시키는 증상을 유발시키는 보상적인 심장 기능부전이 있는 환자에게서 신체적 상태를 제안하는 보고서에서 증거도 인식하고 있어야 한다.[21] 그러므로 환자는 보행 시간을 증가시키는 것을 격려한다. 가동법은 환기/관류의 조화 증가와 폐렴의 위험 감소가 되는 동안 혈전 형성[70,71]의 위험을 최소화시킨다.[61] 물리치료사는 선택 활동과 INT값을 모니터할 때 일부러 거상하여도 연부조직에 남아 있는 멍에 항응고제의 효과를 고려할 수도 있다.[76] 물리치료사는 출혈의 징후도 관찰하여야 한다.

치료적 운동은 상지 ROM의 점차적인 회복과 하지 근력 그리고 가동성 유지에 중점을 둘 것이다. 수술 후 통증은 4~5일 내에 감소할 것이다. 통증이 감소하면, 물리치료사는 상지 AROM을 하는 동안 복장뼈에 주의 사항을 유지하도록 하여야 할 것이다. 물리치료사는 상지 기능이 증진되는 것과 같이 상처에 감염 징후(고약한 냄새 또는 과도하게 변색된 배액)가 있는지 주의 깊게 검사하여야 한다. 덧붙여, 상지 ROM 활동들은 수술 유형과 복장뼈 고정 절차에 따라 지도할 것이다.[122] 물리치료사는 상지의 과도한 움직임을 수행하기 전에 흉골 안정성(깊게 흡기하는 동안 상처의 양측면에서 가슴이 올라가고 떨어지는 것과 청진에 딸깍거리거나 문지르는 소리가 들리지 않는지 관찰)을 위해 흉벽을 검사하여야 한다.[104] Lynch 부인은 양측 상지를 머리 위로 올리고, 중심선을 지나는 수평 모음, 관상면을 지나는 수평 모음 동작은 피해야 한다고 교육받았다.[104] 상지에 역기 들기는 장애와 관련된 합병증을 예방하기 위하여 가벼운 무게(1-3 lbs)로 10~15회 반복하는 것으로 제한하여야 한다.

Lynch 부인이 관리를 통해 진전이 있다면, 치료적 기간은 ACSM과 AACVPR의 권유에 따라 관리하여야 한다.[12,14] 근육 위축과 수술 후 흉터 생성을 예방하기 위하여 초기에 가벼운 무게(1-3 lbs)로 수행하는 상지 AROM은 중요하다. 그러나 완전한 치유를 하기 위해서는 3개월 동안 상지에는 저항운동을 수행하지 말아야 한다.[12,123] 하지 체력훈련은 BP와 HR 반응에 따라 지도하여야 하며, 과도한 교감 유출량을 피하기 위하여 적절한 호흡으로 1 RM의 50%보다 적게 제한한다.[14]

기도 청결 기술 (Airway clearance techniques)

근골격계와 외피계의 수술 후 관리는 물리치료에 의하여 수행되어야 한다, 통증관리는 기도 청결을 위하여 부드러운 기침을 수행하기 전에 흡기 용적과 흉부 확장을 증가시키는 것이 중요하다.[123] 그러므로 호흡과 기침 활동들은 통증 약물 복용 후에 계획한다. 수술 후 환자는 폐렴의 위험이 증가한다.[112-115] 마취 후 가로막 신경의 억제로 가로막의 긴장도가 저하될 수 있기 때문에 가로막 호흡과 심호흡 운동은 흡기 용적을 증가시키기 위하여 중요하다.[95]

협응, 의사소통 그리고 기록 (COORDINATION, COMMUNICATION, AND DOCUMENTATION)

Lynch 부인을 위한 최적의 의료관리를 수행하기 위하여 급성관리를 수행하는 동안 의료팀은 매일 대화를 하여야 한다.[98] 물리치료사는 매 치료를 하기 전에 적절한 치료전략을 결정하기 위하여 의료팀과 대화하고 의료 챠트를 재검토하여야 한다. 의료팀은 활동을 시작하기 위한 임상병리 수치(INR 그리고/또는 PT/PTT)[41,42,49] 그리고 생리적 지침(ECG와 수축기 혈압)을 확실하게 확인하고 의견이 일치하도록 한다.[12,14] 물리치료사는 그 장소에서 관리 간호사 또는 의사에 의해 병원 프로토콜을 순차적으로 정하는 것이 일상적이다. 물리치료사는 각 기간의 전 상태에서 팀원들이 요구하는 어떠한 변화도 구두로 대화한다. 물리치료사는 Lynch 부인을 위한 의료계획과 치료적 계획을 지지하는 활동을 논의하기 위하여 가족과 만나야 한다.

물리치료사는 치료를 중단하여야 하는 금기 활동 또는 치료적 운동 기간에서 좋지 않은 혈압과 ECG를 확인하기 위하여 의료 팀원과 계획을 논의하여야 한다. Lynch 부인을 위하여 특별하게, 활동하는 동안 생리적 반응(특히 수축기 혈압의 저하)을 의사가 확인하고 믿도록 하는 것이 중요할 수 있다. 물리치료사가 작성하는 환자의 생리적 반응에 대한 명확한 기록은 적절한 관리를 위해 의료팀에게 도움을 준다. 활동을 증진시키는 것에서 의료 관리 계획의 적합함과 환자의 생리적 반응과 증상에 따른 생리적 원인을 찾아야 한다. 물리치료사는 활동하는 동안 환자의 CO를 증가시키는 것에 대한 의료 관리를 찾고 의료팀과 논의하여 선택한다. 활동 내성은 모든 생리적 변수로 표시하여 기록하고 CO를 증가시키기[102] 위한 약물의 변경을 하여야 하는지 그리고 비정상적인 전도로의 수술 제거 그리고/또는 세동 억제 능력이 있는 영구적 항-빈맥 심박동기의 착용 가능성이 있는지에 대하여 고민하는데 의사와 논의를 하는 동안 참고가 된다. 보행과 ADL을 하는 동안 장기적인 심장의 안정성은 심장 재활의 참여와 가정으로 안전하게 퇴원하는데 필수적인 것이다.

사례회의, 환자/가족 만남, 매일 회진, 의료 기록에서 시간별 자료 수집, 분석 그리고 기록을 통하여 관리의 대화와 협조가 유발된다. 매일 물리치료사가 수행하는 재검사는 환자의 임상병리 결과, 생체징후, 그리고 ECG에 대한 챠트 재검토이다. 두 분야 이상의 팀원의 조언은 확인하여야 한다. 활동반응은 심장 안정성을 성취하기 위하여 전체 예후를 평가하고 적합한 약물을 정하기 위해 의료팀에게 도움을 주기 위하여 의료 챠트에 기록하여야 한다. 급성관리 기간 동안 활동 내성 재검사에 대한 예는 표 4-12에 설명하였다.[102] "심장과 수술의 주의사항"으로 설명된 지침은 가족과 병원 간병인에게 제공하여야 한다. 징후는 환자 옆에 있는 간병인이 확인할 것이고 환자의 침대 가동성을 도울 때 상지를 당겨서는 안된다. 최소 훈련기간은 Lynch 부인의 복장뼈의 훈련 전 합병증의 이해와 치유를 확인하기 위하여 제공되어야 할 것이다.

환자/고객 관련 교육 (PATIENT/CLIENT-RELATED INSTRUCTION)

급성관리에서, 수술 후와 심장의 주의사항을 환자와 가족에게 교육하는 것에 중점을 두어야 한다.[97,104] 가족은 수술 후 통증과 완전한 기능이 있는지 확인할 수 있다. 가족은 부정맥과 응고 병변의 위험에도 불구하고 일어나고 움직이는 것을 원할 수 있다. 병변의 심각성에 대해서는 대화하여야 하고 관찰되는 중요한 징후와 증상에 관하여 교육하여야 한다. 통증 감소와 멍을 예방하기 위한 사지 보호와 같은 상처치유를 위한 의료 계획은 가족에게 설명하여야 한다. 교육의 내용은 다음과 같다:

- 심폐 손상과 관련된 징후와 증상과 응급 반응, CPR의 재인식[98]
- 응급 반응체계를 평가하는 이유
- 일관되지 않는 ECG의 현재 병태생리적 반응과 병변을 관리하기 위한 의료수행에 대한 이해
- 안정성을 증가시키기 위하여 심장과 흉골 주의사항(호흡 유지 없음, 팔에 체중부하 없음, 들기 또는 들어올리기 없음, 팔을 60° 이상 들어올리기 없음, 과도한 수평벌림과 모음 없음)[104]에 대한 승낙의 필요
- 복장뼈 위에 베개 부목과 과도한 기침/재채기 기술의 사용[95,98]
- 왼쪽 심장에 대상부전의 이차적 영향(침대에서 호흡의 비율이 짧아지고 기대는 것이 증가)과 같은 오른쪽 심장의 대상부전의 징후(복부통증, 팽창, 과도한 피로, 그리고 발목부종) 확인[2,4]
- 규칙적인 약물 복용과 혈액응고 관리의 중요성
- 움직이는 동안 피부 보호 전략

치료적 운동 (THERAPEUTIC EXERCISE)

의료/수술병동에서 초기 급성시기에, ECG 원격측정 관찰은 사용하지만, 모든 중심선은 자세 또는 과제 변화를 유발시키는 물리치료사가 BP를 관찰하여 제거한다. 심장과 복장뼈 주의사항은 각 치료기간 동안에도 수행되어야 한다. 이 시기에 치료 시간은 통증 약물 복용 후 30분 정도에 계획한다. 활동 시간은 금기증을 위한 승인된 ACSM 기준 시설과 마지막 활동을 위하여 AACVPR 기준에 의하여 지도되어야 한다(표 4-9와 4-10참고). 그러므로 활동을 위한 활동 참여 강도는 $HR = HR_{rest} + 30$; $RPE < 13$; 그리고 수축기 혈압 > 90 mmHg이여야 한다.[12,14,24] Lynch 부인이 매우 기능적이라 할지라도, 그녀는 부정맥과 갑작스런 기절의 위험 때문에 모든 행동에서 감독을 받아야 한다. 치료적 운동을 위한 관리시 고려

사항은 다음과 같다 :

1. 의료적 불안정성의 징후 관찰(SVT를 위해 ECG 재검토, 조절되지 않은 맥박으로 A-fib/flutter, 낮은 혈압)
2. 활동을 금기하여야 하는 대상부전과 악화된 심장 기능부전의 징후와 증상 관찰(JVD, 복부통증, 하지에 과도한 부종, 안정 시 RR >30 bpm 또는 확실하게 짧아진 호흡, 폐 $^1/_2$ 이상에서 거칠어진 폐수포음, 안성 시 과도한 피로)[2,4]
3. 임상병리 수치 관찰과 응고 또는 출혈의 징후 관찰(치료 전 INR과 PTT 점검과 DVT, 폐색전, 또는 임박한 뇌졸중의 징후 관찰)
4. 청진을 통한 감염 또는 폐렴이 될 수 있는 호흡부전의 새로운 징후에 주의
5. 통증의 정도에 따라 치료 변경
6. 상처 치유상태를 예측하는 동안 치료적 중재 적용

◆ 유산소 능력/지구력 상태
- 지구력을 위한 파라미터[12]
  - 방법
    - 복도 걷기를 위해 침대에서 앉아 있는 동안 하지의 큰 근육과 자연스런 움직임을 이용한다.
    - 상지는 유산소 훈련에 사용되지 않는다.
  - 기간
    - 3~5분마다 간헐적
    - 휴식시간은 운동시간의 절반이어야 한다.
  - 강도
    - 팀이 처방한 마지막 지점 이용(혈압 하한 제한, 맥박 상한 제한)
    - 금기증의 징후 관찰
    - 혈압은 휴식 시 <120 mmHg 그리고 일률적인 리듬[12]
    - ECG는 적절한 심실전도 비율 < 3:1 심실 비율에 심방을 보여준다.
    - 운동 시 HR과 BP는 일정하고 적당하게 상승하며 약물 복용 기간에 부합하여야 한다.[29,52]
    - 활동의 MET 수준은 비정상적인 리듬이 있는지 기능과 유산소 훈련에 낮은 수준을 나타내는지 기록한다.
  - 빈도
    - 하루에 2~3회
  - 진행
    - 적절한 생리적 반응과 내성으로
    - 지속적인 활동을 위한 기준에 맞게
    - 퇴원 후에 매 시간 동안 10~15분 지속적인 운동을 하도록

◆ 신체 기전과 자세 안정화
- 상지는 사용하지 않고 체간 중심 근육을 사용하여 침대에서 움직이고 기립 자세를 취한다.
- 긴장과 흉곽 내 높은 압력을 피하기 위하여 자세 변화를 하는 동안 날숨한다.
- 복장뼈 절개 부위 부목으로 인하여 머리가 전방으로, 둥근 어깨, 척추뒤굽음증이 유발되지 않게 한다.
- 모든 자세에서 머리의 폄, 어깨의 올바른 정렬, 어깨뼈가 약간 후인되도록 한다.

◆ 유연성 운동(상처 치유에 따라)
- 가슴근을 부드럽게 신장하고 가슴을 전방으로 확장, 증진시키기 위하여 30° 정도 기울인 상태로 누워있는 자세에서 타올을 말아(직경은 2인치 이하) 척추 아래에 수직으로 넣어준다.[100]
- 등뼈 척추뒤굽음증을 감소시키고 상부 가슴의 가동성을 증가시키기 위하여 30° 기울인 상태로 침대에 바로 누워있는 자세에서 겨드랑이에 타올을 말아(직경은 2인치 이하) 수평으로 넣어준다.[100]
- 급성관리를 하는 동안 90°로 진전시키기 위하여 상처가 치료될 때까지 어깨관절 굽힘과 벌림 60°로 상지에 AROM을 수행한다.
- 기립자세에서 생리적 내성을 증가시키기 위하여 앉은 자세에서 어깨뼈 후인을 수행한다.
- 흉부 가동성을 증가시키기 위하여 어깨뼈를 후인하는 동안 흡기하고 이완하면서 날숨하도록 도와준다.
- 호흡 정지는 유발되지 않아야 한다.
- 상처 치유가 유발되는 것처럼 기립자세 동안 흡기와 함께 어깨관절 굽힘과 벌림 AROM으로 진전시

킨다.[100]

- ◆ 보행과 이동 훈련
  - 하루 3번 200~500보 보행 진전(활동 Class Ⅴ)[51]
  - 균형을 위해 치료사가 감독하면서 2계단을 오르기/내려오기를 위해 2인치 높이의 치료 계단을 올라가기
- ◆ 근력, 힘 그리고 지구력 훈련
  - 호흡운동
    - 외측 갈비뼈를 확장시키는 능동 심호흡은 상처 치유에 따라 부가되어야 한다.
    - 노력으로 날숨하고 혈압 관찰
    - 하부엽에 환기를 수행하는 가쪽 갈비뼈 호흡을 위한 촉각 신호로 심호흡에 사용하는 환기 근육 근력강화[95,98]
  - 의료적으로 안정되고 보행할 때까지 한 시간마다 발목 10회 회전
  - 등척성 운동은 수행하지 않는다.
  - 의료적으로 안정되면, 중요 근육군〔엉덩관절폄근, 네갈래근(대퇴사두근), 엉덩관절과 무릎관절 굽힘근〕에 5 lbs로 무게를 증가시켜 하지 저항운동
  - 발목 가동을 위한 가벼운 탄력 밴드[12]
  - 보행과 기능을 위한 기준이 되는 큰 근육에 1RM의 50%로 12~15회 반복으로 진전하고 하지 저항을 증가시키기 위한 의료적 절차를 찾아야 한다.[12]
  - 환자 편안함에 따라 진전
  - 의료적으로 안정되면, 부하로 상지 저항훈련이 부가될 수 있지만, 환자 안정에 따라 1-3 lbs로 12~15회로 제한한다.[12]
  - 너무 완벽한 부하를 적용하지 않는다.
  - 수술 후 3개월 동안 무거운 것을 들지 않는다.[12]

자가치료와 가정 관리에서의 기능적인 훈련 (FUNCTIONAL TRAINING IN SELF-CARE AND HOME MANAGEMENT)

- ◆ 자가치료와 가정 관리를 하기 전과 수행하는 동안 안전 자각훈련
  - 도구와 장비의 사용과 훈련
    - 상지의 지지 없이 앉은 상태에서 움직이는 것에 도움을 주기 위하여 기계적 거상이 있는 병원 침대를 사용한다.
  - 앉을 때 환자가 요구할 수 있는 증상에 주의한다.
  - 안정성에 한계가 있고 비정상적인 리듬이 있을 수 있는 활동들은 피한다.
- ◆ 기능훈련 프로그램
  - 다양한 기능 과제를 위한 MET 수준에 만족하는 변화적 환경을 이용한다.
  - 병원 내, 기초 수준의 가정환경에서 의자 또는 소파에서 일어나기, 주방 도구에 닿기 그리고 옷 입기를 연습한다.
  - 비정상적인 리듬을 유발할 수 있는 활동을 알려주며 ECG 모니터를 보여준다.
  - ADL과 자가치료를 수행하기 전에 작업 구역을 구성한다.
  - 상지가 지지되는 것을 피하기 위하여 ADL을 변경하기 위한 순서는 다음과 같다:
    - 침대에서 일어나기
    - 욕조에서 일어나기, 밖으로 나오기
    - 낮은 의자에서 일어나기

기도 청결 기술 (AIRWAY CLEARANCE TECHNIQUES)

- ◆ 호흡 전략
  - 들숨 용적을 증가시키기 위하여 호흡 능력을 시도(성문 닫힘 또는 호흡 유지가 없음) 하기 전에 외측 하부 갈비뼈사이에 촉각 신호를 사용하여 능동적인 심호흡
  - 하부와 중부 폐 용적을 이용한 기침과 복장뼈 위에 베개 받침을 대고 강한 날숨 기술
  - 높은 용적의 흡입으로 진행[95,96,98]
  - 협응된 호흡 활동들: 등뼈 폄과 들숨 그리고 몸통과 엉덩관절 굽힘과 들숨의 협응[100]
- ◆ 자세
  - 폐렴을 예방하고 환기와 관류를 증가시키기 위하여 의료적 안정 기간 동안 침대에서 일어나 기립자세를 유지한다.[61]

기대 목표와 예측 결과 (ANTICIPATED GOALS AND EXPECTED OUTCOMES)

- ◆ 병리학/병태생리학의 영향
  - 기도 청결이 증진되듯이 폐확장부전 감소.
  - 원위 사지에 부종 감소.
  - 복장뼈(흉골, sternum) 절개부위에 안정 시 통증이 0/10으로 70° 이상 어깨관절 벌림 또는 굽힘의 상지 움직임에 ≤ 3/10으로 감소.
  - 활동 증가에 생리적 반응 증진.
  - 활동 참여를 제한하는 증상 감소.
  - 조직 관류와 산소화 증진.
- ◆ 손상의 영향
  - 유산소능력은 하루에 적어도 3회 60 m/분에 >500보로 감독 하에 보행을 수행하는 것이 증가된다(활동 Class V ACSM).[51]
  - 기도청결과 기침은 증진된다.
  - 호흡유형은 안정시와 활동을 하는 동안 다음과 같이 정상화된다:
    - 깊게 흡기하는 동안 통증이 ≤2/10으로 양측에 외측 갈비뼈 팽창으로 이뤄진다.
    - RR은 12에서 14 bpm으로 감소된다.
    - 보조근의 사용이 감소된다.
    - 2800 ml 또는 > 90%의 FCV 예측을 얻을 수가 있다.
    - 들숨 증진과 베개 보조 기침은 폐렴의 위험을 감소시키고 기도 청결을 증진시킨다.
  - 가동성에서 에너지 소비량은 감소된다.
  - 앉은 자세 균형과 이동에서 에너지 소비량은 감소된다.
  - 이동은 다음과 같이 증진된다:
    - 지면에서 집안의 독립적인 보행이 이뤄진다.
    - 균형을 위해 난간을 잡고 10계단 오르기가 가능하다.
  - 근육 수행이 이뤄진다.
  - 척추에 최적의 정렬이 성취된다.
  - 자세조절은 다음과 같이 증진된다:
    - 머리는 목뼈 위에서 정렬된다.
    - 위팔뼈머리(상완골두)는 과도하게 전방으로 또는 내회전되지 않고 견갑와에 자연스럽게 위치한다.
    - 어깨뼈는 대칭이 되고 등뼈 정렬은 정상이 된다.
  - 기능적 과제와 최적의 폐 환기에서 상지의 관여로 ROM이 증가한다. 다음과 같이 성취된다:
    - 칼돌기에서 CWE는 2.5 cm 증가한다.
    - 어깨관절 굽힘/벌림 AROM은 최소 통증(≤ 3/10)으로 적어도 70° 이상으로 증가한다.
    - 어깨관절 굽힘/벌림 PROM은 복장뼈 주의사항, 상처 치유 문제 없이, 드레싱과 자가치료 활동을 위해서 90° 정도로 증가한다.
  - 환기와 호흡/가스교환은 증가한다.
  - 호흡의 노력은 감소된다.
- ◆ 기능적인 제한의 영향
  - 자가치료와 가정 관리와 관련된 신체 작용, 과제 그리고 활동 등에서 참여 능력이 증진된다.
  - 기능적 능력은 다음이 허락될 때와 같이 5METs로 증가된다:
    - 독립적인 옷 입기와 자가치료 활동
    - 독립적인 침대 가동성과 기본적인 이동
    - 복장뼈 주의사항 관리와 상처치유를 최적화하기 위하여 변경하여 이동
    - 감독 하에 지역사회 보행
  - ADL의 기능 수행은 다음과 같이 증진된다:
    - 자가치료와 관련된 신체 작용, 과제 그리고 활동에 필요한 보조 감소
    - 과제수행을 위하여 필요한 감독의 정도 감소
  - 자가치료와 가족 활동에서 역할과 관련된 신체 작용, 과제 그리고 활동의 참여 증가
- ◆ 위험 감소/예방
  - 활동 요구는 생리적 내성과 CO의 제한 내에서 안전하다.
  - 치유를 증진시키고 뇌졸중 또는 심장 질환의 위험을 감소시키는 행동이 성취된다.
  - 심혈관 위험이 최소화되고 복장뼈에 주의사항은 다음과 같은 신호 후에 수행한다:

- 색전의 위험을 감소시키고 내성을 위해 양측 발목에 AROM을 수행한다.
- 심장 촉진과 현기증과 같은 증상은 의료팀에게 보고한다.
- 과제와 관련된 노력을 하는 동안 날숨이 성취된다.
- 과도한 기침과 베개 보조 기술을 수행할 수 있다.[96,98,101]
- 환자와 가족은 시간에 맞춰 약물 복용에 대해 권유한다.
- HR, PRE, 그리고 무호흡의 자기 관찰을 할 수 있다.
- 상지 지지/과제는 완전할 때까지 감소된다.
- 모든 치료기간 전과 후에 상처 관리는 수술 부위의 치료에 스트레스를 주는 활동을 하지 않는다.

- 치료 프로그램에 안전하게 참여하기 위하여 응급관리 계획과 지침을 수행한다.
- 환자의 안전은 증진된다.
- 신체 부분의 보호는 증가하고 멍은 감소한다.
- DVT, 폐색전, 폐렴, 상처 봉합이 벌어짐, 그리고 심장 또는 뇌졸중의 유발 위험이 감소된다.
- 안전성은 증가한다.
- 증상의 자가치료가 증진된다.

◆ 건강, 웰니스, 운동의 영향
- 신체기능은 증진된다.

◆ 사회적 자원의 영향
- 서비스를 위한 책임이 증가된다.
- 지시 명령 증진, 개인적 가족 서비스, 그리고 교육 계획이 수행된다.
- 의료관리와 치료계획의 적절한 실행을 위한 의사결정은 활동에 기록된 생리적 반응을 완전하게 이해하여 증진된다.
- 의사결정을 증진시키기 위하여 환자의 최적 안전성과 관리의 지속을 위해 환자 관리와 시설에서 기록하여야 한다.
- 개인의 물리치료 기간의 요약은 물리치료 기록을 APTA의 지침서(APTA's Guidelines for Physical Therapy Documentation)[11]에 따라 준비한다.
- 관리의 강도는 감소하고 급성질환과 관련된 장애는 감소된다.
- 물리치료 서비스의 이용은 최적화하고 건강관리 서비스 비용은 감소된다,

◆ 환자/고객 만족
- 접근, 이용, 그리고 서비스 제공은 환자에게 적절하여야 한다.
- 퇴원 계획도 적절하여야 한다.
- 관리의 강도와 건강 서비스의 비용은 감소한다.
- 진단, 예후, 중재와 기대 목표와 예측 결과에 대한 환자, 가족, 그리고 보호자 지식과 자각은 증진된다.
- 환자의 건강 느낌은 증진된다.
- 스트레스 요인은 감소된다.
- 치료 계획은 역효과 또는 지연 없이 수행된다.

재검사 REEXAMINATION

재검사는 관리 전체를 통하여 수행한다. 이 유형에서 환자는 다양한 관리가 필요할 수 있다. 재검사 전, 새로운 관리 초기에서 환자의 기능제한 또는 장애 변화가 나타날 수 있다. 이것은 그녀 자신의 신체 상태, 환경 또는 과제 요구를 포함한 다양한 요인에서 변화의 결과와 같이 안전하고 효과적인 적용이 지속되어야 한다.

초기 재검사는 의학적 안정성이 성취되었는지 폐렴, 응고, 그리고 심장 기능부전의 위험을 관리하는지에 중점을 둔다. 청진은 폐확장부전의 점진적인 호전을 확인하는 것이다. 산소포화도는 12일 동안 완전하게 증가한다(표 4-12 참고). 폐의 청진은 매일 운동하기 전에 수행하고 그리고 폐부종이 유발되지 않는지 우심실 기능부전의 기계적 침식으로부터 좌심실을 손상시키지 않는지 확인한다(그림 4-2 참고). 매일 치료사는 JVD, 복부통증, 또는 과도한 말초 부종이 없는지 그리고 안정 시에 심장 S_2에 갈라지는 소리가 없이 우심실 기능이 획득되었는지 확인한다.[44] 물리치료사는 환자의 심장기능부전을 의미하는 활동과 자세 변화하는 동안 혈압을 관찰한다. 치료사는 12일 정도에 심박동기를 제거한 후 보행 전과 보행하는 동안 적합한 HR과 BP 반응을 기록한다. ECG는

환자가 보행하는 동안 모니터로 관찰한다. 정상 강 리듬은 근본적으로 PACs와 함께 나타나고, 환자는 200보 보행이 가능하다. 심장과 폐 소리는 측정 전과 후에 변화되지 않는다. 그러나 리듬은 12일 오후에 심방 세동이 나타났고 금기되는 리듬은 13일에 관찰되었다. 물리치료사는 더 많은 의료관리를 대비하여야 한다.

환자/가족/병원 직원은 모든 활동에 대한 활동일지를 가지고 있어야 한다. ECG와 혈압반응은 기록하고 다른 시설 또는 병원으로부터 환자 정보는 이어져야 한다. 물리치료사의 역할은 환자의 의학적 상태에 따라 바뀐다. 물리치료사의 의학적 불안정한 역할의 초기 기간 동안 의료팀과 의사결정을 촉진하기 위한 기록과 대화와 함께 주의 깊은 생리적 관찰을 한다.

이 시기에 물리치료사는 침상 안정과 부동의 역효과(구축, 근위축, 폐렴, DVT 등)를 예방하기 위한 책임이 있다.[61-63] 치료기간동안 자주 자세 불안을 관찰하여 예방할 수 있다.[61,76]

이 시기가 지나면, 의료팀은 환자의 심장이 약물관리로 나아지지 않는지, 이차적 수술이 필요한지 결정하여야 한다. 결국, 환자는 수술로 비정상적인 전도로 제거와 이중 심작동기 기능을 하는 세동제거기를 삽입하였다. 물리치료사는 심박동기가 프로그램 되는 방법과 활동하는 동안 CO가 미칠 수 있는 영향을 배워야 한다. 아급성 기간 동안, 중재는 기능의 안전한 회복과 퇴원하는 방향으로 수행한다. 급성관리 시설에서 물리치료사는 딸의 집으로 퇴원하는 그녀에게 가정 물리치료를 권유한다.

가정물리치료는 ADL을 하는 동안 생리적 반응의 검사와 작업부하가 되는 것을 기록하여야 한다. Lynch 부인은 대상부전을 유발하는 동작 또는 심박동기 작동에 관하여 교육을 받아야 한다. 가정물리치료는 심박동기의 적합한 프로그램을 촉진하기 위하여 의사에게 생리적 보고를 하여야 한다. 가정 물리치료는 자가치료와 가정 관리에서 안전한 참여를 결정하는 것을 도울 것이다. 심장과 폐 소리의 청진은 가정 물리치료사가 방문할 때마다 대상부전 또는 부적절한 심박동기 반응(맥박 촉진, 혈압 반응, 조화롭지 않은 짧아진 호흡, 갑작스런 밤새 체중증가 등)의 징후를 관찰하는 것처럼 매 시간 전과 후에 수행한다. Lynch 부인은 퇴원 후 심장재활을 안전하게 참여할 수 있도록 한다.

퇴원 DISCHARGE

Lynch 부인은 3주 동안 15~20번 물리치료를 받은 후 급성관리에서 퇴원하였다. 이 기간에는 ICU에서 시작되어 지속적으로 관리하고, 의료/수술병동으로 이동하고, 병동에서 관찰을 지속하여야 한다. 재검사 절차는 최적의 의학적 그리고 수술적 관리를 선택하여 의료팀의 도움을 받아 물리치료에서 수행한다. 환자는 이차 수술 절차 후에 회복된다. 가정에서의 장기간 목표는 가정 관리를 위한 지속적인 지구력 증가이다. 지구력 증가는 심장 대상부전과 병의 상태(폐렴, 호흡로 감염 등)를 진행시키는 것을 예방하기 위한 심장 역할을 증가시킬 수 있다.

참고문헌 REFERENCES

1. Ellestad M. Cardiovascular and pulmonary responses to exercise. In: Ellestad M, ed. *Stress Testing. Principles and Practice.* 3rd ed. Philadelphia, Pa: FA Davis; 1986:9-37.
2. Cahalin L. Cardiac muscle dysfunction. In: Hillegass EA, Sadowsky HS, eds. *Essentials of Cardiopulmonary Physical Therapy*. 2nd ed. Philadelphia, Pa: WB Saunders Co; 2001:106-181.
3. Skloven ZD. Hemodynamics. In: Irwin S, Tecklin JS, eds. *Cardiopulmonary Physical Therapy.* 3rd ed. St. Louis, Mo: Mosby; 1995:22-33.
4. Cahalin LP. Heart failure. *Phys Ther.* 1996;76(5):516-534.
5. Certo C. Guidelines for exercise prescription in congestive heart failure. *Cardiopulm Phys Ther*. 2001;12(2):39-45.
6. Watchie J. Cardiopulmonary pathology. In: Watchie J, ed. *Cardiopulmonary Physical Therapy. A Clinical Manual.* Philadelphia, Pa: WB Saunders Co; 1995:67-84.
7. Wilmore JH, Costill DL. Cardiovascular and respiratory adaptations to training. In: *Physiology of Sport and Exercise.* 3rd ed. Champagne, Ill: Human Kinetics; 2004:271-301.
8. Morey MC, Pieper CF, Cornoni-Huntley J. Physical fitness and functional limitations in community-dwelling older adults. *Med Sci Sports Exerc*. 1998;30:715-723.
9. Morey MC, Pieper CF, Cornoni-Huntley J. Is there a threshold between peak oxygen uptake and self-reported physical functioning in older adults? *Med Sci Sports Exerc.* 1998;30:1223-1229.
10. Tepper, S. Examination and treatment for patients with endurance impairments: an intermediate level course for practicing therapists. A presentation handout from APTA Combined Sections Meeting Pre-conference Course. San Antonio, Texas;

February 14, 2001:4.
11. American Physical Therapy Association. *Guide to Physical Therapist Practice.* Rev 2nd ed. Alexandria, Va: American Physical Therapy Association; 2003.
12. American College of Sports Medicine. *Guidelines for Exercise Testing and Prescription.* 7th ed. Philadelphia, Pa: Lippincott Williams & Wilkins; 2006.
13. The Criteria Committee of the New York Heart Association. *Nomenclature and Criteria for Diagnosis of Diseases of the Heart and Great Vessels.* 9th ed. Boston, Mass: Little, Brown & Co; 1994:253-256.
14. American Association of Cardiovascular and Pulmonary Rehabilitation. *Guidelines for Cardiac Rehabilitation and Secondary Prevention.* 4th ed. Champaign, Ill: Human Kinetics Books; 2004.
15. Agency for Health Care Policy and Research. Clinical Practice Guideline (No. 17). *Cardiac Rehabilitation.* US Department of Health and Human Services. AHCPR publication no. 96-0672, October 1995.
16. Cohen M, Michel TH. *Cardiopulmonary Symptoms in Physical Therapy Practice.* New York, NY: Churchill Livingstone; 1988.
17. Grimes K. Heart disease. In: O'Sullivan SB, Schmitz TJ, eds. *Physical Rehabilitation: Assessment and Treatment.* 4th ed. Philadelphia, Pa: FA Davis Co; 2001:471-518.
18. Watchie J. Cardiopulmonary implications of specific diseases. In: Hillegass EA, Sadowsky HS, eds. *Essentials of Cardiopulmonary Physical Therapy.* 2nd ed. Philadelphia, Pa: WB Saunders Co; 2001:285-292.
19. Irwin S. Normal and abnormal cardiopulmonary responses to exercise. In: Irwin S, Tecklin JS, eds. *Cardiopulmonary Physical Therapy. A Guide to Practice.* 4th ed. St. Louis, Mo: Mosby; 2004:82-101.
20. Sheps DS, Ernst JC, Briese FW, Myerburg RJ. Exercise-induced increase in diastolic pressure: indicator of severe coronary artery disease. *Am J Cardiol.* 1979;43:708-712.
21. Go BM, Sheffield D, Krittayaphong R, et al. Association of systolic BP at time of myocardial ischemia with angina pectoris during exercise testing. *Am J Cardiol.* 1997;79:954-956.
22. Ellestad M. Physiology of cardiac ischemia. In: Ellestad M, ed. *Stress Testing. Principles and Practice.* 3rd ed. Philadelphia, Pa: FA Davis Co; 1986:71-104.
23. Irwin S. Cardiac disease and pathophysiology. In: Irwin S, Tecklin JS, eds. *Cardiopulmonary Physical Therapy. A Guide to Practice.* 4th ed. St. Louis, Mo: Mosby; 2004:123-144.
24. McNeer JF, Wallance AG, Wagner GS, et al. The course of acute myocardial infarction. Feasibility of early discharge of the uncomplicated patient. *Circulation.* 1975;51(3):410-413.
25. Watchie J. Cardiology. In: Watchie J, ed. *Cardiopulmonary Physical Therapy. A Clinical Manual.* Philadelphia, Pa: WB Saunders Co; 1995:22-23.
26. Ceisla ND, Murdock KR. Lines, tubes, catheters, and physiological monitoring in the ICU. *Cardiopul Phys Ther.* 2000;11(1):16-25.
27. Hillegass EA. Cardiovasculascular diagnostic tests and procedures. In: Hillegass EA, Sadowsky HS, eds. *Essentials of Cardiopulmonary Physical Therapy.* 2nd ed. Philadelphia, Pa: WB Saunders Co; 2001:336-377.
28. Sadowsky HS. Monitoring and life-support equipment. In: Hillegass EA, Sadowsky HS, eds. *Essentials of Cardiopulmonary Physical Therapy.* 2nd ed. Philadelphia, Pa: WB Saunders Co; 2001:509-534.
29. Marino PL. *The ICU Book.* Malvern, Pa: Lea and Febiger; 1991.
30. Austin GL, Greenfield LJ. Respiratory care in cardiac failure and pulmonary edema. *Surg Clin N Am.* 1980; 60:1565-1575.
1575.
31. Matthay MA. Pathophysiology of pulmonary edema. *Clinics in Chest Medicine.* 1985;6:301-314.
32. Cahalin L. Pulmonary hypertension and exercise. *Cardiopulm Phys Ther.* 1995;6:3-12.
33. Gibbs JSR, Keegan J, Wright C, et al. Pulmonary artery pressure changes during exercise and daily activities in chronic heart failure. *J Am Coll Cardiol.* 1990;15:52.
34. Widmaier EP, Raff H, Strang KT. Cardiovascular physiology. In: Widmaier EP, Raff H, Strang KT, eds. *Vander's Human Physiology. The Mechanisms of Body Function.* 10th ed. Boston, Mass: The McGraw Hill Co; 2006:387-458.
35. Drexler H, Riede U, Munzel T, et al. Alterations of skeletal muscle in chronic heart failure. *Circulation.* 1992;85:1751-1759.
36. Cicoira M, Zanolla L, Franceschini L, et al. Skeletal muscle mass independently predicts peak oxygen consumption and ventilatory response during exercise in noncachectic patients with chronic heart failure. *J Am Coll Cardiol.* 2001;37:2080-2085.
37. American Diabetes Association Position Statements. 2004;27: S1-137. Available at: http://care.diabetesjournals.org/cgi/content/full/27/suppl_1/s58. Accessed January 13, 2004.
38. Cahalin LP, Buck LA. Physical therapy associated with cardiovascular pump dysfunction and failure. In: DeTurk WE, Cahalin LP, eds. *Cardiovascular and Pulmonary Physical Therapy: An Evidence-Based Approach.* New York, NY: McGraw-Hill Co; 2004.
39. Seventh Report of the Joint National Committee on Prevention, Detection, Evaluation, and Treatment of High BP (JNC 7). NIH Publication No. 03-5231, May 2003. Available at: http//www.nhlbi.nih.gov. Accessed October 10, 2003.
40. Lown B, Wolf M. Approaches to sudden death from coronary heart disease. *Circulation.* 1971;44:130-142.
41. Polich S, Faynor SM. Interpreting lab test values. *PT Magazine.* 1996;4:76-88.
42. Irion GL. Lab values update. *Acute Care Perspectives.* 2004; 13(1):1-5.
43. Knudsen CW, Omland T, Clopton P, et al. Diagnostic value of B-type naturetic peptide and chest radiographic findings in patients with acute dyspnea. *Am J Med.* 2004;116:363-368.
44. Cahalin LP. Cardiovascular evaluation. In: DeTurk WE, Cahalin LP, eds. *Cardiovascular and Pulmonary Physical Therapy: An Evidence-Based Approach.* New York, NY: McGraw-Hill Co; 2004.
45. Widmaier EP, Raff H, Strang KT. Respiratory physiology. In: Widmaier EP, Raff H, Strang KT, eds. *Vander's Human Physiology. The Mechanisms of Body Function.* 10th ed. Boston, Mass: McGraw Hill Co; 2006:477-500.

46. Beckman Coulter, Inc. Array® Protein System. Available at: http://www.beckmancoulter.com/literature/ClinDiag/array.pdf. Accessed September 12, 2006.
47. Bank AJ, Kubo SH. Congestive heart failure: inotropic agents. In: Parillo JE, Herrick JB, eds. *Current Therapy in Critical Care Medicine.* 2nd ed. Philadelphia, Pa: BC Decker; 1991:92-96.
48. Ciccone CD. Current trends in cardiovascular pharmacology. *Phys Ther.* 1996;76(5):481-497.
49. Ciccone CD. *Pharmacology in Rehabilitation.* 2nd ed. Philadelphia, Pa: FA Davis Co; 1996.
50. Shannon MT, Wilson BA, Stang CL, eds. *Prentice Hall Health Professionals Drug Guide 2003.* Upper Saddle River, NJ: Pearson Education Inc; 2003.
51. American College of Sports Medicine. *Guidelines for Exercise Testing and Prescription.* 6th ed. Philadelphia, Pa: Lippincott Williams & Wilkins; 2000.
52. Irwin S, Blessey RL. Patient evaluation. In: Irwin S, Tecklin JS, eds. *Cardiopulmonary Physical Therapy.* 3rd ed. St. Louis, Mo: Mosby; 1995:106-141.
53. Butler SM. Phase one cardiac rehabilitation: the role of functional evaluation in patient progression. Master's thesis. Atlanta, Ga: Emory University; 1983.
54. Comoss PM. The new infrastructure for cardiac rehabilitation practice. In: Wenger NK, Smith LK, Froelicher ES, Comoss PM, eds. *Cardiac Rehabilitation: A Guide to Practice in the 21st Century.* New York, NY: Marcel Dekker; 1999:315-326.
55. LaPier TK. Assessment and intervention during phase I cardiac rehabilitation. *Acute Care Perspectives.* 2000;8(3):6-14.
56. Eason JM. Cardiopulmonary assessment. *Cardiopulm Phys Ther.* 1999;10(4):135-142.
57. Kinney LaPier T, Jones C, Kreizenbeck H, McDowell R. Normal rib mobility: chest wall excursion values in supine and standing (Abstract). *Cardiopulm Phys Ther.* 2000;11(4):161.
58. Frownfelter D, Ryan J. Dyspnea: measurement and evaluation. *Cardiopulm Phys Ther.* 2000;11(1):7-15.
59. Borg G. Psychophysiological bases of perceived exertion. *Med Sci Sports Exerc.* 1982;14:77-381.
60. Scherer S, Cassady SL. Rating of perceived exertion: development and clinical applications for physical therapy exercise testing and prescription. *Cardiopulm Phys Ther.* 1999; 10(4):143-147.
62. Guilleminault C, Philip P, Robinson A. Sleep and neuromuscular disease: bilevel positive airway pressure by nasal mask as a treatment for sleep disordered breathing in patients with neuromuscular disease. *J Neurol Neurosurg Psychiatr.* 1998; 65: 225-232.
63. Vianello A, Bevilacqua M, Salvador V, Cardaioli C, Vincenti E. Longterm nasal intermittent positive pressure ventilation in advanced Duchenne's muscular dystrophy. *Chest.* 1994;105:445-448.
64. Simonds AK, Muntoni F, Heather S, Fielding S. Impact of nasal ventilation on survival in hypercapnic Duchenne muscular dystrophy. *Thorax.* 1998;53:949-952.
65. Padman R, Lawless S, Von Nessen S. Use of BiPAP by nasal mask in the treatment of respiratory insufficiency in pediatric patients: preliminary investigation. *Pediatr Pulmonol.* 1994; 17:119-123.
66. Ellis ER, Bye PT, Bruderer JW, Sullivan CE. Treatment of respiratory failure during sleep in patients with neuromuscular disease: positive pressure ventilation through a nose mask. *Am Rev Respir Dis.* 1987; 135:148-152.
67. Barbe F, Quera-Salva MA, de Lattre J, Gajdos P, Agusti AG. Longterm effects of nasal intermittent positive-pressure ventilation on pulmonary function and sleep architecture in patients with neuromuscular diseases. *Chest.* 1996;110:1179-1183.
68. Rideau Y, Delaubier A, Guillou C, Renardel-Irani A. Treatment of respiratory insufficiency in Duchenne's muscular dystrophy: nasal ventilation in the initial stages. *Monaldi Arch Chest Dis.* 1995;50:235-238.
69. Smith PE, Edwards RH, Calverley PM. Oxygen treatment of sleep hypoxaemia in Duchenne muscular dystrophy. *Thorax.* 1989;44:997-1001.
70. Hukins CA, Hillman DR. Daytime predictors of sleep hypoventilation in Duchenne muscular dystrophy. *Am J Respir Crit Care Med.* 2000;161: 166-170.
71. Phillips MF, Smith PE, Carroll N, Edwards RH, Calverley PM. Nocturnal oxygenation and prognosis in Duchenne muscular dystrophy. *Am J Respir Crit Care Med.* 1999;160:198-202.
72. Eagle M, Baudouin SV, Chandler C, Giddings DR, Bullock R, Bushby K. Survival in Duchenne muscular dystrophy: Improvements in life expectancy since 1967 and the impact of home nocturnal ventilation. *Neuromuscul Disord.* 2002;12: 926-929.
73. Jeppesen J, Green A, Steffensen BF, Rahbek J. The Duchenne muscular dystrophy population in Denmark, 1977–2001: Prevalence, incidence, and survival in relation to the introduction of ventilator use. *Neuromuscul Disord.* 2003;13:804-812.
74. Calvert LK, McKeever TM, Kinnear WJ, Britton JR. Trends in survival from muscular dystrophy in England and Wales and impact on respiratory services. *Respir Med.* 2006;100:1058-1063.
75. Gozal D. Pulmonary manifestations of neuromuscular disease with special reference to Duchenne muscular dystrophy and spinal muscular atrophy. *Pediatr Pulmonol.* 2000; 29:141-150.
76. Bach JR, Rajaraman R, Ballanger F, et al. Neuromuscular ventilatory insufficiency: effect of home mechanical ventilator use vs. oxygen therapy on pneumonia and hospitalization rates. *Am J Phys Med Rehabil.* 1998;77:8-19
77. Meir-Jedrezejowicz A, Brophy C, Green M. Respiratory muscle weakness during upper respiratory tract infections. *Am Rev Respir Dis.* 1988;138:5-7.
78. American Thoracic Society Consensus Statement. Respiratory care of the patient with duchenne muscular dystrophy. *Am J Respir Crit Care Med.* 2004;170:456-465.
79. Sivasothy P, Brown L, Smith IE, Shneerson JM. Effect of manually assisted cough and mechanical insufflation on cough flow of normal subjects, patients with chronic obstructive pulmonary disease (COPD), and patients with respiratory muscle weakness. *Thorax.* 2001;56:438-444.
80. Szeinberg A, Tabachnik E, Rashed N, et al. Cough capacity in patients with muscular dystrophy. *Chest.* 1988;94:1232-1235.
81. King M, Brock G, Lundell C. Clearance of mucus by simulated cough. *J Appl Physiol.* 1985;58:1776-1782.
82. Bach JR. The assisted cough and neuromuscular disease. *Pulm Perspect.* 1997;14:4-6.

83. Bach JR. Mechanical insufflation-exsufflation. Comparison of peak expiratory flows with manually assisted and unassisted coughing techniques. *Chest.* 1993;104:1553-1562.
84. Segal M, Salomon A, Herschfus J. Alternating positive-negative pressures in mechanical respiration (the cycling valve device employing air pressures). *Dis Chest.* 1954;25:640-648.
85. Bach JR. Update and perspective on noninvasive respiratory muscle aids. Part 2: The expiratory aids. *Chest.* 1994;105:1538-1544.
86. Miske L, Hickey E, Kolb S, Weiner D, Panitch H. Use of the mechanical in-exsufflator in pediatric patients with neuromuscular disease and impaired cough. *Chest.* 2004;125:1406-1412.
87. Garstang SV, Kirshblum SC, Wood KE. Patient preference for in-exsufflation for secretion management with spinal cord injury. *J Spinal Cord Med.* 2000;23:80-85.
88. Dohna-Schwake C, Ragette R, Teschler H, et al. IPPB-assisted coughing in neuromuscular disorders. *Pediatr Pulm.* 2006;41: 551-557.
89. Birnkrant DJ, Pope JF, Eiben RM. Management of the respiratory complications of neuromuscular disease in the pediatric intensive care unit. *J Child Neurol.* 1999;14:139-143.
90. Stefanutti D, Benoist MR, Scheinmann P, et al. Usefulness of sniff nasal pressure in patients with neuromuscular or skeletal disorders. *Am J Respir Crit Care Med.* 2000;162:1507-1511.
91. Sciaky AJ. Patient education. In: Frownfelter D, Dean E, eds. *Principles and Practice of Cardiopulmonary Physical Therapy.* 3rd ed. St. Louis, Mo: Mosby Year-Book; 1996:453-465.
92. Bothwell JE, Dooley JM, Gordon KE, et al. Duchenne muscular dystrophy—parental perceptions. *Clin Pediatr (Phila).* 2002;41:105-109.
93. Harper DC. Personality correlates and degree of impairment in male adolescents with progressive and non-progressive physical disorders. *J Clin Psychol.* 1983;39:859-867.
94. Fitzpatrick C, Barry C, Garvey C. Psychiatric disorder among boys with Duchenne muscular dystrophy. *Dev Med Child Neurol.* 1986;28:589-595.
95. Witte RA. The psychosocial impact of a progressive physical handicap and terminal illness (Duchenne muscular dystrophy) on adolescents and their families. *Br J Med Psychol.* 1985;58:179-187.
96. Downie W, Leatham PA, Rhind VM, et al. Studies with pain rating scales. *Ann Rheum Dis.* 1978;37:378-381.
97. LaPier TK. Patient education during phase I cardiac rehabilitation: a case example. *Acute Care Perspectives.* 2000;8(3):1-5, 20-22.
98. Sciaky A, Stockford J, Nixon E. Treatment of acute cardiopulmonary conditions. In: Hillegass EA, Sadowsky HS, eds. *Essentials of Cardiopulmonary Physical Therapy.* 2nd ed. Philadelphia, Pa: WB Saunders Co; 2001:647-675.
99. 2005 American Heart Association Guidelines for Cardiopulmonary Resuscitation and Emergency Cardiovascular Care. Circulation. 2005;112(Suppl I):IV18-IV34. Available at http://www.circuationaha.org. Accessed January 12, 2006.
100. Frownfelter D, Massery M. Facilitating ventilation patterns and breathing strategies. In Frownfelter D, Dean E, eds. *Cardiovascular and Pulmonary Physical Therapy. Evidence for Practice.* 4th ed. St. Louis, Mo: Mosby; 2006:377-403.
101. Pryor JA. The forced expiratory technique. In: Pryor JA. ed. *Respiratory Care.* Edinburgh: Churchill Livingstone; 1991.
102. Carrothers L, Bailey M, Irwin S, Zadai C. A patient with a complicated recovery following open heart surgery. A presentation handout from the Annual Conference and Exposition of the American Physical Therapy Association compendium of handouts. Physical Therapy '99 Course Materials: Part 2. Orlando, Fla; June 7, 1999:351-355.
103. Robicsek F, Daugherty HK, Cook JW. The prevention and treatment of sternum separation following open-heart surgery. *J Thorac Cardiovasc Surg.* 1977;73:267-268.
104. Malone D. Cardiovascular disease and disorders. In: Malone D, ed. *Physical Therapy in Acute Care: A Clinician's Guide.* Thorofare, NJ: SLACK Incorporated; 2006.
105. Israel CW, Gronefeld G, Ehrlich JR, Hohnloser SH. Suppression of atrial tachyarrhythmias by pacing. *Journal of Cardiovascular Electrophysiology.* 2002;13(1 Suppl):S31-S39.
106. Maisel WH, Rawn JD, Stevenson WG. Atrial fibrillation after cardiac surgery. *Annals of Internal Medicine.* 2001;135(12):1061-1073.
107. Knight BP, Gersh BJ, Carlson MD, et al. American Heart Association Council on Clinical Cardiology (Subcommittee on Electrocardiography and Arrhythmias). Quality of Care and Outcomes Research Interdisciplinary Working Group. Heart Rhythm Society. AHA Writing Group. Role of permanent pacing to prevent atrial fibrillation: science advisory from the American Heart Association Council on Clinical Cardiology (Subcommittee on Electrocardiography and Arrhythmias) and the Quality of Care and Outcomes Research Interdisciplinary Working Group, in collaboration with the Heart Rhythm Society. *Circulation.* 2005;111(2):240-243.
108. Lau CP. Pacing for atrial fibrillation. *Heart.* 2003;89(1):106-112.
109. Morton JB, Sanders P, Vohra JK, et al. Effect of chronic right atrial stretch on atrial electrical remodeling in patients with an atrial septal defect. *Circulation.* 2003;107(13):1775-1782.
110. Gatzoulis MA, Freeman MS, Siu SC, et al. Atrial arrhythmia after surgical closure of atrial septal defects in adults. *N Engl J Med.* 1999;340:839-846.
111. American Heart Association. *2001 Heart and stroke statistical update.* Dallas, Texas: American Heart Association; 2000.
112. Brooks-Brunn JA. Postoperative atelectasis and pneumonia: risk factors. *Am J Critical Care.* 1995;4(5):340-349.
113. Leroy O, Soubrier S. Hospital-acquired pneumonia: risk factors, clinical features, management, and antibiotic resistance. *Current Opinions in Pulm Med.* 2004;10(3):171-175.
114. Dean E. Individuals with acute surgical conditions. In: Frownfelter D, Dean E, eds. *Cardiovascular and Pulmonary Physical Therapy. Evidence for Practice.* 4th ed. St. Louis, Mo: Mosby; 2006:529-542.
115. Avery RK, Longworth DL. Viral pulmonary infections in thoracic and cardiovascular surgery. *Semin Thorac Cardiovasc Surg.* 1995;7(2):88-94.
116. Cooper JM, Katcher MS, Orlov MV. Implantable devices for the treatment of atrial fibrillation. *N Engl J Med.* 2002; 346(26):2062-2068.
117. Edmunds LH. Therapeutic choices for cardiac arrhythmias. Available at: http://www.ctsnet.org/edmunds/Chapter25section3.html. Accessed February 20, 2006.
118. Geller JC, Reek S, Timmermans C, et al. Treatment of atrial

fibrillation with an implantable atrial defibrillator. *Eur Heart J.* 2003;24(23):2083-2089.

119. Houghton T, Kaye GC. ABC of interventional cardiology. Implantable devices for treating tachyarrhythmias. *BJM.* 2003;327:333-336.
120. Calkins H, Sousa J, EI AR, et al: Reversal of antiarrhythmic drug effects by epinephrine: quinidine versus amiodarone. *J Am Coll Cardiol.* 1992;19:137.
121. Belardinelli R, Georgiou D, Cianci G, Purcaro A. Randomized, controlled trial of long-term moderate exercise training in chronic heart failure: effects on functional capacity, quality of life, and clinical outcome. *Circulation.* 1999;99:1173-1182.
122. Mcgregor W, Trumble D, Magovern J. Mechanical analysis of midline sternotomy wound closure. *J Thoracic Cardovasc Surg.* 1999;117:1144-1150.
123. Pollock ML, Franklin BA, Balady GJ. Resistance exercise in individuals with and without cardiovascular disease: benefits, rationale, safety and prescription. *Circulation.* 2000;101:828-833.
124. Ford GT, Guenter CA. Toward prevention of postoperative complications. *Am Rev Resp Dis.* 1984;130:4-5.

Recommended Readings

초음파 (ECG)

Huff J. *The ECG Workout: Exercises in Arrhythmia Interpretation.* 4th ed. Philadelphia, Pa: Lippincott Williams & Wilkins; 2006.

Thaler MS. *The Only ECG Book You'll Ever Need.* 3rd ed. Philadelphia, Pa: Lippincott Williams & Wilkins; 1999.

청진 (AUSCULTATION)

Erickson B. *Heart Sounds and Murmurs: A Practical Guide.* 2nd ed. St. Louis, Mo: Mosby Co; 1991.

Wilks RL, Hodgkin JE, Lopez B. *Lung Sounds: A Practical Guide.* St. Louis, Mo: Mosby Co; 1988

제 5 장 손상받은 환기와 호흡/ 환기 펌프 기능장애 또는 기능부전과 관련된 가스 교환 (패턴 E)

Impaired Ventilation and Respiration/Gas Exchange Associated With Ventilatory Pump Dysfunction or Failure (Pattern E)

해부학 ANATOMY

허파질환(pulmonary)과 심장혈관 질환 시스템은 신체 조직에 산소 혈액의 전달을 제공하고 부분적으로 불포화 상태 혈액을 허파(lung)로 돌려보낸다. 허파, 기도, bony 가슴우리(흉곽), 신경, 근육, 가슴과 배(복부)의 결합조직으로 이루어진 환기펌프의 기능은 이러한 실질적인 패턴에 초점을 맞추고 있다.

신경근골격계 펌프는 숨쉬기와 기침을 위해서 필요한 압력 변화와 가스 볼륨 흐름에 영향을 미치는 흉강안에서 압력변화를 일으킨다. 허파와 기도의 해부학은 패턴 A에서 상세히 기술하였다.

가슴우리의 뼈는 12개의 등뼈(흉추), 12쌍의 갈비뼈(늑골), 가슴뼈(흉골), 갈비연골(늑연골)로 이루어졌다. 이러한 구조물들은 원뿔 새장 형태이고 전후지름보다 외측지름이 더 크다. 기능은 허파와 종격동 구조를 보호하는 역할을 한다. 또한 호흡 근육이 부착할 수 있도록 유동적인 틀을 형성한다.

각각의 갈비뼈는 등쪽으로 아래 경계선을 따라 나가거나 갈비뼈경을 따라 안쪽 표면으로 나가는 갈비뼈홈을 가지고 있다. 이 홈들은 갈비뼈사이 혈관이나 신경들을 수용한다.

가슴뼈는 3부분으로 나뉘어져 있다[가슴뼈몸통(흉골병), 몸통, 칼돌기(검상돌기)]. 가슴뼈와 가슴뼈몸통은 약간 다른 평면이고 가슴뼈각(sternal angle)을 만든다. 가슴뼈몸통(흉골체)의 상면은 볼록하고 가슴뼈절흔을 형성하며 또한 가슴뼈절흔은 용골돌기(carina)의 적당한 레벨을 찾는데 사용되어온 뼈 랜드마크이다.

빗장뼈(쇄골), 첫 번째 갈비뼈, 두 번째 갈비뼈는 가슴뼈병과 뚜렷히 구별되어 있다. 2~7번째 갈비뼈는 가슴뼈몸통과 뚜렷히 구별되어 있다. 8~10번째 갈비뼈의 갈비연골들은 가슴뼈에서 직접적으로 부착없이 갈비뼈 윗부분에 부착되어 있다. 11~12번째 갈비뼈들은(부유늑골)은 어떤 골격에도 부착하지 않는다.

호흡 근육은 기능들에 따라 분류했다(흡기, 호기, 보조근 사용). 흡기는 1차적으로 가로막(횡격막)의 수축으로 이루어진다. 누운자세에서는 약 75%, 똑바로 섰을 때 환기를 멈추게 하기 위해서는 60~70%까지 책임이 있다. 평상시의 흡기에 영향을 끼치는 다른 근육들은 바깥갈비근(외늑간근), 안쪽갈비근(내늑간근), 사다리근(사각근) 근육이다. 가로막은 크고 가슴우리의 기저면에 위치한 타원형 모양을 갖춘 근육이다. 또한 복강으로부터 분리되어 있고 종격과 허파를 보호한다. 중심 건의 각 측면위에 있는 가로막의 부분은 종종 오른쪽과 왼쪽 반가로막(hemidiaphragms)으로 언급되었다.

그것의 위치는 흡기, 호기, 자세 위치, 자세 변형, 배 기관의 크기에 따라 다양하다.

바깥갈비근은 갈비뼈 사이 공간에 위치하고 있다. 짧

은 근섬유는 후-상 각도에서 갈비뼈 위의 낮은 경계에서 갈비뼈아래의 위경계로 뻗어 있다. 가로막(횡격막)의 수축은 갈비뼈(늑골)를 상, 외측으로 당긴다. 또한 흉강의 볼륨을 증가시킨다. 사다리근(사각근)은 호흡을 멈추는 동안에 활성화되는 것이 관찰된다. 또한 사다리근은 상부 갈비뼈를 전-후 면적으로 증가시킨다.

정상적 호기는 흡기근육이 이완하는 기능인 수동적인 과정이다. 그러나 가쁜 숨이나 기침이 발생하는 것과 같은 강제적인 호기는 허파(lung)를 압박하고 가슴우리(흉곽) 내와 배(복부) 내 압력을 증가시킨다. 따라서 허파로부터 높은 공기흐름 속도를 만들어낸다. 강제적인 호기의 1차적인 근육들은 안쪽갈비근(내늑간근), 배곧은근(복직근), 바깥배경사근(외복사근), 안쪽배경사근(내복사근), 배가로근(복횡근)들이다. 심호흡할 때 발생하는 부가 근육 사용은 기침을 할 때나 환자가 천식이 있을 때 반드시 필요하다. 부가적인 근육들은 가슴우리(흉곽)를 들어올리게 도와주고 전-후 면적이 증가하고 척추를 늘려준다. 이러한 범주 안에 있는 근육들은 목빗근(흉쇄유돌근), 앞 · 가운데 · 뒷사다리근, 앞톱니근(전거근), 큰가슴근(대흉근), 작은가슴근(소흉근), 갈비뼈올림근(늑골거근), 마름근(능형근), 등세모근(승모근), 넓은등근(광배근), 허리네모근(요방형근), 척추기립근들이 포함된다. 다른 부가적인 근육들은 가슴우리(흉곽)를 누르고 전 · 후 면적을 감소시킴으로써 강제적인 호기에 도움이 된다. 이 근육들은 장요능형근, 배가로근, 앞톱니근, 허리네모근, 뒤톱니근(후전거근)이 포함된다. 모든 호흡근육들은 곧은 근섬유로 이루어졌다.

이 섬유들은 크고, 다핵 세포로 이루어졌다. 각 세포들은 횡문근세포막으로 불려지는 얇은 막으로 덮어져 있다. 각각의 근섬유 수축 기관은 두껍고 얇은 섬유 다발인 근섬유로 나누어진다. Z밴드는 근섬유의 길이를 따라 규칙적인 간격으로 위치하고 있다. Z밴드 사이 근섬유의 부분은 근절로 불리어지고 수축단위로 인식된다. 얇은 필라멘트와 두꺼운 필라멘트는 연결교에 의해서 서로 서로 연결되어 있다. 연결교는 마이오신 분자 머리 그룹을 내포하고 있으며 두꺼운 필라멘트에 위치하고 있다. 세포골격 단백질은 파워풀한 근수축에 있어서 중요한 역할을 담당하는 횡문근세포막 아래에 위치하고 있다. 골격근에서의 해부학과 생리학에서 더 많은 정보를 얻기 위해서는 근골격계(musculoskeletal) 패턴 C를 보라: 손상받은 근육 동작.

생리학 PHYSIOLOGY

이 패턴에 관련된 적절한 생리학은 혈액과 공기 사이에 산소와 이산화탄소의 교환에 있어서 호흡과 기침동안에 환기 펌프 근육의 기능과 관련이 있다. 호흡근육의 효과적인 수축과 이완은 허파로부터 가스가 나가고 들어오는 과정인 환기펌프를 운반한다. 환기펌프에서 근골격계 구조의 길이-장력과 힘-속도 관계는 가스 압력(장력)의 측정으로 옮긴다, 가스 볼륨(장력), 그리고 가스 흐름(속도), 이 측정은 환기펌프 동작의 반영이다. 가스 교환의 더 많은 정보를 얻기 위해서는 패턴 A를 찾아라.

근육으로 인해 발생하는 장력은 근섬유의 마지막 길이에 의존하게 된다. 근수축이 근섬유의 정상적인 안정상태인 길이에서 발생하면, 최대 수축이 발생되고 두껍고 얇은 필라멘트 사이에 모든 연결교는 활성화된다. 근육이 수축하려고 할 때 늘어나 있다면 연결교는 형성되지 않고 모든 얇은 필라멘트는 이용 가능한 마이오신 헤드 그룹에 접근조차 못하게 된다. 따라서 근수축에 있어서는 약간의 장력만이 생성되야 한다. 근육이 짧아져 있거나 구축이 있다면, 얇은 필라멘트는 겹치게 되고, 두꺼운 필라멘트와의 상호작용도 방해하게 되고, 근육이 생성할 수 있는 장력의 양도 또한 줄어들게 된다.

환기펌프를 운반하는 근육의 기능은 이러한 길이-장력 관계에 의해서 결정된다. 그러나 이러한 근육들이 사지를 대신해 가스를 운반하였기 때문에 근육들의 동작은 가스 압력(cm H_2O 또는 mmHg), 가스 볼륨(cc 또는 mL), 가스 흐름(L/sec)의 측정으로 표현된다.

정상적인 호흡은 다양하고 주기적인 볼륨(TVs)의 흡기와 호기/간헐적인 호흡(예, 한숨)이 이루어진다(예, 정상적인 환기호흡 동안에 흡기와 호기의 양). 주기적인 심부호흡은 허파주머니(폐포)의 붕괴를 막거나 계면활성제의 촉진을 자극하는데 필요하다.

이러한 심부호흡은 또한 폐조직과 환기펌프의 탄성적

인 성질 유지를 제공한다. 흡기는 가로막과 흡기 근육의 수축으로 시작된다. A 대기보다 낮은 압력은 가슴우리에서 발생한다. 가슴우리는 전,후, 외측에서 대칭적으로 확장한다. 대기에 있는 공기는 코나 입을 통해 저항을 최소화 시킨다(후두, 기도, 기관의 분지나 가지를 통해 세기관지나 허파주머니로 이동함). 일단 호흡량(TV)에 도달되면 가로막과 흡기 근육은 이완된다. 그리고 나서 호기는 허파(lung)와 환기펌프(ventilatory pump)의 탄성적인 반동을 거쳐 일어난다. 모든 흡기와 호기는 기도개방성과 가슴우리 움직임에 의존한다.

효과적인 기침은 성대문이 닫히고 난 이후에 깊은 흡기로 시작된다. 높은 가슴 · 배 압력은 닫힌 성대문에 반대로 호기 근육과 가로막의 동시수축으로 발생한다. 깊은 호흡은 기도를 팽창시키고 허파 외축이 증가되고 호기 근육수축에 증가된 힘이 주어진다.

성대문이 열릴 때 약 공기의 2.3 L(SD+0.5 L)는 초당 6에서 20의 공기가 방출된다. 공기의 높은 속도 분출은 가래의 성분들을 움직이게 하는데 도움을 주고 기도 개방을 유지하게 한다.

성인에 있어서 적어도 초당 160 L의 최고점 흐름 비율은 기도 안에 있는 파편을 제거하기 위해서 기침을 하는 동안에 최소한도로 필요하다. 기침은 보통 배(복부)를 미는 것을 도와주고 장치와 함께 기계적으로 도와준다(예, 기침보조기: In-Exsufflator)

뒤센 근이영양증(Duchenne's muscular dystrophy, DMD)를 가진 94명 환자의 후향적인 조사에서 실험자는 반복적으로 모니터링하면서 초당 270 L 아래로 떨어뜨리는게 기침 최고점 흐름 비율을 도울 수 있다는 것을 발견했고 허파질환(pulmonary) 감염 동안에는 초당 160 L 아래로 떨어질 거라 발견했고 호흡부전에서는 떨어지는 정도의 가능성이 점점 더 증가했다.[6]

병태생리학 PATHOPHYSIOLOGY

뒤센 근이영양증 (DUCHENNE'S MUSCULAR DYSTROPHY)

DMD, 근이영양증의 흔한 증상은 만성적이고, 진행적인 질병이다. 반성열성(X-linked)이 특징으로 유전적이다(특히, 남자에게서 우세함). DMD에서, 이영양증이 생기는데 영향을 미치는 유전자는 변하게 되고, 그 결과 근육 조직 괴사가 발생하고 결합조직과 지방이 대신 채워진다. 혈청 CK레벨은 태어날 때는 많지만 병이 진행됨으로써 감소하게 된다.

나타나는 증상은 3세에서 5세 나이에 나타나게 되고 다음을 포함한다: 중대시점에서 운동발달지연, 진행적인 근 약화(어깨, 골반 거들), 장딴지근(비복근)의 가성비대, 관절구축, 후만증.

2번째 단계(12~25세 사이)는 호흡근육 약화, 효과없는 기침, 저환기, 고탄산혈증, 대기음, 인두의 근육긴장저하, 허파감염 그리고 등뼈(흉추) 변형(측만증)으로 인해 허파 손상이 나타난다.

어떤 환자들은 무증상의 심장 질환을 가지고 있다. 기능적인 근육 집단의 손실은 최대한의 산소 섭취량을 제한한다. DMD를 가진 환자의 $^1/_3$ 이상은 약간의 지능 손상을 보인다.

호흡의 과정은 허파와 가슴우리벽(흉곽벽)의 순응도 그리고 음성 압력을 만들어내는 호흡근육의 협조적인 기능에 달려있다. 정상적인 대상자들은 완전히 규직척으로 깊은 호흡이나 한숨을 통해 자신의 허파를 확장시킨다. 이러한 규칙적으로 발생하는 호흡은 허파와 가슴우리벽 조직을 늘리고 조직들의 순응도를 유지한다. DMD가 있고 만성적인 근약화를 가진 환자들은 완전히 본인의 허파를 확장시키지 못하고 더욱이 허파조직과 가슴우리벽의 경직이 증가하게 된다(예, 순응 감소).

주기적으로 깊은 호흡을 가지지 못하는 것은 허파주머니(폐포) 표면 장력을 변화시키고 무기폐의 증상이 증가하게 된다. 계속되는 허파기능 테스트는 병이 약화되는 정도를 추적할 수 있어서 그 결과 호흡 위험이 발생하기 전에 치료적 중재로 쓰인다. 가슴우리벽의 수동적인 반동은 큰 근육 약화로 인해 변하고 중립적인 자세인 허파와 가슴우리벽 반동 압력 균형이 변하게 된다.

그 결과 호흡 근육은 더 이상 선택적인 길이-장력 관계를 갖지 못하고 최고점 장력은 감소하게 된다. 잠자면서 불규칙한 호흡과 야간 불포화반응은 또한 흔하다. 깊은 호흡을 하는데 있어서 긴 기간 동안 무호흡은 회귀성 호흡 감염, 진행적인 이산화탄소(CO_2) 정체, 영구적인 허파 제한의 결과이다.

기도 개방성을 유지하는데 중요한 기침은 또한 손상된 호흡근육 기능에 부정적으로 영향을 미친다. 기침의 역할은 중대한 볼륨 흐름을 만들기 위해서 호흡 근육의 능력에 의존하고 성대문의 열림과 닫힘에 근육계를 사용할 수 있는 양성 압력에 의존한다.

이러한 활동들은 몸통(체간)과 어깨 거들의 근약화로 인해 제대로 반응이 안 일어날 수도 있고 길이-장력 관계에 영향을 미치는 관절 구축에 의해서도 안 일어날 수 있다.

손상받은 호흡 근육 기능은 DMD를 포함한 여러 가지 신경학적이고 신경근병을 가진 환자의 마지막 단계에서 우세하게 나타나게 된다.

기도 볼륨을 흡기하는데 있어서 1500 cc보다 능력이 떨어지면 자발적인 호흡이 줄어드는데 영향을 미치고 기침 흐름을 도와주고 점점 더 허파(lung) 사망률 위험이 증가하게 된다.

측만증과 같은 가슴우리(흉곽)의 구조적인 손상은 신경근 질병을 일으키고 더욱더 호흡 근육의 길이-장력 관계를 위태롭게 한다. DMD를 가진 환자의 근육골격계통 관리에 관한 정보를 더욱더 얻으려면 근육골격계 패턴 C를 보라.

길리안바레 증후군 (GUILLAIN-BARRÉ SYNDROME, GBS)

GBS 증후군은 또한 Landry's 마비나 급성 염증 신경근 병증으로 알려져 왔었다(AIDP). GBS는 말초 신경계 시스템의 가장 흔한 생명-치료 질병 중에 하나이고, 환자의 환기 펌프에 중요한 영향을 미친다. 급성염증과 말초신경의 탈수초화 특징을 갖고 있고 복잡한 자가 면역 질병이다. 그리고 환기펌프 근육을 필요로 하는 사람들도 포함시켰다.

염증은 신경의 주변 세정맥과 림프구계열, 대식세포, 소수의 원형질세포에 신경속 침투로 보여진다. 대식세포는 특히 랑비에절 가까운 곳에 위치한 슈반 세포의 기저면을 관통한다. 그리고 축삭으로부터 수초(sheath)를 벗겨 버리고 수초 층판(myelinlamellae) 사이에 걸쳐져 있다. 가장 흔한 임상적인 특징은 원위부보다 근위부에서 더많이 나타나고 하지 약화가 발생한다. 환자의 ⅔ 정도에서 증상은 상부 호흡감염(환자의 40%) 같은 증상이 먼저 발생됨으로 병이 진행된다. 뇌신경과 관련된 가장 흔한 타입은 안면신경마비이고 환자의 53%가 해당한다. 약 90% 환자가 경험한 통증은 종종 심각하다.

높이거나 줄일 수 있는 교감 또는 부교감 신경 시스템 활동들인 자율신경 기능장애는 환자의 약 ⅔ 정도에서 나타난다. 증상발병은 급성이거나 서서히 진행하면서 나타날 수 있다. 회복과정은 안정수준기 이후부터 점차적으로 진행된다. 환자의 98%는 초기증상 이후 4주 이후부터는 안정기 수준에 도착하게 된다. 환기펌프 실패를 경험한 환자의 약 25%는 환기 보조기구들이 필요하다. 삽관이나 기계적인 환기장치가 필요로 하는 전제조건에는 3가지 요인이 있다. 근약화가 생긴 이후 시간부터 병원관리가 일주일보다 조금 모자른다면 혹은 환자가 스스로 머리를 들어 올리지 못하거나 폐활량이 예측한 것보다 60%보다 적다면, 신경근 기능의 완벽한 회복은 발병된 이후 1년 안에 환자의 ⅔가 관찰되었다.

IV 면역글로블린은 GBS 환자들을 위한 현재 치료법이다. IV 면역글로블린은 자가항체의 항개별특이형(anti-idiotypic) 억제를 포함한 많은 기전을 통해서 활동들이 이루어진다고 생각했다. 부작용은 열, 한기, 두통, 메스꺼움, 구토, 체력이 약한 것들이 내포되어 있다. GBS 환자들에게서 IV 혈장 교환은 면역글로블린과 동등한 효과가 있다고 보여준 양자택일 치료법이다. 부작용은 IV 면역글로블린과 유사하다. DMD환자의 신경근 관리에 관해서 더 많은 정보를 얻으려면 신경근 패턴 G를 보라.

영상 IMAGING

뒤센 근이영양증 (DUCHENNE'S MUSCULAR DYSTROPHY)

DMD를 가진 환자들은 진행 중인 호흡기 근 약화로 인해 만성적인 저산소대사와 허파 감염이 빈발한다. 가슴우리 방사선 사진은 DMD환자의 가슴우리 내에 있는 해부학적 비정상과 병리학적 평가에 사용되어진다. 전후 연구를 위해 가슴우리 사진은 환자들의 등 뒤에 위치되어지고 X-ray는 72인치 앞쪽에 위치시킨다. 저밀도 부분 즉, 공기로 채워진 유조직 같은 경우 방사선 사진에서 가장 검게 나타난다. 고밀도 부분, 즉 뼈와 같은 곳은 밝게 또는 하얗게 나타난다. 폐렴과 같은 병적인 발달은 아마도 허파 유조직에 스며들거나 합병되는 원인으로 손상받은 부분과 그곳의 점성증가로 완전 환기가 방해될 것이다. 이 부분들은 보통 방사선 사진 상에서 회색 또는 흰색보다 더 검게 나타날 것이다. 어느 한 쪽 하엽에 스며든 것은 스며든 쪽의 가로막 각의 모호함의 원인이 된다. 가슴우리 방사선 사진 상의 한쪽 가로막의 레벨과 구부러짐은 완전 흡기에서 폐 팽창을 암시한다. 양쪽 가로막은 보통 동시에 일을 하는데 병적인 진행은 아마 한 쪽 폐의 영향과 반쪽 가로막에 상응한다. 반쪽 가로막의 단계는 폐의 팽창이 보다 더 많이 나타날 것이다. 과대 팽창된 폐들은 반쪽 가로막들의 평평함과 구부러짐을 야기할 것이다. 반면 과소 팽창된 폐들은 반쪽 가로막들을 올리고 구부러짐이 증가할 것이다.

길리안바레 증후군
(GUILLAIN-BARRÉ SYNDROME)

GBS 환자들은 발달하는 급성 저환기와 허파질환(pulmonary)들과 같을 것이다. 그래서 가슴우리 방사선 사진들은 흉기와 폐의 병적 진행을 평가하는 주요 도구로 사용된다. 이전 부분들을 DMD를 위해 자세히 이미지화(X-ray를 말하는 듯)를 봐라.

약리학 PHARMACOLOGY

뒤센 근이영양증
(DUCHENNE'S MUSCULAR DYSTROPHY)

◆ 항균약(Antimicrobial agents)/항생제(antibiotics)
- 예(example): 세팔로스파린(Cephalosporins)(Ancef, Keflex), 아미고글리코사이드(aminoglycosides)(Garanmycin, Janimicin), 린코마이신(Lincomycins)(Lincocin, Lincorex)
- 작용(actions)
  - 박테리아와 같은 유기체를 공격하는 것은 폐 감염의 원인이 된다.
  - 박테리아 유기체의 광범위한 기능과 조직벽의 통합의 제한에 의한 세포로 스포린의 활동
  - 박테리아 유기체의 광범위한 당합성의 제한은 아미로글리코사이드와 깅코마이신의 활동을 하게 한다.
- 투약(administered): 정맥과(또는) 구강
- 부작용(side effects): 구역질, 구토, 콜론의 감염, 신장 기능 악화, 유독성

◆ 기관지 확장제
- 예(examples): Beta_2 작용제(agonists)(Alupent, Bronkaid Mist, Isuprel, Maxair, Proventil, Ventolin), 항콜린작용제(anticholinergics)(Atrovent), phosphodiesterase 억제제(inhibitors)
- 작용:
  - 기도를 열어주고 환기의 최적화와 기도 청결
  - 기관지 근육 긴장(broncho motor tone)은 콜린성(cholinegic)과 아드레날린 자극(adrenergic stionlation)에 의해 조절 가능
  - 아드레날린 beta_2 수용체(receptors) 의 자극은 순환성 아데노신 단인산염과 기관지 확장제 증가를 만들어낸다.
  - 항콜린성 항무스카린제 수용체(receptors)의 자극은 고리일이성구아노신(cylic guanosine monophosphate)과 기관지 수축(bronchoconstriction) 증가를 만들어낸다.
- 투약: 입으로 흡입
- 부작용: 빈맥, 두통, 매스꺼움. 과흥분성

◆ 점액운동제(mucokinetic agents)
- 예(examples): 아세틸시스테인(Acetylcysteine)(Mucomyst, Mucosil), 습윤제(가습제, wetting agents)
- 작용:
  - 운동성의 증진과 폐분비물의 제거
  - 점액용해제의 점액분비물에 대한 화학적 작용,

점성의 감소와 가래배출의 촉진
- 습윤제는 거담배출 증진을 위해 기도에 습기와 윤활을 제공한다

- 투약: 경구흡입(oral inhalation)
- 부작용: 점막자극(mucosal irritation), 기관지경련(bronchospasm), 오심(nausea)

길리안바레 증후군 (GUILLAIN-BARRÉ SYNDROME)

◆ 진통제(analgesics)
- 예(examples): 몰핀화합제(Morphine sulfate)(Astramorph, Duramorph, Infumorph), 옥시코돈(oxycodone) (Darvon, Dilausin, Hydrostat IR, OxyContin, Roxanol)
- 작용:
  - 뇌와 척수의 통증 경로의 연접전달억제
  - 그들의 경로에서 아편 유사제의 중재에 의한 억제 효과
  - 신경근 통증의 감소를 위한 아편(Opiods)유사제의 사용
- 투약: 구강의 정맥내(intravenously of orally)
- 부작용: 호흡억제(respiratory suppression), 졸음(기면, drowsiness), 변비(constipation)

◆ 항응고제(anticoagulants)
- 예: 헤파린(heparin)(Calciparine, HEP-LOCK, Liquaemin), 와파린(warfarin)(Coumadin, Miradon)
- 작용:
  - 폐색전증과 심부정맥혈전증(DVT)의 예방 기능
  - 항트롬빈Ⅲ으로 알려진 헤파린은 혈액 응고 효소를 비활성시켜서 단백질 순환의 효능을 높인다.
  - 와파린은 비타민 K의 에폭사이드(epoxide) 비타민 K로의 전환을 차단함으로써 다양한 응고요소가 간에서의 합성하는 것을 해친다(지연시킨다).
- 투약: 헤파린은 주사를 통해서, 와파린은 구강을 통해서 투여
- 부작용: 저혈소판증(Thrombocytopenia), 출혈(bleeding)

◆ 항균약(antimicrobial agents)/항생제(antibiotics)(see above)

◆ 기관지 확장제(bronchodilators)(see above)

◆ 점액운동제(mucokinetic agents)(see above)

◆ 통증관리(pain management)
- 예: 카르바마제핀정(Carbamazepine) (Atretol, Carbatrol, Tegretol)과 가바펜틴정(gabapentin)(Neurontin)
- 작용: 통증 감소를 위해 사용되는 마약용량의 감소와 마약의 부작용 감소를 돕기 위한 보조적 사용
- 투약: 경구(orally)
- 부작용:
  - 카르바마제핀정(for carbamazepine): 어지러움(현기증, dizziness), 졸음(기면, drowsiness), 실조증(ataxia), 흐린 시력(blurred vision), 빈혈(anemia), 울혈성 심마비(CHF)
  - 가바펜틴정(for gabapentin): 진정(sedation), 어지러움(현기증, dizziness), 피로(fatigue), 실조증(ataxia)

사례 연구 #1:
급성 짧은 호흡과 흡입 가능성
Acute Shortness of Breath and Possible Aspiration

Thomas Down은 21살 남성. 뒤센 근이영양증. 병원에서 진단. 급성 짧은 호흡과 음식물 흡입 가능성

물리치료사 검진 PHYSICAL THERAPIST EXAMINATION

병력 (HISTORY)

◆ 일반적인 인구학: Thomas는 21세 백인 남성, 영어 사용, 고등학교 졸업

◆ 사회적 병력: 신체 건강한 부모님과 산다. 그는 독자이다. 두 부모님은 부양의 책임을 지속하고 있다. 부

모님들은 아들을 위해 강력하게 보호하고 있으며 그의 도움이 필요한 부분에 그들의 일들을 맞춰주고 있다. 그는 특수한 상태의 보증인으로부터 보호를 받고 있다. 진행성 질환인 만성병 아이들을 위한 보험계획이 있다.

- 고용/일: Thomas는 하루 몇몇 시간 친구들과 게임을 하면서 컴퓨터를 한다. 그는 그의 전기 휠체어를 타고 일주일에 최소 3~4번씩 밖으로 나간다. 그는 가능한 많이 가족들과 함께 한다.
- 성장과 발달: Thomas는 만삭으로 태어났으며 22개월 때 앉을 수 있었다. 그리고 2년 6개월만에 걷기 시작했다. 그는 그의 어깨부분과 골반대의 약화를 6살 때 보이기 시작했다. 그는 DMD로 진단 받았다. 13살이 되었을 때 더이상 걸을 수 없었고 이동을 위해 휠체어가 필요하게 되었다. 그는 또래보다 더 어려보인다.
- 생활 환경: 그는 교외에 3개의 침실이 있는 곳에서 두 가지 삶이 있다. 1층에서는 휠체어를 타고 그의 침실과 욕실을 이용할 수 있다.
- 일반적인 건강 상태
  - 일반적인 건강 인식: Thomas의 보고서에서는 그가 나이를 먹으면서 점차 악화되는 것 때문에 우울해 한다고 나온다. 그의 가장 큰 문제는 호흡이다. 그의 짧은 호흡은 특히 밤에 짧은 호흡으로 인해 잠에 들 수 없다는 것이다. 또한 기침하기 어려운데다 그의 위생상태 역시 악화되었다.
  - 신체 기능: 그는 하루 6~8시간 침대 외에서 지내며 이동을 위해 파워 휠체어를 사용한다. 그는 미끄럼판 이동(sliding board transfer)과 옷입기, 하지의 위생 관리를 위해 최대한의 도움이 필요하다. 먹는 것과 상지의 위생 관리는 최소한의 도움이 필요하다. 기본적으로 산소 보조 도구 필요없이 방안의 공기로 자발적 호흡이 가능하다.
  - 심리적 기능: 우울 증세가 있지만, 인지력 또는 기억력 악화는 보이지 않는다.
  - 역할 기능: 아들, 친구
  - 사회적 기능: Thomas는 도움이 되는 친구들이 약간 있다. 그는 친구들과 가족들과 함께 방문하는 것을 즐기며 이메일을 통해 관계를 유지하고 있다.
- 사회/건강 습관: 보고서에 의하면 최근 식욕을 잃었다.
- 가족력: 그의 어머니는 우울증 병력이 있다. 그녀는 허리통증에 대해 호소를 했고 그것은 Thomas의 휠체어 내외 이동을 도우면서 점점 악화되었다. 그의 아버지는 통풍이 있다.
- 의학/외과적 병력: Thomas는 6개월 이후, 상호흡기에서부터 하호흡기에 이르기까지 감염되어서 항생제가 필요했던 병력이 있다.
- 이전 입원: 3개월 전 Thomas는 급성 짧은 호흡으로 인해 응급실에 왔다. 그는 폐렴으로 진단받았고, 2주 동안 IV 항생제, 산소, 기도 청결 기술을 받았다.
- 이전에 존재하는 의학적 그리고 다른 건강과 관련된 상태: Thomas는 왼쪽 위팔뼈(상완골, humerus)의 골변형이 있다. 이것은 10살 때 낙상의 결과물이다. 그는 역시 우측 가슴우리(흉곽) 만곡인 측만증이 있다. 그는 상 호흡기 감염에 대한 여러 병력이 있으며 거기에 폐렴이 더해져 있다.
- 현재 상태/주호소: 그는 최근 호흡과 분비물 청결의 어려움의 가장 큰 문제점이 있다. 그는 짧은 호흡과 잦은 기침으로 인해 2일 전 응급실(ED)로 왔다. 그는 일주일 전부터 답답하다고 호소해 왔다. 방안에서의 산소포화도는 84%. 그의 가슴우리(흉곽) X-ray는 아래엽에 흡입 폐렴이 나타나고 있다. 담배양균이 함유되어 있고 연쇄구균에 양성으로 나타났다. 그는 코삽입관이 (2 L/1일) 놓아졌고, IV 클린다마이신(clindamycin)을 설치했으며 병원의 허파질환(pulmonary) 관리층으로 배정받았다.
- 기능적인 상태와 활동 수준: 그의 부모들은 일주일에 4회씩 그의 상하지 관절 운동과 스트레칭 운동을 시켰다. 병원 내에서 Thomas 보고서 중 가장 힘든 것은 누운 자세에서의 숨쉬기이다.
- 약물: 집에서 Thomas는 변연화제(stool softner)와 복합 비타민을 매일 먹는다.
- 다른 임상적 검사
  - 동맥압과 실내 공기:
    - 산소분압(PaO_2): 75 mmHg

(정상: 80~100 mmHg)
- 이산화탄소분압($PaCO_2$): 48 mmHg (정상: 35~45 mmHg)
- 수소이온농도(pH): 7.33(정상: 7.35~7.45)
- 탄산이온농도(HCO_3^-): 24 mEq/L (정상: 22~26 mEq/L)

- 폐기능 시험/폐활량측정기 결과는, 나이, 키, 성에 기초하고 퍼센트로 표현되어진다. 결과:
  - 일호흡량(TV): 400 cc(정상: 약 500 cc)
  - 강제폐활량(FVC): 55% 예상됨〔남자의 정상 7.74×키(heigth$_{meters}$) – 0.021×age$_{years}$ – 7.75 ×(0.51)〕
  - 폐기능검사결과(FEV_1): 60% 예상됨 (남자의 정상 5.66×키(height$_{meters}$) – 0.023×age$_{years}$ – 4.91×[0.41])
  - 최고호기속도(PEFR): 140 L/min(정상 최고점 554~575 L/min)
  - 최고흡기력(MIP): –48 cm H_2O〔20~54세 남자의 정상 129 – [0.13×age$_{year}$)〕

시스템 재검토 (SYSTEMS REVIEW)

◆ 심혈관/폐
- 혈압(BP): 140/70 mmHg
- 부종(edema): 없음(none)
- 심박수(HR): 110 bpm
- 호흡수(RR): 24 bpm

◆ 외피계
- 반흔형성 상태: 원위 왼쪽 위팔뼈(상완골, humerus)의 외측면을 넘어 있는 흉터를 매우 잘 고쳤다. 엉치뼈(천골)와 뒤꿈치를 넘어서 약간 적샘
- 피부색: 창백함
- 피부 상태: 정상, 습기참, 따뜻함

◆ 근골격계
- 전체적인 관절가동범위: 상지, 하지, 몸통(체간)의 제한
- 전체적인 근력: 상지, 하지, 몸통의 제한
- 전체적인 대칭:
  - 오른쪽 등뼈(흉추) 오목부분이 측만증
  - 어깨, 골반대 근육조직의 현저한 소모
- 키: 5′3″(1.6 m)
- 몸무게: 115 lbs(52.16 kg)

◆ 신경근계
- 최대한도로 침대로 이동하거나 옮기는 것에 도움을 준다.

◆ 의사소통, 감정, 인지, 언어, 학습 유형
- 의사소통, 감정, 인지: 사람, 장소, 시간을 알아보는데 있어서 명백하다. 간접적으로 흥분을 할 수 있고 언어에 있어서 4~5개 음절의 짧은 문단을 부드럽게 말할 수 있다.
- 선호하는 학습: 명백하게 실행하지 못하다.

검사와 측정 (TESTS AND MEASURES)

◆ 유산소 능력과 지구력
- 누운자세에서 앉은자세로, 10분 동안 침대 가장자리의 모서리에서 지지한 상태로 앉아있음, 침대에서 휠체어로 슬라이딩 보드를 이용해서 옮김, 휠체어에서 침대로 슬라이딩 보드를 이용하는 동안에 침대활동 관찰과 활력징후, PRE, 산소포화상태를 모니터링. 실험결과 표 5-1 참고.

◆ 인체측정학적 특성
- 체질량지수(BMI)(kg/m)=20.4; 정상 무게

◆ 각성, 집중, 그리고 인식
- 사람, 장소, 시간을 알아보는데 있어서 명백하다.
- 쉽게 깜짝 놀란다.

◆ 보조 및 적용 장치:
- 약 2살 정도 된 환자는 오른쪽 손 조절을 할 수 있는 전동(battery-powered) 휠체어를 사용한다.
- 관찰을 통해 환자들에게 있어서 휠체어가 적합하다는게 드러났다.
- 환자는 조작할 수 있고 의자를 안전하게 조절할 수 있다.
- 젤 형태 방석이 사용되었다.
- 고객(custom) 지지(support) 좌석 시스템은 등뼈(흉추) 측만증을 조절하고 의자 안에서는 환자가

표 5-1 유산소 능력/지구력 평가 및 측정의 결과

활동	HR	BP	RR	$SaO_2(FiO_2)$	RPE
Rest	110	140/70	24	92%(28%)	12
#1 Supine to sit	120	130/70	26	92%(28%)	13
#2 Supported sitting for 10 minutes	125	135/69	28	90%(28%)	14
#3 Sliding board transfers	146	142/72	30	89%(28%)	16

안전하다.

- ◆ 순환
  - 신체온도: 99.2°F 입을 통해서(orally)
- ◆ 환경, 집, 직장 장애물
  - 집은 1층에서 휠체어 접근을 쉽게 한다.
  - 그의 목욕탕과 침대는 1층에 놓여져 있다.
- ◆ 보행, 이동 그리고 균형
  - 이동은 전동 휠체어의 측정으로 수행되었다.
  - 앉은자세 균형은 휠체어 안에서 지지상태로 균형을 잡는 것은 못했다.
- ◆ 외피계의 통합성
  - 피부 정상, 습기참, 따뜻함
  - 감각 정상
  - 뼈 돌출을 넘어서 쇠약상태는 아니나, 엉치뼈(천골)과 뒤꿈치가 발적상태
- ◆ 근 수행력
  - 도수근력검사(MMT) 결과
    - 어깨관절 굽힘근(굴곡근): 2+/5
    - 어깨관절 올림근(거상근): 2/5
    - 어깨관절 벌림근(외전근): 2/5
    - 어깨관절 폄근(신전근): 2-/5
    - 팔꿉관절 굴곡근: 3-/5
    - 움켜짐: 3+/5
    - 엉덩관절 굽힘근: 1+/5
    - 엉덩관절 폄근: 1/5
    - 엉덩관절 벌림근: 1/5
    - 엉덩관절 모음근(내전근): 1+/5
    - 무릎관절 폄근: 1/5
    - 발목관절 발등굽힘근(배측굴곡근): 2/5
    - 발목관절 발바닥굽힘근(저측굴곡근): 1/5
    - 삼키기
      - ▶ 흡기를 위한 명백한 삼키기를 침대에서 관찰되었다.
      - ▶ 목소리는 정수된 물을 먹고 좋은 소리가 났다.
      - ▶ 삼키는 동안에 등뼈(흉추)연골의 감소된 확장력은 나타났다.
- ◆ 보조도구들
  - 뒤꿈치 피부 쇠약을 막기 위해서 양 발 뒤꿈치를 보호하는데 피곤하게 한다.
  - 28%의 산소보충은 휴식시에 사용되었고, 92%의 산소는 활동 동안에 사용됨.
- ◆ 통증: 통증 스케일은 0/10
- ◆ 자세
  - 앉은 자세에서 환자는 오른쪽으로 기대는 것을 관찰했고 왼쪽 어깨는 오른쪽 보다 더 높고 약간 앞쪽으로 회전되어 있다.
  - 후방 갈비뼈(늑골) 흔들거리는게 왼쪽에서 보여짐
- ◆ 관절가동범위
  - 어깨관절 굽힘: R=0~90°, L=0~105°
  - 어깨관절 벌림(외전): R=0~85°, L=0~100°
  - 어깨관절 안쪽돌림(내회전): R=0~70°, L=0~75°
  - 어깨관절 가쪽돌림(외회전): R=0~10°, R=0~10°
  - 팔꿉관절 굽힘: R=5~115°, L=10~110°
  - 엉덩관절 굽힘: R=10~110°, L=10~110°
  - 엉덩관절 벌림: R=0~25°, L=0~30°
  - 양쪽 엉덩관절 안쪽돌림: 0~10°

- 양쪽 엉덩관절 가쪽돌림: 0~15°
- 무릎관절 굴곡: R=20~100°, L=10~105°
- 발목관절 발바닥굽힘(저측굴곡)/발등굽힘(배측굴곡): R=25~0°, L=20~0°
- 흉위: 28인치(최대호기시)~28.5인치(최대흡기시), 칼돌기(검상돌기, xiphoid process) 높이에서 측정됨

◆ 반사통합(reflex intergrity): 무릎뼈와 아킬레스 반사는 양쪽 모두 감소됨

◆ 자가치료와 가정 관리
- 환자의 이 닦는 것을 관찰한 결과 그는 30초 칫솔질 후에 짧은 호흡이 되었다(호흡이 짧아졌다).
- 어머니에 의한 Thomas의 휠체어로 이동은 어머니의 역할에 있어 부족한 신체적 테크닉 결함을 나타낸다.
- 부모들은 호흡에 대한 지식과 위험요소들 즉, DMD의 복합 허파질환(pulmonary) 예방/감소에 대한 평가, 또는 기도 청결에 대해서 잘 알고 있지 않다.

◆ 환기와 호흡/가스 교환
- 가슴우리(흉곽)의 청진은 오른허파 아래엽에서의 호흡 소리 감소를 나타낸다 E에서 A로 교환은 분명하며, 중심 기도에서의 숨소리는 거칠다.
- 호흡곤란지수(dyspnea index): 휴식시 1/4, 활동시 4/4로 증가(15를 세는 동안의 무호흡 지수(15-count breathlessness index)로 언급되는 환기 반응지수)
- 호흡수(respiratory rate): 표 5-1 참조
- 맥박산소측정(pulse oximetry): 표 5-1 참조
- 환기 패턴
  - 얕고 제한적 패턴이 관찰된다. 그리고 신속함과 보조근육활동의 분명함, 가로막의 움직임 감소, 흡입과 호기 비율은 1:1.5
- 가슴우리 촉진
  - 우측 가슴우리 공간을 가진 측만증: 뼈의 변형이 만져진다.
  - 덩어리나 압통이 만져지지 않는다.
- 기침 연속 / 기능
  - 앉아서 무의미한 기침을 하는 특징이 있다. 이것은 하 흡입의 양과 불충분한 성대문 폐쇄, 그리고 하 호기 양에 의해서 발생한다.
  - 분명하게 침을 뱉지 못한다.
- 그밖의 허파기능 검사 / 폐활량 :
  - 일호흡량(TV): 450 cc
  - 강제폐활량(FVC): 50% 예상됨
  - 폐기능검사결과(FEV_1): 60% 예상됨
  - 최고호기속도(PEFR): 135 L/min
  - 최고흡기력(MIP): -45 cm H_2O

◆ 일, 지역사회 그리고 여가 통합 또는 재통합
- 환자는 휠체어에서 앉아있기 힘들고 짧은 숨소리에 의해 휴대용 PC를 20분 이상 사용하기 힘들다. 친구들과 관계를 유지하는 것과 가족 문제점이 광범위해지는 어려움이 있다.

평가 EVALUATION

Thomas는 유전적으로 진행성 근질환을 가지고 있다. 그래서 그는 ADL과 움직임을 위해 보조도구와 보살펴줄 사람이 있어야 한다. 그는 또한 측만증을 가지고 있으며 골절에 의한 왼쪽 위팔뼈(상완골, hemerus) 변형이 있다. 복합적 상순환 감염과 폐렴이 있다. 물리치료 평가에 의하면 그는 기도 청결의 어려움과 가스교환의 악화, 환기 펌프의 기능 장애가 있다. 그는 낮은 등급의 열변과 기침하는 어려움, 그의 산소 포화도 90% 이상의 에어 룸(air room)에서 있어야 한다. 그의 호흡근의 힘과 유지력은 진행된 DMD의 허파 감염의 위험이 있다. 그의 어머니는 Thomas의 휠체어 이동을 도와줌으로써 허리 손상의 위험이 있다. 그 환자나 부모들은 DMD를 가진 호흡의 위험과 측정/기도 청결법에 대해 잘 알고 있지 않다.

진단 DIAGNOSIS

Thomas는 진행된 DMD와 급성 짧은 호흡과 환기펌프(ventilation pump)의 기능장애가 있는 호흡을 하고 있다. 그는 유산소 능력/지구력, 근 수행력, 자세, 관절

가동범위, 호흡 및 가스 교환에 장애가 있다. 그는 자가 치료와, 가정 관리, 일, 의사소통, 여가, 업무, 활동의 기능적 제한이 있다. 그는 역시 도구와 장비가 필요하다. 이러한 발견들은 패턴 E와 일치한다. 손상받은 환기와 호흡/환기 펌프기능장애 또는 기능부전과 관련된 가스 교환. Thomas는 그의 DMD와 관련된 호소는 다른 패턴에 분류될 수 있을 것이다(근골격 패턴 C: 근활동 장애, 신경근 패턴 B: 신경 발달 장애). 이러한 장애들은 진단과 치료계획에 이용될 것이다.

예후와 치료계획 PROGNOSIS AND PLAN OF CARE

방문의 진행에 따라 공동 성취 결과가 결정되어졌다.

- 기도 청결 강화
- 지구력 강화
- 가족, 주요인물, 그리고 간병인의 안정성 향상
- 건강 상태 향상
- 환자는 자가치료, 의사소통, 여가 등을 어느 정도 할 수 있다.
- 환자는 물리적 행동, 임무, 자기 관리에 관련된 활동, 대화, 여가가 가능해졌다.
- 부모, 가족, 주요인물, 간병인들은 진단, 예후, 중재, 기대 목표와 예측 결과에 대한 지식이 향상되었다.
- 물리적 기능 향상
- 재발 위험요소 감소
- 2차적 장애 위험요소 감소
- 증상의 자기관리 향상
- 웰빙(well-being)감 향상
- 스트레스 감소
- 조직 관류 기사와 산화제 향상
- 숨쉬기 능력 감소

이러한 결과를 얻기 위해서는 적절한 중재가 있어야 함을 부모는 결정해야 한다. 이러한 것들은 협응, 의사소통 그리고 기록; 환자/고객 관련 교육; 치료적 운동; 자가치료와 가정 관리에서의 기능적 훈련; 지역사회, 여가에서의 기능적인 훈련; 도수 치료 기술; 보조기구와 장비의 적절한 처방, 적용 그리고 제작 그리고 기도 청결 기술이 포함될 것이다.

Thomas는 15~18번 방문과 2~3주 동안의 시간이 필요할 것이다. Thomas는 좋은 사회적 도움이 있는 것은 다소 우울증과 심한 장애가 될 것이다.

중재 INTERVENTIONS

선택된 중재에 대한 근거 (RATIONALE FOR SELECTED INTERVENTIONS)

이 장에서 설명한 이론은 환자들에 있어서 심혈관계/허파질환(pulmonary) 시스템이 있을 것이다. 근골격계 패턴 C에서 DMD를 위한 치료적 운동에서 부가적인 이론을 보라: 손상받은 근육 동작.

치료적 운동 (Therapeutic exercise)

특히 호흡근육과 가로막(횡격막)은 DMD를 가진 환자들에게 있어서 근력운동이 아니라 지구력을 반영한 훈련이 가능하다는 것을 보여줬다. 호흡 전략, 이완 기술, 선택적인 자세 위치의 실행은 호흡곤란의 인지와 호흡에 필요한 노력들이 최소화 될 수 있다.

DMD를 가진 환자에서 호흡근육 훈련 연구에 관한 실행된 결과들이 다양하게 많다. 이러한 발견은 호흡근육 작동에서 사소한 변화 또는 최소한도로 호흡근육의 근력과 지구력의 실질적인 증가가 이러한 모든 방법안의 범주 안에 있다고 생각했다. 심호흡, 기침, 가래를 이동시키기 위한 환자의 모든 능력들은 곧바로 호흡근육의 근력과 관계있다고 보여주었다. DMD를 가진 환자에서의 호흡근육 훈련은 근력이 아닌 지구력 면에서 증가한다는 것을 보여줬다. 급성 허파질환(pulmonary) 감염이 있는 환자본인이 가지고 있는 기초 근력으로 돌아올려고 하는 시점을 결정하기 위해서 회복하는 동안에 호흡근육 근력의 측정은 바람직 할 것이다. DMD를 가진 환자에서 호흡근력을 측정하기 위한 코를 킁킁거리면서 콧소리 압력 사용은 특히 생명 수용력의 중요한 결정을 나타내는데 유용하다는 것을 보여줬다.

도수치료 기술 (Manual Thrapy Techniques)

가슴우리벽(흉곽벽)과 사지의 오랜시간 스트레칭은 관절 유연성을 끌어 올릴 수 있고 구축을 막을 수 있다. 매일 두 번씩 아래, 중간, 윗 부분 부분을 따로따로 실행한 도수 가슴우리(흉곽) 스트레칭은 가슴우리벽 관절가동범위를 증가시키는데 도움을 줄 것이다.

보조기구와 장비의 적절한 처방, 적용, 그리고 제작 (Prescription, application, and as appropriate, fabrication of devices and equipment)

친구와 주변 가족들과의 의사소통의 주요 방식은 이메일을 매개체로 하였고 그 결과 컴퓨터 키보드를 정확하게 자주 사용하는 Thomas에게는 중요했다. 휠체어를 적합하게 만들어서 그에게 제공하는 것은 그가 훨씬 더 쉬운 접근을 하게 하였다. Thomas는 또한 쉬고 있을 때도 산소가 필요 했고, 활동 동안에도 92%의 산소를 유지하기 위해서 28%의 산소 보충이 필요했다. 주간에 하는 비침습 환기장치(설인두 호흡, 입에 무는 IPPB, 간헐적인 복부 압력 장치)가 DMD를 가진 환자들에게서 사용되어 왔다. 설인두 호흡은 짧은 기간동안 기계환기 장치를 제거하는 것을 도왔고 결국에는 인공호흡장치를 제거하는 데에 유용했다.

흔하게 비침습 기술을 사용한 것은 원통형 간헐적 양압(mouthpiece intermittent positive) 환기장치였다.

간헐적인 복부 압력 환기장치(또한 pneumo-belt로 불려짐)는 편리하게 들고 다닐 수 있는 환기 장치와 관련된 복부위의 방광을 팽창시키는 것으로 이루어졌다. 환자가 앉아 있을 때 방광의 팽창은 강요된 호기를 만들어 낸다(가로막에 대항해서 복부 구성물들을 위로 들어 올림). 그리고 흡기는 방광에 힘을 뺌으로써 발생한다. 그러므로 가로막(횡격막)을 수동적으로 아래로 내리는 원인이 되고 갈비뼈를 반동적으로 넓히게 된다. 이러한 방법은 측만증이나 비만이 있는 환자들에게는 작동을 안 할 수 있다.

비침습 야간 환기 장치는 야간에 숨을 못쉰다거나 잠잘 때 불규칙한 호흡을 가진 DMD 환자들에게서 사용되어 왔다. 야간의 코 간헐적 양압 환기법(nasal intermittent positive pressure ventilation; NIPPV)동안에 기계환기장치를 하거나 아니면 2층 구조(bilevel) 양압 기도 생성기를 사용함으로써 DMD 환자들은 생존비율이 증가했고 매일 가스를 교환할 수 있었고, 숙면을 취할 수 있었고 독립적인 생활이 증가했다. 기계환기장치를 하지 않은 그룹들과 비교해 봤을 때 코 간헐적 양압 환기법(NIPPV)를 사용한 환자들도 또한 매일같이 감소된 숙면을 취한다는 것을 발견했고, 허파 기능에서도 감소된 비율을 보였다. 안면마스크(facemask)를 따라 입이나 코를 통한 2층 구조양압 기도 압력 사용은 저환기 때문에 저산소를 가진 DMD 환자들에게서 고려되어졌다.

보조적 산소(supportive oxygen)의 사용은 이러한 환자들에게는 단지 그들의 저산소가 저환기를 일으키기 때문에 추천할 만하지 않는다. 운동 동안에 보조적 산소(supportive oxygen)는 환자의 O_2를 유지하는데 사용되어 왔다.

DMD를 가진 환자에서 보조적 환기장치의 사용은 연장할 수 있는 삶의 이익이 있다고 인정해왔다. 만성 호흡을 가진 DMD 환자에 있어서 코 간헐적 양압 환기법(NIPPV)를 가르쳐야 한다는 의견 일치가 있었다. 추가적인 장치나 기계를 이용하여 기도 청소 기술을 봐라.

기도 청결 기술 (Airway clearance techniques)

DMD를 가진 환자의 관리는 드라마틱하게 치료의 질이 환자의 생존 기간에 영향을 미친다는 것이다. 이러한 짐작에도 불구하고, DMD를 가진 환자에서 여전히 높은 사망률은 1차적으로 그들의 호흡기능 악화의 결과이다. Bach 그리고 도와주는 사람들은 DMD를 가진 환자에서 1년마다 폐렴이 한 번씩 높은 비율로 재발한다는 것을 발견했다. 상부기도의 바이러스 감염은 이미 약해진 호흡근육에 손상을 일으킨다고 발견했다.

그러므로 효과적인 기도 청소의 주위 깊은 관심의 결정적인 중요성은 무기폐나 폐렴을 막기 위해서 당연하다. 기도를 깨끗이 하는 것으로 1차 목표로 세운 것은 병원에 입원하는 것을 막을 수 있고 폐렴의 증가를 줄일 수 있다. 효과 없는 최대의 기침은 DMD를 가진 환자에게서 나타나는 우세한 임상적인 특징이다. 그리고 많은 기술들이 질병을 극복하는데 사용되어진다. 최대한도로 흡입 수용력은 성대문을 닫은 상태로 유지할 수 있는 최대 공기 볼륨으로 정의한다. 모든 인두와 후두 근육조직의 근력이 수용력에 영향을 미치고, 공기 누적(air-stacking) 훈련프로그램(그것들 사이에 호기 없이 연속된 총폐활량을 가짐)은 폐와 움직임의 가슴우리벽(흉곽벽) 범위가 증가하는 것을 보여준다 따라서 최대 흡입 수용력(maximum insufflation)이 증가한다. 기도 안에 있는 분비물의 청소는 충분한 호기 근육 기능을 위해서 반드시 필요하다. DMD 환자가 호기 근육 주위가 필요하다고 발견한 것은 흡기 근육에도 마찬가지로 영향을 미치게 된다. 그리고 흡기 근육에 더 많고 심하게 영향을 미치고 환자의 기침이나 기도 청소의 능력을 감소시킬 것이다.

분비물을 깨끗하게 하기 위한 능력은 기침을 세게 하는 흐름과 많은 관련이 있고 비효과적인 기도 청소는 160 L/min 흐름과 관련이 있다. 270 L/min 최대의 기침 흐름은 기침하도록 도와주는 기술로부터 이익을 본 환자들을 동일시 하는 것으로 사용되어 왔었다. Szeinbeg과 도와주는 사람들은 효과적인 기침을 위해서 충분한 흐름을 만들 수 있는 능력과 물을 60 cm 정도나 그 이상으로 불을 수 있는 최대한도의 호기 압력(MEP)관계랑 상당 관계가 있다고 발견했다.

환자들이 가질 수 있는 해로운 호흡 문제를 피할 수 있는 방법은 도움을 받아서 기침을 하는 기술인 도수치료와 기계치료 두 가지가 있다. 최대 호기 흐름(PEF)이 증가하는 것은 양압 압력장치, 설인두 호흡의 사용을 통해 환자 생체 징후(vital capacity)를 높임으로써 이루어 질 수 있다(허파 안으로 공기의 적은 양을 마시기 위해서 입근육을 사용, 총폐활량을 만들어 내기 위해서 6번 내지 그 이상 공기를 마신다). 또는 손으로 하는 심폐소생술 수단인 공기 누적(air-stacking). 이러한 기술들은 호기/최대 기침 흐름을 증가시키기 위해서 독립적으로 사용되기도 하고, 기술들과 함께 사용되기도 한다(예, 손으로 흉.복부 압력 또는 기계를 이용해서 공기를 불어넣거나/공기를 내뱉음). 보조 장치(manual assisted)를 이용하며 치료하는 도수치료와 강제적인 호기는 대상자 본인이 기침을 하려고 노력하는 공동 작업과 함께 상복부나 가슴우리벽(흉곽벽)을 눌러 향상될 수 있다. 기계를 이용해서 공기를 흡입하거나 내뱉는 것은 환자들 스스로가 매우 잘 참을 수 있어야 될 뿐 아니라, 맨 손으로 기침을 하게끔 도와주거나 공기 누적(air-stacking)와 비교해 봤을 때 최대기침호기비율(peak cough expiratory rates)을 만들어 내는데 최고라고 보여 진다. 병원에 오래 입원하거나 최대기침호기유량(peak cough expiratory flows)이 약 160 L/min 인 DMD환자들에게서 기관지 절개 필요를 예방하는데 있어서 특히 중요하다.

기계를 이용해서 공기를 흡입하거나 내뱉는 것은 또한 전통적인 흡입기(suctioning)의 사용보다 많은 이점을 보여준다. 어떤 이점이 있는지 살펴보면 환자들에게 있어서 더 많은 편안함을 주고 점막 외상을 줄여주고 기도 지나가는 길 주변부로부터 분비물을 깨끗하게 청소 가능하다.

간헐적인 양압호흡법(IPPB)은 과호흡법의 보조를 함으로 최대기침흐름과 기도 청소를 향상시키는 다른 기술이다. 신경근 기능부전이 있는 소아환자들, 비 침습성 양성압력 환기에 더하여, 근이영양증 환자 내의 하기도 분비물에 대한 효율적인 치료들은 흉부 타진과 진동법과 같은 기계적인 청소법들을 포함한다. 기침의 효율성의 객관적인 측정을 제공하기 때문에 최대유속 측정의 사용은 기침과 함께하는 동안 일반적인 최대유속을 측정하는데 추천되어졌다.

협응, 의사소통 그리고 기록 (COORDINATION, COMMUNICATION, AND DOCUMENTATION)

기도 청결법은 환자의 식습관과 뿌려지는 약들과 조화되어질 것이다. 휠체어로의 이동과 같은 기능적인 움직임들은 Thomas의 다른 입원환자 활동(약물, 간호)과 검사들 사이에서 조화될 것이다. 물리치료사는 Thomas의 병원 치료팀, 가정 관리자, 퇴원계획가, 질환 관리자, 그리고 알기위해 필요한 다른 개인들과 의사소통 할 것이다. 그의 퇴원 계획은 모든 당사자들과 조화되고 토의될 것이다(예, 가정관리자, 퇴원계획가, 가정건강기획사, 의료기회사). 이 의사소통은 사례발표, 환자치료회진,

환자가족 만남, 그리고 퇴원계획 절차를 통해서 이뤄질 것이다. 정신과병동환자나 사회사업으로 보내진 사람들은 그의 감소된 정서와 만성이나 진행성 질환을 극복하는데 필요한 것에 대해서 꼭 알맞은 평가와 추천을 받을 것이다. 모든 환자관리의 요소들은 검진과 평가결과, 진단, 예후, 중재와 결론을 포함하는 원무기록 안에 문서화될 것이다.

환자/고객 관련 교육 (PATIENT/CLIENT-RELAED INSTRUCTION)

환자관련 강의의 전체적인 목표는 건강관련 행동의 긍정적 변화를 결과로 하는 계속적인 인지력 증진에 영향을 주는 것이다. 저환기와 호흡기 점액분비물들의 집적은 부득이하게 DMD환자에 있어서 급성호흡정지를 유발한다. 환자관련 강의에서 강조하는 이점은 호흡기 중재방법의 중요성을 강조하는 것에 대해 비판적이다.

병원세팅에 있어서 학습하고 정보처리하는 개인의 능력에 영향을 줄 수 있는 요소들에는 급성 질환의 징후와 증상, 걱정, 공포, 인지능력, 시간의 압박이 있다. 이 사례에서 학습필요성의 평가에 기초하여, Thomas와 그의 간병인들은 아래의 교육을 받을 것이다.

- 심폐소생술(CPR)
- 응급상황시설 접근
- 감염 조절 절차
- 휠체어 이동과 기도 청결절차동안 간병인에 대한 적절한 자세기전
- 기계적인 타진도구와 병원 베개와 같이 추천되는 장비의 적절한 사용
- 질병과 관련된 위험 요인들과 예방책은 흡인성 및 재발성 허파감염의 방지를 위해 필요
- 심폐의 손상징후와 증상들과 응급반응

나타내기 위해 그림과 차트를 사용한 설명과, 물리치료사의 환자와 간병인에 대한 실습을 통해 시범, 유인물과 함께 구두발표를 포함하는 지식과 기술들을 가르치는 방법이 사용되었다.

치료적 운동 (THERAPEUTIC EXERCISE)

- 유산소 능력/지구력 상태
  - 상지 지구력 운동
    - 능동보조관절운동(AAROM)에서 능동(AROM)으로 진행.
    - 견딜 수 있을 정도로 날마다 되풀이되는 횟수를 증가시킴
    - UBE 진행(가능한 상부 신체 측정기: upper body ergometer)
- 균형, 협조성, 그리고 민첩성 훈련
  - 점진적으로 몸통 지지를 줄여가면서 앉기 균형(sitting balance) 훈련
  - 팔 뻗기와 상지의 과제수행이 결합된 앉기 균형(sitting balance) 훈련
- 인체 공학과 신체 기전
  - 생체역학 훈련
    - 휠체어에서의 적절한 앉기 자세
    - 키보드를 사용하는 동안의 생체역학의 적절한 사용
  - 자세조절 훈련
    - 머리와 목뼈(경추), 등뼈(흉추), 어깨관절의 적절한 조절
    - 어깨뼈의 들임(후인, retraction)과 하강
    - 닭날개 자세(손을 머리와 등지게 한 채로 어깨관절을 수평외전시킨 자세)
  - 자세안정화 활동
    - 척추에서 축신전시작과 앉은 자세로의 진행
    - 양팔을 올리면서 편자세의 유지
  - 자세인식 훈련
    - 적절한 정렬의 시각입력을 위한 거울의 사용
    - 가정주변에서의 모든 기록들
- 유연성 운동
  - 스트레칭운동은 워밍업 이후에 이루어질 것이며, 심호흡과 30초까지 유지하는 것과 동반되어 천천히 지속적으로 신장함.
  - 끝 범위에서의 상지스트레칭
  - 앞쪽가슴벽 스트레칭

  - 하지 스트레칭
- ◆ 이완(relaxation)
  - 이미지 테크닉 지도
  - 수축-이완 기법
- ◆ 근력, 힘 그리고 지구력 훈련
  - 환기근육 지구력운동
  - 환기근육들의 근력과 지구력을 증진시키기 위한 흡기훈련기구의 사용을 포함한 호흡근육 훈련
  - 호흡 전략

자가치료와 가정 관리에서의 기능적인 훈련 (FUNCTIONAL TRAINING IN SELF-CARE AND HOME MANAGEMENT)

- ◆ 자가치료와 가정 관리
  - 침대에서의 움직임과 이동훈련
  - 기도를 보호하기 위한 안전한 삼킴에 대한 자세를 포함하는 음식 먹기.
  - 옷입기
  - 화장실활동
  - 자조와 가정관리동안의 안전인식

일, 지역사회 그리고 여가 통합 또는 재통합에서의 기능적인 훈련 (FUNCTIONAL TRAINING IN WORK, COMMUNITY AND LEISURE INTEGRATION OR REINTEGRATION)

- ◆ 지역사회, 여가 통합 또는 재통합
  - 특수(컴퓨터 키보드)수행과제 훈련

도수치료기법 (MANUAL THERAPY TECHNIQUES)

- ◆ 관절가동술과 교정기법
  - 호기동안 흉벽의 스트레칭, 흡기동안 갈비뼈의 상승보조

보조기구와 장비의 적절한 처방, 적용 그리고 제작 (PRESCRIPTION, APPLICATION, AND, AS APPROPRIATE, FABRICATION OF DEVICES AND EQUIPMENT)

Thomas와 그의 부모는 집에서 기도 청결과 Thomas에게 필요한, 임시적인 산소 공급 장치 등을 포함한 중재를 모니터하기 위해 영구적인 의료장비가 필요할 것이다.

- ◆ 병원침대
  - 다양한 체위 배담 자세를 취하는 것을 돕기 위함
  - 침대에서의 이동을 위해 그의 휠체어의 적절한 높이를 알리기 위함
- ◆ 조끼(vest)나 관리인의 손이 닿는 가슴부를 타진하는 전기적인 청결장치처럼 집에서의 사용을 위한 전동기도청결장치 사용
  - 진동을 통해 흉벽으로부터 분비물의 제거를 위한 높은 주파수의 흉부 압박을 제공하기 위함. 그런 다음 바깥방향으로의 공기흐름의 결과로 흉벽의 진동을 줌
  - 하루 두 번 기도 청소를 제공하는 동안 그의 간병인의 수고를 덜어주고자 함
- ◆ 산소농도계(pulse oximeter)
  - Thomas의 산소 포화도를 관찰하기 위함
  - 그의 SaO_2농도가 93%아래로 떨어질 때 콧구멍을 통하여 그의 간병인이 산소를 관리할 수 있도록 신호를 주기 위함
- ◆ 최대 유속 측정계
  - 한번의 호흡에서 빠른 공기가 내쉬어질 수 있는 정도를 관찰하기 위함
  - 기침의 효율성의 객관적 측정
- ◆ 부가적인 산소
  - 조직의 산소화를 돕고 저산소증의 치료를 위함
  - 목표는 동맥산소 함량증진과 말초 조직의 산성화이다.
  - 안면이나 콧구멍을 통한 숨 들어마심.
  - 흡입산소 농도(FiO_2)가 40%보다 더 높게 집중적으로 오래동안 사용 후에, 모세혈관 투과성 감소, 점액섬모 운반성 손상, 폐섬유화의 부작용이 있다.
- ◆ 휠체어 힘 사용의 연속

기도 청결 기술 (AIRWAY CLEARANCE TECHNIQUES)

- ◆ 호흡 전략

- 기침을 돕는 기법
  - 자동으로 부풀어 오르는 백이나 마우스피스로 최대로 부풀림(또는 다른 팽창 장치)
  - 누적된 호흡: 환자는 각 호기에서 최대 흡기와 호흡량을 위해 2에서 4회 흡기를 시도함.
  - 복부 보조(손으로 하거나 묶는 것으로)
  - 잠금
    - 앉은 자세에서 환자는 뒤쪽을 기댄 채 치료사의 도움과 함께 가능한 한 깊게 숨을 들어 마심.
    - 그런 다음 환자는 앞쪽으로 빠르게 치료사가 그를 돕는 동안 열심히 숨을 내쉬거나 기침한다.
    - 복부의 보조는 호흡법 동안에 베개나 환자의 손과 함께 적용되어진다.
  - 호흡근육들의 최대의 기계적인 이득을 위한 자세
- 리듬에 맞춘 호흡
  - 희망하는 과제를 이루고 에너지를 보존하기 위한 타이밍 호흡
- 최대의 환기를 위한 기술
  - 다양한 자세에서의 흡기유지법
    - 환자는 각 동작(앉은자세, 우측으로 누운자세, 좌측으로 누운자세, 바로눕기, 엎드린 자세)마다 5~10회를 5초씩 유지하고 깊은 호흡을 실시한다.

◆ 도수치료/기계적 기술
- 흉벽 운동성(chest wall mobilization)
- 체위배담과 함께하는 흉벽 타진법, 진동법, 그리고 흔들기 기법
  - 감소된 산소공급과 분비물이 정체된 부분을 강조한다.
  - 환자가 가래 배출을 완전히 하기 힘들어 할 때 인두구강 흡입을 실시할 것

◆ 자세
- 호흡작업의 변경을 위한 자세
  - 앉은 자세와 semi-fowler' s 자세는 호흡작업의 감소하기 위한 최대의 기계적인 이득을 제공한다.
  - 호흡작업은 바로 누운 자세에서 증가되어진다.
- 최대의 환기와 관류를 위한 자세

◆ 빈도
- 그의 호흡, 기침, 산소화의 최적조건과 증가된 허파 분비물의 청소를 확보하기 위해 필요하므로 하루에 3회까지 실시되어질 것이다.
- 그의 컨디션이 좋아지면, 빈도는 하루에 두 번으로 줄인다.
- 그의 부모와 간병인들은 호흡정지 예방과 미래의 허파 감염들과 같은 것을 줄이기 위해 집에서 할 수 있는 간단한 기도 청결법 교육을 받게 될 것이다.

기대 목표와 예측 결과 (ANTICIPATED GOALS AND EXPECTED OUTCOMES)

◆ 병리학/병태생리학의 영향
- 일의 단위당 에너지소비는 감소되어짐.
- 증가된 산소요구량을 위한 생리학적 반응은 증진됨
- 증가된 산소요구량과 관련된 증상들은 감소됨
- 방안 공기중에 SaO_2가 93%나 그 이상이고, 연속적으로 자연스럽게 숨실 수 있도록 조직 관류와 산소화는 향상되었다.

◆ 손상의 영향
- 기도 청결은 환자의 가슴 X선 사진이 깨끗할 수록 향상되어짐.
- 환자가 약간이나 중간정도의 도움만으로 과잉된 허파의 분비물을 효율적으로 청소할수록 기침 기능이 향상됨.
- 환자가 하루에 3~4시간 동안 독립적으로 그의 컴퓨터를 사용하면서 그의 휠체어에 앉아서 참을수록 지구력은 증진됨.
- 몸통부분의 적절한 부하가 이뤄짐.
- 자세 조절이 향상됨
- 환기와 호흡/가스교환은 증진됨.
- 환자가 호흡의 단축에 대한 불편함 없이 자연스러운 호흡을 할수록 호흡작업은 줄어듦.

◆ 기능적인 제한의 영향
- 환자는 요구된 자가치료, 가정관리, 일, 사회 그리고 여가 활동에서 최소한의 도움과 함께 취하거나

회복할 수 있다.
- 환자는 자가치료, 가정관리, 일, 사회, 여가와 관련된 활동들과 신체적인 동작들과 과제들을 최소한의 도움과 함께 할 수 있다.
- 장비와 장치가 있든 없든 ADL에 있어서의 독립성과 ADL의 수행은 향상됨.
- 자세와 활동을 견디는 정도가 향상됨.

◆ 위험 감소/예방
- 가족, 타인, 그리고 간병인들은 환자에 대하여 안전하게 돌볼 수 있다.
- 휠체어 이동 동안에 어머니의 신체 역학들은 향상됨.
- 체세포의 압력은 감소됨.
- 신체 분절의 보호는 증가됨.
- 위험요소는 감소됨.
- 상태의 재발위험은 감소됨.
- 이차적인 손상의 위험은 감소됨.
- 환자, 가족, 타인 그리고 간병인의 안전이 증진됨.
- 환자의 가족이 적절하게 기도 청결법을 수행할 수록 증상의 자가 치료는 향상됨.

◆ 건강, 웰니스, 운동의 영향
- 건강상태는 증진됨.
- 신체적인 기능은 환자가 그 스스로 먹을 수 있고, 최소한의 도움으로 상지위생 관리가 가능할수록 그리고 그의 전동휠체어에서 독립적으로 조종할 수 있도록 향상되어진다.

◆ 사회적 자원의 영향
- 질병 치료 서비스 비용이 감소됨
- 문서화는 환자관리와 교차조정(across setting)과 물리치료를 위한 APTA의 가이드라인문서를 통해 작성한다.
- 연구(resource)는 비용측면 방법으로 활용됨
- 물리치료 서비스 활용은 질병치료 돈의 사용면에서 효과적인 결과를 낳았고 병원에 머무는 기간이 짧았고 퇴원해서 적당한 계획을 세울 수 있었음.

◆ 환자/고객 만족
- 접근, 이용가능성, 제공된 서비스가 환자들이 받아들이기에 괜찮았고 환자 걱정도 또한 받아들임
- 치료는 환자, 가족, 주변 사람들, 간병인, 다른 전문인들이 도와줘야 함
- 의사결정은 환자건강상태를 좀 더 반영했으며 환자, 가족, 주변 사람들, 간병인, 다른 전문인들의 의견을 받아 질병 치료 연구를 함
- 치료강도 감소
- 여러 학문 분야가 협동으로 철저한 케이스 토론을 하며 환자 가족들하고도 미팅을 함
- 환자와 가족 스트레스의 레벨이 적어도 50%까지 조절된다는 것을 보고함
- 진단, 예후, 중재, 기대되는 목표. 예상되는 결과들은 환자, 가족, 주변 사람들, 간병인의 지식과 인식에 따라 증가됨.
- 개인적인 상황과 주변환경 요소들에 의해서 주치환자가 가지고 있는 지식은 증가됨
- 환자가 필요하거나 적당할 때마다 진찰 후 전문의에게 보내는 것은 전문적인 방법의 하나임
- 감각이 좋으면 계속적으로 기도 청소, 기도 보호, 압력 영역의 구제(relief of pressure), 부풀어 오름을 반영하는데 있어서 좋을 것이다.
- 스트레스는 숨막히는 것과 관련이 있고 이동이 줄었지만 간병인들의 손상과도 관련이 있음

재조사 REEXAMINATION

재조사는 삽화를 통해 보여준다.

퇴원 DISCHARGE

Thomas는 총 16번의 물리치료 받은 후에 퇴원했다. 그리고 목표의 성취와 기대도 있었다. 치료의 전체 삽화를 포함한 이 시기는 심혈관계/허파질환(pulmonary) 추가증상 관련이 있었다. 그는 목표치와 기대했던 결과가 나왔기 때문에 퇴원했다. 근위축이 있는 환자가 삶을 더 오래 살기 위해서 관리가 필요했기 때문에 그는 추가적인 치료의 증상발현 치료를 받으러 병원에 왔었다.

심리학적 양상 PSYCHOLOGICAL ASPECTS

분노, 사회 부적응, 신경질, 수동적임, 우울증과 같은 정신 질병은 DMD를 가진 환자들이나 그들의 가족들에게 흔한 일이다. 기분저하장애(만성 우울)와 심한 우울장애는 DMD가 없는 환자들보다 DMD가 있는 환자들 사이에서 더 많이 종종 크게 일어난다는 것을 발견했다. DMD를 가진 사춘기 환자의 부모님 그룹들 중에는 현저하게 아이들의 직업을 얻는 과정에서 큰 스트레스, 놀이에 있어서는 감소된 표출을 볼 수 있었다. 이러한 사실은 DMD를 가진 환자와 그들의 가족들에게는 삶의 경험의 한 부분으로 치료사들의 고려가 필요했다. 가족들에게는 상담과 지원 서비스, 질병치료를 위한 교육(in-service)을 제공, DMD를 가진 환자들을 위해서 그룹 활동이 이러한 심리적인 걱정거리를 다루는데 보조역할을 제공할 것이다. 물리치료사들은 우울증의 상태, 심한 스트레스를 인정함으로 이러한 서비스의 충족을 촉진시킬 것이다. 그리고 적당한 정신질병 교육을 시킬 것이다(예, 사회 동료자, 심리학자, 정신의학자).

사례 연구 #2:

Mr. June Martinez는 GBS와 폐렴을 가진 42살 남성이다. 갑작스런 사지의 근약화와 급성 상부 호흡 감염 이후에 급성으로 숨을 쉬는데 힘들어하기 때문에 병원에 입원하기로 했다.

물리치료사 검진 PHYSICAL THERAPIST EXAMINATION

병력 (HISTORY)

- 일반적인 인구학: Mr. Martinez는 스페인어와 영어 두 나라 말을 하는 스페인 남성이고 42살이다. 그는 지역 초급 대학교에서 2년간 공부해서 고등학교를 졸업했다.
- 사회적 병력: 그는 17년간 아내와 4명의 아이들과 살고 있다. 그는 오직 혼자 돈을 벌고 와이프의 역할은 집에서 아기들을 돌보는 것이다. 그의 엄마는 가깝게 살고 있기에 종종 방문을 하신다. Roman Catholic parish 그리고 종교인으로 매우 활동적이다. 먹고 춤추고 음악을 듣는 것을 즐긴다.
- 고용/일: Mr. Martinez는 auto assembly plant에서 일하고 기계를 작동한다. 그는 대학에서 본인이 획득한 가족이 쓰는 지출을 충족시키기 위해서 오랜 시간동안 일했다. 곧 직장을 바꾸기를 희망한다. 기술을 사용하기를 바라고 컴퓨터 프로그램 파트에서 일하기를 원한다.
- 생활 환경: 그는 도시 근처의 2층 집에 4개의 방이 있는 집에서 살고 있다. 양쪽 측면에 난간을 가진 집에 들어가면 4개의 계단이 있다. 그리고 한쪽 측면에 난간이 있는 2번째 층에는 14개의 계단이 있다. 그의 침실과 욕실은 2층에 있다. 1층에는 모두 침실이 있다.
- 일반적인 건강 상태
  - 일반적인 건강 인식: Martinez는 대부분 인생에서 건강하게 즐겨왔다고 이야기했다. 그는 몸무게에 관심을 가져 왔고 20 lbs(9 kg)를 빼고 싶어한다.
  - 신체 기능: 그의 기준상태는 보행, 이동, 모든 ADL을 독립적으로 수행해 왔다. 그는 또한 대형(중장비) 기계를 작동하거나 작은 트럭이나 자가용을 운전할 수 있다.
  - 심리적 기능: Martinez는 비록 쉽게 화를 내는 것을 인정했음에도 불구하고, 어떤 뚜렷한 인식장애나 기억장애를 가지고 있지 않다.
  - 역할 기능: 남편, 아버지, 아들, 노동자, 교구민.
  - 사회적 기능: Martinez의 사회적 공동체는 주로 그의 인접한 가족과 그의 교회에 참석한 다소의 다른 히스패닉(Hispanic) 가족들로 구성되어 있다. 그의 일 외의 대부분의 사회적 활동은 대가족의 식사와 관련있다.
- 사회/건강 습관: 그는 라드로 만든 다시 볶은 콩을 넣은 진정한 멕시칸 음식을 선호한다. 그는 4년 동안 의사를 보거나 검사한 적이 없다. 그는 하루에 담배 1갑을 피운다.
- 가족력: 그의 어머니는 당뇨 타입 II의 가족력을 가지

표 5-2 유산소 능력/지구력 평가 및 측정의 결과

활동	HR	BP	RR	$SaO_2(FiO_2)$	RPE
Rest	112	150/72	28	94%(35%)	10
#1 Supine to sit	140	128/70	32	92%(35%)	13
#2 Supported sitting for 10 minutes	130	138/68	30	91%(35%)	14
#3 Sliding board transfers	152	148/68	34	88%(35%)	15

고 있다. 그의 아버지는 50의 나이에 MI로 돌아가셨다.

◆ 의학/외과적 병력: Martinez는 만성적인 요통과 위역류를 앓고 있다. 수술을 한 적은 없다.

◆ 이전 입원: 없음

◆ 현재 상태/주호소: Martinez의 현재의 주요한 증상들은 기침이 어렵고 그의 사지를 움직이기 어렵다는 것이다. 그는 짧은 호흡과 걷기 힘들다고 호소하면서 3주 전에 ED에 왔다. ED에서 그는 1주 전에 상기도 감염(upper respiratory infection)에 걸렸다고 말했다. 그의 침실내의 공기 중에 산소 비율은 89%였다. 그의 흉부(chest) X-ray는 깨끗했다. 그는 더 많은 테스트를 위해 병원에 입원했다. 입원 24시간 내에 그는 걷고 혼자 숨쉬는 능력을 상실했고, 그는 GBS로 진단받았다. 그는 삽관법을 했고 호흡근의 약화 때문에 2주 동안 기계적인 환기를 필요로 했다. 현재 그는 호흡근과 말초근의 근력이 점차 증가함에 따라 인공호흡장치를 떼어냈다. 그의 흉부(chest) x-ray는 지금 양측 기저의 확장 부전증으로 보여진다.

◆ 기능적인 상태와 활동 수준: Martinez의 직업은 많은 몸통 비틀림과 굽힘을 수반한다. 그의 유일한 다른 운동은 교회행사에서 비정기적으로 댄스를 해왔다.

◆ 약물: 이전의 그는 요통에 필요한 ibuprofen 800 mg을 복용해왔다. 병원에서는 GBS에 대해 IV 면역글로블린(immunoglobulin)을, 환기장치 사용시 낮은 호흡에 몰핀제(morphine sulfate)를 그리고 응고 형성(clot formation)을 막기 위해 헤파린(heparin)을 처방했다.

◆ 다른 임상적 검사:
- 동맥압과 실내 공기:
  - 산소분압(PaO_2): 80 mmHg (정상: 80~100 mmHg)
  - 이산화탄소분압($PaCO_2$): 49 mmHg (정상: 35~45 mmHg)
  - 수소이온농도(pH): 7.32(7.35~7.45)
  - 탄산이온농도(HCO_3^-): 24 (정상: 22~26 mEq/L)
- 허파기능 측정/폐활량측정 결과:
  - 일호흡량(TV): 300 cc(정상: 약 500 cc)
  - 강제폐활량(FVC): 55% predicted(남자의 정상 $7.74 \times \text{heigth}_{meters} - 0.021 \times \text{age}_{years} - 7.75 \times [0.51]$)
  - 허파기능검사결과(FEV_1): 50% predicted〔남자의 정상:$5.66 \times \text{height}_{meters} - 0.023 \times \text{age}_{years} - 4.91 \times (0.41)$〕
  - 최고호기속도(PEFR): 125 L/min(정상: 최고점 600~630 L/min)
  - 최고흡기력(MIP): -39 cm H_2O〔20~54세 남자의 정상, $129 - (0.13 \times \text{age}_{year})$〕

시스템 재검토 (SYSTEMS REVIEW)

◆ 심혈관/폐
- 혈압(BP): 165/70 mmHg
- 부종: 없음
- 심박수(HR): 112 bpm
- 호흡수(RR): 기계환기 장치 세팅 12 bpm

◆ 외피계
- 반흔형성 상태: 없음

- 피부색: 창백
- 피부 상태:
  - 기관 튜브를 열기 위한 기관지절개술에 대한 피부의 방해
  - 사지의 운동성 증가와 함께 뼈 융기부의 피부가 손상되는 예비 증거(sign)의 해결

◆ 근골격계

- 전체적인 관절가동범위: 제한이 있는 상지, 하지, 몸통
- 전체적인 근력: 제한이 있는 상지, 하지, 몸통
- 전체적인 대칭(gross symmetry): 대칭적
- 키: 5′9″(1.75 m)
- 몸무게: 220 lbs(99.79 kg)

◆ 신경근계

- 그는 모든 움직임과 이동하는 동안에 많은 도움이 필요하다.

◆ 의사소통, 감정, 인지, 언어, 학습 유형

- 사람, 장소, 시간에서 주의와 인식(alert & oriented)
- 감정이 좋아지면 컨디션도 더불어 좋아짐
- 선호하는 학습: 실물 선전을 더 선호함

검사와 측정 (TESTS AND MEASURES)

◆ 유산소 컨디션/지구력

- 움직임에 있어서 첫 번째 시도는 10분 동안 침대 모서리에서 바로누운 자세에서 앉은 자세로 아니면 지지를 하면서 앉은 자세로 최대로 도움을 받아서 행한다(테스트의 결과들을 위해서 표 5-2를 보라).
- 환자는 쉽게 피로함을 느끼는 게 관찰된다.

◆ 인체 측정학(anthropometric) 특징

- 체질량지수(kg/m^2)=32.5, 비만 범주에 그를 놓아 두다.

◆ 각성, 집중, 그리고 인식

- 사람, 장소, 자신, 시간에서 주의와 인식

◆ 보조 및 적용 장치: 없음

◆ 순환

- 신체 온도:100.0°F 경구용
- 맥박: 정상

◆ 보행, 이동 그리고 균형

- 근력회복이 된 이후에 동시에 평가한 것이 아닌 보행 시 평가 될 것이다.
- 앉은 자세 균형이 항상 나쁨

◆ 외피계의 통합성

- 외피계(integument) 정상
- 뼈 융기부(예, 엉치뼈 & 발뒤꿈치)의 피부가 손상되는 예비 증거(sign)의 해결
- 기관 튜브를 열기 위한 기관지절개술에 대한 피부의 방해

◆ 근육 측정: 비정상 이후에 도수근력검사(MMT)

- 어깨관절 굴곡근: 2−/5
- 어깨관절 거상근: 2/5
- 어깨관절 벌림근: 2−/5
- 어깨관절 폄근: 2/5
- 팔꿉관절 굴곡근: 3/5
- 움켜짐: 3−/5
- 엉덩관절 굴곡근: 2/5
- 엉덩관절 폄근: 1/5
- 엉덩관절 외전근: 2−/5
- 엉덩관절 내전근: 2/5
- 무릎관절 폄근: 2−/5
- 발목관절 발등굽힘근: 2/5
- 발목관절 저측굴곡근: 1/5
- 몸통 굴곡 및 폄근: 2+/5

◆ 보조도구들

- 발 뒤꿈치 피부의 손상을 막기 위한 양측 발뒤꿈치 보조기 제거
- 기계 환기 장치는 그의 호흡을 지지해 주고, 환기장치를 없애기 위한 중재가 설치했다.
  - 기계 환기 장치 세팅
    - ▸ 방법: 동조형 간헐적 기계 환기 장치(SIMV)
    - ▸ 일호흡량조절〔set TV(Vt)〕: 600 ml
    - ▸ 호흡수 조절(set rate): 12 bpm

- ▶ 흡기 산소의 소량(FiO_2): 32%
- ▶ 호기말양압(PEEP): +5 cm H_2O(대기와 관련)
- ▶ 압력 보조(pressure support): +5 cm H_2O (대기와 관련)

◆ 통증
- NPS
- NPS에서 양쪽 하퇴와 허리부분의 4/10의 통증 (0=통증 없음 & 10=가장 심한 통증)
- Downie and associates는 NPS가 더 좋은 효율이 있다고 보고가 되있더라도 VAS, NPS, SDS들 사이에 높은 일치가 있었다.
- Jensen는 NPS가 가장 좋은 실질적인 도구라고 발견했다.

◆ 자세
- 앉은 자세에서 환자들은 어깨를 구부정한 자세로 앞으로 기대는 것이 관찰되었다.
- 요추 전만증이 뚜렷함
- 머리가 전방으로 나와 있는 후만증

◆ 관절가동범위(비정상적 결과만을 포함함)
- 어깨관절 굽힘: R=0~160°, L=0~165°
- 어깨관절 벌림: R=0~160°, L=0~165°
- 어깨관절 내회전: R=0~80°, L=0~85°
- 어깨관절 외회전: R=0~55°, L=0~55°
- 팔꿉관절 굽힘: R=5~140°, L=10~140°
- 엉덩관절 굽힘: R=15~110°, L=15~110°
- 엉덩관절 모음: R=0~30°, L=0~30°
- 양측 엉덩관절 내회전: 0~10°
- 양측 엉덩관절 외회전: 0~25°
- 무릎관절 굽힘: R=0~120°, L=0~120°
- 발목 저측/발등굽힘: R=35~0°, L=35~0°
- 흉위: 48인치(최대호기시)~48.75인치(최대흡기시), 칼돌기(검상돌기, xiphoid process)의 높이에서 측정됨

◆ 자가치료 및 가정 관리
- 침상운동과 이동에 대해서 최대의 assist를 필요로 함.
- 환자는 위생관련 최대 도움을 요구함.
- 환자의 부인은 집에서 기꺼이 환자를 도왔으나, 어떠한 도움을 바랄 것임.

◆ 환기와 호흡/가스교환
- 가슴의 청진은 중앙기도 안에서의 조잡한 호흡과 양쪽 하엽(lobe) 위에서의 감소된 호흡을 드러냈다.
- 호흡곤란지수(dyspnea index): 1/4의 휴식과 활동성의 4/4 증가 비율(15를 세는 동안의 무호흡 지수(15-count breathlessness index)로 언급되는 환기 반응 지수)
- 호흡비율: 표 5-2 참고
- 맥박 산소농도: 표 5-2 참고
- 환기 패턴
  - ▪ 장치에 의한 호흡(12분)과 자발적 호흡(2~8분)의 결합
- 가슴에서의 촉진
  - ▪ 촉진은 비대해진 가슴을 드러냈다. 뼈에는 변형이 없었다.
  - ▪ 촉진에 의한 덩어리나 압통점은 없었다.
- 기침 연속/기능
  - ▪ 깨끗하고 분비물을 뱉어내지 못함
  - ▪ 깨끗한 기도를 위해 석션을 수행했음
- 허파기능 검사비교/폐활량계
  - ▪ 일호흡량(TV): 425 cc
  - ▪ 강제폐활량(FVC): 55% 예상됨
  - ▪ 허파기능검사결과(FEVI): 60% 예상됨
  - ▪ 최고호기속도(PEFR): 135 L/min
  - ▪ 최고흡기력(MIP): -50 cm H_2O

◆ 일, 지역사회 그리고 여가 통합 또는 재통합
- 환자는 그가 언제 일로 복귀할 지에 대한 명확한 계획이 없었다.
- 그는 일하는 것과 그의 가족에게 제공할 수 없는 것에 대해 걱정했다.

평가 EVALUATION

Martinez의 병력은 상기도 감염에 의해 선행된 호흡기관기능부전과 진행성 근 약증의 급성 발병을 드러냈다. 물리치료적 검진은 그가 기계적인 호흡에 의존하는 것과

가스교환과 호흡기관에 이상을 가지고 있음을 드러냈다. 인공호흡장치로부터 떼어내는 처리를 시작해왔다. 그는 열이 있었다. 그의 호흡근육의 근력과 지구력은 GBS의 존재로 인한 비만으로 인해 더욱 손상되어져 왔다. 근력검사에서 그는 중력에 대항하여 그의 사지를 완전히 움직일 수 없었고, 피부조직 파괴의 위험을 드러냈다. Martinez는 그의 독립성과 그의 걷기능력, 자조활동, 그리고 직업능력을 잃어왔다. 그의 부인은 환자를 기꺼이 돕지만 지식과 기술이 부족한 상태로 시행되어왔다.

진단 DIAGNOSIS

Martinez는 호흡기계기능부전을 동반한 GBS 환자이다. 그는 유산소 능력과 지구력, 근 수행력, 자세, 관절가동범위, 그리고 환기와 호흡/가스 교환에 대한 손상을 가지고 있었다. 그는 자가치료와 가정 관리, 일적, 사회적, 여가활동, 과제들, 그리고 여러 활동들에서 기능적으로 제한되었다. 그는 장치와 장비 또한 필요로 하였다. 이러한 결과들은 심혈관계/심폐계 패턴 E(손상받은 환기와 호흡/환기 펌프기능장애 또는 기능부전과 관련된 가스 교환)와 일치하였다. 또한 Martinez는 그의 GBS에 연관된 손상들과는 다른 패턴으로 분류되어진다(예, 근골격계 패턴 C: 기도청결부전과 관련된 환기, 호흡/가스교환의 손상, 패턴 G: 신생아에서 호흡부전과 관련된 환기, 호흡/가스교환, 그리고 유산소 능력/지구력의 손상). 이러한 손상들은 예후와 치료계획 결정에 기초 자료가 될 것이다.

예후와 치료계획 PROGNOSIS AND PLAN OF CARE

대상자들의 코스 이후, 확립된 결론들은 다음과 같이 정의되어졌다.

- ◆ 기도 청결도가 향상됨.
- ◆ 지구력 향상
- ◆ 가족이나 다른 사람들이 의미 있게 환자를 돌보는 데에 있어서 안전하게 돌볼 수 있다.
- ◆ 건강상태가 증진됨
- ◆ 환자는 결국 자가 치료, 가정 관리, 일, 지역사회 그리고 여가에 필요한 건강을 회복하고 예전 것들을 되찾을 수 있다.
- ◆ 환자는 육체적인 활동, 과제, 그리고 자가 치료, 가정 관리, 일, 지역사회 그리고 여가와 관련된 활동을 수행할 수 있다.
- ◆ 환자, 가족, 다른 사람이 의미 있게 환자를 돌보는 데에 있어서 진단, 예후, 중재, 그리고 예상하는 목표와 기대하는 결과물들의 지식과 인지가 중요하다는 것을 입증했다.
- ◆ 육체적인 기능이 증가함
- ◆ 건강상태 재발 위험성이 감소됨
- ◆ 2차손상 위험이 감소됨
- ◆ 감각의 느낌 정도가 증가됨
- ◆ 스트레스가 감소됨
- ◆ 조직 관류와 산소가 증가됨
- ◆ 호흡 작동이 감소됨

이러한 결과물들을 얻기 위해서, 환자들에게 적당한 중재가 결정되어야 한다. 이러한 것들이 포함될 것이다: 협응, 의사소통 그리고 문서; 환자/고객 관련 교육; 치료적 운동; 자가 치료와 가정 관리에서의 기능적 훈련; 일, 지역사회, 여가 통합 또는 재통합에서의 기능적 훈련; 도수 치료 기술; 보조기구와 장비의 적절한 처방, 적용 그리고 제작; 기도 청결 기술.

Martinez는 2~3주 기간을 넘어 14~16번 정도의 왕진이 필요할 것이라고 예상했다. 이것은 본인의 히스토리와 더불어 다른 요인까지도 포함시켰다. 훌륭한 사회적 위치에 있는 Martinez는 회복하는데 불안했고, 심각하게 손상을 당했다.

중재 INTERVENTION

선택된 중재에 대한 근거 (RATIONALE FOR SELECTED INTERVENTIONS)

이번 장에서 나타내는 이론적 근거는 환자들에게 있어서 심혈관계/허파질환(pulmonary) 시스템을 반영할 것이다. 근골격계 패턴 C에서 GBS 치료운동에 대해서 나와 있는 추가적인 이론근거를 봐라: 급성 또는 만성 다발신경병증과 관련된 손상된 운동기능과 감각이 없음.[30]

치료운동 (Therapeutic exercise)

환기장치를 떼어내려고 하는 것의 촉진 (facilitation of ventilator weaning)

GB신드롬은 병리학으로부터 영향을 미치는 호흡근육 기능장애는 기계적인 환기장치로부터 떼어내는 것이 제한이 된다는 것을 보여준다. 덧붙여 기계 환기장치를 오랫동안 하는 것은 호흡근육의 쓰이지 않는 위축을 만든다. 따라서 인공호흡장치를 떼어내는 것이 환자들에게 있어서 중요한 관리이며 물리치료 중재가 함께 이루어져야한다. 환기장치를 떼어내기 위한 과정을 위한 단계는 환자의 산소, 혈류역학 안정성, 생명수용력, 음압흡기 힘 등이 본인의 심폐질환 기능을 유지할 수 있어야만 한다.

제거목표는 자발적, 계속적으로 독립적인 호흡으로 돌리는 것이다. 기계환기장치의 적당한 시간은 근본적으로 병리와 환기근육 약화가 회복되는데 걸리는 시간과 조화가 비례할 것이다. 기계환기 장치는 환자들이 숨을 처음으로 쉬는데 인공호흡에 의해서 숨을 처음으로 쉴 수 있도록 하는 방법이다. 이러한 방법들은 상당히 제거하는데 필요한 환자들의 노력이 줄어든다. 자발적인 호흡을 유지하기 위한 환자의 능력이 증가됨으로써 보조기구인 환기장치를 가능한 한 빨리 줄일 수 있다. 물리치료사들은 인공호흡기로부터 환기장치 그리고/또한 산소보충의 기간 동안에 환기근육 근력과 지구력 운동을 교대로 실시하면서 환자들의 제거 절차를 촉진시킬 수 있다.

Horst와 그의 동료들은 계획안-제거(weaning) 프로그램을 위한(꾸준한 절차나 기초에 근거한 계속적인 평가) 것이 기계환기장치로부터 물리적으로 곧장 제거하는거 보다 더 빨리 제거할 수 있다고 발견했다. Esteban과 도와주는 사람들은 평균 7.5일 동안 기계환기장치를 하고 있는 환자들에게 사용해 온 4가지 다른 방법을 연구했다.

4가지 방법: 1) 인공호흡장치와 함께 간헐적이고 의무적인 환기 비율은 처음에 10.0±2.2 bpm으로 세팅했고 그 다음에는 가능한 한 최소한 적어도 하루에 두 번 2에서 4 bpm으로 감소시켰다. 2) 압력과 함께 압력-보조 환기는 처음에 물의 18.0±6.1 cm로 세팅했고, 가능한 한 적어도 하루에 두 번 물을 2에서 4 cm로 감소시켰다. 3) 가능한 한 하루에 두 번 내지 그 이상 자발적인 호흡의 자발적인 시도; 또는 4) 자발적인 호흡의 하루에 한번 시도. 그들은 하루에 자발적인 호흡의 한번 시도와 다수의 매일 시도가 환자로부터 환기장치를 제거하는데 똑같이 효과적이었다고 결론지었다. 그리고 간헐적이고 강제적인 환기를 사용하면서 공기를 내뿜는 것보다 더 성공적이라고 결론지었다(세 번 이상이 효과적임). 그리고 압력-보조 환기(두 번이 가장 효과적).

기계환기장치를 해야만 하는 환자들에게 자발적인 호흡 시도는 인공호흡장치의 기간, 집중적인 치료, 복잡함과 관련된 비용이 줄여준다는 것을 보여줬다. 기계환기장치 제거 팀의 일부분으로서 물리치료의 영향력은 환자의 긴장을 감소시켜 주는 것으로 보여져 왔다.

이러한 환자를 위한 물리치료의 개입의 목표는 환자의 피로를 막고, 그 환자에게 기계환기장치에 의해 되어지는 작업에 점차적으로 변화를 주면서 호흡에 관련된 근육들을 원상회복시켜 줌으로써 필요로 하는 인공호흡장치 보조의 양을 줄이는 것이다.

Aldrich와 동료들은 인공호흡기 제거를 촉진하기 위한 환자의 기관내의 관에 조절할 수 있는 비선형의 저항 호흡 훈련 장치를 부착하는 연구를 했다. 그들은 최고의 호흡 압력와 생체 능력이 모두 향상되었다는 것을 발견했고 그리고 연구에서 27명의 환자 중에 12명이 인공호흡장치를 성공적으로 떼어낼 수 있었다.[107,108]

다른 운동 (other exercise)

기계적으로 보조하는 깊은 호흡과 기침과 같은 호흡하는 방법을 도와주는 기구는 근신경 질환을 가진 환자들에 있어서 허파를 침범하는 합병증을 막는 것으로 보여져왔다. 점차적으로 관찰되어진 운동은 환자의 기능적인 움직임을 회복함으로써 환자를 도와줄 수 있다. 물리치료는 복잡하고 최대한의 근육 수축을 수반하는 운동을 피해야 한다. 그것은 과로로 인한 허약함을 유발할 수 있다. 최대한의 근육 수축의 대략 30%에서 천천히 점차적인 운동은 오랜 피로, 사지무기력감, 그리고 근육 경직과 같은 과로 징후(overwork sign)을 막는데 도움을 줄 수 있다.

도수 치료기법 (Manual therapy techniques)

가슴우리(흉곽)과 사지를 길게 스트레칭하는 것은 관절 유연성을 길러주고 구축을 막는다. 도수 가슴우리(흉곽)스트레칭과 협조된 근육계를 사용할 수 있는 도수 보조 기침 기법은 TV (tuverculin-volution, 튜베르쿨린)과 기침 효과(cough effectiveness)를 증가시킬 수 있다.

보조기구와 장비의 적절한 처방, 적용, 그리고 제작 (Prescription, application, and as appropriate, fabrication of devices and equipment)

Martinez의 현재의 기능적인 움직임은 악화되었다. 이하의 장치는 그의 관찰되어진 활동 진전을 통하여 그를 도와주는데 유용하기 쉽다. 미끄럼판(sliding board); 발판의 상승과 제거, 팔걸이의 제거가 가능한 기댈 수 있는 도수 조작 휠체어; 양측 무릎 위에 압박 스타킹(양말, hose); 의자가 있는 바퀴달린 보행기, 보행 벨트. 유산소 운동을 위해 반 누워서 타는 계단운동기(semi-recumbent stepper)는 그가 최소한의 보조로 휠체어로부터 이동하고 보행기(waker)를 가지고 40 피트를 걸을 수 있기만 한다면 적용될 수 있다.

기도청결기법 (Airway clearance techniques)

GBS를 가진 환자의 확장부전증과 아래쪽 호흡로(lower respiratory tract) 분비물 정체의 효과적인 치료는 가슴우리(흉곽) 타진법과 진동법과 같은 기계적인 점액 청결 기법과 비침습적인 양성 압력 환기법을 포함한다. 진동은 또한 GBS 환자의 호흡부전의 결과인 탄산과잉증을 감소시킬지 모른다. 이런 정보에 대한 증명 되어진 인간에 대한 연구는 없지만, 이런 기법을 지지하는 동물에 대한 연구는 있다. GBS환자의 주된 의학적인 특징인 쓸모없는 최대한의 기침의 유출은 환자를 도수적으로 도와줌에 의해서 또는 기계적인 통기법/강제호흡에 의해서 향상되어질 수 있다. 깊게 호흡하고 기침하고 분비물을 움직이는 환자의 능력은 호흡에 관련된 근육의 힘에 직접적으로 관련되어 있다. GBS환자의 호흡하는 근육 훈련은 기침 효과를 증대하는데 도움을 줄 수 있다. 그 환자의 원래의 근력을 원상태가 될 때를 결정짓기 위해서 회복동안 호흡에 관련된 근육의 강도를 측정하는 것은 도움이 될 수 있다.

협응, 의사소통 그리고 기록 (COORDINATION, COMMUNICATION, AND DOCUMENTATION)

인공호흡장치를 떼어놓는 동안 그리고 그 다음 기도청결기법은 환자의 식사 스케쥴과 연무투약법에 있어서 협조되어져야 한다. 휠체어에서의 이동과 같은 기능적 가동운동은 Martinez의 다른 입원환자들의 활동(의학적/간호적인 보조)과 시험에 있어서 협조를 이루어야 한다. 물리치료사는 적절한 환자 치료 정보를 Martinez의 병원 치료팀, 가족 간병인(family caregivers), 퇴원계획자(discharge planner), 사례관리자(case manager), 그리고 또 다른 알 필요가 있는 사람들과 의사소통해야 한다. Martinez의 퇴원 계획은 관련된 모든 부서들 (예를 들면, 가족 간병인(family caregiver), 퇴원 계획자(discharge planner), 가정 건강 기관(home health agency), 의료장비회사(medical equipment company)와 의사소통하고 협력을 이루어야 한다. 이와같은 의사소통은 사례연구, 환자 회진, 환자 가족과의 만남 그리고 퇴원 계획 절차를 통한 방법이 될 것이다. 환자 정신의학과 사회적인 과제에 대한 평가와 추천은 Mr. Martinez의 정신적 스트레스와 쇠약해진 질병에 잘 대처할 필요가 있다. 환자의 관리에 대한 모든 요소는 실험과 평가방법, 진단, 예후, 중재 그리고 성과를 포함하는 공식적인 기록 보관되어질 것이다.

환자/고객 관련 교육 (PATIENT/CLIENT-RELATED INSTRUCTION)

환자와 관련된 교육에 대한 개입의 종합적인 목표는 건강에 관련된 행위에 대한 긍적적인 변화의 결과가 되는 오랜 경험에 바탕을 둔 향상에 영향을 주는 것이다. 호흡부전과 폐동맥 점액 분비물의 분비는 피할 수 없는 결렬한 호흡기에 관련된 감염을 일으킨다. 환자에 관련된 교육에서 이 시점에서 중요한 점은 허파질환(pulmonary)의 개입의 중요성을 설명하는 것은 중요하다.

병원이라는 장소에서는 급성환자의 징후나 증상을 포함하는 정보를 처리하고 배우기 위한 개인적인 활동에 영향을 받는다. 이런 사례에 배울 필요성에 대한 평가에 대한 근간에 대한 환자의 간병인은 다음에 지시사항이 있다.

- 타진법과 진동법 그리고 자세 배농법을 포함한 기도 청결 기법.
- 안전한 연하를 위한 자세를 포함하는 기도 보호.
- 기침을 보조하는 기술로 호흡 누적 훈련, 복부 지지, 자세변화를 포함하고 최대 흡입/강제호흡을 위한 기침 보조 장비의 사용
- 심폐소생술(CPR)
- 비상대응체제 접근
- 감염제어 절차
- 휠체어 이동시의 최적의 신체 역학과 기도 청결 절차
- 기도청결 장비(예, az Acapella™ 또는 Elutter device®), 나 휠체어, 보행도구 같은 추천되어진 장비의 적절한 사용
- GBS와 관련된 독자적인 폐의 감염으로부터 위험요소와 예방조치
- 심폐의 증상(signs)과 징후(symptoms)에 대한 중재와 비상대응

환자들에게 중요한 것은 분비물의 이동성을 촉진하기 위해서 수화향상을 유지하는 것이다.

이러한 방법들을 가르치기 위한 지식과 기술은 쓰여진 정보/교육과 함께 구두 발표를 포함하고, 물리치료사에 의해 시범 보여지고 환자/간병인에게 실행되며, 필요한 과정은 그림이나 삽화를 통한 차트로 설명한다.

치료적 운동 (THERAPEUTIC EXERCISE)

- 유산소 능력/지구력 상태
  - 상 · 하지 지구력 운동(능동관절운동에서 능동보조 관절운동 프로그램, 매일 반복 횟수를 늘린다).
  - 유산소 운동을 위해 반 정도 누워 있다가 발을 높게 들어 올리는 게 최소한의 도움으로 휠체어로부터 있도록 일단 시도를 했다.
- 균형, 협응력, 민첩한 운동
  - 몸통 지지를 점점 더 덜하고 지구력을 증가시키면서 정적으로 앉은 자세 균형 운동
  - 동적으로 앉은 균형은 머리 운동, 상지를 뻗는 운동과 결합시킨다.
- 신체 기전과 자세 안정화
  - 신체 자세 인식 훈련
  - 자세 안정성 운동
- 유연성 운동
  - 스트레칭 운동은 준비운동 이후에 해야 한다. 심호흡과 함께 천천히, 꾸준히, 스트레칭시켜야 한다. 30초까지 끌어 올릴 수 있어야 한다.
  - 상지 관절운동 끝범위에서의 스트레칭
  - 하지 스트레칭
  - 흉벽 스트레칭
- 이완
  - 심상유도(guided imagery) 기술
  - 조절-이완 기술
- 근력, 힘 그리고 지구력 훈련
  - 환기장치제거운동
    - 환기장치를 제거할 때 팔걸이와 함께 의자에서 좋은 자세 위치를 유지시킨다.
    - 다른 활동으로부터 방해없이 정해진 시간에 환기장치이탈이 1차 주요 활동 목표라는 것을 알아야 함
    - 인공 호흡장치가 내포하고 있는 것에서 환기장치이탈을 위한 호흡근육 훈련
      - 근력: 생명 수용력 범위를 지나 20%를 증가시키기 위해서 3에서 5초간 최대한 흡기와 호기 연습
      - 지구력: 매일 3~4번 공기를 전부 고갈시키기 위한 환기

- ▸ 최대한 흡기 속도 훈련: 매일 흡기 저항 훈련
- 환기장치제거 이후에 환기 근육 지구력 운동이 계속 되어야 함
- 다양한 지름 구멍 장치를 이용해서 최대 호흡 근육 근력 훈련
- 보조하에 심호흡이 갖고 있는 호흡 전략은 운동과 함께 이루어져야 한다(예, 흡기와 운동은 가슴이 열리고 호기 운동은 가슴을 누르는 경향이 있음).
- 더 많이 공식화된 근력, 지구력 운동 프로그램 시작은 Martinez의 증상 감소와 독립적인 기능 증가를 포함시킬 것이다.

자가치료와 가정 관리에서의 기능적인 훈련 (FUNCTIONAL TRAINING IN SELF-CARE AND HOME MANAGEMENT)

◆ 자가치료와 가정 관리

- 침대에서 의자로 아니면 의자에서 침대로 생체징후(vital sign)을 모니터링, 산소가 포화 상태일 때에 슬라이딩 보드를 이용한 침대운동성과 이동 훈련
- 먹기
- 씻기
- 화장실가기
- 자가치료와 집에서 치료 동안에 안전 인식 훈련

일, 지역사회 그리고 여가 통합 또는 재통합에서의 기능적인 훈련 (FUNCTIONAL TRAINING IN WORK, COMMUNITY AND LEISURE INTEGRATION OR REINTEGRATION)

◆ 지역사회와 여가 통합 또는 재통합

- 독립적인 기능을 증가시키기 위해서 과제 수행 실행 훈련

도수치료기술 (MANUAL THERAPY TECHNIQUES)

◆ 관절가동/ 맨손교정

- 호흡과 함께 흉벽을 곧게 편다.
  - ▪ 실베스터 방법(sylvester maneuver): 환자를 누운 상태에서 팔로 양 팔꿈치를 잡은 뒤 치료사는 환자의 양팔을 머리 위로 들어올린다. 이 때, 흉부 앞쪽 관절을 가동시키기 위해 아래 가슴우리(흉곽)는 안정시킨다.
  - ▪ 몸통 가쪽 굽힘(체간 외측 굴곡, lateral trunk flexion): 환자는 누운 상태에서 반대편 액와에 손을 넣은 채로 등 윗부분 아래 한 팔을 놓고 다른 손은 같은 쪽의 아래쪽 갈비뼈 측면에 놓는다. 환자의 상체는 가슴우리 아래쪽과 안쪽으로의 압력을 적용시켜 가쪽 굽힘시켜 치료사 쪽으로 당겨진다.
  - ▪ 복부(dorsal) 젖힘(과신전, hyperextension): 환자는 누운 상태로 치료사는 가로돌기에 손가락 끝을 놓은 채로 각각의 어깨뼈 아래 손을 놓는다. 치료사는 허리를 척추까지 등뼈(흉추) 수준에서 움직여준다.
  - ▪ 몸통 비틀림(trunk tortion): 환자가 치료사 쪽을 향하여 구부려져 아래 갈비뼈의 압력이 비스듬한 각(oblique angle)에 있는 것을 제외하고 몸통 가쪽 굽힘과 비슷하다.
- 가슴우리 연부 조직 고정

보조기구와 장비의 적절한 처방, 적용 그리고 제작 (PRESCRIPTION, APPLICATION, AND, AS APPROPRIATE, FABRICATION OF DEVICES AND EQUIPMENT)

◆ 병원침대(hospital bed)

- Martinez가 다양한 체위를 위한 근력을 증가시켜 보호자가 환자에게 더 이상 휠체어가 필요없을 때까지 휠체어에서 침대로 옮기는 것이 가능하도록 보조
  - ▪ 기침은 호흡기능과 근력이 기침을 하기에 효과적일 때가지 사용되는 보조 장치
  - ▪ 산소농도계
    - ▸ Martinez의 산소 포화도를 모니터하고 환자의 SaO_2가 92% 아래로 떨어졌을 때 비강 카테터를 통해 산소를 조절할 수 있도록 알려줌
  - ▪ 최대호기량 측정기
  - ▪ 추가적인 산소공급기

- 미끄럼판
- 제거 가능한 팔걸이와 제거 가능하며 올릴 수 있는 다리받침 그리고 충격흡수 가능한 의자 쿠션을 겸비한 휠체어
- 걷기 시작하기 전까지 양 무릎 위쪽을 압박하는 긴양말(스타킹, hose)
- 의자가 있는 바퀴달린 보행기(wheeled walker)

기도 청결 기술 (AIRWAY CLEARANCE TECHNIQUES)

- 인공호흡기를 사용 중과 인공호흡기 제거 후의 호흡 전략
  - 호기 진동이 기도에 생성되는 동안 종말호기양압을 제공함으로써 기도를 청결하게 유지하기 위해 Acapella™ 사용
  - 기침을 돕는 기법
  - 자가충전호흡낭과 마우스피스[혹은 다른 기침보조기기(cough assist device)로 최대 흡입]
  - 누적 호흡(stacked breathing): 환자는 흡기와 호흡 용적을 극대화시키기 위해 매 호기동안 2~4 흡기를 취한다.
- 복부 지지(손수 혹은 복대를 사용)
- 진동(rocking)
  - 앉은 상태에서 뒤 쪽으로 기댄 환자를 치료사가 보조한 상태로 가능한 깊게 흡기하기
  - 그러고 나서 빠르게 앞쪽으로 구부리도록 치료사가 보조한 상태에서 환자는 강하게 호기/기침
  - 호기 동작동안 치료사의 손이나 베개로 복부 지지
- 호기근의 기계적 이점을 최대로 작용할 수 있도록 위치
- 호흡 속도
- 에너지를 유지하고 원하는 수행을 할 수 있도록 호흡 조절
- 환기를 최대화시키기 위한 기법
  - 다양한 상태에서 동작할 수 있는 흡기: 환자는 깊은 호흡을 하고 5초동안 정지한 상태로 다음과 같은 위치에서 5~10번 반복한다 — 앉은 상태, 오른쪽으로 누운 상태, 왼쪽으로 누운 상태, 바로 누운 상태, (만약, 참을 수 있다면) 엎드려 누운 상태
- 도수치료/ 기계적 기술
  - 흉벽 관절가동술과 스트레칭
  - 호흡 체위배담법으로 조화를 이룬 흉부타동법, 진동법, 진동
  - 감소되어진 산소공급과 분비유지 영역의 중요성
  - 흡입은 기관내 튜브를 통해 환기가 이뤄지는 동안 이뤄질 수 있고 기관 내 튜브를 제거 후 구인두강 흡입이 이뤄질 수 있다.
  - 기침보조기를 제거 후 환자가 분비물을 뱉어내기 어려울 경우 사용됨
- 자세
  - 호흡작용을 바꾸기 위해 좋은 자세 만들기
  - 앉아있는 자세와 머리 부위를 30° 가량 높이는 자세는 호흡활동을 감소시키기 위해 기계적인 이점을 최대로 활용할 수 있음
  - 호흡작용은 바로 누워있는 상태에서 감소
  - 환기와 혈류 흐름을 원활하게 하기 위해 좋은 자세 만들기
- Martinez의 재원기간동안의 빈도
  - 하루에 최대 세 번 실시. 인공호흡기 제거가 요구될 때와 과도한 허파 분비물의 청결과 호흡, 기침, 산소포화도를 확보하기 위해 실시
  - 상태가 호전됨에 따라 빈도는 하루에 두 번으로 감소되어질 것임
  - Martinez가 퇴원할 경우 기침을 하는데 어려움을 겪는다면, Martinez의 부인이 허파 감염의 가능성을 줄이기 위해 집에서 실시할 기도 청결법을 지도 예정

기대 목표와 예측 결과 (ANTICIPATED GOALS AND EXPECTED OUTCOMES)

- 병리/병태생리학의 영향
  - 작업 단위당 에너지 소비를 감소시킨다.
  - 증가된 산소 요구에 대한 생리적인 반응을 향상
  - 증가된 산소 요구와 관련된 증상을 감소
  - 조직관류와 산호화가 증가되어 환자가 자연스럽게

여분의 공기를 지속적으로 호흡할 수 있고, 휴식 시 93% 혹은 그 이상의 공기를 유지할 수 있다.

◆ 손상의 영향
- 기도 청결법은 환자의 흉부엑스레이 상 결과 깨끗한 지점을 향상
- 기침기능이 향상되면, 환자는 과도한 허파 분비물을 따로 처리할 수 있게 된다.
- 지구력은 rolling walker(보행보조기)를 사용하는 동안 93%나 그 이상의 SaO_2를 유지하고, 피로감 없이 최소한의 보조만을 받아 앉아있을 수 있을 때 증가된다.
- 신체의 적절한 부하가 가능
- 자세 조절은 신전운동을 이룬 상태에서 향상
- 환기, 호흡/가스 교환은 호흡근력, 힘, 지구력이 증가될 때 향상된다.
- 호흡작용이 감소되면, 환자는 짧은 호흡에 대한 불평 없이 자연스럽게 호흡할 수 있다.

◆ 기능적 제한의 영향
- 환자는 최소한의 보조로 자가 관리 역할을 맡거나 되찾을 수 있다.
- 환자는 최소한의 보조로도 신체적인 활동, 일, 자가 관리 활동을 수행할 수 있다.
- 보장구의 사용 유무나 장비의 개선 유무에 따라 ADL에서 독립적인 수행
- 자세잡기나 활동의 지구력이 증가

◆ 위험 감소/ 예방
- 가족, 중요 타인, 보호자는 환자를 위해 안전하게 보호할 수 있다.
- 신체조직에 대한 압력을 감소
- 신체 방어력 증가
- 위험요인 감소
- 재발 위험요소 감소
- 이차적 손상의 위험 요인 감소
- 안전의식 향상
- 증상에 대한 자기 조절능력 증가
- 보호자는 휠체어 사용 중인 경우 신체 기관에 대한 지식을 확보

◆ 건강, 웰니스, 운동의 영향
- 건강상태 증가
- 신체적 기능은 환자가 침대 움직임이 가능하고 최소한의 도움 혹은 독립적으로 이동할 때 향상

◆ 사회적 자원의 영향
- 건강 관리 서비스의 비용 감소
- 문서화는 환자 관리가 이뤄지는 동안 실시되며 APTA's 물리치료 기록에 대한 지침서를 따르도록 한다.
- 자료는 비용 효율적인 측면에서 활용
- 물리치료 서비스의 활용은 건강 케어 소비 지출의 효율적인 사용, 짧은 재원기간, 퇴원 후 적절한 계획이란 결과를 낳는다.

◆ 환자/ 고객 만족
- 이용(access), 유용성(availability), 서비스가 환자에게 제공되며 환자의 관심사를 나타낸다
- 환자 관리는 환자, 가족, 중요 타인, 보호자와 기타 전문가들과 함께 이뤄진다.
- 결정은 환자의 건강 상태와 환자 가족, 중요 타인, 보호자에 의해 제공된 건강관리 정보를 바탕으로 강화된다.
- 관리 강도는 감소된다.
- 여러 분야에 걸친 협력이 사례 발표, 환자관리 과정과 환자 가족 면담을 통해 이뤄진다.
- 환자, 가족, 중요 타인, 보호자는 진단, 예후, 중재, 예상되는 목표, 예상결과를 알게된다.
- 환자 상태와 관련된 개인적이고 환경적인 지식을 환자에게 알려준다.
- 필요하거나 시기적으로 적절할 경우 다른 전문가나 정보를 의뢰한다.
- 지속적인 기도청결, 호흡, 압박부위 해소에 반영될 수 있도록 안녕(복지, well-being) 의식을 높인다.
- 기침이나 호흡과 관련된 스트레스 요인들을 감소시킨다.
- 보호자에 대한 스트레스를 감소시킨다.

재검사 REEXAMINATION

재검사는 관리의 일과에서 이뤄지는 내내 매일 수행된다.

퇴원 DISCHARGE

Martinez는 14번의 입원치료 후 급성환자 전문 병원(the acute care hospital)에서 입원재활시설로 옮겨져 목표와 예상되는 상황으로 진행되고 있다. 이 장에서 급성관리 시기 전체를 다루었다. 그는 폐렴이 깨끗해졌기 때문에 퇴원했으며 휠체어를 벗어나 이동 가능하고 최소한의 신체적인 도움만으로도 걸을 수 있게 되었다. 그는 더 이상 급성 환자 관리 환경의 지원이 필요 없으며 입원재활 세팅에서 계속해서 재활을 해 나갈 준비를 하고 있다. GBS를 가진 환자가 신체적 기능을 완전히 회복하기 위해 일 년 정도만이 걸릴 수 있으며 부가적인 관리가 이뤄지는 동안은 외래환자로써 물리치료를 할 것이다. 재활기간에 Martinez의 물리치료에 관상동맥질환의 경감 가능한 위험요소 제거를 위해 추가적인 물리치료계획도 나타날 것이다. Martinez는 앉아서 지내는 생활습관, 비만, 고지방 음식 섭취, 흡연, 고혈압(HTN)을 포함한 몇 가지 위험 요소를 가지고 있다.

심리학적 양상 PSYCHOLOGICAL ASPECT

근심, 분노, 의존상태, 우울과 같은 정신건강 문제는 길리안 바레 증후군(GBS)를 갖고 있는 환자와 그 가족들에게 흔하다. GBS는 환자와 동반자의 일과 삶에 장기간에 걸친 심각한 영향을 준다. 이러한 현실은 GBS 환자와 가족들은 물리치료사에 의해 삶의 한 부분으로써 받아들여지게 된다. 이러한 일화는 심각한 사지부전마비, 기제적인 환기와 다양한 뇌신경 장애와 관련 있다. 환자들은 GBS에서 경험하는 가장 힘든 측면을 의사소통 능력 상실로 꼽았다. 가족을 위한 상담과 지원, 정신약리학적인 처치, 간병인을 위한 교육서비스가 심리적인 보조가 요구될 것이다. 물리치료사들은 근심, 우울, 과도한 스트레스의 징후를 인지하여 적당한 심리적 전문가(예: 사회 사업가, 정신과 전문의, 심리학자)에게 의뢰함으로써 이러한 서비스의 보완을 촉진할 수 있을 것이다.

참고문헌 REFERENCES

1. Sadowsky HS. Anatomy of the cardiovascular and pulmonary systems. In Hillegass E, Sadowsky HS, eds. *Essentials of Cardiopulmonary Physical Therapy*. 2nd ed. Philadelphia, Pa: WB Saunders Co; 2001:2-47.
2. Watchie J. *Cardiopulmonary Physical Therapy A Clinical Manual*. Philadelphia, Pa: WB Saunders Co; 1995:35-39.
3. Mcardle WD, Katch FI, Katch WL. *Exercise Physiology, Energy, Nutrition and Human Performance*. 5th ed. Philadelphia, Pa: Lippincott Williams & Wilkins; 2001:358-382.
4. Leith DE. Cough. In Brain JD, Proctor D, Reid L, eds. *Lung Biology in Health and Disease: Respiratory Defense Mechanisms, Part 2*. New York, NY: Marcel Dekker; 1977:545-592.
5. Bach JR, Saporito LR. Criteria for extubation and tracheostomy tube removal for patients with ventilatory failure: a different approach to weaning. *Chest*. 1996;110:1566-1571.
6. Tzeng AC, Bach JR. Prevention of pulmonary morbidity for patients with neuromuscular disease. *Chest*. 2000;118:1390-1396.
7. Emery AE. The muscular dystrophies. *BMJ*. 1998;317:991-995.
8. Wagner KR. Genetic disease of muscle. *Neurol Clin*. 2002; 20:645-678.
9. Bach JR, Ishikawa Y, Kim H. Prevention of pulmonary morbidity for patients with Duchenne muscular dystrophy. *Chest*. 1997;112:1024-1028.
10. Bach JR. Disorders of ventilation weakness, stiffness, and mobilization (editorial). *Chest*. 2000;117:301-303.
11. Misuri G, Lanini B, Gigliotti F, et al. Mechanism of CO_2 retention in patients with neuromuscular disease. *Chest*. 2000;117:447-453.
12. Taivassalo T, Reddy H, Matthews PM. Metabolic myopathies: muscle response to exercise in health and disease. *Neurologic Clinics*. 2000;18:15-34.
13. Bach JR, Ishikawa Y, Tatara K. Pulmonary manifestations of neuromuscular disease (letter). *Pediatr Pulmonol*. 2001;31:89-90.
14. Kang SW, Bach JR. Maximum insufflation capacity. *Chest*. 2000;118:61-65.
15. Estenne M, Gevenois PA, Kinnear W, et al. Lung volume restriction in patients with chronic respiratory muscle weakness: the role of microatelectasis. *Thorax*. 1993;48:698-701.
16. Ward NS, Hill NS. Pulmonary function testing in neuromuscular disease. *Clin Chest Med*. 2001;22:769-781.
17. Phillips MF, Quinlivan RC, Edwards RH, Calverley PM. Changes in spirometry over time as prognostic marker in patients with Duchenne muscular dystrophy. *Am J Respir Crit Care Med*. 2001;164:2191-2194.
18. Gibson GJ, Pride NB, Davis JN, Loh LC. Pulmonary mechanics in patients with respiratory muscle weakness. *Am Rev Respir*

Dis. 1977;115:389-395.

19. Bourke SC, Gibson GJ. Sleep and breathing in neuromuscular disease. *Eur Respir J.* 2002;19:1194-1201.
20. Suarez AA, Pessolano FA, Monteiro SG, et al. Peak flow and peak cough flow in the evaluation of expiratory muscle weakness and bulbar impairment in patients with neuromuscular disease. *Am J Phys Med Rehabil.* 2002;81:506-511.

Resp Crit Care Med. 2003;168:10-48.

22. Chatwin M, Ross E, Hart N, et al. Cough augmentation with mechanical insufflation/exsufflation in patients with neuromuscular weakness. *Eur Respir J.* 2003;21:502-508.
23. Hoke A, Feasby TE. Disorders of the peripheral nervous system. In: Humes HD, ed in chief. *Kelly's Textbook of Internal Medicine.* 4th ed. Philadelphia, Pa: Lippincott Williams & Wilkins; 2000:2975-2987.
24. Winer JB, Hughes RAC, Anderson MJ, et al. A prospective study of acute idiopathic neuropathy. II. Antecedent events. *J Neurol Neurosurg Psychiatry.* 1998;51:613-618.
25. Winer JB, Hughes RAC, Osmond C. A prospective study of acute idiopathic neuropathy. I. Clinical failures and their prognostic value. *J Neurol Neurosurg Psychiatry.* 1998;51:605-612.
26. Moulin DE, Hagen N, Feasby TE, et al. Pain in Guillain-Barré syndrome. *Neurology.* 1997;48:328-331.
27. Singh NK, Jaiswal AK, Misra S, et al. Assessment in automomic dysfunction in Guillain-Barré syndrome and its prognostic implications. *Acta Neurol Scand.* 1987;75:101-105.
28. Seneviratne U. Guillain-Barré syndrome. *Postgrad Med J.* 2000;76:774-782.
29. Sharshar T, Boudain F, Raphaël J. Early predictors of mechanical ventilation in Guillain Barre syndrome. *Crit Care Med.* 2003;31(1):278-283.
30. Moffat M, ed. *Neuromuscular Essentials: Applying the Preferred Physical Therapist Practice Patterns.* Thorofare, NJ: SLACK Incorporated; 2007.
31. Ries M, Johnson T. Principles of chest x-ray interpretation. In: Frownfelter D, Dean E, eds. *Principles and Practice of Cardiopulmonary Physical Therapy.* 3rd ed. St. Louis, Mo: Mosby-Year Book; 1996:159-167.
32. DHHS. Caluculate your body mass index. Available at: http://www.nhlbisupport.com. Accessed September 20, 2006.
33. Frownfelter D, Ryan J. Dyspnea: measurement and evaluation. *Cardiopulm Phys Ther.* 2000;11(1):7-15.
34. Moffat M, Rosen E, Rusnak-Smith S, eds. *Musculoskeletal Essentials: Applying the Preferred Physical Therapist Practice Patterns.* Thorofare, NJ: SLACK Incorporated; 2006.
35. American Physical Therapy Association. Guide to physical therapist practice. 2nd ed. *Phys. Ther.* 2001;81:9-744.
36. Martin AJ, Stern L, Yeates J, Lepp D, Little J. Respiratory muscle training in Duchenne muscular dystrophy. *Dev Med Child Neurol.* 1986;28:314-318.
37. Sharma KR, Mynhier MA, Miller RG. Muscular fatigue in Duchenne muscular dystrophy. *Neurology.* 1995;45:306-310.
38. Koessler W, Wanke T, Winkler G, et al. Two years' experience with inspiratory muscle training in patients with neuromuscular disorders. *Chest.* 2001;120:765-769.
39. Lanini B, Misuri G, Gigliotti F, et al. Perception of dyspnea in patients with neuromuscular disease. *Chest.* 2001;120:402-408.
40. Yasuma F, Kato T, Naya M. Adequate tidal volume with row-a-boat phenomenon in advanced Duchenne muscular dystrophy (letter). *Chest.* 2002;121:1726.
41. DiMarco A, Kelling J, DiMarco M, et al. The effects of inspiratory resistive training on respiratory muscle function in patients with muscular dystrophy. *Muscle Nerve.* 1985;8:284-290.
42. Wanke T, Toifl K, Merkle M, et al. Inspiratory muscle training in patients with Duchenne muscular dystrophy. *Chest.* 1994; 105:475-482.
43. Martin AJ, Stern L, Yeates J, et al. Respiratory muscle training in Duchenne muscular dystrophy. *Dev Med Child Neurol.* 1986;28:314-318.
44. Rodillo E, Noble-Jamieson CM, Aber V, et al. Respiratory muscle training in Duchenne muscular dystrophy. *Arch Dis Child.* 1989;64:736-738.
45. Stern LM, Martin AJ, Jones N, et al. Training inspiratory resistance in Duchenne dystrophy using adapted computer games. *Dev Med Child Neurol.* 1989;31:494-500.
46. Smith PE, Coakley JH, Edwards RH. Respiratory muscle training in Duchenne muscular dystrophy. *Muscle Nerve.* 1988;11:784-785.
47. Ungar, D, Gossler R, Toifl K, Wanke T. Innovative respiratory muscle training for patients with Duchenne muscular dystrophy—a psychological evaluation. *Wien Med Wochenschr.* 1996;146:213-216.
48. Vilozni D, Bar-Yishay E, Gur I, et al. Computerized respiratory muscle training in children with Duchenne muscular dystrophy. *Neuromuscul Disord.* 1994;4:249-255.
49. Gozal D, Thiriet P. Respiratory muscle training in neuromuscular disease: long-term effects on strength and load perception. *Med Sci Sports Exerc.* 1999;31:1522-1527.
50. Matecki S, Topin N, Hayot M, et al. A standardized method for the evaluation of respiratory muscle endurance in patients with Duchenne muscular dystrophy. *Neuromuscul Disord.* 2001;11:171-177.
51. Topin N, Matecki S, Le Bris S, et al. Dose-dependent effect of individualized respiratory muscle training in children with Duchenne muscular dystrophy. *Neuromuscul Disord.* 2002; 12:576-583.
52. Stefanutti D, Benoist MR, Scheinmann P, et al. Usefulness of sniff nasal pressure in patients with neuromuscular or skeletal disorders. *Am J Respir Crit Care Med.* 2000;162:1507-1511.
53. Stone AC, Nolan S, Abu-Hijelth M, et al. A novel form of manually assisted ventilation. *Chest.* 2003;123:949-952.
54. Tecklin JS. The patient with ventilatory pump dysfunction/failure-preferred practice pattern 6E. In: Irwin S, Tecklin JS, eds. *Cardiopulmonary Physical Therapy: A Guide to Practice.* 4th ed. St. Louis, Mo: Mosby; 2004:344-373.
55. Baydur A, Layne E, Aral H, et al. Long term non-invasive ventilation in the community for patients with musculoskeletal disorders: 46 year experience and review. *Thorax.* 2000;55:4-11.
56. Gomez-Merino E, Bach JR. Duchenne muscular dystrophy: prolongation of life by noninvasive ventilation and mechanically assisted coughing. *Am J Phys Med Rehabil.* 2002;81:411-415.
57. Bach JR. Pulmonary Rehabilitation in neuromuscular disorders. *Seminars Respir Med.* 1993;14:515-529.
58. JR, O'Brien J, Krotenberg R, Alba AS. Management of end stage respiratory failure in Duchenne muscular dystrophy. *Muscle Nerve.* 1987;10:177-182.

59. Bach JR. Update and perspectives on noninvasive respiratory muscle aids. Part 1: The inspiratory aids. *Chest.* 1994; 105:1230-1240.
60. Bach JR, Alba AS. Intermittent abdominal pressure ventilator in a regimen of noninvasive ventilatory support. Chest. 1991;99:630-636.
61. Hill NS, Redline S, Carskadon MA, et al. Sleepdisordered breathing in patients with Duchenne muscular dystrophy using negative pressure ventilators. Chest. 1992;102:1656-1662.
62. Guilleminault C, Philip P, Robinson A. Sleep and neuromuscular disease: bilevel positive airway pressure by nasal mask as a treatment for sleep disordered breathing in patients with neuromuscular disease. *J Neurol Neurosurg Psychiatr.* 1998; 65: 225-232.
63. Vianello A, Bevilacqua M, Salvador V, Cardaioli C, Vincenti E. Longterm nasal intermittent positive pressure ventilation in advanced Duchenne's muscular dystrophy. *Chest.* 1994;105:445-448.
64. Simonds AK, Muntoni F, Heather S, Fielding S. Impact of nasal ventilation on survival in hypercapnic Duchenne muscular dystrophy. *Thorax.* 1998;53:949-952.
65. Padman R, Lawless S, Von Nessen S. Use of BiPAP by nasal mask in the treatment of respiratory insufficiency in pediatric patients: preliminary investigation. *Pediatr Pulmonol.* 1994; 17:119-123.
66. Ellis ER, Bye PT, Bruderer JW, Sullivan CE. Treatment of respiratory failure during sleep in patients with neuromuscular disease: positive pressure ventilation through a nose mask. *Am Rev Respir Dis.* 1987; 135:148-152.
67. Barbe F, Quera-Salva MA, de Lattre J, Gajdos P, Agusti AG. Longterm effects of nasal intermittent positive-pressure ventilation on pulmonary function and sleep architecture in patients with neuromuscular diseases. *Chest.* 1996;110:1179-1183.
68. Rideau Y, Delaubier A, Guillou C, Renardel-Irani A. Treatment of respiratory insufficiency in Duchenne's muscular dystrophy: nasal ventilation in the initial stages. *Monaldi Arch Chest Dis.* 1995;50:235-238.
69. Smith PE, Edwards RH, Calverley PM. Oxygen treatment of sleep hypoxaemia in Duchenne muscular dystrophy. *Thorax.* 1989;44:997-1001.
70. Hukins CA, Hillman DR. Daytime predictors of sleep hypoventilation in Duchenne muscular dystrophy. *Am J Respir Crit Care Med.* 2000;161: 166-170.
71. Phillips MF, Smith PE, Carroll N, Edwards RH, Calverley PM. Nocturnal oxygenation and prognosis in Duchenne muscular dystrophy. *Am J Respir Crit Care Med.* 1999;160:198-202.
72. Eagle M, Baudouin SV, Chandler C, Giddings DR, Bullock R, Bushby K. Survival in Duchenne muscular dystrophy: Improvements in life expectancy since 1967 and the impact of home nocturnal ventilation. *Neuromuscul Disord.* 2002;12: 926-929.
73. Jeppesen J, Green A, Steffensen BF, Rahbek J. The Duchenne muscular dystrophy population in Denmark, 1977–2001: Prevalence, incidence, and survival in relation to the introduction of ventilator use. *Neuromuscul Disord.* 2003;13:804-812.
74. Calvert LK, McKeever TM, Kinnear WJ, Britton JR. Trends in survival from muscular dystrophy in England and Wales and impact on respiratory services. *Respir Med.* 2006;100:1058-1063.
75. Gozal D. Pulmonary manifestations of neuromuscular disease with special reference to Duchenne muscular dystrophy and spinal muscular atrophy. *Pediatr Pulmonol.* 2000; 29:141-150.
76. Bach JR, Rajaraman R, Ballanger F, et al. Neuromuscular ventilatory insufficiency: effect of home mechanical ventilator use vs. oxygen therapy on pneumonia and hospitalization rates. *Am J Phys Med Rehabil.* 1998;77:8-19
77. Meir-Jedrezejowicz A, Brophy C, Green M. Respiratory muscle weakness during upper respiratory tract infections. *Am Rev Respir Dis.* 1988;138:5-7.
78. American Thoracic Society Consensus Statement. Respiratory care of the patient with duchenne muscular dystrophy. *Am J Respir Crit Care Med.* 2004;170:456-465.
79. Sivasothy P, Brown L, Smith IE, Shneerson JM. Effect of manually assisted cough and mechanical insufflation on cough flow of normal subjects, patients with chronic obstructive pulmonary disease (COPD), and patients with respiratory muscle weakness. *Thorax.* 2001;56:438-444.
80. Szeinberg A, Tabachnik E, Rashed N, et al. Cough capacity in patients with muscular dystrophy. *Chest.* 1988;94:1232-1235.
81. King M, Brock G, Lundell C. Clearance of mucus by simulated cough. *J Appl Physiol.* 1985;58:1776-1782.
82. Bach JR. The assisted cough and neuromuscular disease. *Pulm Perspect.* 1997;14:4-6.
83. Bach JR. Mechanical insufflation-exsufflation. Comparison of peak expiratory flows with manually assisted and unassisted coughing techniques. *Chest.* 1993;104:1553-1562.
84. Segal M, Salomon A, Herschfus J. Alternating positive-negative pressures in mechanical respiration (the cycling valve device employing air pressures). *Dis Chest.* 1954;25:640-648.
85. Bach JR. Update and perspective on noninvasive respiratory muscle aids. Part 2: The expiratory aids. *Chest.* 1994;105:1538-1544.
86. Miske L, Hickey E, Kolb S, Weiner D, Panitch H. Use of the mechanical in-exsufflator in pediatric patients with neuromuscular disease and impaired cough. *Chest.* 2004;125:1406-1412.
87. Garstang SV, Kirshblum SC, Wood KE. Patient preference for in-exsufflation for secretion management with spinal cord injury. *J Spinal Cord Med.* 2000;23:80-85.
88. Dohna-Schwake C, Ragette R, Teschler H, et al. IPPB-assisted coughing in neuromuscular disorders. *Pediatr Pulm.* 2006;41: 551-557.
89. Birnkrant DJ, Pope JF, Eiben RM. Management of the respiratory complications of neuromuscular disease in the pediatric intensive care unit. *J Child Neurol.* 1999;14:139-143.
90. Stefanutti D, Benoist MR, Scheinmann P, et al. Usefulness of sniff nasal pressure in patients with neuromuscular or skeletal disorders. *Am J Respir Crit Care Med.* 2000;162:1507-1511.
91. Sciaky AJ. Patient education. In: Frownfelter D, Dean E, eds. *Principles and Practice of Cardiopulmonary Physical Therapy.* 3rd ed. St. Louis, Mo: Mosby Year-Book; 1996:453-465.
92. Bothwell JE, Dooley JM, Gordon KE, et al. Duchenne muscular dystrophy—parental perceptions. *Clin Pediatr (Phila).* 2002;41:105-109.
93. Harper DC. Personality correlates and degree of impairment

in male adolescents with progressive and non-progressive physical disorders. *J Clin Psychol.* 1983;39:859-867.

94. Fitzpatrick C, Barry C, Garvey C. Psychiatric disorder among boys with Duchenne muscular dystrophy. *Dev Med Child Neurol.* 1986;28:589-595.
95. Witte RA. The psychosocial impact of a progressive physical handicap and terminal illness (Duchenne muscular dystrophy) on adolescents and their families. *Br J Med Psychol.* 1985;58:179-187.
96. Downie W, Leatham PA, Rhind VM, et al. Studies with pain rating scales. *Ann Rheum Dis.* 1978;37:378-381.
97. Jensen MP, Karoly P, Braver S. The measurement of clinical pain intensity: a comparison of six methods. *Pain.* 1986; 27(1):117-126.
98. Spitzer AR, Giancarlo T, Maher L, et al. Neuromuscular causes of prolonged ventilator dependency. *Muscle Nerve.* 1992;16:682-686.
99. Diehl JL, Lofaso F, Deleuze P, et al. Clinically relevant diaphragmatic dysfunction after cardiac operations. *J Thorac Cardiovasc Surg.* 1994;16:487-498.
100. Maher J, Rutledge F, Remtulla H, et al. Neuromuscular disorders associated with failure to wean from the ventilator. *Intensive Care Med.* 1995;16:737-743.
101. Alagesan K. Weaning from mechanical ventilation—present and future. Presented at the 8th World Congress of Intensive & Critical Care Medicine in Sydney, November 2001.
102. Martin AD, Davenport P, Harman E, et al. Use of inspiratory muscle training to facilitate weaning. *Chest.* 2002;122:192-196.
103. Horst HM, Mouro D, Hall-Jenssens RA, Pamukov N. Decrease in ventilation time with a standardized weaning process. *Arch Surg.* 1998;133:483-489.
104. Esteban A, Frutos F, Tobin MJ, et al. A comparison of four methods of weaning patients from mechanical ventilation. *N Engl J Med.* 1995;332:345-350.
105. Ely EW, Baker AM, Dunagan DP, et al. Effect on the duration of mechanical ventilation of identifying patients capable of breathing spontaneously. *N Engl J Med.* 1996;335:1864-1869.
106. Hall JB, Wood LD. Liberation of the patient from mechanical ventilation. *JAMA.* 1987;257:1621-1628.
107. Epstein SK. Controversies in weaning from mechanical ventilation. *J Intensive Care Med.* 2001;16:270-286.
108. Aldrich TK, Uhrlass RM. Weaning from mechanical ventilation: successful use of modified inspiratory resistive training in muscular dystrophy. *Crit Care Med.* 1987;16:247-249.
109. Aldrich TK, Karpel JP, Uhrlass RM, et al. Weaning from mechanical ventilation: adjunctive use of inspiratory muscle resistive training. *Crit Care Med.* 1989;16:143-147.
110. Tzeng AC, Bach JR. Prevention of pulmonary morbidity for patients with neuromuscular disease. *Chest.* 2000;118(5):1390-1396.
111. O'Sullivan SB. Strategies to improve motor control and motor learning. In: O'Sullivan SB, Schmitz TJ, eds. *Physical Rehabilitation Assessment and Treatment.* 4th ed. Philadelphia, Pa: FA Davis Co; 2001:363-410.
112. Fulgham JR, Wijdicks EF. Guillain-Barré syndrome. *Crit Care Clin.* 1997; 13(1):1-15.
113. Massery M. Manual breathing and coughing aids. *Phys Med Rehabil Clin North Am.* 1996;7:407-422.
114. Joseph SA, Tsao CY. Guillain-Barré syndrome. *Adolesc Med.* 2002;13(3): 487-494.
115. Sciaky A, Stockford J, Nixon E. Treatment of acute cardiopulmonary conditions. In: Hillegass EA, Sadowsky HS, eds. *Essentials of Cardiopulmonary Physical Therapy.* 2nd ed. Philadelphia, Pa: WB Saunders Co: 2001;647-675.
116. Eckmann DM, Gavriely N. Chest vibration redistributes intra-airway CO_2 during tracheal insufflation in ventilatory failure. *Crit Care Med.* 1996;24(3):451-457.
117. Gavriely N, Shabtai Y. The effect of tracheal bias flow on gas exchange during high-frequency chest compression. *J Appl Physiol.* 1987;63:303-308.
118. Shekelton M, Berry JK, Covey MK. Respiratory muscle weakness and training. In: Frownfelter D, Dean E, eds. *Principles and Practice of Cardiopulmonary Physical Therapy.* 3rd ed. St Louis, Mo: Mosby-Yearbook; 1996:447.
118. Cooke JF, Orb A. The recovery phase of Guillain-Barré syndrome: moving from dependency to independence. *Rehabil Nurs.* 2003;28(4):105-108, 130.
119. Bernsen RA, deJager AE, Schmitz PR, van der Meche FG. Long term impact on work and private life after Guillain-Barré syndrome. *J Neurol Sci.* 2002;201(1-2):13-17.

제 6 장 환기와 호흡/가스교환 손상과 관련된 호흡부전(패턴 F)

Impaired Ventilation and Respiration/Gas Exchange Associated With Respiratory Failure (Pattern F)

해부학과 생리학 ANATOMY AND PHYSIOLOGY

폐계통에 대한 해부학과 생리학은 패턴 A에서 설명하였다: 심혈관/폐 장애의 일차 예방/위험 감소 그리고 패턴 E: 손상받은 환기와 호흡/환기 펌프 기능장애 또는 기능부전과 관련된 가스 교환.

병태생리학 PATHOPHYSIOLOGY

급성호흡부전 (ACUTE RESPIRATORY FAILURE)

급성호흡부전은 어떤 다른 기관의 기능부전에 비해 중환자실에 입원하는 중요한 요인이다.[1] 초기단계의 호흡기능부전 환자는 손상된 환기와 호흡/가스교환의 결과로 다음과 같은 증상과 징후가 모두, 일부 또는 나타나지 않을 수도 있다: 과호흡율(high respiratory rate), 코구멍벌렁거림(nasal flaring), 청색증 입술(cyanotic lips), 비정상적인 가슴운동, 그리고 복부근육의 사용. 다양한 요소들이 호흡기능부전, 패혈증, 호흡 폐렴을 발전시키는데 관여를 하고 있으며, 그리고 외상이 호흡부전과 관련된 대다수의 임상사례와 관련이 있다(표 6-1).[2-5]

호흡기능부전은 일반적으로 임상적 질환과 관련될 때 악화되고(표 6-1), 급속하게 진행된다. 이러한 환자의 절반은 폐포의 손상이 질환의 시작초기 24시간 이내에 발전하고(급성폐손상, 급성호흡곤란증후군, 급성호흡부전); 72시간 이내에 85%가 발생한다.[3] 폐혈증이 갑자기 발생할 때, 약 20%의 환자는 폐혈증 증후군이 확인된 시점에서 명백한 폐손상이 이미 진행되었을 것이다. 그러나 이러한 발견은 폐가 유일한 기능부전일 때 중환자실 사망률이 3% 보다 약간 더 증가하기 때문에 보여지는 것 많큼 심각하지는 않다.[6] 반대로, 급성호흡부전이 다른 기관의 기능부전과 관련되면, 중환자실 사망률은 각 부가적 기관의 기능부전(additional organ failure)과 함께 75% 정도 증가한다.[1]

호흡기능부전은 실무현상(all-or-none)이 아니다; 매우 다양한 강도가 연속적으로 나타난다. 호흡부전의 가장 가벼운 정도에서는 과호흡(tachypnea)와 저산소혈증(hypoxemia)의 특징을 보인다. 그러나 폐손상이 진행되고 호흡기능이 저하되면, 미만 폐포손상(diffuse alveolar damage)은 폐의 호흡과 비호흡기능에서 문제를 일으켜 호흡량을 증가시키고, 고탄산증(hypercapnia), 그리고 저산소혈증의 악화가 나타나며 이것은 기계적으로 호흡을 도와주는 장비가 필요한 시점까지 진행될 수 있다. 초기의 폐손상은 조절되지 않은 급성염증반응의 형태로 나타난다. 이것은 모세혈관 내피세포와 폐포 내피세포에 손상을 주고, 폐포모세혈관 투과성이 증가하여 폐부종이 광범위하게 발생한다. 임상적으로 유효한 폐손상의 발달은 명백한 단계에서 발생하는 것으로 일반적으로 설명된다(그림 6-1).

표 6-1 급성호흡기능부전 발달에 대한 위험요소와 관련된 임상적 상태

매우 일반적인 요소[a]	다소 일반적인 요소[b]
폐혈증	급성 신경근 기능부전
위/구강물질 흡인(aspiration of gastric/oral contents)	빈혈
가슴안 또는 다양한 계통의 외상	폐확장부전(무기폐)
폐렴	심가슴안 수술
	만성 폐쇄성 폐질환
	약물 과다복용
	기흉
	폐색전
	폐 이식 전후 또는 거부반응

위험요소의 발생율은 지리적 위치와 학회에 따라 다양하게 나타난다.

a 발생율의 순서에 따라 나열됨

b 발생율의 순서와 무관함

급성기, 또는 삼출성 단계에서, 세포간과 폐포 대식세포 그리고 호중구(neutrophil)의 순환이 활성화된다. 활성화된 국소 대식세포는 사이토카인(cytokines), 인터루킨(interleukins; IL-1,6,8, 그리고 10), 그리고 종양괴사인자 α(tumor necrosis factor α; TNF-α)를 분비하는데 이것은 주화성(chemotaxis)을 자극하고 국소적으로 호중구를 활성화한다. 미세혈관내피세포 손상은 지질다당질(lipopolysaccharide), TNF-α, IL-1,6,8, 혈소판 촉진 인자, 아이코사노이드(eicosanoids)의 분비, 그리고 유착조직의 증가를 통해 호중구 순환의 활성화를 증대한다.[7-9]

IL-1D의 분비는 섬유아세포에 의해 세포외 간질의 생산을 자극한다.[5] IL-6 폐의 미세맥관구조에서 호중구의 격리에 중요한 역할을 한다.[10,11] Ⅰ형과 Ⅱ형 폐포 내피세포의 지속적인 손상은 폐포홍수(alveolar flooding)에 기여하고 폐포 공간에서 부종의 제거를 방해한다. 또한 표면활성제의 생산과 회전율의 감소는 호흡/확산 부조화, 무기폐(atelectasis), 그리고 폐탄성(lung compliance, 폐유순도)의 감소에 기여한다.[12,13] 이러한 변화와 함께 단백질이 풍부한 특징적인 폐부종과 저산소혈증이 발생하고 산소보급치료에 반응이 늦다. 가슴방사선 사진에서는 흉막삼출증(pleural effusion)이 발생할 수 있는 심장성 폐부종에서 양쪽 구별을 할 수 없는 불규칙한 침윤을 보인다.[14] 손상의 정도에 따라 폐 손상은 회복되거나 아급성 섬유증식단계(fibroproliferative phase)로 진행된다.

삼출단계에서 폐손상이 발생하여 초기치료가 되지 않으면, 섬유증식단계는 조직학적으로 5일 이내에 침전제(precipitant event)를 볼 수 있다. 삼출단계 또한 섬유화 과정에서 초기에 역할을 하는 동안 대식세포와 호중구 사이토카인(neutrophil cytokines)은 내피세포와 상피세포의 손상을 촉진한다. 활성화된 간질성 섬유아세포(interstital fibroblast)에서 분비되는 전교원질(procollagen)은 섬유성 폐렴(fibrosing alveolitis)의 발달을 증폭시킨다. 게다가, 기계적 외부 호흡보조장치와 같은 외적인 요인이 손상된 폐를 과도하게 팽창시키거나 손상된 폐포의 반복적인 열림과 닫힘에 의해 외상을 줄 수 있으며, 나아가 폐손상의 섬유증식단계(fibroproliferative phase)에 기여한다.[16,17] 섬유성 폐렴(fibrosing alveolitis)으로부터 폐탄성이 좋지 않은 호흡부전환자라는 사실에도 불구하고 대다수는 형태학상 그리고 방사선상에서 부종의 초기 시작 7에서 14일 이후에 폐부종의 감소를 보인다.[14,18,19]

일반적으로, 비늘모양의 Ⅰ형 폐세포(squamous type I pneumocytes)는 성인 폐의 폐포 표면의 90~95%를 구성하고 입방형의 Ⅱ형 폐세포(cuboidal type Ⅱ pneumocytes)는 나머지를 구성한다.[20]

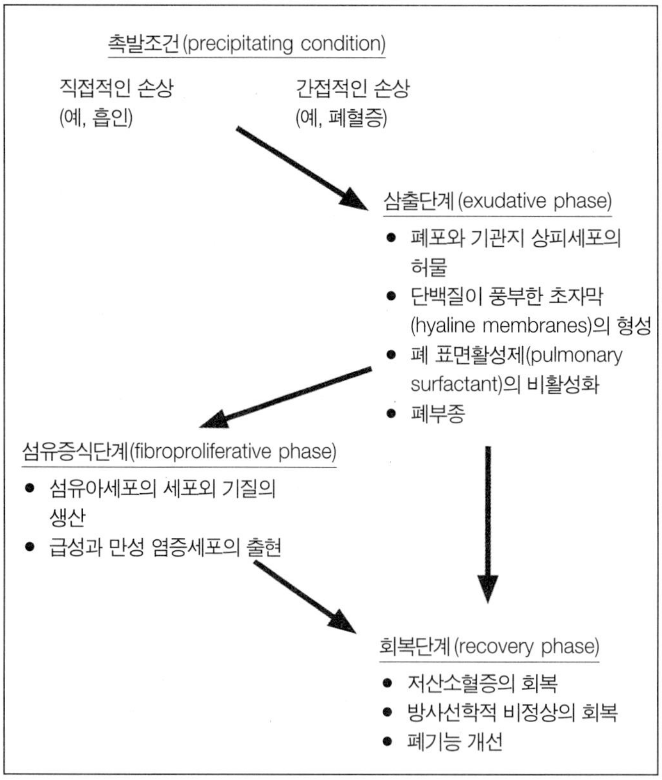

그림 6-1. 급성호흡기능부전과 관련된 폐 손상의 발달단계. 직접적 또는 간접적인 촉발조건은 통제되지 않은 급성염증반응을 유발하여 폐실질(parenchyma)에 손상을 준다. 삼출단계에서 폐포공간에서 단백질이 풍부한 부종을 갖는 폐포손상 확산의 병리학적 발견은 다음단계로 진행하게 한다. 섬유증식단계에서 세포 탈락물(cellular debris), 섬유소(fibrin)는 섬유증(fibrosis)을 발달시킨다. 회복단계에서 섬유증과 부종이 해결되기 때문에 폐탄성(lung compliance, 폐유순도)과 저산소혈증(hypoxemia)은 점진적으로 개선된다.

그러나 Ⅰ형 폐세포는 Ⅱ형 폐세포에 비해 손상에 더 민감하다.[5] 그래서, 급성(삼출)과 아급성(섬유증식)단계에서 발달하는 폐포상피세포 손상의 크기는 회복단계(resolution phase)에서 아주 중요한 역할을 한다. 삼출과 섬유증식과정에서 활성화되는 사이토카인(cytokines)과 성장요소(growth factor)는 남아있는 Ⅱ형 폐세포의 세포증식을 다시 활성화하기 시작하고, 이것이 퍼져나가 노출된 기저막(basement membrane)을 덮는다.[21] 대부분의 이러한 Ⅱ형 세포는 Ⅰ형 세포로 분화하고, 정상적인 폐포 상피세포 형태로 회복하고 폐부종을 제거하는 것을 촉진한다.[22-24] 그래서 회복단계(resolution phase)는 저산소혈증의 점진적 감소와 폐탄성(lung compliance, 폐유순도)의 개선으로 특징지어진다.

천식 (Asthma)

만성폐쇄성폐질환 또는 COPD인 천식은 외적인 자극과 증가된 기관지반응성을 포함하는 복잡한 질환이다. 이 질환은 기도의 부종과 염증, 기관지경련(bronchospasm)과 분비물을 주소로 한다. 일반적으로 어린시절 초기에 시작되지만, 어느 연령에서도 시작될 수 있다. 지난 12개월 동안 18세 이하의 연령에서 4백 만명이 천식을 경험하였다고 보고되었다.[25] 천식환자의 기도는 특이적 또는 비특이적 자극에 의해 과하게 반응하여 결과적으로 기도를 좁힌다. 특이적 자극은 음식, 화학물, 집안의 먼지, 동물의 비듬, 균, 곰팡이 등에서 발견되는 알러지를 포함한다. 비특이적 자극은 운동, 차가운 공기, 호흡기의 감염, 또는 간접흡연을 포함한 흡연을 포함한다. 천식은 공기흐름의 폐색으로 인한 호흡곤란과 활동내성(activity tolerance)의 감소를 특징으로 한다. 이 질환은 기도 평활근(smooth muscle)의 비대, 점액선의 비대에 의한 진하고 끈적한 점액의 증가, 호산구(eosinophils) 그리고 림프구(lymphocyts)의 침윤, 부종성 기관지 벽, 그리고 만성천식에서 특히 상피하 섬유증(subepithelial fibrosis)이 발견된다.[26,27]

기도 감염은 알려진 또는 알려지지 않은 요소에 의해 촉발된다. 천식은 유전적 요소를 갖고 있다. 항원은 알러지성 천식을 유발하는 것으로 인식되고 있다. 오염물질 또한 천식을 유발할 수 있다. 운동에 의한 천식(exercise-induced asthma, EIA)과 천식은 알 수 없는 유인의 바이러스성 기도 감염후에 발생한다.[27] 천식은 다른 건강과 관련된 상태의 나빠짐과도 관련이 있다. 위식도 역류 질환(gastroesphageal reflux disease, GERD)은 천식환자들에게서 일반적으로 나타나며 천식 자체 또는 그것의 치료와 관련이 있으며, 천식의 증상이 나빠지면 나타나는 알러지성 비염〔allergic rhintis, 건초열(hay fever)〕은 천식과 부비동염(sinusitis)에 상당한 위험요소이다.[29]

천식환자는 호흡곤란(dyspnea), 좌위호흡(orthopnea), 호흡에서 부가적 근육(accessry muscle)의 과도한 사용, 폐의 과도한 팽창, 수포음(rhonchi)의 확산, 빠른 맥박,

끈적한 타액(viscous sputum), 그리고 불안(anxiousness)으로 특징지워진다.

생명을 위협하는 의학적 응급상태인 천식 지속상태(status asthmaticus)에서 천식의 증상은 기관지확장기치료(bronchodilator therapy)에 반응을 보이지 않게 된다. 응급실에 입원한 환자들은 가슴조임증(chest tightness), 빠르고 짧은 호흡, 천명(wheezing), 마른기침(dry cough), 흥분(agitation), 그리고 저산소혈증(hypoxemia)을 호소한다. FEV_1은 유효하게 감소한다. 천식지속상태는 종종 바이러스성 감염 또는 흡입자극제에 대한 노출후에 발생한다. 천식약물에 대해 잘 조절되지 못한 천식환자에서 종종 더 자주 볼 수 있다.[27]

천식의 의학적 처치는 다음을 포함한다: 알러지성 물질의 회피, 특히 대기중의 알러지성 물질; 환자의 식이조절, 특히 산화방지제(antioxidents)의 섭취 증가 그리고 지방섭취 감소; 흡인용 코티코스테로이드를 포함하는 약물, 지속성 베타-2 흡인제(long active beta-2 agonist inhaler), 그리고 류코트리엔 수용체 길항제(leucotriene receptor antagonist). 기도 재형성(평활근의 비후, 혈관의 증식, 그리고 콜라겐의 침착)의 증거가 증가하는 것에 기초하여 감염의 후유증이 아닌 천식 발병의 기초적인 요소, 타액 호산구 관찰 그리고 기도 과반응 또는 감염 표지자(inflammatory biomarker)는 미래의 천식관리에 반영될 수도 있다.[30]

영국흉부협회(British Thoracic Society)에서는 약물처치를 5단계로 나누고 있으며, 12세 이상의 어린이 처치는 성인과 같이 간주한다. 이러한 환자의 1단계는 경증의 드문 증상을 갖은 환자[단기간 작용하는 배타-2 아드레노셉터 제제 기관지 확장제(beta-2 adrenoceptor agonist bronchodilators)가 필요한 치료]; 2단계는 경증의 지속적 증상(매일 코티코스테로이드의 흡인과 단기간 작용하는 베타-2 제제가 필요한 치료); 3단계는 중등도 지속적 증상(장기간 작용하는 베타 안드레노셉터 제제(beta adrenoceptor agonist)와 이전의 약물이 효과가 없으면 스테로이드의 흡인 증가); 4단계와 5단계는 고도의 지속적 증상(높은 코티코스테로이드 흡인이 필요한 치료).[31]

천식의 감염문제를 관리하기 위해 의료적으로 코티코스테로이드를 장기간 사용하는 것은 논쟁거리 중 하나이다. 흡인용 코티코스테로이드는 구강용 스테로이드와 관련된 일부 효과를 피할 수 있다고 생각되며, 그리고 새로 발견된 질환에 유용하고 자주 추천된다. 흡인용 코티코스테로이드는 기도 감염, 기도 과민성 그리고 천식증후를 줄여주고 폐 기능을 개선한다.[32] 그러나 장기간의 효과와 효능은 의문을 갖고 있으며, 특히 여성과 남성에서 골다공증의 위험요소를 증가시킨다. Jenkins과 동료들은 천식조절이 어려운 6명의 어린이를 대상으로 기관지내 생검(endobronchial biopsy)을 수행하였다. 이러한 생검에서 기저막의 두꺼워짐, 평활근의 비대, 그리고 다양한 단계의 술잔세포(goblet cell)와 점막하선(submuscous gland)의 과형성을 포함하는 기도의 지속적인 재형성에 대한 폐의 변화를 확인하였다. 6명중 5명은 기도감염의 병력이 최소한에서 없는 정도를 보였다. 연구자들은 심한 천식에서 감염에 대한 문제보다 다른 것을 확인해야 한다고 제안하였다.[33] Gronke와 동료들은 천식에서 감염과 치료에 대한 관찰을 하였는데 만성천식에서 다른 기능적 특성을 보이는 반면 급성 천식에서는 감염에 대한 과도한 반응과 더 관계가 있다는 것과 같이 질환의 진행과정의 정도에 따라 변할 수 있다고 하였다.[34]

급성으로 생명을 위협하는 천식은 다음과 같은 세 가지 경우에 발생한다: FEV_1이 30% 또는 이하(정상 FEV_1 = 75%에서 80%)인 심한 급성천식; 베타 아드레날린 제제(beta-adrenergic agonist)와 코티코스테로이드에 저항하는 천식지속상태; 또는 매우 심하고 빠르게 둔화된 급성 전격성 천식(fulminant asthma). 처치는 산소, 살부토몰(salbutomol) 흡인, 그리고 급성상태를 조절하기 위한 코티코스테로이드의 정맥주사를 포함한다. 만약 이러한 처치가 효과가 없으면, 천식지속상태의 환자는 기도삽관(intubation), 인공호흡기(mechanical ventilator), 생명유지기술(life support technique)을 위하여 중환자실로 입원해야 한다.[35]

천식지속상태의 발병율은 지난 10년 동안 감소되어 왔다. 이것은 교육, 개선된 약물, 더 큰 환자의 충실성(patient adherence), 그리고 지역사회의 질환 관리를 위

한 개선된 접근 때문이다.[36]

폐기종 (Emphysema)

폐기종은 비가역적 과팽창 그리고 원위(distal)에서 말단 세기관지(terminal bronchiole)의 기실(air space)의 파괴를 특징으로 하는 잠행성 COPD이다. 폐포벽의 파괴는 모세혈관(capillary bed)의 부분적인 소실을 유도한다. 폐기종은 흡연, 만성기관지염, 섬유성폐질환(fibrosing lung disease), 그리고 알파1-안티트립신(alph 1-antitrypsin, ATT)의 선천적 결손과 관련이 있다. 폐기종은 중심소엽성(centrilobular), 범세엽성(panacinar), 중격주위형(paraseptal), 불규칙형(irregular)으로 나눈다. 중심소엽성 폐기종은 흡연자에서 가장 일반적으로 발견되며, 선방(acinus)의 중심에 있는 호흡세기관지, 말초의 예비 폐포에 영향을 주고, 주요하게 폐의 상엽(upper lobe)에서 발견된다. 알파1-안티트립신 결핍과 관련이 있는 범세엽성 폐기종은 하엽(lower lobe)에서 발견되며 모든 폐포에 영향을 준다. 중격주위형 폐기종은 선방(acinus)의 바깥부분(outer part), 특히 흉막하(subpleural) 부분에 영향을 준다. 불규칙형 폐기종은 심한 만성폐쇄성폐질환과 관련이 있으며 이것은 폐에 흉터(scar)를 유도한다(예, 섬유성폐질환).[26,27,37]

병태생리학적으로, 기도 감염의 재발은 폐세포에서 분비되는 단백질 분해효소(proteolytic enzyme)가 폐포벽을 손상시켜 결과적으로 파괴를 유도하는 것과 관련이 있다. 이러한 변화는 폐의 신축성(elasticity)를 감소시키고 탄성(compliance)을 증가시킨다. 부가적으로, 폐포벽의 가스교환을 위한 표면적이 줄어든다.[37] 흡연은 또한 폐의 섬모(cilia)를 파괴하여, 점액섬모운동(mucociliary transport)이 손상된다. 결과적으로 폐기종이 있는 사람은 호흡에 있어 들숨은 가능하나 폐를 비우는 것(emptying of the lung)과 날숨에 어려움을 갖는다. 이러한 오래 지속된 폐기종에서 술통형 가슴(barrel chest, 기도 과팽창에 의한), 호흡곤란(dyspnea), 약한 기침(weak cough), 체중감소(음식물 소화를 위한 산소요구량 증가가 저산소혈증을 더 심하게 하고, 이러한 결과로 음식물 섭취가 감소한다), 입술 오므리고 숨쉬기(pursed-lip breathing, 호기시 기도 개방을 유지하기 위해), 빠른 호흡(tachypnea, 저산소혈증과 인체가 세포의 적절한 산소포화도를 유지하려는 시도 때문)을 포함하는 증상과 징후가 나타난다.[37]

폐기종의 합병증은 호흡기감염(respiratory infection), 폐인성심질환(cor pulmonale), 그리고 호흡부전(respiratiory failure)을 포함한다. 폐기종의 의학적처치는 금연, 예방접종(감기와 폐렴), 약물(항콜린성 기관지확장제(anticholinergic bronchodilator), 베타-2 제제(beta-2 agonists), 혼합형 약물치료(combination drug therapy), 코티코스테로이드, 항생제, 거담제(mucolytics), 비선택적 포스포다이에스터라제 저해제(nonselective phosphodiesterase inhibitors, 테오필린(theophylline)과 같은 약물), 산소치료, 호흡지지(비침습적 호흡 환기, noninvasive positive pressure ventilation[NPPV], 전통적인 양압 환기, 그리고 침습적 양압환기), 그리고 헬륨-산소혼합기체(heliox)(헬륨과 산소의 혼합기체로 안정성 중증 폐기종에서 상기도 폐색에 사용된다).[38] 폐용적 감소술(lung volume reduction surgery, LVRS)을 포함하는 폐기종환자의 외과적처치는 효과적이다.[39] 다른 외과적 중재는 흉강경수술(bullectomy) 그리고 생존과 기능적 능력, 그리고 삶의 질이 증가되는 폐이식술(lung transplantation)을 포함한다.[40]

이전에는 오래동안 지속되어온 만성폐기종 환자는 호흡부전 때문에 비침습적 양압환기를 사용했다. 만약 환자가 호흡장비에 맞춰 호흡을 하지 못하면 공기 잡이(air trapping)의 가능성이 더 커져 기계적 호흡(mechanical ventilation)에 어려움이 있었다. 이러한 이유 때문에 전통적으로 침습적 환기장치를 환자에게 적용해 왔다. 이러한 집단에서 NPPV의 사용은 침습적 환기보다 더 좋은 결과가 증명되었다. 이러한 중재는 기계적 환기보다 초기에 시작될 수 있다. 개선과 환자의 유연성이 있다면, 기능부전을 회복하는데 사용될 수 있고, 환자에게 NPPV에서 완전하게 분리하거나 또는 가정에서 보조적 중재(supportive intervention)로 치료에 지속적으로 이용할 수 있다.[41]

혁신적인 약리적 접근이 폐기종의 처지에 사용되고 있

다. 이러한 것들은 질환의 근원적인 병태생리학적 진행과 또한 질환의 완화(modification)에 직접적으로 작용한다. 이러한 치료들은 중재제(meditator agonist)〔예, 류코트리엔 B4 억제제(leukotriene B4 inhibitors)〕, 새로운 항염증제(anti-inflammatores)〔예, 포스포다이에스터레이즈 4형과 5형 억제제(phosphdiesteras type 4 and 5 inhibitors)〕, 그리고 프로테아제 억제제(protease inhibitors)를 포함한다.[38]

급성호흡곤란 증후군
(Acute respiratory distress syndrome)

ARDS는 성인의 호흡곤란 증후군을 말하며 1967년에 처음으로 다음과 같은 임상증상으로 설명되었다: 급성 호흡곤란〔예, 빠른호흡(tachypnea), 호흡곤란(dyspnea)〕, 산소치료에 대한 반응이 아닌 청색증, 폐탄성(lung compliance)의 감소, 그리고 가슴 방사선상 확산된 보풀이 침윤된다(diffuse fluffy infiltrate). 이러한 증후군은 그러한 시대에는 이해도가 낮았기 때문에 무기폐(atelectasis), 혈관정체(vascular congestion), 출혈(hemorrhage), 폐부종, 그리고 유리질막형성(hyaline membrane formation)의 사후검사(postmortem finding)를 기초로 하여 진단되었다.

ARDS를 위해 생리학적 기준에 따라 호흡손상을 정의하기 위해 4가지 관점에서 폐손상을 점수화하는 체계를 이용한 생리학적 기준에 근거한 호흡손상의 정도를 정의하는 것이 수년 후에 제안되었다.[43] 불행하게도, 이러한 점수화 체계는 폐부종을 위한 심인성 요소를 배제하기 위한 세밀한 기준이 부족하고, 발병후 첫 72시간에서 결과를 예측하는데 있어 특별히 효과적이지 않다. 그래서 1992년 미국-유럽 합의위원회(American-European consensus committee)는 순차적 기관부전사정(sequential organ failure assessment, SOFA) 점수기준을 기초로한 호흡 부전의 다양한 정도에 대한 등급을 완벽하게 처리하는 ALI와 ARDS에 대한 새로운 정의를 제안하였다.[44] 표 6-2는 SOFA 점수기준을 기초로 하여 호흡부전을 분류하였다. 합의된 ALI 그리고 ARDS는 미만 폐포손상(diffuse alveolar damage)을 포함하는 급성호흡부전에 대한 정의로 세계적으로 널리 사용되고 있다.[2-5] 현재까지 ARF에 대한 합의된 정의는 없다. 그래서 1998년에 SOFA 점수기준은 ARF의 정의를 위한 기초를 제공하였고 비교적 대폭적인 지지를 얻었다.[45] 이러한 정의는 기계적 호흡장치, 방사선, 폐기압(pulmonary wedge pressure)에서 ALI와 ARF는 ARDS와 구별된다(표 6-2). ALI, ARDS, 그리고 ARF에 대한 정의가 받아들여졌지만(표 6-2), 이러한 손상에 대한 발생율은 명확하지 않다. 연방건강연구소(National Institutes of Health, NIH)에서 처음으로 ARDS의 발생율을 연간 150,000명으로 추정하여 발표하였다.[46] 추후의 연구에서는 ALI/ ARDS의 발생율이 연간 2,600에서 44,000명으로 더 낮게 추정하였다.[47-53] 그러나 실제적으로 SOFA 점수 기준을 연구에 적용하여 ALI, ARDS, 또는 ARF의 발생율을 추정한 것은 거의 없었다. 공교롭게도, 두 연구에서 8주 또는 그 이하의 제한된 기간에서 SOFA 점수 기준을 사용하였다.[47,48] 그럼에도 불구하고 미국에서 ALI에 대한 가장 좋은 추정치는 연간 약 128,000명이고[2] ARDS는 연간 약 20,000명이다.[54] 미국에서 ARF에 대한 발생율 추정치는 없지만 NIH에서 처음에 말한 수와 가깝다고 하였다.[53]

ALI, ARDS, 그리고 ARF 환자는 호흡수(respiration rate)가 증가하고, 콧구멍 확장(nasal flaring), 청색성 입술(cyanotic lips), 비정상적 흉벽 운동(abnormal chest wall movement), 그리고 순차적 기관지 수축(bronchoconstriction), 기관지와 폐포의 부종, 그리고 폐 감염에 의한 복부근의 과도한 사용이 종종 나타난다. ARF환자를 ARF가 아닌 환자와 비교해 보면 ARF환자가 실질적으로 호기 저항이 더 크고, 폐/흉강 탄성(compliance)이 현저하게 부족하다.[55,56] 폐의 손상이 포함된 ALI, ARDS, 또는 ARF는 같지 않으며, 공기에 노출되는 지역과 비기능적 폐포영역에 적절히 기능하는 폐포가 산재하는 영역이 있다.[57] ALI, ARDS, 또는 ARF환자의 흉부 방사선 사진은 양쪽 폐침윤(pulmonary infiltrates)을 특징으로 한다. 매우 흔하게, 폐손상의 분포는 중환자실에서 중재의 결과이다. 전형적으로, 폐의 경화(consolidation)는 이차적 과도확장(overdistention)에서 양압호흡(posi-

표 6-2 SOFA점수기준에 대한 폐손상의 정도에 대한 분류

기능부전	기준		
	산소포화	방사선	비심인성원인
ALI	$PaO_2/FiO_2 \leq 300$	폐부종을 동반한 양쪽 침윤	왼쪽 동맥성 고혈압의 증거는 없다(만약 측정 가능하다면, PCWP≤18 mmHg)
ARDS	$PaO_2/FiO_2 \leq 200$	폐부종을 동반한 양쪽 침윤	왼쪽 동맥성 고혈압의 증거는 없다(만약 측정 가능하다면, PCWP≤18 mmHg)
ARF	$PaO_2/FiO_2 \leq 200$	폐부종을 동반한 양쪽 침윤	왼쪽 동맥성 고혈압의 증거는 없다(만약 측정 가능하다면, PCWP≤18 mmHg)
	기계적 호흡장치를 필요로 한다.		

SOFA = sequential organ failure assessment; ALI = acute lung injury; ARDS=acute respiratory distress syndrome; ARF=acute respiratory failure; PCWP=pulmonary capillary wedge pressure; PaO_2 = arterial partial pressure of oxygen; FiO_2=fraction of inspired oxygen

tive pressure ventilation)까지 위쪽과 앞쪽에서 낭성변화(cystic change)가 발달하는 동안, 폐의 아래쪽과 뒤쪽에 나타난다.[52] 손상된 폐 기능은 동맥에서 산소분압(PaO_2)의 감소와 이산화탄소분압($PaCO_2$)의 증가를 반영한다. 그러나 호흡질환의 시작에서 환자는 초기에 산소운반을 개선하기 위해 분당환기가 증가하기 때문에 저산소성과 저탄산성일 수 있다. 그렇지만, 호흡을 많이 하게 되어 과탄산성(hypercapnia)이 된다. 결과적으로 이러한 질환의 진행은 이산화탄소분압에 관계없이 산소보급에 대해 반응하지 않는다. 따라서, 산소화(oxygenation)의 민감도와 객관적 측정정도를 제공하는 흡입산소농도(fraction of inspired oxygen, FiO_2)에 산소분압비(PaO_2)는 손상되어, 생리학적 호흡부전의 신뢰할 수 있는 자료가 된다.[4,6,58,59]

전반적인 사망률은 단일 기관(single organ) ARF에서 가장 낮고 각각의 부가적인 기관부전(organ failure)을 동반하면 매우 증가한다.[1] ARF의 사망률이 흡입산소농도(FiO_2) 때문에 증가하고 최고 흡기압(peak inspiratory pressure, PIP)은 양압호흡의 증가를 필요로 하는 것은 당연한 일이다. 일반적으로, ARF 생존자들은 사망자들보다 젊고,[1,52,58,59] 65세를 넘어서면 사망률이 급격히 증가한다. ARF의 생존자들은 중환자실에서 퇴원한 후 1년이 지나도 기능적 제한을 보인다.[60]

방사선학 IMAGING

- ◆ 방사선영상 또는 흉부방사선은 폐의 영상을 위해 가장 오래되고 널리 사용되는 방법이다.
- ◆ 폐렴, 침윤, 과팽창, 기관지주위경화(peribronchial thickening), 그리고 가로막의 그림자를 포함하는 폐 손상의 개선 또는 진행 그리고 위치에 의해 진단된다.
- ◆ CT 스캔
  - 큰 덩어리(mass), 기관지 확장증(bronchiectasis), 기관지 주위벽 경화(peribronchial wall thickening), 그리고 점액전(mucus plugging)을 탐지한다.

약리학 PHARMACOLOGY

- ◆ 항불안제(antianxiety)
  - 예: 로라반정(아티반)〔Lorazepam (Ativan)〕
  - 작용: 불안감소
  - 복용: 알약 또는 물약으로 구강복용
  - 부작용: 졸음, 현기증, 약화, 구강건조(dry mouth), 배탈(upset stomach), 식욕변화
- ◆ 항생제(antibiotic)
  - 예: 아미노글리코사이드〔Aminoglycocide(gentamicin(Garamycine, Jenamicne)〕, 세팔로스포린〔cephalosporin(Ancel, Defadyl, Keflex)〕, 시프로

플록사신〔ciprofloxacin(Cipro, Levaquin)〕, 린코마이신〔lincomycin(Lincocin, Lincorex)〕, 페니실린〔penicillins(amoxicillin, ampicillin, penniciillin G)〕, 반코마이신〔vancomycine (Vancocin)〕

- 작용
  - 박테리아의 성장 억제
  - 아미노글리코사이드와 린코마이신은 세균성 미생물(bacterial organism)의 광범위한 작용에 대한 단백질 합성을 억제
  - 세팔로스포린은 세포벽 합성과 세균성 미생물(bacterial organism)의 광범위한 작용에 대한 기능을 억제
  - 시프로플록사신은 그람양성(gram-positive)과 그람음성(gram-negative) 모두에서 DNA 자이레이스(DNA gyrase)라고 불리는 효소를 억제
  - 린코마이신은 혐기성미생물(anaerobic organism)의 단백질 합성을 억제
  - 페니실린은 세균성 세포벽에서 펩타이도글리칸(peptidoglycan) 교차결합의 형성을 억제
  - 반코마이신은 세균에서 세포벽 구조화를 방해
- 복용: 구강 또는 비경구적
- 부작용:
  - 과민반응, 위장장애(gastrointestinal upset), 이차적 감염(secondary infection), 이독성현기증(ototoxicity), 신독성(nephrotoxicity)
  - 이독성현기증(ototoxicity), 신독성(nephrotoxicity)은 드물다.

◆ 항염증제 — 코티코스테로이드

- 예: 플루티카손〔Fluticasone(Flovent)〕, 부테소나이드〔budesonide(Pulmicort)〕, 트리아마이시놀론〔triamicinolone(Azmacort)〕, 플루니솔라이드〔flunisolide (Aerobide)〕, 비클로메타손〔beclomethasone (Qvar)〕
- 작용: 기도감염 감소
- 복용: 흡인
- 부작용: 기침; 쉰목소리(hoarseness); 구강효모균감염〔구강칸디다증(thrush)〕; 장기간 사용으로 피부벗겨짐(skin thinning), 멍(bruising), 그리고 골다공증이 증가할 수 있다.

◆ 항바이러스제

- 예: 이미페넴-실라스테틴(imipenem-cilastatin) 또는 겐싸이클로버〔Ganciclovir(Primaxin Ⅳ)〕
- 작용: 고위험환자에서 사이토메갈로(거대세포)바이러스(cytomegalovirus, CMV) 질환을 예방하기 위해 사용
- 복용: 정맥주사
- 부작용: 배탈(stomach upset), 설사, 변비(constipation), 구강건조(dry mouth), 우울(depression), 근육과 관절 통증

◆ 기관지확장제(bronchodilators) — 흡인 — 단기간작용

- 예: 베타2제제(Albuterol, Alupent, Bronkaid Mist, Isuprel, Maxair, Proventil, Ventolin), 항콜린성제제(Atrovent, Bentyl, Levbid), 티오트로피움〔tiotropium(Spiriva Handihaler)〕
- 작용:
  - 기도개방과 적절한 환기 그리고 기도청결
  - 기관지(평활근)긴장(bronchomotor tone)은 콜린성과 아드레날린성 자극에 의해 중개된다.
  - 고리모양아데노신1인산(cyclic adenosine monophosphate)과 기관지수축(bronchodilation)에서 아드레날린성 베타2 수용체의 자극이 증가한다.
  - 콜린성 무스카린 수용체(muscarinic recepter)의 자극은 고리모양구아노신1인산(cyclic guanosin monohosphate)와 기관지수축(bronchoconstriction)
- 복용: 구강흡인
- 부작용: 구강건조와 목 따금거림(throat), 목자극(throat irritation), 빈맥 (tachycardia), 두통, 구역(nausea), 과활동(hyperactivity), 요정체(urinary retention), 변비, 알러지

◆ 기관지확장제(bronchodilators) — 흡인 — 장기간작용

- 예: 살메테롤〔Salmeterol(Serevent)〕, 포르모테롤〔Formoterol(Foradil)〕

- 작용: 기도개방과 이완을 통해 운동하는 동안 기관지 경련(bronchospasm)을 예방
- 복용: 구강흡인
- 부작용: 두통, 구강건조, 기침, 근육통, 목자극(throat irritation), 코막힘(stuffed nose) 또는 콧물(runny nose), 감기유사증상(flu-like symptom).
- 참고: 2005년 11월 미국 식품의약국 FDA(Food and Drug Administration, FDA)에서 포라딜 에어롤라이저(Foradil Aerolizer)와 세레벤트 디스커스(Serevent Diskus)은 중증의 천식과 사망 가능성의 위험요소를 증가시킨다고 권고하였다.

♦ 기관지확장제(bronchodilators) — 계통(systemic)
- 예: 아미노필린(Aminophylline)과 테오필린(Theophylline)(Aerolate, Respbid, Theo-Dur)
- 역할: 기도개방과 기침완화, 천명(wheezing)과 호흡곤란(dyspnea)
- 복용: 구강 또는 정맥주사
- 부작용: 두통, 빠른 호흡(tachypnea), 증가된 배뇨(urination), 오심(nausea), 신경질(nervousness), 전율(trembling), 수면장애(trouble in sleeping), 가슴앓이(heartburn), 구토(vomiting), 피부 발진(skin rash)

♦ 중추신경계 진정제(central nervous system depressant)
- 예: 펜타닐〔Fentanyl(Duragesic)〕
- 작용: 진통제(analgesic)와 중추신경계 진정제로 사용
- 복용: 정맥주사
- 부작용: 발진(skin rash), 부종, 현기증(dizziness), 가벼운 상기(light-headedness), 배탈(stomach upsets), 변비(constipation), 배뇨곤란(difficulty urinating)

♦ EIA 억제제(EIA suppressors)
- 예(고식적): 속효성제(short-acting agonists), 크로몰린나트륨(cromolyn sodium), 네도크로밀나트륨(nedocromil sodium), 그리고 루코트리엔 조절제(Leukotriene modifiers)〔montelukast (Singulair) 그리고 zafirlukast (Accolate)〕
- 예(비고식적): 헤파린(Heparin), 칼슘채널 차단제(calcium channel blocker), 푸로세미드 furosemide (lasix), 테르페나딘〔terfenadine (Seldane)〕
- 작용: EIA의 냉각 및 난온(rewarming) 단계를 모두 조절하기 위한 기관지 맥관 구조효과
- 복용: 정량식 분무제(metered dose inhalers)
- 부작용: 고식적 억제제(conventional suppressors)를 위한 최소한의 비유효성

♦ 루코트리엔 조절제(Leukotriene modifiers)
- 예: 몬테루카스트〔montelukast(Singulair)〕, 자피루카스트〔zafirlukast(Accolate)〕
- 작용: 루코트리엔의 생산 감소(천식발작 동안에 폐에서 분비되어 폐의 감염을 유도한다), 또한 천식발작(asthma attact)을 예방하는 활동을 차단한다.
- 복용: 구강
- 부작용: 두통, 어지럼증(dizziness), 배탈(upset stomach), 코막힘(nasal stuffiness), 기침

♦ 비만세포 안정제(mast cell stabilizer)
- 예: 크로몰린 나트륨〔cromolyn sodium(Intal)〕, 네도크로밀〔nedocromil(Tilade)〕
- 작용: 천명(wheezing)과 호흡곤란(dyspnea) 예방, 기도감염 예방, EIA 예방
- 복용: 구강흡인
- 부작용: 인후염(sore throat), 위통증(stomach pain), 기침, 코구멍의 가려움 또는 타는 듯함, 두통

사례 연구 #1:

호흡부전

Respiratory Failure

Susan Bradford는 12살의 천식환자로 악화되어 지속적 천식(status asthmaticus)과 호흡부전(respiratory failure)을 보여 입원하였다.

물리치료사 검진 PHYSICAL THERAPIST EXAMINATION

병력 (HISTORY)

환자의 상태 때문에 그녀의 어머니인 Janet, 이전의 의료기록, 그리고 그녀의 소아과 의사에게서 많은 병력을 얻었다.

- 일반적인 인구학: Susan은 12살이며 White Springs Junior 고등학교의 7학년에 재학중이다. 오른손잡이이고, 영어가 모국어이다.
- 사회적 병력: 그녀는 매우 그녀에 대해 방어적이고 활동에 있어 보호하는 부모님과 살고 있다.
- 고용/일(employment/work): 그녀는 전일제 학생이다. 그녀는 토요일 저녁에 사촌을 돌보는 베이비시터로 일을 했으며, 의복 구입과 영화보기 위한 비용을 벌기 위해 이 일을 계속하기를 원한다.
- 생활환경: 그녀는 학교에서 3블록 떨어진, 2층짜리 집에서 살고 있다. 이 집에 들어가기 위해 3개의 계단, 오락실(recreation room)에 들어가기 위해 5계단을 내려가야 하고, 2층 침실은 16계단을 올라가야 하고, 모든 계단에는 손잡이가 있다.
- 일반적인 건강 상태
  - 일반적인 건강 인식: Susan과 그녀의 어머니는 그녀의 건강이 올해에 뚜렷하게 나빠지고 있다고 느낀다. 그들은 그녀의 건강이 좋지 않다고 말한다. 그녀는 천식과 감기 때문에 학교에 며칠동안 결석을 하였다. 그녀는 약이 도움이 되지 않는다고 생각하고 있으며 그래서 약을 먹지 않을 것이라고 말했다.
  - 신체 기능: Susan은 천명(wheezing)을 동반한 짧은 호흡이 신체적 활동을 중단하기 때문에 어떠한 방과후 활동 또는 신체적 활동을 해본 적이 없다. 대부분의 경우, 그녀의 어머니는 천식이 시작되는 것 때문에 체육시간을 면제하도록 편지를 보냈다. 그녀는 짧은 호흡과 불편감 때문에 종종 학교의 양호실(nurse' s office)에서 휴식을 취하거나 그녀의 어머니를 불러 집으로 돌아가기도 하였다.
  - 심리적 기능: 현재의 입원은 그녀와 가족들에게는 놀라운 일이다. Susan은 나중에 그녀가 죽어간다고 생각했으며 조절이 되지 않는다고 느끼고 있다고 말했다.
  - 역할 기능: 딸, 학생
  - 사회적 기능: Susan은 천식과 방과후 활동에 대한 비적극성 때문에 그녀의 나이에 기대되는 동료들과의 관계를 갖고 있지 않다.
- 사회/건강 습관: Susan과 부모는 비흡연자이다.
- 가족력: 그녀의 어머니도 약물을 통해 상당히 잘 조절하고 있는 천식환자이다. 그녀의 아버지는 다양한 음식과 접촉 알러지로 고통을 받고 있다.
- 의학/외과적 병력: Susan은 3살 때 상기도 감염(upper respiratory tract infection)후 천식환자로 진단되었다. 최근, 그녀는 권고된 활동과 약물을 잘 따르고 있다.
- 이전 입원: Susan은 여러번 천식이 악화되어 응급실을 찾았다. Susan은 2년 전 폐렴(pneumonia)으로 응급실을 통해 입원하였다.
- 이전에 존재하는 의학적 그리고 다른 건강과 관련된 상태: 환자는 9년 동안 천식을 갖고 있다. 그녀는 지난 1년 반동안 상태가 악화되었다.
- 현재의 상태/주호소
  - Susan은 입원하기 약 2주 전에 감기에 걸렸다. 그녀와 그녀의 어머니는 소아과를 찾았고, 의사는 바이러스 감염이라고 생각해서 짧은 호흡을 완화하기 위해 그녀를 일상적인 그녀의 천식약을 처방하고 집으로 보냈다. 다음 주에 더욱 심해져서 학교를 결석하였고, 호흡이 어려워지고, 천명, 그리고 청색증의 증상을 보이기 시작했다고 부모는 말했다. Susan은 다시 활동하는 것이 어려웠다. 응급의료진을 불러 아미노필린(aminophyllin)을 정맥주사하였고, 산소마스크를 씌우고, 병원으로 이송하였다.
  - 응급실에서 그녀는 기관지확장제와 50% FIO_2 산소를 주었다. 동맥혈가스는 초기에 pH=7.26, pCO_2=55, 그리고 pO_2=70 mmHg 였고, 천식 지속상태(status asthmaticus) 그리고 급성호흡부전(acute respiratory failure)으로 진단되었다. 그녀는 삽관하여 기계적 호흡장치를 부착하였고 소아 중환

자실로 이송되었다.

- Susan의 급성 악화를 완화하기 위해 약물을 투여하였으며, 그녀는 2일 후에 기계적 호흡장치를 제거하여 중환자실에서 나왔다.
- Susan은 중환자실에서 삽관을 제거한 후 물리치료사에게 의뢰되었다. 그녀는 침대에서 TV를 시청하고 있었으며, 피곤해 보였다. 그녀의 어머니는 그녀의 손을 잡고 침대옆 의자에서 앉아 있었다.
- 그녀는 병원에 3일 더 있었고 외래에서 물리치료사를 만났다.

◆ 기능적 상태와 활동 수준: Susan은 활동적인 일의 참여를 가능케 하는 정량식 분무제(metered dose inhalers)의 사용을 싫어해서 비활동적인 생활을 해왔다. 삽관을 하고 호흡기를 사용하는 것을 힘들어 하였으며, 이제는 어떠한 종류의 활동에도 참여하는 것을 두려워한다.

◆ 약물: 현재 Susan은 알부테롤(albuterol), 아트로벤트(atrovent), 프레드니손(prednisone), 베칼메토손(beclamethosone), 아미노필린(aminophyllin), 그리고 인톨(intol, chromolyn sodium)을 복용하고 있다.

◆ 다른 임상적 검사:

- 중환자실에서 임상적 진행을 추적하기 위해 동맥혈가스분석(ABG analysis)을 수행하였다.
  - 기계적 호흡장치를 이용하여 24시간 관찰한 결과 그녀의 ABGs는 24% FiO_2에서 O_2는 다음과 같다:
    - ▸ pH: 7.35(7.35 이하=산성, 그리고 7.45 이상=알칼리성)
    - ▸ pCO_2=45 mmHg〔정상=35~45 mmHg 그리고 45 이상=과탄산증(hypercapnea) 35 이하=저탄산증(hypocapnea)〕
    - ▸ pO_2=80 mmHg〔정상=80~100 mmHg 그리고 80 이하=전산소혈증(hypoxemia)〕
  - 산소공급으로 동맥혈가스분석은 정상이다.
  - 중환자실에서 3일 되던 날, 동맥혈가스분석은 정상범위에 들어왔고, 산소공급을 중단하였다.
- 중환자실 이후의 임상적 진행을 관찰하기 위해 산소포화도(SO_2)가 사용되었다.
  - 그녀의 초기 산소포화도는 93%였다(정상=98%).
  - 수치가 90% 이하로 떨어지면 대부분의 병원에서 치료가 금기이기 때문에 활동과 운동하는 동안 그녀의 산소포화도는 91% 이상으로 유지되었다.
- 혈액화학검사(blood chemistry): 중환자실에서 나온 첫날 결과
  - Hgb: 14 gm/dL=정상범위 (정상여성=13~16 gm/dL)
  - Hct: 42%=정상범위(정상여성=37~48%)
  - 세균성 감염 없음
- 흉부방사선 사진: 중환자실에서 나온 첫날 결과
  - 폐가 전반적으로 흐른상태(scattered haziness)와 과팽창(hyperinflation)을 보임〔대부분 짧은 호흡과 빠른 호흡율을 동반한 동적인 과팽창(dynamic hyperinflation) 때문〕
- 중환자실에서 퇴원한 후, Susan은 다음과 같은 검사를 수행하였다:
  - 폐활량계(spirometer)로 폐활량(vital capacity, 공기를 최대로 들여마시고 내보내는 양), 최대호기유율(peak expiratory flow rate, 강제호기 시에 발생되는 최대호기유율), 그리고 1초간 호기량(FEV_1)을 확인한다.
  - 방부력(challenge test)은 기도폐색과 천식증후가 있으면, 기도를 구성하는 화학물질(예, methacholine)을 통해 발현되고, 그리고 양성검사(positive test)는 1초간 호기량(FEV_1)의 기초선 또는 희석 후 FEV_1 값의 20%에서 감소되는 것으로 정의된다.
  - 만약 기도폐색과 천식증상이 찬공기의 호흡 또는 충분한 강도의 운동을 통하여 발현되면 방부력(challenge test)은 또한 사용된다.
  - 천식을 확인할 수 있는 산화질소(Nitric oxide)는 호기에서 측정된다.

시스템 재검토 (SYSTEMS REVIEW)

- 심혈관/폐(cardiovascular/pulmonary)
  - 혈압(BP): 118/78 mmHg
  - 부종: 없음
  - 심박수(HR): 휴식시 110 bpm
  - 호흡수(RR): 24 bpm
- 외피계(integumentary)
  - 반흔형성 상태: 없음
  - 피부색: 정상범위
  - 피부 상태: 기관내 튜브를 통해 작은부분의 발적 확인
- 근골격계
  - 전체적인 관절가동범위: 정상범위
  - 전체적인 근력: 그녀의 상태를 고려한 정상범위
  - 전체적인 대칭: 약간의 누두흉(새가슴, pectus excavatum), 구부정한 자세(slumped posture), 어깨 전인, 약간의 머리와 목 전방이동
  - 키: 5' 33" (1.6 m)
  - 몸무게: 100 lb(45.36 kg)
- 신경근계
  - 균형: 평가할 수 없음
  - 보행, 이동 그리고 변화:
    - 침대의 가장자리에 와서 앉을 수 있다.
    - 최소한의 도움으로 와서 서 있을 수 있다.
    - 중등도의 도움으로 25 feet를 걸을 수 있으나, 매우 힘들다(측정 및 평가 참조, 유산소 능력/지구력).
- 의사소통, 감정, 인지, 언어, 학습 유형
  - Susan은 구두지시에 적절하게 이해하고 반응한다.
  - 그녀는 우발적인 사건에 놀라고 짧은 호흡을 보인다.
  - 그녀는 천식이 악화되는 것에 걱정을 하고 있으며, 그리고 무력감을 느끼고 있으며 또 다른 악성 천식 발작으로 사망하는 것을 원하지 않는다.
  - 학습 선호도(learning preference)는 결정되지 않음

검사와 측정 (TESTS AND MEASURES)

- 유산소 능력/지구력
  - Susan은 25 feet를 걷고, 기침, 그리고 짧은 호흡을 보임
  - 휴식시 HR은 110 bpm이고, 걷기 후에는 132 bpm으로 올라감
  - 휴식시 BP는 118/78 mmHg이고, 걷기 후에는 132/80 mmHg으로 올라감
  - 휴식시 RR은 24 bpm이고, 걷기 후에는 26 bpm으로 올라감
  - 호흡곤란(dyspnea)의 수직적 시각상사척도(vertical visual analogue scale): 휴식시 3 cm에서 걷기 후 8 cm(10 cm 척도 0 = 호흡곤란 없음, 10 = 심한 호흡곤란)[61]
  - 그녀는 또한 짧은 걷기 후에 경도에서 중등도 흡기천명(inspiratory wheezing)을 보인다.
- 인체측정학적 특성
  - BMI: 17.7은 상당한 저체중이다.[62]
- 각성, 집중, 그리고 인식
  - 명료(alert) 그리고 지남력(oriented) ×3
- 순환(circulation)
  - 청진은 S_1과 S_2 심음을 나타내나, S_3 또는 S_4는 안 들림.
  - 휴식시 HR은 110 bpm의 상당한 빠른호흡 (정상 60 ~ 100 bpm)
  - 맥박은 쉽게 촉진
- 인체 공학과 신체 기전
  - 이동(transfer)과 보행(ambulation)시 좋지 않은 신체 기전
  - 구부정한 자세로 의자에 앉기(sit slumped)
- 보행, 이동 그리고 균형
  - 한다리 서기(single leg atance): 20초 동안 서 있기 어려움
  - 짧은 호흡 때문에 계단을 이용할 때 손잡이 사용
  - 그녀의 균형에 영향을 주는 어떤 움직임도 하지 않음
  - 호흡곤란(dyspnea)을 동반한 보행(ambulation)은 독립적이나 느리고, 25 feet 끝에서 중등도 흡기천명
- 근 수행력

- 하지와 상지의 근력이 전체적으로 4/5
- 심부근(core muscle) 근력 감소 3+/4
- 아래쪽 갈비뼈 확대
- 활동으로 증가하는 휴식 시 호흡을 위해 부가적 근육(accessory muscle) 사용

◆ 자세
- 머리와 목의 약간 전방이동
- 약간의 전만
- 양쪽 어깨의 전인
- 중등도 후만
- 최소한의 누두흉(pectus excavatum, 함몰흉)

◆ 관절가동범위
- 말초관절의 가동범위: 정상범위
- 상, 중, 하부 가슴에서 가슴벽(chest wall)의 운동성 감소
  - 상부가슴: 2번째 갈비뼈에서 3/4″ 확장
  - 중부가슴: 4번째 갈비뼈에서 1″
  - 하부가슴: 칼돌기에서 1½″

◆ 자가치료와 가정 관리
- 이전(prior to this episode)
  - Susan은 모든 ADL에서 독립적이나, 방 청소, 계단 오르고 , 내릴 때 그리고 빨래감 또는 식료품을 옮길 때 짧은 호흡을 보인다.
  - 더 많은 신체적 노력을 요구하는 가사일은 그녀에게 휴식을 요구하며 또한 먼지와 곰팡이도 영향을 끼친다.
- 현재
  - 바로누운자세에서 앉는 자세로의 자세변화는 심박수(heart rate)를 116 bpm으로, 호흡수(respiratory rate)를 25 bpm으로 증가시켰다.
  - Susan은 침대 가장자리에 와서 앉을 수 있으나, 두려움을 갖게되고 더 짧은 호흡을 보인다.
  - 입술 오므리고 숨쉬기(pursed-lip breathing)를 시행하면 진정되고 앉은 자세를 달성한다.
  - 앉은 자리에서 팔걸이를 밀어서 선 자세로 일어난다.

◆ 환기와 호흡/가스 교환
- 청진에서 나타나는 사항
  - 전체 폐에서 숨소리가 유의하게 감소
  - 상전부가슴(upper anterior chest)에서 양쪽으로 흡기천명(inspiratory wheezing)
  - 아래쪽 폐 기저부에 거칠게 확산된 빙렬무늬(coarse scattered crackles)
- 호흡형태(breathing pattern)
  - Susan은 휴식 시에 부가적 근육(특히, 목빗근, 목갈비근, 큰가슴근 그리고 등세모근)을 사용하여 상부가슴호흡(upper chest breather) 경향을 보이는데, 이러한 근육의 사용은 대화와 활동 시에 증가한다.
  - 흡기/호기비는 호기상(expiratory phase) 연장을 나타낸다.
  - 그녀는 짧은 3- 또는 4- 단어 문장으로 말한다.
- 기침은 진한, 맑고 약간 황색의 점액을 약간에서 중등도 정도의 양을 생산한다.
- 15점 호흡곤란점수(breathlessness score)는 4이다.

◆ 일, 지역사회 그리고 여가 통합 또는 재통합
- Susan은 책가방을 가지고 다닐 때 짧은 호흡을 보인다.
- Susan은 어떤 지역사회 또는 체육이외의 학교신체활동에 참여하지 않았고, 심지어 이차적인 호흡부족으로 많은 수업에서 제외되었다.
- 그녀는 균형이 필요한 어떤 스포츠 활동도 하지 않는다.
- 그녀는 다른 아이들과 같이 그녀가 좋아하는 것(예, 학교에서 재즈그룹과 춤추기 또는 트랙팀과 달리기)을 하고 싶다고 하지만, 그녀의 천식은 그러한 활동을 하는데 있어 제한을 준다.
- 그녀는 또한 수영을 하고 싶어하지만, 수영장은 너무 많은 염소(chlorine)를 사용하고 있어 숨을 헐떡거리게 되어(wheezy) 수영을 하지 못한다.

평가 EVALUATION

Susan은 12살이고 약물에 불응하고 천식지속상태와 호흡부전으로 지속적으로 입원하는 장기간 천식의 병력

을 갖고 있는 학생이다. 그녀는 약물처치로 개선되고 있으나, 흡기천명과 울혈을 갖고 있다. 그녀의 기관 활동내성(activity tolerance)은 상당하지만, 호흡곤란(dyspnea)과 두려움(fear)을 갖고 있다. 그녀의 가족은 그녀의 천식이 나빠져 그녀가 사망할 것에 대해 걱정을 한다. 그들은 활동에 의해 그녀가 짧은 호흡을 보이기 때문에 모든 활동에서 보호적이고 방어적이다. 점차적으로 그녀는 매우 상태가 나빠졌고, 만약 그녀의 신체 활동과 건강을 증가시키는 것을 원하거나 할 수 있을지는 확신할 수 없다. 그녀의 영양과 수화(hydration) 상태 또한 걱정이다. 그녀는 또다른 천식발작의 두려움 때문에 상심하고 있으며 신체활동을 수행하기 위한 스스로의 동기부여가 어려운 상태이다.

진단 DIAGNOSIS

Susan은 호흡부전상태의 천식지속상태에서 응급실로 입원하였다. 그녀는 짧은 호흡과 약물치료에 반응하지 않는 것에 의한 제한으로 이차적인 운동부족과 비활동 생활형태로 상태가 좋지 않다. 그녀는 유산소 능력/지구력, 인체측정학적 특성, 인체공학과 신체 기전, 보행, 이동, 그리고 균형, 근 수행력, 자세, 그리고 환기와 호흡/가스교환의 기능이 좋지 않다. 그녀는 기능적으로 자가치료와 가정 관리, 학교, 지역사회, 그리고 여가 활동, 직무(tasks)와 활동(activity)에 제한을 갖고 있다. 이러한 상태는 일관되게 패턴 F로 배치된다: 환기와 호흡/가스교환 손상과 관련된 호흡부전. 그리고 패턴 B: 약화된 유산소 능력/탈컨디션과 연합된 지구력.[63]

예후와 치료계획 PROGNOSIS AND PLAN OF CARE

방문과정에서, 다음과 같이 급성기관리를 결정하였다:

- 자기관리활동(self care activities) 수행능력의 개선
- 유산소능력과 지구력 증진
- 기도청결(airway clearance)의 개선
- 균형의 개선
- 주어진 일부하(workload)에 대한 에너지 소비 감소
- 건강(fitness)의 개선
- 일상생활(ADL)그리고 도구적 일상생활(IALD)에서 기능적 독립성 증가
- 건강한 습관(healty habits), 건강(wellness), 예방의 행동양식에 대한 지식 증가
- 근 수행력(muscle performance) 증가
- 신체역량(physical capacity) 개선
- 신체 기능(physical function) 개선
- 자세 개선
- 악화위험요소의 감소
- 관절가동범위(ROM) 개선
- 약물과 증상의 자기관리 개선
- 호흡일(work of breathing) 감소

이러한 결과를 얻기 위해서, 이러한 환자들은 적절한 중재를 위해 다음과 같은 것이 필요하다: 협응, 의사소통 그리고 기록; 환자/고객-관련 교육; 치료적 운동; 자가치료와 가정 관리에서의 기능적인 훈련; 학교, 지역사회, 그리고 여가 통합 또는 재통합에서의 기능적 훈련; 그리고 기도 청결 기술.

이러한 것에 기초하여, Susan은 3일 동안 1일 2회씩 6회 병원 소아과에서 치료를 받을 것이다. 그리고 나서 그녀의 다음 6개월 동안의 그녀의 운동프로그램을 개선하고 경과와 약물 의존 그리고 활동계획을 관찰하기 위해 그녀는 매 2달의 추적관찰과 4~6주 동안 8~12회 외래환자로 병원을 다닐 것이다. Susan의 인명구조중재(life-saving intervention)의 필요없이 건강한 생활을 즐기기를 바라는 부모의 희망과 그녀의 동기 때문에 이차적으로 예후가 좋다.

중재 INTERVENTIONS

선택된 중재에 대한 근거 (RATIONALE FOR SELECTED INTERVENTIONS)

천식의 치료의 목표는 전통적으로 증상의 개선과 폐기능의 정상화이다. 현재의 목표는 천식악화의 강도와 빈도의 감소, 사망 가능성의 감소, 기도의 과반응 정상화, 폐

기능발달의 정상화, 그리고 정신적 발달의 정상화를 포함한다. 이러한 목표는 환자/부모 교육, 운동훈련(exercise training), 약물처방순응(compliance of drug regimens), 그리고 건강관리를 위한 쉬운 접근에 의해 달성된다.[64]

치료적 운동 (Therapeutic exercise)

천식환자의 운동조절은 안전하게 수행되어야 하고, 심혈관 능력과 삶의 질을 개선할 수 있어야 한다. 이러한 변화는 천식환자의 단기간의 처지에서 중요할 뿐만 아니라, 더 건강한 삶을 사는 장기간의 결과에서도 중요하다. 천식을 갖고 있는 아동(child)의 적절한 운동계획은 신체적 활동(physical activity)을 강조해야 하고, 정상발육(normal growth)과 자아개념(self-concept)을 유도해야 한다.[65] 연구에 의하면 결석, 입원, 천명(wheezing), 약물의 필요, 의사의 상담, 그리고 천식발작(asthma attack)이 감소하고, 동료와의 사회적 상호작용, 유산소능력(aerobic fitness), 활기차고 규칙적으로 운동한 천식아동의 기능적 능력(functional capacity)이 개선되었다고 보고하였다.[66-68] Cambach와 동료들은 운동(exercise), 호흡재훈련(breathing retraining), 폐위생(pulmonary hygiene), 이완기술(relaxation technique), 교육(education), 여가활동(leisure activities), 그리고 약물치료가 포함된 집중적 물리치료 운동프로그램을 수행한 천식환자는 그들의 운동내성(exercise tolerance)과 삶의 질이 개선되었다고 보고하였다.[69] 올림픽에 참가한 미국 운동선수 약 10%는 천식을 갖고 있다는 사실은 흥미로운 일이다.[70]

천식 아동의 약 1/3은 그들의 상태 때문에 주 1회의 체육 또는 스포츠에서 운동의 기회를 놓친다. 영국에서 "Out There & Active" 라는 프로그램의 목표는 포스터, 책자, 그리고 교육을 통해 부모, 아동, 그리고 선생님이 천식에 대한 운동의 장점을 이해하는 것에 있다.[71]

교육과 운동의 경험은 많은 천식 아동의 탈조건화(deconditioning)의 형태를 바꾸는 주요한 계기가 된다. 천식환자에서 젖산(lactate)이 감소하는 동안 운동으로 분당환기량(minute ventilation)과 산소소비(oxygen consumption)은 모두 개선된다.[72] 이러한 변화와 더불어, 신체적 건강활동(physical fitness activities)은 또한 운동지속력(exercise tolerence)과 운동능력(exercise capacity)이 증가하고 환기장치의 요구와 심박수의 감소를 나타냈다.[73] 운동의 강도는 환자의 증상과 이전의 상태에 따라 달라진다. 운동에 참여하는 대부분의 천식환자는 나이로 추정되는 최대심박수(age-predicted maximum heart rate)의 50~60%의 강도로 안전하게 운동해야 한다. 더 높은 강도의 운동을 원하는 환자는 훈련을 할때 높은 강도와 중간강도 사이의 활동에서 강도의 변화를 주어야 하고, 증상이 나타나지 않은 높은 강도에서 주어진 일과 운동에 대한 증상의 변화를 고려해야한다.[74]

10주간 유산소 컨디셔닝 프로그램에 참여한 가벼운 천식(mild asthma)환자는 정상 대조군과 비교하여 최대수의적 환기량(maximum voluntary ventilation), 최대산소소비량(maximum oxygen consumption), 무산소역치(anaerobic threshold), 그리고 폐에 들어가고 나가는 공기의 양이 증가하였다. 또한, 최대운동과 최대하운동에서 각 부하의 수준(level of work)에 대한 분당 환기량(minute ventilation), 환기당량(ventilatory equivalent), 운동으로 유도된 빠른 호흡, 그리고 호흡장애지수(dyspnea index)가 감소하였다.[75] 천식아동의 교대운동 프로그램(alternate exercise program)으로써의 8주간의 농구훈련 프로그램의 연구에서 삶의 질과 운동능력(exercise capacity)에서 긍정적 효과를 보였다.[76]

처방된 운동의 형태는 매우 중요하다. 걷기, 자전거타기, 또는 수영과 같은 가벼운 유산소 활동은 달리기보다 쉽다. 중량부하운동(weight training)은 쉽지만 호흡을 멈추지 말아야 한다. 야구, 볼링, 체조, 레슬링, 골프, 발리볼, 그리고 테니스와 같이 "정지시간(down time)"이 있는 스포츠는 다른 스포츠보다 더 견디기 쉽다. 대상자가 달리기를 하기로 결정했으면, 환경적 고려가 중요하다. 예를 들어, 야외에서의 달리기는 특히 추운 날씨, 건초열(hay fever), 화분철(pollen season), 그리고 오염된 환경에서는 일반적으로 실내에서의 달리기보다 더 어렵다. 날씨가 나쁘면 실내에서 트레드밀, 자전거, 또는 스키머신이 좋다. 수영은 달리기보다 습하고 따뜻한 환경을 조성하여 적절한 운동이 될 수 있고, 기관지경련(bronchospam), 천식유발이 줄어든다.[77,78] 수영장의 강한 염소(chlorine fumes)의 사용은 기관지경련을 유발하고; 그래서 운동프로그램을 선택하는데 있어 여러 가지 요소가 평가되어야 한다.[79] 야구, 축구, 장거리 달리기, 필드하키, 아이스 하키, 크로스컨트리 스키, 그리고 아이스 스케이팅과 같은 스포츠 활동은 피해야 한다. 환기량과 흉벽 움직임을 개선하기 위한 운동은 운동프로그램에서 꼭 필요한 요소이다. 입술내밀기호흡(pursed lip breathing)과 환기전략(ventilatory strategies)은 활동에 동반되는 짧은 호흡을 감소시키기 위해 움직임의 패턴에 통합되어야 한다.[80] 흡기에서 몸통신전과 호기에서 몸통굽힘을 하는 호흡 전략(breathing strategies)은 환기(ventilation)와 산화(oxygenation)를 개선하고 운동성 호흡장애를 감소시킨다. 이론적인 관점에서 보면 흡기근의 훈련은 효과가 있지만, 이러한 중재를 강력히 권장할 증거는 부족하다. Esteve와 동료들은 천식환자를 위한 호흡재훈련 프로그램에서 각각의 호흡을 비디오 피드백을 사용하여 목표호흡에 맞추는 30회의 훈련(30 training session)을 제공하였다. 환자는 FEV_1 그리고 FVC에서 유의한 개선을 보였다.[81]

Slader와 동료들은 15~80세 천식환자 57명을 대상으로 비디오테입을 이용하여(1군은 느린호기를 동반한 얕은 코호흡(shallow nasal breaths)을 가르쳤고, 2군은 자세정렬(postural alignment), 상지운동(UE exercise), 이완(relaxation), 그리고 코와 입을 통한 호흡조절을 가르쳤다) 두 가지의 다른 형태의 호흡운동을 실시하였다. 모든 참가자들은 예방용 흡입기(preventer inhaler)를 사용하였고, 또한 연구에 참여하기 전에 최소한 주 4회 구급용 흡인기(escue inhaler)를 사용하도록 하였다. 운동은 1일 2회 30주 동안 실시되었고, 최소 매일 한 세션(one session)을 수행하는 동안 비디오테입이 사용되었다. 환자는 또한 구급용 흡인기(천식발작에 사용되는 약물)를 사용하기 전에 3~5분 동안 호흡운동을 실시하였다. 결과는 두군 모두 비슷하였고, 구급용 흡인기를 사용한 군에서 86%의 감소하였고 예방용약물을 사용한 군에서 50%의 감소를 보였다. 폐기능, 기도반응(airway responsiveness), 또는 삶의 질 점수(quality of life score)에서는 변화가 없었다.[82]

러시아 과학자인 Konstantin Buteyko가 처음 제시한 Buteyko 호흡운동법은 과도한 환기가 기도와 폐포 저탄산증(hypocapnia)을 유도하는 것이 천식을 유발하는 주요한 병태생리학의 원인 중의 하나라는 철학에 기초한다. 그래서 Buteyko 치료법은 천식환자의 호흡을 정상화시켜 호흡을 감소시키는 시도를 한다. 호흡운동은 호흡의 깊이와 빈도를 감소시키는 것이 목적이다.[83] Bowler와 동료들은 Buteyko 호흡운동법의 효과를 평가하여, 베타2 효능제(beta 2 agonist)의 투여량의 유의한 감소, 분당량(minute volumn)과 스테로이드의 사용의 감소 그리고 삶의 질에서 증가하는 경향을 확인하였다.[84]

기관지천식(bronchial asthma)환자를 위한 요가운동 프로그램은 최대호기유량(peak expiratory flow rates)과 천식발작의 횟수의 개선 그리고 약물사용의 감소를 보였다. 규칙적으로 요가에 참여한 대상자는 가장 큰 변화를 보였다.[85,86] 15분 동안의 깊은 호흡으로 구성된 요가호흡운동을 1일 2회 2주동안 실시하여 경도의 천식환자(mild asthma)의 히스타민에 대한 기도과민을 개선하였다.[87] 요가훈련을 받은 천식아동은 운동능력과 폐기능에서 유의한 증가를 보였고 2년 이상 증상의 감소와 약물사용의 감소를 보였다.[88] 만성기관지천식환자에게 적용된 요가치료 프로그램은 12분 걷기검사로 측정된 운동지속력(exercise tolerance)과 수정된 하바드 스텝 검사(modified Harvard Step test)의 증가를 보였고 운동부채지수(exercise liability index)로 측정된 증상의 감소를 나타냈다. 1년 후까지 동일 대상자들은 증상지수의 감소와 약물 사용이 감소를 보였다.[89] 기관지천식환자를 위한 1주 동안의 요가훈련 프로그램은 RHR와 흡기와 호기근의 수의적 이완에 따른 교감성 반응성(sympathetic reactivity)의 감소를 보였다.[90] 2시간 동안 주 1회 4개월 동안의 Sahaja 요가세션을 수행한 중등도에서 심한 천식환자의 무작위 연구에서 메타콜린(methacholine; 과민반응을 일으키는 에어로졸화 약물)에 대한 기도반응성이 개선되었다.[91]

어떤 연구에서는 기관지 천식환자에 대한 요가와 자연치료(치료를 위한 비약물성 접근)의 효과를 확인하였다. 폐기능(PEFR, VC, FVC, FEV_1, FEV/FEC%, 최대수의적 환기량)과 적혈구침강속도(erythrocyte sedimentation rate) 그리고 전체호산구수(absolute eosinophil count)의 유의한 개선과 웰빙의 느낌(feeling of well-being)이 증가되었다.[92]

약물치료를 동반한 운동과 활동의 협응은 적절한 결과를 보였다. 흡인기로 측정된 아루펜트(Alupent)와 같이 단기간작용하는 베타 2 효능제(short-acting beta 2 agonist)는 운동에 의한 기관지수축(bronchoconstriction)을 예방하데 효과가 있다.[93]

McCleary와 동료들은 21명의 천식환자를 대상으로 유산소컨디셔닝, 근력훈련, 그리고 교육으로 구성된 24주간의 폐재활 프로그램을 연구하였다. 이러한 환자들은 일부하(work-load;VO_2 max)와 무산소 역치(anaerobic threshold)의 개선을 보였다. 또한 SF-36와 천식의 삶의 질에 대한 질문지(Asthma Quality of Life Questionnaire)로 측정된 삶의 질의 개선을 보였다.[94]

운동처방 (exercise prescription)

천식환자를 위한 운동처방에서 중요한 고려사항은 걷기, 자전거 타기, 또는 수영의 시간과 거리의 증가와 작은 증가를 시작으로 하는 운동지속력(exercise tolerance)을 서서히 증가시켜야 한다. 호흡운동과 동반된 쉽게 걷기와 흉벽과 상지 그리고 하지의 신장이 통합된 운동이 준비운동(warm-up)기간에 중요한 요소가 된다. 같은 방법으로 정리운동(cool-down)기간에는 기도의 재가온(rewarm)을 위해 필요하다. 적절하게 따뜻하고 더 습한 환경에서 저강도운동의 운동속도는 초기에는 유산소 컨디셔닝을 발전시키기 위해 시작된다. 컨디셔닝이 개선되면 활동의 강도는 증가된다. 천식환자는 MHR의 60~85%로 유산소 컨디셔닝운동을 20~30분 동안, 1주일 수회 실시하면 효과가 있다.[95] 이러한 운동처방은 개인의 상태와 대상자가 즐길 수 있고 재미있는 활동인지를 고려해야 하고, 신체 활동의 장기간 프로그램에 참여가 강조되어야 한다.

운동의 한계 (barriers to exercise)

질환이 심하거나, 자기효능감이 낮거나, 지식이 낮거나, 질환에 대한 더 많은 부정적 태도가 있는 천식환자들이 운동에 대한 부정적 태도를 보인다. 천식환자가 운동에 제한적이거나 또는 참여하지 않은 내·외적 한계가 보고되었다. 이러한 한계에는 시간적 제약, 내적동기의 부족, 그리고 날씨상태를 포함하며 이러한 요소들이 천식을 악화시켜 운동의 참여를 감소시킨다. 다른 이유로는 건강에 대한 욕구와 신체활동을 촉진하는 요소로 주어진 환자의 사회적 지지이다.[96]

운동으로 유발된 천식 (exercise-induced asthma)

많은 수의 천식환자에서 EIA가 발생한다. EIA는 운동하는 동안 하부호흡기(lower respiratory tract)에서 온도와 흡인된 공기의 수분함량의 감소 때문에 발생하고 결과적으로 기도저항과 기관지수축이 발생한다.[97] 이러한 것들이 전통적으로 EIA의 기초로 유지되는 동안 McFadden은 EIA의 정도는 기도의 통상적 냉각과 건조뿐만 아니라 운동이 중단되고 난 후 기도의 재가온(rewarm)과 재수화(rehydration)율에 의존한다.[98,99] EIA의 증상은 호흡장애, 천명, 가슴 답답함(chest tightness) 또는 통증, 기침, 그리고 안면장애(facial distress)를 포함하고, 호흡곤란 완화(bronchodilation)의 기간이 매우 짧아지는 것이 운동초기에 발생한다.[100] EIA는 일반적으로 환자의 최대 산소소모량의 약 80% 강도의 일부하(workload)가 필요하다. 그러나, 심한 천식환자는 아주 작은 강도만으로도 EIA의 증상을 발생할 수 있다.[101] McFadden은 만약 운동의 변화가 충분한 강도가 되면, 모든 천식환자는 EIA를 경험하게 된다고 하였다.[102]

기관지수축은 운동시작 후 10~15분 이내에 발생할 수 있고, 운동 중지 후 8~15분에서 최고가 될 수 있고, 그리고 일반적으로 1시간 이후에는 해결된다.[103] EIA는 단기간의 강도 높은 운동에서 즉시 발생하는 것이 관찰될 수 있고 또는 최대하운동후 6~8시간에 발생할 수 있다.[100]

운동으로 유발된 천식의 치료 (treatment of exercise-induced asthma)

EIA는 일부 다른 접근으로 최소화될 수 있다. 환자는 입으로 호흡하는 것 보다 코로 호흡하는 것을 배워야 하고 이를 통해 따뜻하고, 정화된, 습기가 있는 공기가 호흡기로 들어가야 한다. 또한, 안면마스크(facemask)의 사용이 운동하는 동안 열과 가습의 손실을 줄일 수 있다.[104,105] 짧은 기간의 격렬한 활동(intense activity)을 동반한 충분한 준비운동(warm-up)은 EIA의 감소에 또한 도움이 된다.[106,107] 정리운동기간(cool down)은 기도의 재가온율(rate of rewarming)을 증가시켜야 하고 기관지수축(bronchospasm)을 감소시켜야 한다.[108] 활동의 선택(예, 걷기, 자건거타기, 수영)은 EIA가 차고 건조한 공기에서 증가하는 경향과 습한 공기에서 문제점이 작은 것에 따라 주어진다. 따라서, 시간, 알러지, 그리고 추운 날씨는 실외 유산소 활동과 실내 유산소 활동을 결정하는데 중요한 역할을 한다.[78]

지속적인 운동(consistent exercise) 또는 폐기능의 변화가 EIA를 감소시킨다는 증거는 없지만, 지속적인 운동은 EIA 역치에 도달하기 전에 운동부하능력이 증가하는 것을 보이고 있다.[73, 108, 109]

EIA 증상은 운동전에 기관지 확장제의 흡인으로 조절될 수 있다. 만약 이러한 방법이 EIA를 예방하는데 충분하지 않다면 인탈(intal; chromolyn sodium)과 같은 예방제 약물을 또한 사용할 수 있다. 응급흡인제(예, beta agonist)는 천식발작에 사용된다. 국립심폐혈연구소(National Heart Lung and Blood Institute)은 EIA를 예방하기 위한 지침으로 단기간작용제와 살메테롤(salmeterol), 네도크로밀(nedocromil), 그리고 크로몰린(cromolyn)의 사용을 제시하였다.[110] 또 다른 고려사항은 만약 비강이 오염물질, 알러지를 걸러내고 체온과 습도에 공기를 지키는 여과기와 가습기로 작용하기 위한 것인 경우 비강이 깨끗해야 한다. 비강감염과 비염(rhinitis)은 이러한 집단에서는 매우 일반적이고 하부기도(lower airways)에 영향을 줄 수 있으며 자극에 더 민감하다. 호흡자극을 함유하는 차가운 공기, 담배연기, 스트레스, 감염, 웃음, GERD, 그리고 일부 약물은 EIA의 일부 촉진요인이며 가능하면 피해야 한다.

협응, 의사소통 그리고 기록 (COORDINATION, COMMUNICATION, AND DOCUMENTATION)

의사소통은 Susan의 건강과 상태를 고려하여 모든 개인에서 수행된다. Susan의 의사, 보호자, 학교 교사, 체육 교사 또는 학교에서 신체활동프로그램에 포함된 다른 개인, 학교 간호사, 그리고 학교 상담교사들 간의 협응활동이 꼭 필요하며, 이러한 것을 통해 운동과 신체활동 그리고 약물을 추천받는다. 특히 중요한 것은 체육수업과 다른 신체활동에 참여하기 전에 촉발요소에 대한 적절한 예방약의 사용이다. 또한 학교는 유산소컨디셔닝과 호흡조절이 발달하기 전까지 휴식하는 데 필요한 지원을 할 수 있다.

저체중이 지속되면 영양사는 도움을 줄 수 있다. Susan은 날씬하길 원하는 고등학교 여학생의 전형적인 식습관을 갖고 있으며, 또한 이것은 천식의 결과일 수 있다. 심리학자는 최근의 어려움과 증가되는 활동에 대한 두려움을 조절하는데 도움이 된다. 환자의 관리를 위한 모든 요소는 기록한다.[111]

환자/고객 관련 교육 (PATIENT/CLIENT-RELATED INSTRUCTION)

Susan은 바이러스 감염에 의해 천식지속상태로 단기간 기계적 호흡을 시행하였다. 그녀는 약물 그리고 전반적 건강(general health) 그리고 운동과 건강(fitness)의 부족을 동반한 순응도 부족(poor compliance)으로 다수의 악화가 진행되고 있다. 그녀는 건강관리 팀의 천식자기관리(asthma-self management), 자기관찰(self-monitoring)의 필요, 그리고 긍정적인 건강한 삶의 형태를 획득하기 위한 선행(poractive)에 대한 협조가 필요하다. 약물, 호흡운동, 유산소컨디셔닝, 근력훈련, 그리고 여가와 지역사회 활동의 증가를 강조한다. 그녀는 흡인기(inhaler)의 정확한 사용방법을 배우게 된다. 그녀의 부모들은 좋아하는 음식을 찾고 영양과 수화(hydration)에 도움을 주어 Susan의 체중을 늘리는 것을 촉진하는 선행역할을 한다.

대부분의 천식환자는 운동이 위험하다고 느낀다. 이러한 개념은 교육과 운동에 대한 긍정적 경험을 통해 Susan과 부모에게 전달되어야 한다.[96]

물리치료사는 약물순응도(medication compliance), 개선된 영양과 수화, 증가된 활동과 수업 또는 학교활동 후의 참여를 강조하기 위해 Susan의 가족과 함께 일하는 것이 필요하다. 부모들은 그녀의 짧은 호흡 그리고 약물의 적절한 사용과 신체적 활동과 적합성의 중요성을 이해하는데 도움을 주는 것의 참여에 대한 행동에 변화를 주어야 한다. 신체적 활동에서 가족이 참여하는 것을 강조해야하고 그들의 딸이 짧은 호흡의 기능적 제한 없이 더 활동적일 수 있도록 자신감을 만들어주어야 한다. 특히 가벼운 천식을 갖고 있는 그녀의 어머니 또한 그녀가 천식을 어떻게 관리할지를 공유하고, 딸의 천식이 악화될 수 있으며 부가적인 치료, 관심, 그리고 지원이 필요하다는 것을 이미 알고 있어야 한다. 그들은 미국 폐 협회(American Lung Association)로부터 천식과 최신의 치료법 그리고 후원그룹과 교육적 제공에 대한 자료를 받는 것이 필요하다. 미국 폐 협회는 지역학교에서 안내하는 천식환자에 대한 지원과 교육에 대한 천식훈련프로그램을 갖고 있다.

치료적 운동 (THERAPEUTIC EXERCISE)

- ◆ 유산소 능력/지구력 상태
  - 병원에서
    - Susan은 매우 가벼운 걷기프로그램부터 시작하여 유산소 컨디셔닝 증가에 적극적인 태도를 갖는다.
    - 호흡과 협조된 상지운동의 가벼운 준비운동은 증가된 요구에 적합하도록 기도를 준비하게 한다.
    - 가벼운 정리운동은 걷기프로그램 이후에 기도에 재가온(rewarm)되도록 한다.
  - 외래에서
    - 어떤 유산소 상태를 시작하기 전에 그녀는 천식이 조절되는지 항상 확인해야 한다.
    - 크로몰린(cromolyn; Intal) 또는 기관지확장제와 같은 예방약물은 운동전 15~20분 전에 복용해야 한다.
    - 그녀는 최소한 10분의 준비운동을 한다.
    - 초기에는 낮은 강도로 시작하고(예, 누워서 타는 자전거, 트레드밀, 실내 스키머신, 수중걷기, 또는 수영) 시간과 부하량을 증가시킨다.
    - 운동중 증상이 나타나면, Susan은 운동을 중단하고 쉬게 하며 필요하면 응급처치를 실시한다.
    - 기관지(bronchial tree) 재가온(rewarm)을 위해 정리운동을 실시한다.
    - 환기반응지수(Ventilatory Response Index)를 사용하여 상태를 관찰하고 15까지 세는데 3번이상 호흡 그리고 Borg dyspnea scale이면 중단하고 휴식한다.
    - Susan은 주 4-5회 회당 30~40분 동안 유산소 활동을 지속한다.
    - 추운날씨(만약 실외이면, 코와 입에 스카프를 하고), 건조한 환경, 또는 오염된 환경에서 운동을 피한다.
    - EIA 역치에 도달하기 전에 운동부하를 증가시키기 위해 EIA와 유산소운동을 충분히 교육한다.
    - 지속적인 유산소 활동을 위해 음악, 춤, 음악 비디오를 듣는다.
  - 균형, 협조성, 그리고 민첩성 훈련
    - 병원에서
      - ▶ 한 쪽 발에 10초씩 번갈아 균형운동을 시작한다.
      - ▶ 그리고 발끝으로 발을 들어 5초 동안 균형을 유지한다.
    - 외래에서
      - ▶ 한 쪽 다리로 30~60초 동안 균형을 잡을 수 있으면, 발포제 표면(foam surface), 굴림대(roller), 균형판(balance board), 흔들이(rocker)를 사용한다.
      - ▶ 한발 지지자세의 균형에 변화를 주기위해 상지 운동을 더한다.
      - ▶ 발을 일렬로 하여 걷기(tandem walking)를 실시한다.
      - ▶ 카라오카(carioca), 그레이프바인(grapevine), 그리고 라인댄스(line dance)스텝은 균형과 협응, 그리고 민첩성을 강조하는데 재미있는 활동이다.
      - ▶ 팔을 머리 위로 올리고 한발로 균형을 잡는 요가 나무자세(yoga tree position)
  - 인체역학과 자세안정
    - 병원에서

    - ▶ 축 신전 및 이완된 어깨를 강조하는 자세 정렬에 대한 초기 교육
- ▪ 외래에서
    - ▶ 가슴을 열고 호흡을 촉진하는 좋은 바로선 자세를 강조한 학교와 가정에서의 적절한 신체역학 교육
    - ▶ 필요로 하는 시각적 입력을 위해 거울을 이용한 자세인식훈련
    - ▶ 운동하는 동안 복압이 상승하는 것(valsalva maneuver)을 피함
    - ▶ 심부 안정(core stabilization)을 위한 교각자세를 시작하고, 지지면을 감소시켜 진행한다.
    - ▶ 배와 등 폄근의 근력증가는 호흡(예, 바로누운자세에서 무릎 올리기, 손이 무릎에 닿을 때 코로 숨쉬기, 머리와 어깨를 올리고 아래쪽 등을 내릴 때 입을 내밀어 호흡하고; 손과 무릎에서 오른팔과 왼쪽 다리를 들 때 코를 통해 호흡하고, 아래쪽 등이 시작자세로 돌아갈 때 입술을 앞으로 내밀어 숨을 내뱉는다)과 협응한다.
    - ▶ 체조 공(gymnastic ball)에서 앉기균형은 심부 안정(core stabilization)을 위해 재미있는 활동이다.
- ▪ 유연성 운동
    - ▶ 병원에서
        - ○ 신장운동 전에 초기 준비운동과 호흡
        - ○ 몸통 굽힘, 폄, 돌리기 그리고 외측굽힘을 포함하는 부드러운 유연성 운동
        - ○ 머리 위로 팔을 올려 코를 통해 호흡하고 하부 등이 내려올때 입술을 내밀어 내쉰다.
        - ○ 팔꿈치를 앞으로 하고 머리 뒤로 손, 팔꿈치 뒤를 누를 때 코로 호흡하고, 팔꿈치를 앞으로 가져올 때 입술을 내밀어 내쉰다.
    - ▶ 외래에서
        - ○ 신장운동은 깊은 호흡과 함께 서서히 점진적으로, 그리고 15~30초 유지하여 준비운동 후에 실시한다.
        - ○ 하루에 2~3회 실시하고, 최소한 2-3회 반복한다.
        - ○ 흉벽의 신장은 서서 왼손이 오른쪽 흉벽에 닿게하여 측방굽힘을 증가시켜 신장한다.
        - ○ 팔을 어깨의 가장 높은 곳에 뻗어 몸통 돌리기를 한다.
        - ○ 팔을 머리 위로 올려 몸통의 굽힘과 펴기를 한다.
        - ○ 상지(예, 등 신장검사 자세)와 하지(예, 하지거상, 엉덩관절 굽힘근 신장) 신장
        - ○ 요가 신장운동(예, 옆구리 신장-선자세, 몸 앞으로 한손으로 팔을 올려, 척추의 신장과 함께 호흡하고 내쉴 때 한쪽으로 회전한다; 버터플라이 — 무릎을 바닥으로 향하게 하여 발을 모아 발바닥으로 앉기; 코브라 — 엎드린 자세에서 손으로 바닥을 밀어 척추 폄; 척추트위스트 — 앉아서 한쪽 다리를 나머지 다리 위에 얹어 놓고 반대편으로 척추 트위스트)
- ▪ 보행과 이동훈련
    - ▶ 병원에서
        - ○ 호흡과 함께 보행속도교육(긴 들숨에 날숨 2회, 그래서 1회 들숨 2회 날숨비율)을 실시하여 1 또는 2 또는 3을 셀 때 호흡하고, 반복적으로 2 또는 4 또는 6을 셀 때 내뱉는다.
    - ▶ 외래에서
        - ○ 계단을 이용하여 호흡전략과 속도교육을 실시한다.
- ▪ 이완
    - ▶ 병원에서
        - ○ 이완을 증가시키기 위한 호흡전략〔가로막 호흡, 입술내밀기 호흡, 제이콥슨의 이완운동(Jacobsen's relaxation exer-

cise))]

- ○ 피드백을 위해 거울을 이용한 부가적 근육의 이완
- ▶ 외래에서
  - ○ 특히 짧은 호흡기간 동안 지속적 이완 훈련
  - ○ 코로 들여마시기와 천천히 내쉬기를 이용하여 가로막 움직임 그리고 스트레스 기간동안 감소된 부가적 근육을 이용하기를 가르친다.
  - ○ 응급흡인제를 사용하기 전 3~5분 동안 호흡운동을 이용한 이완을 가르친다.
  - ○ 요가 이완 기술[예, 어깨롤(roll), 팔롤, 머리롤, 아기자세(baby pose)]
- ■ 근력, 힘 그리고 지구력 훈련
  - ▶ 외래에서
    - ○ 운동하는 동안 복압이 높아지는 것을 피한다.
    - ○ 호흡과 협응된 상지와 하지의 전반적인 근력강화 운동을 실시하고, 가능하면 운동은 들숨과 같이 실시하여 가슴을 열고, 그리고 운동이 가슴을 압박하면 날숨과 같이 실시한다.
    - ○ 팔을 이용하지 않고 앉기와 서기 연습
    - ○ 호흡과 함께 팔걸이를 이용하여 의자 밀기
    - ○ 호흡과 함께 스위스 볼을 이용한 등 펴기근과 몸통 굽힘근 근력강화 운동[특히, 심부 안정(core stabilization)에서 호흡과 함께 지시에 의해 공 위에서 부분적인 일어서기, 공 위에서 들숨과 함께 배부 신전을 신전에서 중립으로 유지하고 공위에서 날숨과 함께 시작자세로 돌아간다.]
    - ○ 요가 근력증강[예, 팔을 바닥에 놓은 쉬운 교각자세(easy bridge), 엉덩이를 위로 올리고 팔과 무릎으로 아래로 향한 자세(downward dog); 머리에서 발끝까지 일직선이 될 수 있도록 몸을 길게 뻗은 자세(plank position); 발을 넓게 벌린 삼각형 자세에서 오른손을 오른쪽 다리 발목으로 내리고 왼손은 오른쪽으로 머리 위로 신장한다.]

자가치료와 가정 관리에서의 기능적인 훈련 (FUNCTIONAL TRAINING IN SELF-CARE AND HOME MANAGEMENT)

- ♦ 병원에서
  - ● 환기 전략(예, 입술 내밀기 호흡, 운동을 동반한 호흡 속도)을 사용하여 자기보호 활동 교육
- ♦ 외래에서
  - ● 환기 전략을 사용한 자기보호와 가정일의 지속적인 교육
  - ● 자기보호와 가정일에서 적절한 자세와 인체역학의 사용하는 방법 교육
  - ● 손상예방 또는 감소
  - ● ADL과 IADL에서 능률(efficiency)과 에너지 보존에 대한 교육

학교, 지역사회, 그리고 여가 통합 또는 재통합에서의 기능적 훈련 (FUNCTIONAL TRAINING IN SCHOOL, COMMUNITY, AND LEISURE INTEGRATION OR REINTEGRATION)

- ♦ 외래에서
  - ● 학교에서
    - ■ 호흡곤란을 감소시키기 위해 꼭 필요한 책만 갖고 다니거나 바퀴배낭(rolling backpack)을 사용한다.
    - ■ 활동을 증가시키기 위한 적절한 단계에 대해 체육교사와 학교간호사의 의사소통
    - ■ Susan이 즐거움을 찾을 수 있는 활동의 참여(예, 소프트볼, 체조, 발리볼)
    - ■ 체육활동에 대한 적절한 치침에 따라 그녀의 선택에 따른 방과 전후의 프로그램에 참여[예, 장

시간의 준비운동과 정리운동, 점진적인 활동요구의 증가, 적절한 약물의 사용, 필요한 휴식, 짧은 호흡발생시 호흡전략, 적절한 수화(adequate hydration)]

- 지역사회
  - Susan과 가족들은 활동을 증가시키기 위해 지역사회 활동을 찾아야 한다.
  - 클로라인(chlorine)수준을 고려하여 지역 수영장 확인
  - Susan은 즐거움을 찾을 수 있고 건강을 증진시킬 수 있는 볼링, 골프, 테니스와 같은 지역사회 스포츠 활동을 찾으려고 노력해야 한다.

기도 청결기술 (AIRWAY CLERANCE TECHNIQUES)

◆ 병원에서

- 호흡 전략
  - 효과적인 분비물 제거를 위한 능동적 호흡기술
    - ▸ 정상 TV에서 횡격막 호흡을 사용한 3-4회의 가슴안 확장
    - ▸ 확장의 마지막에서 흡기예비용적으로 3-4회의 깊은 가슴안 확장[호흡을 멈추거나 킁킁거리는 것(hold or sniff)을 이용할 수 있다].
    - ▸ 호흡조절을 동반한 변화된 흡인을 이용한 강제호기기술-중간크기의 호흡후 1-2회 흡인이 말초기도의 분비물을 움직이고, 깊은 호흡후 1-2회 흡인 근위부 기도에 있는 분비물을 움직인다.
    - ▸ 1~2회의 흡인후 호흡조절을 위한 일시정지
  - 더 효과적인 분비물 제거를 위한 기침기술
    - ▸ 몸통 폄과 함께 적절한 흡기
    - ▸ 성대문(glottis)의 닫힘
    - ▸ 복강내와 체강내의 압력을 증가시키기
    - ▸ 몸통 굽힘을 동반한 후두개 열림과 배제(expulsion)
- 기계적 기술
  - Acapella™ 장치는 진동과 양압을 제공하여 분비물이 있을 때 기도위생을 촉진한다.
- 자세
  - 호흡의 부하를 바꾸고(예, 앉은 자세와 몸통펴기의 사용은 들숨을 촉진하고 굽힘은 날숨을 촉진한다; 옆으로 눕기는 최상위 폐분절에서 들숨을 촉진한다) 환기와 확산을 최대화하는 자세(예, 중력을 사용하여 폐의 가장 아래 분절에서 확산을 촉진한다)

◆ 외래에서

- 호흡 전략
  - 더 효과적인 분비물 제거를 위한 능동적 호흡기술
  - 더 효과적인 분비물 제거를 위한 기침 기술
  - 요가 호흡 기술[예, Arched Breath — 앉아서 등을 아치로 만들 때 코로 호흡하고 등을 둥글게 만들때 코로 내뱉는다; 완전한 호흡(complete breath) — 다리를 꼬고 앉아서 손은 하복부에 놓고, 가로막호흡 그리고 손을 가슴안으로 움직이고 중간 가슴을 확장하고 마지막으로 상부가슴을 확장한다; 선 자세에서 8세기(Standing 8-Count) — 깊은 호흡과 척추신장, 하부가슴에서 상부가슴까지 8을 셀 동안 숨내뱉기를 이용한 완전한 호흡기술; 교대적 비공호흡]
  - 호흡과 유산소 능력이 증가하면, 응급흡인기(rescue inhaler)를 사용하기 전에 호흡운동을 3~5분 실시한다.
  - 호흡의 깊이와 빈도를 감소시키기 위해 Buteyko 호흡 운동을 시도한다.
- 기계적 기술
  - Acapella™ 장비는 진동과 양압을 제공하여 분비물이 있을 때 기도 정결을 촉진한다.
- 자세
  - 호흡의 부하를 바꾸고 환기와 확산을 최대화하는 자세

기대 목표와 예측 결과 (Anticipated goals and expected outcomes)

◆ 병리학/병태생리학의 영향

- 급성악화는 현저하게 감소한다.

- 호흡곤란 감소
- 폐렴의 발생율 감소

◆ 손상의 영향

- 유산소능력은 4주 동안 최소한의 호흡곤란으로 20~30분의 걷기 또는 자전거 타기로 증가된다.
- 균형은 개선되어 한쪽 다리로 지지하여 40초 동안 서 있을 수 있다.
- 흉벽의 움직임이 개선되다.
- 부하의 단위당 노력의 비용이 감소된다.
- 지구력은 증가되고, 방과후 활동의 체육, 그리고 지역사회 활동 프로그램에서 더욱 능동적이다.
- 근 수행력은 증가되어 사지의 근력이 4+/5 그리고 심부근력 4/4+이다.
- 자세는 개선되어 머리와 어깨는 펴지고, 허리의 전만은 감소되었다.
- 자세는 바퀴배낭을 사용하여 개선되었다.
- 이완은 증가되었다.
- 환기/호흡 그리고 가스교환은 개선되었다.
- 호흡부하는 감소되었다.

◆ 기능적 제한의 영향

- 학교에서, 가정에서, 지역사회에서 신체활동에 대한 Susan의 실행력과 즐거움을 찾는 능력이 4주동안 개선되었다.

◆ 위험 감소/예방

- 부모는 가족과 함께 외부활동을 하는 것에 도움을 주어야 한다.
- 부모는 Susan에게 약물처방에 대한 지지와 학교와 지역사회에서 더 활동적으로 참여하기 위해 용기를 주어야 한다.
- Susan은 만족을 찾고 더 정상적인 삶을 유도하는 능력과 천식을 스스로 관리하는 자부심을 갖는다.

◆ 사회 자원(societal resource)에 대한 영향

- 환자관리와 APTA의 Guidelines for Physical Therapy Documentation의 예후에 따라 기록[111]

◆ 건강, 웰니스, 피트니스에 대한 영향

- Susan은 활동, 영양, 그리고 수화를 통하여 건강상태가 개선되었다.
- 신체 능력이 증가되었다.
- 신체 기능이 개선되었다.

재검진 REEXAMINATION

재검진은 치료(care)에 따라 수행된다.

퇴원 DISCHARGE

Susan은 총 3일동안 6회 입원 방문과 6주 동안 10회 외래 방문 후 물리치료에서 퇴원하였다. 그녀는 예후와 목표 그리고 기대의 결과에 대한 관찰을 위해 1개월, 3개월, 5개월에 사후검사 방문이 계획되어 있다. 차후에 필요에 따라 그녀의 소아과 의사에게 논의된 사후검사에 대해 편지가 보내질 것이다. 그녀는 지속적인 관찰이 필요하지만, 그녀는 관리(episode of care)를 위해 그녀의 목표와 기대된 결과를 완수하였다.

심리학적 양상 PSYCHOLOGICAL ASPECTS

가족은 이러한 악화와 Susan의 입원 그리고 기계적 환기에 대해 놀랐다. 그들은 매우 염려했고 이러한 일이 다시 일어나는 것을 원하지 않았다. 그들은 이제 예방을 위한 노력과 Susan의 짧은 호흡을 예방하기 위한 활동강도에 대한 제한이 잘못된 접근이라는 것과 약물, 운동처방에 노력해야 한다는 것, 그리고 신체활동과 피트니스(fitness)을 증가시켜야 한다고 인식하고 있다. 그들은 Susan을 당연히 도와줄 것이고 가족으로서 더 활동적일 것이다.

Susan이 이러한 악화에 의해 놀랐기 때문에, 그녀는 부모와 함께 천식을 스스로 관리하기 위한 책임감을 갖을 수 있었다. 이러한 책임감은 그녀를 더욱 독립적으로 만들었으며 기능의 개선을 가져왔다.

학교 카운슬러(school guidance counselor)는 Susan의 걱정에 대해 도움을 줄 수 있을 것이고 그녀의 예후관찰을 도울 것이다. 학교는 미국폐협회(American Lung Association)와 함께 Susan에게 101가지 프로그램을 줄

것이고, Susan은 학교에서 더 많은 다른 것과 만날 수 있을 것이고, 질환과 관리전략에 대해 더 많은 것을 배울 수 있을 것이다. 이것은 또한 그녀를 위한 후원 그룹을 형성할 수 있다.

그들의 천식에 대한 새로운 이해 그리고 운동과 컨디셔닝의 필요는 Susan과 부모에게 용기와 희망을 느끼게 하고, Susan의 삶을 바꿀 것이다. 더욱 능동적인 삶의 형태와 약물처방은 더 정상적이고 생산적인 삶으로 이끌어 확실히 변화될 것이다. 고등학교 학생으로, Susan은 "like the rest of the kids"와 호흡조절이 가능한 활동의 증가를 원하고 있다.

사례 연구 #2: 급성호흡부전

Acute Respiratory Failure

Wally Maier는 84세의 장기간 만성 폐쇄성 폐질환의 말기이며 급성 하부 호흡기염증(lower respiratory tract infection)으로 환기부전(ventilatory failure)을 일으켜 입원하였다.

물리치료사 검진 PHYSICAL THERAPIST EXAMINATION

병력 (HISTORY)

- 일반적인 인구학: Maier는 84세의 백인이며 오른손잡이이다. 영어를 모국어로 사용한다.
- 사회적 병력: 그는 16년 전에 사별하였고 세 명의 자녀가 있으며 특별한 일이 있으면 그를 방문한다. 그에게는 4명의 손자가 있지만, 가까운 곳에 살지 않는다. 그의 친구들은 많이 죽어서 친구가 많이 없으며, 노인 주거시설에서 친한 친구를 사귀지 않았다.
- 고용/일: Maier는 auto painter였으며 17년 전에 은퇴하였다.
- 생활 환경: 매이어는 노인주거 시설에서 지난 9년 동안 살고 있다.
- 일반적인 건강 상태
  - 일반적인 건강 인식: 현재 그는 스스로의 건강상태를 poor에서 fair로 생각한다.
  - 신체 기능: Maier는 식사를 위해(250 feet 이하) 분당 3 L의 산소를 보급받으며 바퀴달린 보행기를 이용하여 걷을 수 있고 때때로 피로에 의한 균형의 부족으로 최소한에서 중등도의 도움을 필요로 한다. 그는 식사를 위해 가는 동안 종종 3~4회의 휴식이 필요하다.
  - 심리적 기능: 그는 가끔 가벼운 우울증(그의 의학적 상태에 따라)을 나타낸다. 그는 가족방문이 부족하다고 생각하고 있으며 친구들이 많이 죽어서 슬픔을 느끼고 있다.
  - 역할 기능: 아버지, 할아버지, 친구, 환자.
  - 사회적 기능: Maier의 사회적 활동은 지난 수 년동안 감소해 왔다. 최근에 그는 그의 주거시설에서 체커(checkers)와 카드게임을 포기하였다. 그에게는 가벼운 교제와 빈번하지 않은 가족의 방문이 있다. 그는 그날의 기분에 따라 종종 카드, 체커, 그룹 TV와 영화, 그리고 의자운동과 같은 너무 힘들지 않는 사회적 활동에 참여하고 있다. 그는 이러한 활동을 규칙적으로 하지는 않는다.
  - 사회적/건강 습관: Maier는 년 80갑의 흡연 경력을 갖고 있으며, 25년 전에 담배를 끊었다. 그는 때때로 맥주를 즐긴다(그러나 그는 그의 친구들과 즐겼던 위스키를 그리워한다).
  - 가족력: 그의 아버지는 2차 세계대전에서 돌아가셨고, 그의 어머니는 20년 전에 MI의 합병증으로 돌아가셨다. 그의 동생은 있었으나, 10년 전에 자동차 사고로 죽었다.
  - 의학/외과적 병력: Maier는 7세에 편도절제술/선절제술, 19세에 충수절제술, 29세에 자동차 사고로 왼쪽 노뼈과 자뼈의 골절, 수차례의 폐렴, 그리고 수차례의 COPD의 급성악화의 경험을 갖고 있다. 가장 최근에, Maier는 급성 하부 호흡기 감염을 경험하였고 초기에 광범위 항생제의 치료를 받았다.

4년 전에 그는 호흡곤란, 불안감(malaise), 열, 그리고 떨림(chills)을 호소하였다. 그는 지역병원에 의뢰되어 폐전문가의 진료를 받았으며, 객담배양(sputum culture) 그리고 민감도와 한시적 항생체 치료를 위해 입원하였다. 그러나 입원 첫날 그는 호흡곤란을 호소하였다. 그의 나이와 진단, 그리고 이전의 증상 지속 때문에 기도삽관은 하지 않았고 비침습적 환기 보조를 제공하도록 결정되었다.

- 이전 입원: 그는 여러번의 폐렴으로 입원하였다: 첫 번째는 44세에 오른쪽 폐; 두 번째와 세 번째는 46세에 각각 오른쪽 폐와 양쪽 폐; 4번째는 왼쪽 폐(이때는 COPD로 진단되었고 일반의에 의해 초기에 관리되었다); 5번째는 53세에 양쪽 폐렴; 6번째는 62세에 오른쪽 폐의 폐렴; 그의 사례관리는 6번째 폐 전문가에게 이송되었다. 그는 또한 56, 58, 63, 65, 68, 71, 72, 74, 75세에 COPD로 인해 입원하였다. 75세 때 그의 아들은 폐 전문가의 권유로 그를 노인주거시설에 입주시켰다. 노인주거시설로 옮겨 간호사와 의료진의 세밀한 관찰로 인해 악화되는 것은 감소하였지만, 정도는 계속 증가하였다. 그는 노인주거시설로 옮긴 후 폐렴과 COPD의 악화로 2번 입원하였다.
- 이전에 존재하는 의학적 그리고 다른 건강과 관련된 상태: 그는 장기간 COPD를 앓고있다.
- 현재 상태/주호소: Maier는 전반적인 약화와 활동시 심한 짧은 호흡을 갖고 있으며, BIPAP(bilevel positive airway pressure) 마스크를 싫어한다.
- 기능적인 상태와 활동 수준: 짧은 호흡, 약화(특히, 하지), 그리고 우울증 때문에 침상움직임과 이동기술(침대에서 의자; 침대에서 실내용변기, 기타)에서 비독립적이다.
- 약물: 그는 현재 ciprofloxacin(Cipro) 그리고 tiotropium(Spiriva)을 복용하고 있다.
- 다른 임상적 검사:
  - 동맥혈가스분석(ABG analysis)
    - pH: 7.21(정상 7.35~7.45)
    - pCO_2 = 68 mmHg(정상 35~45 mmHg)
    - pO_2 = 58 mmHg(정상 80~100 mmHg)
    - HCO_3^-: 34 mEq/L(정상 21~28 mEq/L)
    - SaO_2: 실내에서 85%
    - 위의 수치는 환기부족과 심한 산소결핍으로 인한 호흡산증(respiratory acidosis)을 말한다.
  - Hct: 48%보다 약간상승=정상범위(정상=37~47%)
  - Hgb: 19 gm/dL보다 약간 상승=정상범위(정상=12~18 gm/dL)
  - 이미지: x-ray
    - 과도한 팽창(hyperinflation)
    - 편평한 편측가로막(flat hemidiaphragms)
    - 수포의 변화(bullous change)
  - 예보된(liters) 폐기능검사(PFTs) %
    - FEV_1: 27%(0.62)
    - FVC: 55%(1.73)
    - FEV_1/FVC 비: 36%
    - TLC: 90%(5.11)
    - RV: 148%(3.22)
    - $DLCO_2$: 60%(12.7 ml/min/mmHg)은 동적 과팽창(dynamic hyperinflation)과 확산능력(diffuse capacity)의 상당한 감소를 동반한 심한 마지막 단계의 COPD를 말한다.

시스템 재검토 SYSTEMS REVIEW

- 심혈관/폐(cardiovascular/pulmonary)
  - 혈압(BP): 138/86 mmHg
  - 부종: 없음
  - 심박수(HR): 118 bpm
  - 호흡수(RR): 26 bpm
- 외피계
  - 반흔형성: 오른쪽 아래 복부에 오래되고, 잘 아문 충수절제술 반흔
  - 피부색: 정상범위이지만 양쪽 전완과 손에 반상출혈(ecchymosis)

- 피부 상태: 정상이지만 반상출혈을 동반한 불충분함(fragile)

◆ 근골격계
- 전체적인 관절가동범위: 약간의 엉덩관절과 무릎관절 굽힘 구축을 동반한 상지와 하지의 정상범위
- 전체적인 근력: 하지 > 상지(짧은 호흡과 피로에 의한 적절한 평가가 어려움)인 전반적 약화
- 전체적인 대칭: 대칭성 술통형가슴(barrel chest)
- 키: 5' 11" (1.80 m)
- 몸무게: 168 lbs (76.4 kg)

◆ 신경근계(neuromuscular)
- 균형: 측정하기 어려움
- 보행, 이동 그리고 변화:
  - BIPAP 때문에 이 시점에서는 검사되지 않았다.
  - 안전접촉을 동반하여 침대에서 의자에서 침대 이동

◆ 의사소통, 감정, 인지, 언어, 학습 유형
- 의사소통: 직접적인 질문에 적절하게 반응하고, 간단한 명령을 수행할 수 있고, 짧은 호흡으로 의사소통의 제한, 3- 또는 4- 단어 문장을 말할 수 있다.
- 감정: 기복이 없다.
- 인지: 전반적으로 정상
- 학습 선호도는 결정되지 않음.

검사와 측정 (TESTS AND MEASURES)

◆ 유산소 능력과 지구력
- 6분 걷기 검사 또는 어떤 지속적인 활동으로 이차적인 짧은 호흡 그리고 BIPAP 때문에 이 시점에서는 평가할 수 없다.
- 시간이 지난후, Maier는 집으로 돌아가기 위한 능력이 증가하여, 6분 걷기 검사는 운동강도를 관찰하여 짧은 호흡의 비율을 이용하여 유산소 능력을 평가하는 도구로 사용될 수 있다.
- 결국 트레드밀 또는 자전거를 이용한 증상이 제한된 운동 검사는 훈련 HR과 자각도를 결정하는 데 사용된다.

◆ 인체측정학적 특성
- 나이에 대한 BMI = 체중(lbs) ÷ 몸무게(inches) ÷ 키(inches) 703
- Maier의 BMI는 23.4이고 정상범위이다.[62]

◆ 각성, 집중, 그리고 인식
- 명료(alert) 그리고 지남력(oriented) ×3
- 짧은 호흡으로 혼란스러움

◆ 순환(circulation)
- 휴식시 맥박 118 bpm은 빈맥(tachycardia)을 나타낸다.
- 맥박은 규칙적이다.
- 청진은 S_1과 S_2 심음을 나타내나, S_3 또는 S_4는 안 들림.
- 발등 맥박은 감소되었고 촉진하기 어렵다.

◆ 보행, 이동 그리고 균형
- 급성상태의 이차적인 문제로 평가할 수 없다.
- 환자는 주거지에서 보행(ambulation)을 위해 바퀴 달린 보행기를 사용하여 독립적으로 이동한다.
- 이전에 약 30 feet 후(운동자각도=12[112] 그리고 15-Count Breathlessness Score[또한 Ventilatory Response Index으로 알려짐]=2에서 3[113]의 짧은 호흡에 의해 보행이 제한되었다.
- 식사하러 가는 동안 또는 활동에서 "catch his breath"을 위해 수차례 멈추는 것이 필요하다.
- 최근에 그는 코가 막혀 덜 움직인다.

◆ 외피계의 통합성
- BIPAP의 사용으로 코와 얼굴에 파손이나 압박상처는 없다.

◆ 근 수행력
- 전체적 근력: 하지 > 상지(짧은 호흡과 피로 때문에 적절하게 평가하기 어렵다)인 전반적인 약화

◆ 자세
- 머리와 목의 약간 전방이동
- 술통형 가슴
- 후만
- 약간의 엉덩관절과 무릎관절의 굽힘

◆ 관절가동범위
- 외측면으로 흉벽의 움직임이 감소됨

- 가로막 사용의 감소
- 오른쪽 엉덩관절 굽힘 10° 구축 그리고 왼쪽 엉덩관절과 양쪽 무릎관절의 5° 굽힘 구축

◆ 반사통합(reflex intergrity): 양쪽 상지와 하지에서 약간 감소

◆ 자가치료와 가정 관리
- 현재 Maier는 BIPAP와 약화로 목욕과 ADL에서 도움이 필요하다.
- 간호사는 자세를 잘 그리고 자주 바꿔주어야 한다.
- 주거지에서 Maier는 가사(home-making)에서 도움이 필요하다.
- 그는 1주일에 2회 청소 서비스를 받는다.
- 식사는 식당에서 서비스되지만, 냉장고와 전자레인지를 갖고 있으며 식사와 식사사이에 스스로 준비한 간식을 좋아한다.

◆ 환기와 호흡/가스교환
- 청진에서 나타나는 사항
  - 양쪽 하부엽에서 우직하는(crackles) 소리, 오른쪽 > 왼쪽
  - 상부기도 폐색을 들을 수 있다.
- 호흡형태(breathing pattern)
  - 주요하게 부가적 근육을 동반한 상부 가슴 호흡
  - 휴식과 활동시에 부가적 근육의 사용이 증가
- 기침은 진한 황색의 점액을 생산하여 움직이기가 어렵다.

◆ 일, 지역사회 그리고 여가 통합 또는 재통합
- Maier는 이러한 입원 이전에 사회적 활동에서 참여가 적었다.
- 그는 다소 외로움을 느끼며 이것이 우울증에 영향을 끼친다.

평가 EVALUATION

Maier는 오래동안 COPD 질환을 갖고 있으며 수차례의 악화와 입원을 하였다. 그는 폐 전문가의 치료를 받고 있으며 주거지에서 간호와 의학부원이 그를 관리하고 있으며 폐렴과 임원을 위해 폐색의 예후를 고려하기위해 이곳에서 치료받고 있다. 그는 사별하였으며, 가까운 곳에 사는 아들과 손자는 없으며, 오직 가끔 방문한다. 그는 사회적으로 활동수준이 적은 곳에 참여하고 있으며 최근에는 짧은 호흡으로 참여가 감소하였다. 그는 우울하고 슬프다고 느끼고 있다. 그는 약해 보이고 최근에는 호흡기 병동에서 환기를 도와주기 위해 비강마스크에의한 BIPAP를 사용하고 있다.

진단 DIAGNOSIS

Maier는 급성호흡부전을 동반한 COPD환자이다. 그는 손상되었다: 유산소 능력과 지구력, 인체측정학적 특성; 보행, 이동, 그리고 균형; 근 수행력; 자세; 관절가동범위; 그리고 환기와 호흡/가스교환. 그는 자가치료와 가정관리 그리고 일, 지역사회, 그리고 여가활동, 업무(tasks), 그리고 활동에서 기능적으로 제한되었다. 그는 현재 2단 기도양압기(bilevel positive airway pressure)를 사용하고 있다. 이러한 발견은 패턴 F와 일치한다: 환기와 호흡/가스교환 손상과 관련된 호흡부전. 그는 패턴 C로 또한 분류된다: 기도청결부전과 관련된 환기, 호흡/가스교환의 손상과 패턴 B: 약화된 유산소 능력/탈컨디션과 연합된 지구력.

예후와 치료계획 PROGNOSIS AND PLAN OF CARE

방문과정에서, 다음과 같이 획득될 결과를 결정하였다:

◆ 유산소 능력과 지구력 싱테

◆ 노인주거시설에서 정서적 반응의 개선과 사회적 상호작용의 회복

◆ 부하의 단위에 대한 에너지 소비 감소

◆ 일상생활(ADL)그리고 도구적 일상생활(IALD)에서 기능적 독립성 증가

◆ 보행, 이동, 그리고 균형의 증가와 독립적 이동(ambulation)의 획득

◆ 수화 상태(hydration state)의 개선

◆ ADL에서 독립성 유지

◆ 근 수행력의 증가

- 신체적 정신적 상태는 개선될 것이다.
- 신체역량(physical capacity) 개선
- 신체기능(physical function) 개선
- 악화위험요소의 감소
- 관절가동범위(ROM) 개선

이러한 결과를 얻기 위해서, 이러한 환자들은 적절한 중재를 위해 다음과 같은 것이 필요하다: 협응, 의사소통 그리고 기록; 환자/고객-관련 교육; 치료적 운동; 자가치료와 가정 관리의 기능적 훈련; 학교, 지역사회, 그리고 여가 또는 재통합에서의 기능적 훈련; 처방, 적용 그리고 적절한 장비와 장치의 구성; 기도청결 기술; 그리고 전기치료.

이러한 것에 기초하여, Maier는 20에서 24회 진료를 받을 것이고, 입원하는 7일 동안 10에서 12회의 급성관리와 3주 동안의 집중치료실(skilled care unit)에서 10에서 12회의 진료를 받을 것이다. Maier는 사회적 지지는 없으나, 더 사회적 활동으로 돌아가기 위해 다소 동기부여가 되었고 그의 운동프로그램과 더불어 진행할 것이다.

중재 INTERVENTION

선택된 중재에 대한 근거 (RATIONALE FOR SELECTED INTERVENTIONS)

미국폐협회에서는 COPD환자는 일의 능력, 가사수행, 가족과 사회활동의 몰두, 신체적 노력, 그리고 잠까지 제한을 준다고 하였다.[114] 그래서, 물리치료사는 자기관리, 가정관리, 일, 지역사회 그리고 여가활동, 업무 그리고 활동의 독립성과 삶의 질과 신체적 수행력이 강조되는 중재를 제공해야 한다. 심혈관과 폐기능을 최대화하기 위한 주요한 중재와 COPD환자의 산소수송은 환자의 교육, 운동, 보조장치와 장비, 그리고 기동청결기술을 포함한다. 에너지 보존은 업무의 단순화와 일상생활과 일상업무의 산소요구감소가 중요한 요소이다. 이러한 환자의 교육과정에서 금연은 중요한 부분이다.[115,116]

치료적 운동 (Therapeutic exercise)

유산소컨디셔닝/지구력 그리고 근력훈련 (Aerobic conditioning/endurance and strength training)

COPD환자의 유산소와 근력훈련의 이점은 산소이동을 최적화하기 위해 공기흐름 제한의 장기간의 관리를 잘 정착시켜야 한다.[117-120] 유의한 일부하(workload)를 달성하지 못한 COPD환자는 낮은 강도 활동과 함께 개선될 것이다. 이러한 개선은 호흡곤란, 더 큰 운동효과, 그리고 개선된 유산소 능력, 근력 강화, 그리고 지구력의 탈감작(desensitization)의 결과이다. 동기 또한 활동의 증가와 함께 강조되어야 하고, 이러한 환자들에 대한 운동처방의 중요한 변수가 된다.[117,121,122]

폐기종 환자에서 짧은 호흡의 증가는 더 활발하지 못한 삶, 기능적 능력의 감소, 그리고 종종 사회적으로 더 고립과 우울을 유도한다. 유산소컨디셔닝/지구력 활동과 근력 훈련운동을 수행하는 능력의 감소를 동반한 비스코스 주기(viscous cycle)는 운동에 의한 짧은 호흡의 증가 → 근육의 피로 증가 → 무능력 증가 → 짧은 호흡의 증가를 나타낸다. 그래서, 물리치료사의 중재는 이러한 악화를 회복시켜야 한다.

COPD 환자의 운동훈련과 신체활동의 증가는 운동내성과 지구력, 신체적 능력, 삶의 질, 기능적 개선과 ADL에서의 독립성, 일, 지역사회, 그리고 여가활동, 업무, 그리고 활동의 수행능력의 증가는 디컨디셔닝 주기를 회복하는 것으로 나타났다. 운동훈련과 신체적 활동의 증가는 또한 호흡곤란, 피로, 호흡멈춤에 대한 흥분(anxiety), 수차례의 입원, 그리고 건강관리와 이용에 대한 감소를 나타낸다. 운동은 COPD 환자의 신경계를 자극하여 인지수행력(cognitive performane)에 도움이 되는 것으로 나타났다. 또한, 이러한 증가된 활동은 생존율을 증가시킬 수 있다.[118,123-132] 급성악화 후의 COPD 환자는 점진적 운동훈련 프로그램을 위한 좋은 대상자이다.[131] 생리학적으로 폐기종 환자에서 다양한 훈련에 대한 운동의 효과는 운동시작에서 빠른 산소흡입, 더 높은 TV(tidal volumes), 운동을 위한 낮은 환기 요구,[133] 주어진 일부하에 대한 낮은 심박수, 젖산 산성증의 감소, 근육의 모세혈관 밀도증가, 그리고 미토콘드리아 효소 활성화 증가[134-136]을 포함한다. 운동훈련의 결과로 개선된 ADL

의 생리학적 변화를 해석하는 것이 중요하고, 유산소능력/지구력 훈련과 저항운동을 위한 운동처방은 정확하고 과학적으로 환자의 능력에 맞춰져야 한다.[137]

폐기종 환자의 운동처방은 형태, 강도, 빈도, 기간, 그리고 적합한 진행의 기본적인 원리가 포함되어야 한다. 심한 만성 폐기종환자는 골격근의 적응을 위해 훈련강도와 기간에 참여하고 유지하는 능력이 필요하다고 한다.[138,139] 유산소컨디셔닝/지구력 훈련과 근력훈련의 조합은 전체적인 신체 지구력과 근력강화를 개선하기 때문에 아마도 만성폐기종에서 말초 근육 기능부전이 발견되는 환자에게 가장 적합한 치료이다.[140] ACCP/AACVPR (American College of Chest Physicians and American Association of Cardiovascular and Pulmonary Rehabilitation)에서는 운동내성을 증가시키기 위한 하지운동과 팔기능 증가를 위한 상지의 근력과 지구력운동을 혼합한 운동을 추천하고 있다.[141] ATS와 ERS(American Thoracic Society and European Respiratory Society)에서는 COPD 환자를 위한 운동프로그램의 지침을 다음과 같이 설명하고 있다:[142]

1. 생리학적 이익을 획득하기 위해 최소한 20회를 적어도 1주에 3회 실시한다; 2주의 감독자 관리와 더불어 1주의 감독자 없이 집에서 수행하는 것도 또한 적용 가능하다.
2. 고강도 운동은 더 큰 생리학적 이익과 자신감을 갖게 한다; 그러나, 저강도 훈련은 또한 이러한 강도를 달성하지 못한 환자에게 또한 효과적이다.[134,142]
3. 인터벌 훈련(휴식과 가벼운 운동으로 변화를 준 반복적인 고강도 운동)은 증상이 발현되는 환자에서 더 높은 운동훈련을 촉진시키는데 유용하다.[144-147]
4. 상지(예, 팔 자전거, 자유부하, 탄력밴드)와 하지(예, 트레드밀, 고정식 자전거)훈련을 이용한다.
5. 지구력과 근력훈련의 조합은 일반적으로 다양한 효과가 있다; 근력훈련은 유의한 근위축(예, 1 RM의 50~85%로 6~12회 반복하고 2~4세트 수행)[149,150]

ATS/ERS 지침은 또한 최대운동능력의 60%를 넘는 운동강도는 더 큰 효과를 발생시키지만, 훈련의 효과를 획득하는데 충분하다고 판단된다. 호흡곤란 또는 피로의 증상은 일반적으로 운동의 목표로 사용되고, Borg Dyspnea score 4–6은 운동수행을 위한 적절한 목표로 생각된다.[141]

근력훈련을 수행한 COPD환자는 근력이 유의하게 증가하고, 지구력훈련을 수행한 사람은 최대하운동능력이 유의하게 증가하고, 그리고 근력과 지구력훈련을 모두 수행한 사람은 두 변수 모두 유의하게 증가한다. 이러한 환자는 또한 숨멈춤 점수와 호흡곤란(breathlessness score and dyspnea)에서 유의한 증가를 보인다.[149]

유산소능력훈련과 점진적 저항운동이 조합된 프로그램을 수행한 COPD환자는 근육기능과 걷기 지구력이 증가하였다.[151]

운동은 노인에 있어 정신건강에 긍정적인 효과를 보여왔다. 유산소운동은 노인에서 우울증의 유의한 감소를 보여왔다.[142]

진행된 폐기종환자에서 근육의 소실은 일반적인 임상증상이고,[152] 근력과 근부피의 획득은 운동내성과 생존의 증가로 인한 결과이다.[153-155] 그래서, 폐기종 환자를 위한 운동프로그램은 말초근력강화를 개선하는 것을 목표로 하는 것을 구체화해야 한다.

흡기근 훈련 (Inspiratory Muscle Training)

가로막 호흡과 호흡의 부가적 근육의 사용감소는 폐기종환자의 관리에 추천되어 왔다. 가로막호흡이 훈련된 환자는 그들의 호흡패턴이 바뀔 수 있고, 환기분배에서 변화가 없는 동안 비동시성 그리고 불합리한 호흡운동이 증가할 수 있다.[156-160] 또한, 가로막 호흡을 동반한 운동능력 또는 폐기능에서 변화가 없었다.[160] 심한 COPD 환자에서 호흡곤란은 가로막호흡이 증가한다.[156,161] 가로막 호흡은 또한 호흡의 효율이 감소하고, 호흡부하가 증가하고, 그리고 호흡의 산소요구가 증가한다.[156,159,161] 그래서, 폐기종환자에서 가로막 호흡 훈련의 사용을 위한 부족한 지원이 나타난다.

느리고 깊은 호흡(slow deep breathing)은 또한 폐기종환자의 관리에 추천된다. 이러한 호흡패턴은 TV의 증가, PaO_2의 증가, 그리고 호흡빈도 감소의 긍정적 효과를 보

였고 다른 한편으로는 가로막 피로가 더 빨리 나타났다.[162]

폐기종 환자에서 호흡기근 근력과 지구력이 떨어져서 호흡근 훈련이 추천되다. 이러한 훈련은 다음과 같은 것을 포함한다: 흡기저항호흡 또는 흡기근 훈련(공기흐름에 따라 저항이 제공되는 마우스피스를 이용하여 호흡한다); 역치부하(공기흐름에 따라 저항이 제공되는 마우스피스를 이용하여 호흡한다); 그리고 정상탄산분압 과호흡(normocapnic hyperpnea 환자는 간단한 부분 재호흡 시스템을 통하여 최대로 15~20분 호흡한다). 잘 조절되는 흡기근 훈련(하루에 MIP의 적어도 30%로 30분 동안)은 MIP, 흡기근의 지구력, 운동수행력, 그리고 외늑간근(external intercostal muscle)에서 1형섬유의 비율과 2형섬유의 크기의 증가를 나타내고, 호흡곤란과 야간포화도 저하시간(nocturnal desaturation time)을 감소시킨다.[163-172] 운동훈련을 동반한 흡기근 훈련의 조합이 운동훈련보다 운동능력이 강조된다.[164,165,168,170] 역치부하는 흡기근에서 호흡 속도를 보여왔다.[172] NCH의 8주간의 프로그램에서 최대산소섭취, 호흡근 지구력, 6분 걷기 검사, 그리고 건강관련 삶의 질에서 개선의 결과를 보였다.[173,174]

환기장치에서 멀어지는 것에 실패한 의학적으로 복잡한 10명의 환자는 역치장치를 동반한 저빈도 고강도의 7일 이상 흡기근 강화훈련을 받았다. 일일 흡기근 강화훈련은 6번호흡의 4세트로 구성되었고 이러한 구성은 운동자각도의 6-8/10이였다. 자연스러운 호흡기간이 증가되었고, 그리고 10명 중 9명은 기계적 환기장치에서 벗어났다. 흡기근육압력은 초기에 7±3 cm H_2O였고 18±7 cm H_2O로 증가되었다. 이러한 연구는 침습적 그리고 비침습적 기계적 환기장치를 사용하는 환자에 대해 더 자세한 연구를 필요로 한다.[175]

이완 훈련 (relaxing training)

폐기종환자에게 가르쳐진 이완운동은 호흡곤란, HR, RR, 그리고 불안(anxiety)의 감소를 보였으나, 호흡비는 시간이 지날수록 유의하게 감소하였다.[176] Kolaczkowski와 동료들은 폐기종환자에서 이완운동과 몸통의 도수적 압박의 조합은 산소포화도와 몸통 운동을 유의하게 증가시킨다고 보고하였다.[177]

보조기구와 장비의 적절한 처방, 적용, 그리고 제작 (Prescription, application, and as appropriate, fabrication of devices and equipment)

비침습적 환기 (Noninvasive Ventilation)

BIPAP는 비칩습적 환기의 형태이고 비강 또는 안면마스크를 이용하여 흡기와 호기의 다른 두 단계의 양압(대기압보다 높은 압력)을 전달한다. 이것은 또한 압력제거 환기로 해석될 수 있다. BIPAP의 적응증은 심한 COPD, 호흡의 부하증가, 그리고 신경근골격계의 손상이 환기를 제한하는 호흡부전 환자를 포함한다. BIPAP는 환기를 개선하여 산소화(oxygenation)를 증가시킬 것이다.

여러나라에서 양압기계적환기는 아직까지 일반적으로 많이 사용한다. 침습적 환기장치의 기관내 또는 기관절개술 관을 양압환기장치에 연결하는 것과 이것을 사용하는데 발생하는 불편에 대한 개념을 갖고있는 것이 필요하다. 북미에서는 비강이나 안면마스크를 이용하는 비침습적 환기장치를 받아들이는 추세이다.[178-180]

비침습적 환기장치는 환기와 산소화를 제공하기 때문에 환자의 기능과 지구력이 개선될 것이다.[181] 비침습적 환기장치는 급성 과탄산성 환기부전환자(acute hypercapnic ventilatory failure), 특히 급성으로 악화된 COPD 환자에게 주요하게 많이 사용될 것이다. 비침습적환기장치의 이익은 삽관의 감소, 합병증 비율 감소, 입원기간의 감소, 그리고 사망률 감소를 포함한다. 호흡부전 환자의 초기의 환기제공이 비침습적 환기장치의 성공을 위한 특별한 요소이다.[182-186]

조기의 BIPAP 환기는 침습적환기보다 더 성공적이라고 인식되고 있다.[182] 이것의 사용은 낮동안의 피로감소와 활동정도(activity level)을 개선한다. 다른 장점은 수면개선, 삶의 질 향상, 그리고 입원의 감소를 포함한다.[41] 이것은 또한 폐이식이 필요한 말기 낭포성 섬유증(cystic fibrosis)[187,188] 또는 폐감축(lung reduction) 또는 폐이식술을 기다리는 COPD 환자를 위한 가교역할을 한다.

순응도가 나쁜(poor compliance)시점에서의 비침습적 환기장치의 사용은 위험에 빠뜨린다. 기도를 보호하는 능력, 질병의 민감도, 그리고 BIPAP 사용의 첫 수 시간 내의 좋은 초기 반응의 좋은 순응도(good compliance)는 성공적인 사용을 예언한다. BIPAP 사용의 제한은 코덮개 또는 안면마스크의 사용으로 인한 불편, 환자와 환기장치의 부조화, 목빗근 활동 증가, 생명현상(vital sign)의 변화, 환기장치의 장기간 사용, 적응의 문제, 호흡증후군 증가, 그리고 가스교환의 불균형을 포함한다.[41]

낭포성 섬유증환자에서 BIPAP의 낮은 산소 흐름은 수면하는 동안 폐포환기의 증가를 보여왔다.[189]

산소보급 (Supplemental Oxygen)

산소보급은 경도에서 중등도 저산소혈증환자에는 좋지만 경도의 저산소혈증환자에는 좋지 않다.[191] 이러한 연구는 COPD 환자의 산소보급에 대한 장점을 보여주고 있으며, 이러한 것들은 호흡곤란의 감소 그리고 경동맥토리의 저산소성 자극으로 인한 운동내성의 증가, 동맥의 산소함량 증가, 그리고 폐 순환의 혈관확장 증가를 포함한다.[192-196]

저산소혈증이 없는 심한 COPD 환자는 45분동안 주 3회 7주동안 일부하를 점진적으로 증가시키는 자전거 프로그램을 수행한다. 이러한 이중맹검연구(double blind study)에서 한 군은 코 캐뉼러(nasal cannula)으로 산소를 보급받았고(3L/min-1), 다른 군은 캐뉼러(cannula)을 통해 공기를 받았다(3 L/min-1). 두 군 모두 운동내성이 증가하였고, 이 연구 결과는 운동훈련을 동반한 산소보급의 사용을 지지하고 운동 지구력에서 유의하게 증가하였고 운동훈련강도의 빠른 증가를 보였다.[197] 이와는 대조적으로 Serres와 동료들은 고강도훈련을 받는 COPD 환자는 산소보급없이 산소흡수가 증가하였다고 보고했다.[198] Palange와 동료들은 COPD 호흡 헬리옥스(breath heliox)(79% 헬륨과 21% 산소의 혼합)가 있는 환자를 50 rpm의 속도에서 최고속도의 80%에서 지칠 때까지 연구하였다. 이러한 환자는 자전거 타는 시간이 두 배 이고, 호흡곤란이 감소하고, 동적인 폐 과팽창의 감소, 그리고 흡기능력의 증가를 나타낸다고 보고하였다.[199]

기도청결기술 (Airway Clearance Technique)

폐기종환자의 조절된 호흡에서 호흡근육의 근력과 지구력이 증가, 몸통/복부 운동의 교정 촉진, 그리고 가슴안의 과팽창 감소와 가스교환의 강화로 인해 호흡곤란이 완화된다.[200]

입술내밀기 호흡은 호기연장과 기도협착을 예방하기 위한 기도에 양압 발생을 위해 많은 COPD환자들이 이용하는 방법이다.[201] 입술내밀기호흡을 통해 능동적으로 호기하는 환자는 일반적으로 호기구강압력(expiratory mouth pressure)이 약 5 cm H_2O정도 이다.[202] 입술내밀기 호흡은 TV, 가스교환, 산소포화도를 증가시키고, 호흡곤란, RR, PCO_2의 동맥압, 그리고 가로막(diaphram)의 활동을 감소시킨다.[200,202-207]

복부 수축을 이용한 능동적 호기는 FRC를 감소시키고, 가로막양쪽 압력(transdiaphragmatic pressure)을 증가시키고 자전거 타는 동안의 최대산소섭취량을 증가시킨다.[208,209] Reybrouck와 동료들은 근전도 피드백을 능동적 호기와 함께 적용하여 피드백을 사용하지 않은 것보다 FRC의 더 유의한 감소와 MIP의 증가를 확인하였다.[210]

입술내밀기 호흡과 능동적 호기와 구별되는 다른 호흡패턴의 변화를 위한 증거는 COPD환자에서는 충분히 입증되지 못하였다.[211] 그러나 임상사례에서 많은 물리치료사들과 환자들은 효과가 있다고 느끼고 있다.

신체의 자세는 폐역학에 영향을 준다. 환자는 호흡을 촉진하는 자세를 취할 수 있다. 때때로 똑바로 그리고 옆으로 누운 자세가 특히 도움이 된다. 앞으로 기댄자세를 종종 COPD 환자에게 취하게 한다. 이러한 앞으로 기댄자세는 복부내 압력 그리고 몸통내 압력을 증가시켜 가로막을 상승시키고, 호기흐름과 기침을 증가시키고, 호흡곤란을 완화한다.[213-216] 이러한 자세의 장점은 기도폐색의 정도,[214] 분당환기량의 변화,[213] 산소화의 개선[214]과는 관련이 없는 것으로 보인다. 앞으로 기대기는 목빗근 그리고 목갈비근의 근전도 활동을 유의하게 감소시키고, 몸통복부 움직임을 개선하고, 가로막양쪽 압력을 증가시키는 것으로 나타났다.[214-216] 또한, 팔 지지를 동반하는 앞으로 기대는 자세는 큰가슴근과 작은가슴근에 의해 가슴안의 더 큰 상승을 가능하게 한다.

전기치료 (Electrotherapeutic modalities)

Neuromuscular electrical stimulation

운동 비내성(exrecise intolerance)과 기능적 골격근 결핍을 동반한 계통적 질환에 대한 NMES의 사용에 대한 증거에 대한 지지가 증가하고 있다.[217-220] 진행된 COPD환자가 6주 동안 넙다리네갈래근에 NMES 가정훈련 프로그램을 수행하였는데 호흡곤란(chronic respiratory disease questionnaire), 최대운동(maximal exercise), 지구력운동내성(endurance exercise tolerance), 그리고 근기능에서 유의한 개선을 보였다.[221] 안정 COPD 환자는 6주동안 하지의 전기자극(transcutaneous electrical muscle stimulation)을 20분 동안 주 3회 실시하였다. 이러한 환자는 넙다리네갈래근과 뒤넙다리근의 근력의 유의한 증가와 왕복걷기검사(shuttle walk test)에서 수행력이 증가되었다.[222] 만성 과탄산 호흡 부전(chronic hypercapnic respiratory failure)을 갖고 있는 침상 COPD환자는 기계적 환기장치를 하고 있으며, 유의한 말초근위축(peripheral muscle atrophy)과 저긴장증(hypotonia)을 보였고, 능동적 사지 움직임을 수행하였고 또한 대조군이 능동적 움직임만 수행하는 동안 30분의 NMES를 하루에 2번 28일 동안 받았다. NMES를 받은 환자는 근력의 개선과 기능적으로 침대에서 의자로의 이동에 대한 도움의 횟수가 대조군에 비해 감소하였다. 또한 이 연구에서 NMES를 받은 환자에서 호흡속도(respiratory rate)가 개선되었다.[223] NMES를 받는 동안 환기노력 없이 수동적 근 활성화가 나타나지만, 유산소능력 또는 임상적 상태에서는 유의한 변화가 나타나지 않는다.[224,225] 그러므로, 이러한 부분에 대한 부가적인 연구가 필요하다.

협응, 의사소통 그리고 기록 (COORDINATION, COMMUNICATION, AND DOCUMENTATION)

Maier는 중환자 관리팀, 회복실의 전체적인 협조, 점진적인 가정 운동 프로그램과 함께 조화된 가정복귀 계획이 필요하다. 간호사, 호흡치료사, 그리고 다른 치료사들의 협조는 운동을 수행하는 장소, 휴식시간을 결정, 근력을 얻는 계획을 수립하는데 필요하다. 의사소통은 기도청결을 촉진하는데 필요한 수화나 운동하는데 필요한 칼로리 섭취를 포함한다. 사회사업가(social worker)와의 상담은 우울증을 위해 필요하다.

그의 현재의 노인주거시설보다 전문요양시설에 배치하기 위해 이러한 팀의 토론은 그의 예후에 따라 달라진다. 환자치료에 대한 모든 요소는 기록된다.

환자/고객 관련 교육 (PATIENT/CLIENT-RELATED INSTRUCTION)

Maier는 초기에 간단한 활동과 운동 그리고 일어나서 의자에 앉기의 중요성과 누워있는 것보다 움직이는 것을 배우게 된다. 또한, BIPAP가 가정에서 처방되면 그와 주거지의 직원들은 비침습적 환기장치의 사용을 배워야 한다.

주거지로 돌아오기 위해서, 그는 사회적인 능동성과 가벼운 신체활동이 촉진되어야 할 것이다. 간호직원과 도우미는 식사를 위한 걷기와 다른 활동에서 그에게 자신감을 갖게 해야 한다. 이러한 직원들은 또한 필요에 따라 그의 호흡 조절을 다시 할 수 있도록 걷기를 멈추는 것이 교육되어야 한다.

치료적 운동 (THERAPEUTIC EXERCISE)

- 유산소능력/지구력 상태
  - Maier는 Borg scale[111]을 사용하여 운동자각도를 포함하는 모든 운동에서 생명현상(vital sign)의 세밀한 관찰이 이루어질 것이다.
  - 유산소 능력을 증가시키기 위한 운동은 비침습적 환기장치를 하고 있는 동안에 수행될 것이고, 침상 움직임, 의자에 앉기, 서기 균형, 그리고 방에서 짧은 거리 걷기를 진행한다.
  - 초기에 중환자실 침상움직임에서 바로눕기에서 앉기 방법은 운동에 대한 생리적 반응을 평가하기 위해 사용될 것이다.
  - 앉기와 서기를 견딜수 있게 되면, 직원과 함께 필요시에 호흡조절을 위해 쉬는 것을 동반하여 식사를 위해 걷기가 목표가 되고 마지막에는 하루에 1시간 걷기가 목표가 된다.

- 그가 주거지로 돌아왔을 때, 직원의 도움을 받아 호흡조절이 필요하면 휴식을 갖으면서 할 수 있을 것이고, 마침내 하루에 1시간 걷기를 할 수 있을 것이다.
- 누워서 타는 자전거 프로그램은 저항이 없이 시작하고, 필요시에 호흡조절을 위해 페달을 쉴 수 있고, 점진적으로 주 3회 20~30분으로 늘려나간다.
- 외래환자 프로그램에서 진행이 되면, 프로그램은 다음과 같은 목표를 포함한다:
  - 유산소와 근력운동 프로그램은 주 3회
  - 그의 능력 내에서 고강도 운동
  - 인터벌 훈련(휴식과 가벼운 운동으로 변화를 준 반복적인 고강도 훈련)
  - 상지(예, 팔 자전거, 자유부하, 탄력밴드)와 하지(예, 트레드밀, 고정식자전거)훈련

◆ 균형, 협조, 그리고 민첩성 훈련(balance, coordination, and agility training)

- 초기에 침대 가장자리에서 매달려서(dangling) 앉기 균형
- 서기 균형, 체중 이동, 그리고 행진으로 진행
- 보행기를 사용하여 한쪽 다리로 서기
- 복도 손잡이를 잡고 옆으로 걷기

◆ 인체역학과 자세안정

- 인체역학 훈련
  - 적절한 앉은 자세
  - 가슴을 열고 골반의 전방경사를 얻기 위한 요부롤(lumbar roll) 사용
  - 측면지지 또는 담요 또는 수건롤(roll)을 이용한 몸통 지지에서 의자에 앉기
  - ADL과 활동에서 적절한 인체역학의 사용
- 자세조절훈련
  - 침대와 앉은 자세에서 머리, 목 그리고 등뼈의 어깨, 골반, 엉덩관절, 무릎, 그리고 발목의 적절한 자세
  - 어깨뼈의 후인과 하강
  - 닭날개 자세(chicken wing position)(손은 머리 뒤로, 어깨의 수평위 외전)
  - 바로누운자세에서 앉기, 서기 그리고 보행기를 이용하여 걷기할 때 자세 조절
- 자세조절활동
  - 복부압력증가 피하기
  - 복부와 등 펴기근(폄근)의 강화는 호흡과 협조하여 시행한다(예, 무릎을 올리고 눕기, 손이 무릎에 닿을 때 코로 숨쉬고, 어리와 어깨가 올라오고 하부 등이 내려갈 때 입술을 오무려 숨을 내쉰다: 손과 무릎에서, 오른쪽 팔과 왼쪽 다리가 올라올때 코를 통하여 숨을 쉬고 하부 등이 시작자세로 돌아갈 때 입술을 내밀어 숨을 내쉰다)
  - 교각자세(bridging)
  - 지지없이 앉기
  - 보행기의 도움으로 서기

◆ 유연성 운동

- 이 시기에는 물리치료사에 의해 최소한으로 몸통의 돌리기와 바깥쪽 굽힘을 포함하여 몸통을 움직인다.
- 모든 방향에서 경부 ROM
- 모든 방향에서 어깨 ROM
- 어깨뼈 모음과 하강
- 모든 방향에서 엉덩관절, 무릎관절, 그리고 발목 ROM

◆ 보행과 이동훈련

- 회복실과 주거지에서 지속적으로 수행된다.

◆ 이완

- 입술 내밀기 호흡과 환기전략은 이완을 위해 활동과 운동패턴과 함께 조합된다.
- 필요에 따른 휴식
- 이완을 위해 하루에 수차례 이미지 촉진(예, 조용한 곳 상상, 조용히 호흡하기)

◆ 근력, 힘 그리고 지구력 훈련

- 생명현상(vital sign), 맥박산소측정기(pulse oximetry), 운동자각도는 모든 운동에서 자세히 관찰된다.
- 근력, 힘 그리고 지구력 훈련에서 복부압력이 증가하는 숨참기를 피한다.
- 몸통을 세우고 앉은자세에서 운동은 몸통을 지지하여 상지와 하지의 운동을 가능하게 한다.

- 팔(상지)과 다리(하지)의 근력운동은 능동보조운동에서 능동운동으로 시작한다.
- 예후는 거주지에서 사회적 그리고 신체적 활동을 포함한다.
- 흡기저항훈련
  - 흡기근훈련 — 환자는 적절한 반지름의 마우스피스가 제공하는 저항을 갖는 마우스피스를 통해 적어도 MIP의 30%에서 하루에 30분 동안 호흡한다.
  - 역치부하 — 환자는 공기흐름에 따라 저항하는 마우스피스를 통해 호흡한다.
  - NCH — 환자는 간단한 부분 재호흡 시스템(simple partial rebreathing system)을 통하여 15에서 20분동안 최대로 호흡한다
  - 운동훈련과 함께 흡기근훈련의 조합

자가치료와 가정 관리에서의 기능적인 훈련 (FUNCTIONAL TRAINING IN SELF-CARE AND HOME MANAGEMENT)

◆ 자가치료

- Maier는 이전에 자기관리에서 독립적이였으나, 그는 현재 목욕, 옷입기, 그리고 다른 자기관리 활동에 대한 이차적인 짧은 호흡, 약화, 모든 관과 연결, 그리고 BIPAP와 함께 중등도에서 최대의 보조가 필요하다.
- 모든 ADL에서 자기관리의 독립으로 돌아오기 위해 환기전략(예, 입술내밀기 호흡, 활동과 함께 흡기와 호기의 2:1 비율로 호흡하기)과 에너지 보존 기술을 사용한다.
- 그의 근력과 지구력이 자기관리를 다루는데 퇴원에 적절하지 않으면, 전문요양시설로의 퇴원을 고려해야 한다.

◆ 가정 관리

- Maier는 노인주거시설에서 식사와 가사에 도움을 받고 있다. 그는 그의 근력과 지구력이 증가할 때까지 도움이 필요가 증가할 것이다.
- 그의 근력과 지구력이 퇴원하는 시점에서 그의 주거지를 다루는데 적절하지 않으면, 노인주거시설로 이송되기 전까지 전문요양시설로 퇴원하는 것을 고려해야 한다.

학교, 지역사회 그리고 여가 통합 또는 재통합에서의 기능적인 훈련 (FUNCTIONAL TRAINING IN SCHOOL, COMMUNITY, AND LEISURE INTEGRATION OR REINTEGRATION)

◆ 여가

- 이전에 Maier는 오직 카드, 체커, 또는 TV와 영화보기와 같은 작은 신체활동이 포함되는 직업적인 사회활동에 참여하였다.
- 노인주거시설에 돌아가기 위해, 그는 이러한 활동과 또한 신체운동 또는 움직임활동에 참여하는 것이 권고되어야 한다.
- 오락치료부 또는 사회적 활동 부서는 그가 참여할 수 있는 다른 프로그램을 제안할 수 있다.
- 이러한 활동과 더불어 그는 일을 계획하는 것은 더 사회적인 참여를 갖는 기회가 되고 나아가서는 우울증과 고립감에 대한 긍정적 사고를 돕는다.
- 그는 아들과 손자에게 편지를 보낼 수 있게 컴퓨터를 배워 상호작용의 기회와 가족에 대한 긍정적 관계를 만든다.

보조기구와 장비의 적절한 처방, 적용 그리고 제작 (PRESCRIPTION, APPLICATION, AND AS APPROPRIATE, FABRICATION OF DEVICES AND EQUIPMENT)

◆ 보조 장비

- BIPAP
  - 흡기 16 cm H_2O
  - 호기 8 cm H_2O
  - 현재 지속적 사용
  - 지속적 BIPAP의 야간사용을 중단하고 호흡근육의 휴식을 촉진하고 수면을 증진시키기 위해 사용한다.
- 산소 공급
  - 초기에는 활동과 함께 휴식시 산소포화도를

94%에서 90% 유지한다.

- 자전거를 이용한 유산소운동에서 점진적으로 코 캐뉼러(nasal cannula)를 통해 3 L의 산소를 공급한다.

기도청결 기술 (Airway clerance techniques)

- ◆ 호흡 전략
  - 호흡의 능동적 기술과 같은 기침기술
  - 호흡속도
  - 입술내밀기 호흡
  - 가로막의 완전한 움직임을 위한 갈비뼈의 외측 확장
  - 복부수축을 이용한 능동적 호기
- ◆ 호흡을 촉진하기 위한 신체자세잡기
  - 몸통세우기와 옆으로 눕기
  - 복부내 압력과 몸통내 압력을 증가시키고, 가로막 상승, 그리고 환기흐름과 기침을 증가시키기 위해 앞으로 기대기

전기치료 (Electrotherapeutic modalities)

- ◆ NMES: 30분, 1일 2회, 28일 동안

기대 목표와 예측 결과 (Anticipated goals and expected outcomes)

- ◆ 병리학/병태생리학의 영향
  - 부하에 대한 에너지 소비 감소
  - 운동에 따른 짧은 호흡의 감소는 산소이동의 개선을 의미한다.
  - 영양과 수화상태는 개선된다.
  - COPD 악화에 대한 생리적 반응과 환기부전은 개선된다.
  - 신체적 활동과 운동의 증상과 생리학적 반응에 대한 자기조절은 증가한다.
  - 환기부전과 관련된 증상이 감소한다.
- ◆ 손상의 영향
  - 연속 4시간으로 수면능력이 개선된다.
  - 운동하는 동안 지구력 증가, 그리고 HR과 BP가 감소된다.
  - 보행, 이동 그리고 균형은 개선되고, 그리고 바퀴달린 보행기를 이용하여 주거지에서 독립적 이동이 획득된다.
  - 자세는 침대에서 앉기, 서기, 그리고 걷기에서 개선된다.
  - 근력과 지구력은 모두 정상범위로 개선된다.
  - 환기와 산소화(oxygenation)는 개선된다.
- ◆ 기능적인 제한의 영향
  - 사회적 그리고 지역사회 활동을 실행하는 능력이 강화된다.
  - 식사를 위한 걷기(150 feet)는 휴식과 함께 회복된다.
  - 신체적 사회적 활동의 참여는 빈번한 안내와 폐전문가의 중재 그리고 물리치료사의 영향 아래에서 증가한다.
  - 모든 ADL 수행은 초기에 최소한에서 중등도의 보조로 달성되고 중간에서 중등도 짧은 호흡을 동반하고 최소한에서 보조없이 짧은 호흡을 동반하여 진행된다.
  - 휴식과 활동에서 짧은 호흡은 환기전략, 입술내밀기 호흡, 그리고 에너지 보존 기술을 사용하여 감소된다.
- ◆ 위험 감소/예방
  - 이후의 악화는 상태의 자세한 관찰에 대한 더 전문적인 치료를 통해 예방이 가능하다.
  - 이후의 입원 빈도는 가정에서 BIPAP의 사용으로 감소된다.
- ◆ 건강, 웰니스, 운동의 영향
  - 건전한 영양, 신체적 활동, 그리고 웰니스를 증진하는 행동(behaviors)이 요구된다.
  - 운동은 개선된다.
  - 건강상태는 개선된다.
  - 신체능력은 증가한다.
  - 신체기능은 개선된다.
- ◆ 사회적 자원의 영향

- 환자관리와 APTA의 *Guidelines for Physical Therapy Documentation*의 예후에 따라 기록[111]

◆ 환자/고객 만족
- 태도가 더욱 긍정적이다
- 이완능력이 개선된다.
- 가족과 다른 전문가의 협조에 의해 관리된다.
- 환자와 가족의 지식과 진단, 예후, 중재, 그리고 예상 목표와 기대결과에 대한 인식이 개선된다.
- 웰빙에 대한 감각이 개선된다.

재검진 REEXAMINATION

재검진은 치료(care)에 따라 수행된다. 환자는 치료에 따라 다양한 증상이 발생될 수 있다. 주기적인 재검진과 치료에 대한 새로운 증상의 시작은 환자의 기능적 제한 또는 무능력의 변화에 따라 발생한다.

퇴원 DISCHARGE

Maier는 입원 7일 동안 10회의 급성기 치료와 3주 동안 1회의 전문치료로 총 20회의 물리치료 후에 퇴원하였다. 그는 유산소 능력/지구력 그리고 근력을 증가시키기 위해 다음 3개월 동안 매주 진료를 받을 것이다.

심리학적 양상 PSYCHOLOGICAL ASPECTS

Maier는 COPD가 수차례 악화되었다. 이러한 사례는 환기부전으로 BIPAP를 필요로 하였다. 그렇지만 만약 그가 거주지에서 BIPAP에 대해 불편해하면 그의 상태는 안정되거나 현재의 상태가 개선된다. 그는 더 잘 수 있다. 그가 더 관리될수록 그의 우울증은 줄어들 것이고, 그는 그의 상태와 기능적 능력에 대해 더욱 긍정적이 될 것이다.

그의 근력과 지구력이 증가함에 따라, 그는 호흡능력과 필요에 따른 BIPAP 사용능력에서 더 독립적이고 자신감을 느낄 것이다. 그의 가족은 자주 문병을 할 것이고, 의사소통을 위해 노력할 것이다.

또한, 더욱 사회적인 기회가 Maier를 그의 주거지 동료들과 연결할 것이고 상호간에 즐거운 활동을 할 것이다.

사례 연구 #3:

호흡부전

Respiratory Failure

Mary Taylor는 38세의 여성으로 절제성 회장루술(continent ileostomy)의 수술 이후 기흉(pneumothorax)과 기계적 환기를 나타내는 급성호흡부전환자이다.

물리치료사 검진 PHYSICAL THERAPIST EXAMINATION

병력 (HISTORY)

초기검진에서 그녀의 상태 때문에 Taylor의 병력은 그녀의 남편, 의사 간호사와의 대화 그리고 의료기록에서 하였다.

◆ 일반적인 인구학: Taylor는 38세의 백인여성이고, 왼손잡이이다. 영어를 모국어로 사용하고 있고, 스페인어와 불어도 유창하고 이태리어에 대한 업무지식도 가지고 있다.

◆ 사회적 병력: Taylor는 컴퓨터 회사의 경영컨설턴드인 남편과 살고있다. 그들은 자녀가 없다.

◆ 고용/일: Taylor는 가까운 대학의 교수이고, 로맨스어과(Department of Romance Languages)에서 가르치고 있다.

◆ 생활 환경: 그녀는 현관에 손잡이가 있는 4개의 계단과 2층으로 가기 위해 손잡이가 있는 14개의 계단이 있는 2층집에 살고 있다.

◆ 일반적인 건강 상태
- 일반적인 건강 인식: Taylor는 약간의 문제를 갖고 있는 fair에서 good으로 그녀의 건강상태를 평가하고 있다.
- 신체 기능: 절제성 회장루술(continent ileostomy)

을 위한 입원계획 전에 Taylor는 모든 자기관리(self care)에서 독립적이였고 중등도 강도의 활동을 하였다.

- 절제성 회장루술(continent ileostomy)(Koch pouch) — 작은 창자로 내부저장소(internal reservoir)를 만듬. 소장으로 일방밸브(one-way valve)를 만들어, 환자가 작은 관을 밸브에 넣기 전까지 부산물(waste)이 바깥으로 나오는 것을 방지한다. 이러한 수술은 외부주머니(external pouch)의 필요를 제거한다.

- 심리적 기능: 정상
- 역할 기능: 교수, 아내
- 사회적 기능: 그녀는 하이킹과 새(bird) 관찰을 즐긴다.

◆ 사회/건강 습관: 그녀는 비흡연자이고 사교를 위해 와인을 마신다.

◆ 가족력: 그녀의 가족력은 진단에 도움이 되지 않는다. Taylor는 그녀의 가족에서 첫 번째로 이러한 유전적 장애(genetic disorder)를 보였다.

◆ 의학/외과적 과거력: 절제성 회장루술(continent ileostomy)의 수정을 위한 입원은 Taylor가 급성호흡곤란(dsypnea)을 일으키기 전인 입원 3일까지는 일반적인 일이였다. 그녀의 가슴 x-ray는 수술하기 전의 필름과 비교하여 고르지 못한 양쪽외측의 폐문주위침윤(perihilar infiltrate)을 동반한 양쪽기저부의 흐림(bibasilar haziness)을 보였다. 6시간 후에, 그녀의 가슴 x-ray는 양쪽 편측가로막의 실루엣을 동반한 양쪽 폐의 반점형 혼탁화 음영(patchy opacities)이 산재하였다. 그녀는 안면마스크를 통해 고속도(high-flow)로 100%의 산소가 공급되었고, 중환자실로 이송되었다. 6시간 후에, 그녀의 환기상태는 더 악화되었고, 그녀는 구강삽관과 기계적 환기를 실시하였다. 그녀의 가슴 x-ray는 양쪽 편측가로막의 실루엣을 동반한 양쪽 폐의 반점형 혼탁화 음영(patchy opacities)이 산재하였다. 이러한 것 때문에 그녀의 산소화(oxygenation)와 환기의 조절이 점진적으로 더욱 어렵게 되었다. Taylor는 안정이 되었다. 입원 4일째, 그녀는 왼쪽 전방외측 5번째 갈비뼈 사이 공간에 흉관삽입술(throacostomy)을 하여 왼쪽에 기흉이 발생하였다. 입원 5일째, 물리치료를 시작하였다.

◆ 이전 입원: 15년 전에 가족성 대장 용종증(familial adenomatous polyposis)으로 진단되어 입원하였다. 13년 전에, Taylor는 결장절제술(colectomy)그리고 회장루조성술(ileostmy)을 받았는데, 수혈에 의한 C형 간염에 의해 악화되었다. 12년 전에, 그녀는 자궁절제술(hysterectomy)과 오른쪽 난소절제술(oophrectomy), 그리고 1년 후에는 예비 복벽절개(exploratory laparotomy), 왼쪽 난소절제술, 그리고 회장루조성술의 수정을 받았다. 다음 해에 Taylor는 경복부수정(transabdominal revision)과 절제성 회장루술(continent ileostomy)가진 협착성 회장루술(stenotic ileostomy)을 교체하였다. 절제성 회장루술은 5년 6개월 전에 교정하였다.

- 가족성 대장 용종증(familial adenomatous polyposis)은 많은 수의 용종이 장의 내부에 발전하는 유전적인 질환으로 주로 대장(결장과 직장)에 영향을 준다. 가족성 대장 용종증은 악성이 되기 전의 질환으로 치료하지 않으면 반드시 암으로 발전한다.

◆ 이전에 존재하는 의학적 그리고 다른 건강과 관련된 상태: 그녀는 가족성 대장 용종증을 갖고 있고, 결장절제술, 절제성 회장루술, 그리고 양쪽난소절제술을 받았다.

◆ 현재 상태/주호소: 그녀는 현재 급성호흡부전상태이다. 입을 통한 기관내 삽관(oral endotracheal tube)이 입의 왼쪽에 확보한다. NG관은 왼쪽 코구멍에서 확보하고, 가래흡수를 위해 연결된다. 오른쪽 노뼈동맥에 유치동맥선을 확보한다. 여러가지 관강 카테터(multi-lumen catheter)는 오른쪽 속목정맥(internal jugular vein)에 지시된다. 흉관삽입술 관은 왼쪽 전방외측 5번째 갈비뼈 사이 간격에서 박으로 나오고 물로 봉인된(water-sealed), 음압의 유체집합장치(fluid collection device)에 연결된다. Foley 카테터는 소변배출백(urine drainage bag)에 연결된다.

◆ 기능적인 상태와 활동 수준: 초기평가에서, Taylor는

진정과 기계적 환기상태여서 모든 관리(care)에서 도움이 필요한 상태이다. 이러한 증상이 나타나기 전 그녀는 학교에서 활동적이였고, 하이킹과 새(bird) 관찰을 즐겼다.

- 약물: Taylor의 약물은 다음과 같이 초기에 평가되었다.
  - Imipenem-cilastain(Primaxin Ⅳ): 500 mg 30분, 매 6시간마다
  - Vancomycine(Vancocin): 1 g, 매 12시간 마다
  - Lorazepam(Activan): 2 mg, 매 4시간마다 필요하면(PRN)
  - Fentanyl(Duragesic): 100㎍/hr
- 다른 임상적 검사:
  - X-ray: 양쪽 편측가로막의 실루엣을 동반한 양쪽 폐의 반점형 혼탁화 음영(patchy opacities) 산재
  - 병리검사 결과는 표 6-3에 자세히 설명하였다.
  - 일상적인 혈액검사에서 물리치료사는 음이온 부족이 없는지,[226,227] 단백질 또는 수화 결핍(낮은 BUN/Cr 비율에 의해 제시된)의 가능한 위험요소가 있는지를 확인해야 한다. 환자의 혈구의 수는 감염의 존재(상승된 WBC) 그리고 감소된 산소운반능력(낮은 Hgb와 Hct)을 확인하게 한다. 동맥혈가스 PaO_2/FiO_2의 비가 200 mmHg 이하로 나타났다. Taylor는 또한 적절한 폐포 환기($PaCO_2$ 44 mmHg)와 100% 산소에도 불구하고 확실한 저산소혈증(hypoxemia)를 보인다. 높은 FiO_2에도 불구하고, 산소유독성의 위험요소는 무시할 수 없다.
  - 압력(pressure reading)
    - CVP 또는 오른쪽 동맥압(RAP): 13 mmHg
    - PIP: 33에서 47 cm H_2O
      - PIP는 기계적 환기로부터 TV(tidal volume)이 보내지는 동안 폐/가슴안을 팽창시키는 데 필요한 힘의 양을 말한다.
      - 정상 PIP는 25와 35 cm H_2O 사이이다; 높은 PIP는 폐/가슴안의 탄성(compliance)이 낮다는 것을 말한다.

시스템 재검토 (SYSTEMS REVIEW)

Taylor는 바로 누운자세에서 머리를 30° 올려 놓고 검사하였다.

- 심혈관/폐
  - 혈압(BP): 111/66 mmHg
  - 부종: 무시할 수 있는 수준
  - 심박수(HR): 휴식시 107 bpm
  - 호흡수(RR): 흥분상태에서 따라 12에서 38 bpm
- 외피계
  - 반흔형성 상태: 이전의 수술에 따른 복부의 반흔이 관찰됨.
  - 피부색: 정상범위
  - 피부 상태: OETT, NG 관, 오른쪽 노뼈동맥에 유치된 동맥선, 오른쪽 속목정맥의 다양한 정맥내 카테터, 그리고 5번째 왼쪽 갈비뼈사이 간격에 있는 흉관삽입술 관에 의한 찢어짐.
- 근골격계(musculoskeletal)
  - 전체적인 관절가동범위: 수동적으로 정상범위
  - 전체적인 근력: 적절한 평가가 불가능함
  - 전체적인 대칭: 적절한 평가가 불가능함
  - 키: 5' 6" (167.6 cm)
  - 몸무게: 130 lbs (59.1 kg)
- 신경근계(neuromuscular)
  - 균형: 평가하기 어려움
  - 보행, 이동 그리고 변화: 적절한 평가가 어려움
- 의사소통, 감정, 인지, 언어, 학습 유형
  - Taylor는 단일 명령(single-level commands)에 적절하게 반응한다.
  - 그녀는 진정되고 무기력한 상태이지만 각성상태이다.
  - 그녀의 감정적/행동적 반응은 진정상태에 따라 달라진다.
  - 학습 선호도(learning preference)는 이 시점에서 평가할 수 없음.

표 6-3 병리검사 결과

성분

	수치	단위	정상범위
Sodium	136	mEq/L	(135에서 147)
Potassium	3.7	mEq/L	(3.5에서 5.0)
Chloride	104	mEq/L	(95에서105)
Bicarbonate	26	mEq/L	(22에서 28)
Blood urea nitrogen (BUN)	6.6	mg/L	(7에서 18)
Creatinine	1.6	mg/L	(0.6에서 1.2)
Glucose	122	mg/L	(75에서 110)
Calcium	8.6	mg/L	(8.4에서 11)
Magnesium	2.0	mg/L	(1.5에서 2.0)
Phosphorus	4.2	mg/L	(3.0에서 4.4)

혈구수

	수치	단위	정상범위
WBC	15.4	k/μL	(4.5에서 11.0)
Hgb	10.6	g/dL	(12.0에서 16.0)
Hct	31.1	%	(36에서 46%)
Platelet count	896	k/mm^3	(150에서 400)

ABG (물리치료사에 의해 1시간이내에 측정된 자료)

pH	7.41(정상=7.35에서 7.45)
pCO_2	44(정상=35에서 45 mmHg 또는 Torr)
pO_2	171(정상=80에서 100 mmHg 또는 Torr)
HCO_3	28(정상=24에서 28)
SaO_2	100%(정상=97.5%)

측정 및 평가 TESTS ANE MEASURES

- ♦ 유산소 능력과 지구력
  - 이 시점에서 평가할 수 없음.
- ♦ 인체측정학적 특성
  - 그의 나이에 대한 BMI=몸무게(lbs)÷키(inches) ÷키(inches)×703
  - 그의 BMI는 21.0 이고 정상범위이다.[62]
- ♦ 각성, 집중, 그리고 인식
  - 완벽하게 판단하기는 어렵지만 강한 예방약물 (impenem과 vancomycin), 그리고 흥분을 감소시키고, 안정감을 증가시키기 위해 진정제(fentanyl 그리고 loreazepam)를 투여 받고 있다.
  - 진정을 또한 그녀의 기계적 환기의 기간을 늘리고 신경학적 상태에 대한 평가를 방해한다.
  - 단일등급지시(single-level instructions)에 적합하게 반응
    - GCS(glasgow coma score)[230]=9, 눈반응=3, 구두반응=1, 운동반응=5
    - GCS 점수는 3에서 15까지 3은 가장 나쁜 점수

이고, 15는 가장 좋은 점수이다.

- GCS는 3가지 항목으로 구성되어있다.
  - ▸ 가장 좋은 눈반응(4): 1=No eye opening, 2=Eye opening to pain, 3=Eye opening to verbal comand, 4=Eye open spontaneously
  - ▸ 가장 좋은 구두반응(5): 1=No verbal response, 2=Incomprehensible sounds, 3=Inappropriate words, 4=Confused, 5=Orientated
  - ▸ 가장 좋은 운동반응(6): 1=No motor response, 2=Extension to pain, 3=Flexion to pain, 4=Withdrawal from pain, 5=Localizing pain, 6=Obeys commands
- 물리치료사는 약물 때문에 신장독성(nephrotoxicity), 이명(tinnitus), 간질(seizures), 그리고 부정맥(arrhythmia)의 가능성이 높아진다는 것을 인식해야 한다.

◆ 순환(circulation)
- 정상수치로 모세혈관은 필수적으로 다시 채워진다.

◆ 뇌신경과 말초신경의 통합성
- 감각: 전체적으로 정상

◆ 보행, 이동 그리고 균형
- 그녀는 침상환자여서 이 시점에서는 이동(ambulation)할 수 없다.

◆ 외피계의 통합성
- 이전의 수술로 인해 복부에 반흔이 존재한다.
- OETT, NG 관, 오른쪽 노뼈동맥에 유치된 동맥선, 오른쪽 속목정맥의 다양한 정맥내 카테터, 그리고 5번째 왼쪽 갈비뼈사이 간격에 있는 흉관삽입술 관에 의한 찢어짐.

◆ 운동 수행력(motor performance)
- 최대도움에 의한 침상 움직임 평가는 BP와 최대흡기압(peak inspiratory pressures)(각각 122/69 mmHg; < 50cm H_2O)이 수용할 수 있는 수준이나, 분당환기(minute ventilation)(RR Vt)는 두배 이상(7.2 L/min-1에서 14.7 L/min-1), 그리고 HR은 122 bpm으로 증가하였고, 그래서 좀더 강력한(vigorous) 평가를 하지 않았다.

◆ 보조도구들
- 스스로 호흡하지 못하면 기계적 환기장치가 호흡을 위해 제공된다.
- 기계적 환기장치의 준비
  - 양식(mode): SIMV
  - TV(tidal volumn): 600 mL
  - 속도: 12 bpm
  - FiO_2: 1.0
  - PEEP: +5 cm H_2O(대기압에 따라)
  - 보조압력: +5 cm H_2O(대기압에 따라)
  - 관찰된 호흡속도(respiratory rate): 12에서 38(자극에 따라)
  - 자연스러운 TV(tidal volumn): 175에서 230 mL(자극에 따라)

◆ 통증(pain)
- 진정제 때문에 평가하지 않음

◆ 관절가동범위
- 사지: 수동적으로 정상범위
- 복부에서 가로막의 편위가 감소(하부외측 갈비뼈 움직임 감소)
- 흡기에서 하부흉벽과 복부의 흉부확장 감소

◆ 자가치료와 가정 관리
- 이 시점에서 모든 자기관리 활동(self-care activities)에서 비독립적이다.

◆ 환기와 호흡/가스교환
- 청진에서 나타나는 사항
  - 통기(aeration) 감소 특히, 하부엽 양쪽으로 후방-그리고 외측-기저부에서 자세에 의한(심장에서 기인하는 것이 아닌) 우직(crackles)하는 소리가 들린다.
- 호흡형태(breathing pattern)
  - 복부에서 가로막의 편위가 감소(하부외측 갈비뼈 움직임 감소)
  - 움직임의 상부가슴패턴의 결과로 흡기에서 하부흉벽과 복부의 흉부확장 감소

평가 EVALUATION

Taylor는 가족성 선종증(familial adenomatous) 환자로 수술 3일 후에 급성신부전(ARF)의 발생과 절제성 회장루술(continent ileostomy)의 수정을 위해 입원하였다. 그녀는 여러 가지 관과 함께 환기장치를 하고 있으며 안정상태이다. PaO_2/FiO_2 비는 200 mmHg 이하, 가슴 x-ray에서 양쪽 가슴의 조화롭지 않은 침윤(patchy infiltrates), 왼쪽 동맥의 과긴장의 임상적 증상의 부족, 그리고 민첩한 증상의 시작과 같은 이러한 발견은 호흡부전과 관련된 환기와 호흡/가스교환의 손상보다 더 큰 문제를 말한다. 이러한 문제들은 매우 좋지 않은 활동내성과 관련된 ARDS의 진단과 일치한다.

진단 DIAGNOSIS

Taylor는 가족성 선종증(familial adenomatous)환자로 절제성 회장루술의 수정과 환기장치를 위해 입원하였다. 그녀는 유산소 능력/지구력; 순환; 보행, 이동 그리고 균형; 운동 수행력(motor performance); 관절가동범위; 그리고 환기와 호흡/가스교환에 손상을 갖고 있다. 그녀는 자가치료와 가정 관리에 기능적으로 제한을 갖고 있다. 그녀는 환기장치와 장비의 보조가 필요하다. 이러한 발견은 패턴 F와 일치한다: 환기와 호흡/가스교환 손상과 관련된 호흡부전. 확인된 손상과 기능적 제한은 치료에 대한 예후와 계획을 결정하기 위해 검토될 것이다.

예후와 치료계획 PROGNOSIS AND PLAN OF CARE

방문과정에서, 상호간에 수립된 결과는 다음과 같이 결정하였다:

- 몸통 회전과 함께 침상움직임 그리고 호흡조절 증가
- 환자, 가족 그리고 다른 전문가들의 협조에 의한 치료
- 치료에서 나타나는 증상을 통한 사례 관리
- 흉벽 ROM의 강조
- 피부통합개선
- 이전의 건강한 습관에 대한 지식
- 근 수행력(muscle performance) 증가
- 호흡근육의 강화
- 위험요소의 감소
- 이차적인 손상의 감소
- 스트레스의 감소

이러한 결과를 얻기 위해서, 이러한 환자들은 적절한 중재를 위해 다음과 같은 것이 필요하다: 자가치료와 가정 관리에서 협응, 의사소통 그리고 기록; 환자/고객-관련 교육; 치료적 운동; 자가치료와 가정관리의 기능적 훈련이 포함된다; 학교, 지역사회, 그리고 여가의 통합 또는 재통합에서의 기능적 훈련; 처방, 적용, 그리고 적절게 제조된 장비와 장치; 기도청결 기술; 그리고 전기치료장비.

진단과 예후에 기초하여, Taylor는 25회에서 35회의 진료가 필요하다. 그녀는 매우 건강이 좋지 않지만, 그녀는 좋은 사회적 지지를 갖고 있어 안정이 되면 동기부여가 될 것이다.

중재 INTERVENTION

선택된 중재에 대한 근거 (RATIONALE FOR SELECTED INTERVENTIONS)

현재로는 급성호흡질환의 치료형태는 비특이적이다. 치료적 중재는 환자가 자연스럽게 회복되기를 희망하는 일시적 완화제이다. 불행히도 가장 좋은 치료에 대해서는 아직 일치하지 않고 있다.

자가치료와 가정 관리에서 치료적 운동과 기능적 훈련 (Therapeutic exercise and functional Training in self-care and home management)

"그들은 매우 아프고, 중환자실에 있다"는 것을 극복하는 차원에서 참고 있고, 물리치료사는 종종 변화의 중개인(agents of change), 환자의 기능적 능력(예, 침상움직임, 이동, ADL, 균형, 기타)의 회복과 유지를 위한 중재인으로 역할한다. 그럼에도 불구하고, 물리치료사는

종종 호흡부전과 관련된 환기와 호흡/가스교환이 손상된 환자의 임상적 관리에 참여한다. 현재의 건강관리 환경에서, 물리치료는 종종 조기움직임의 형태로 시작되는 것이 아니라 기관지 위생을 방해하는 형태로 시작된다.

조기물리치료 중재의 사례는 최소한 급성신부전(ARF)의 치료를 위해 중환자실에 입원한 환자를 위한 연구에 의해 수행된다.[229] 환자는 두 그룹으로 나눠진다: 한 그룹은 조기 움직임〔예, 침상움직임 훈련(bed mobility training), 호흡근 훈련, 능동적 중력-의존 가동범위 훈련, 그리고 점진적 보행(ambulation)〕과 일반적인 의학적 치료를 실시하고 다른 그룹은 일반적인 의학적 치료만 실시하였다. 호흡곤란(dyspnea)의 호소(시각적 상사척도에 의한)은 두 그룹에서 감소하였고, 조기 움직임군에서 6분 걷기 검사 거리($p<0.001$) 그리고 최대 흡기력(maximal inspiratory force)($p<0.05$)에서 유의한 개선을 보였다. 최근의 다기관 경시적 연구(multicenter longitudinal study)로 부터의 부가적 수행에서 저자는 근손실과 약화 때문에 중환자실에서 퇴원 1년 후에 급성신부전 생존자는 기능적 장애를 갖는다고 결론지었다.[230]

당연히, ALI, ARDS, ARF환자를 치료할 때 물리치료사는 생리학적 변수에 대해 관찰해야 하지만 여러 가지 문제에 대해 인정된 해답은 없다. 심박수와 혈압이 세밀하게 관찰되고 그리고 종종 지속적으로 침상의 모니터에 표시되는데, 이러한 변수는 종결점표시(end-point-marker)에 아주 유용하다. 기계적 환기장치의 도움, 분당환기량(minute ventilation) 그리고 맥박산소포화도〔pulse oximetry(SpO_2)〕를 받는 환자는 환자의 활동내성에 대한 더욱 즉각적이고 유용한 정보가 제공될 수 있다. 정상적인 휴식 분담환기량은 약 4에서 5 L/min, 호흡속도 18 bpm 이하이다. 전형적으로 조기움직임 활동 환자의 환기 과민성은 분당환기량은 20 L/min 이상이다. 부가적으로, 환자가 저산소혈증이면 적절한 환기장치에도 불구하고, 80% 만큼 낮은 SpO_2 수치를 받아 들이는 것이 필요할 수도 있다.

급성신부전 환자의 자세에 대한 효과를 고려해 보면, 양쪽 폐가 모두 포함되었을 때 산소화의 증가 또는 반누운자세 또는 옆으로 누운자세에서 다른 이득을 지지할 만한 증거가 없다.[231] 또한, 비록 급성신부전환자가 엎드려 누운자세에서 산소화가 개선되지만, 생존의 개선은 아니다.[232]

일부 저자들은 과소환기에 의한 저산소혈증과 가스교환의 손상에 의한 저산소혈증을 구별하기 위해 폐포동맥산소차이(alveolar-arterial oxygen difference)(Aa-DO_2)의 산정을 주장하였다.[233] 그러나, 이러한 측정은 폐포의 과소환기($PaCO_2 \geq 250$ mmHg) 또는 정상상태(steady state condition)의 부재에 의해 비정상적인 가스교환에 대한 신뢰할 수 없는 자료이다.[234,235] 이러한 저자에 의하면, 환자에게 공급되는 PaO_2(room air equivalent=[{측정된 $PaO_2 \div IO_2$}•0.21]−5)의 실내공기평형(room air equivalent)의 계산에 의한 산소보급 측면에서 저산소혈증의 정도를 예측하기 위해 임상적 관점에서 더 유익하다. 예를 들어, 환자가 0.5(50%)의 FIO_2를 받고 100 mmHg의 PaO_2를 나타내고, 실내공기평형이 약 37 mmHg이다 — 심한 저산소혈증상태(표 6-4).

이러한 것에는 증거가 거의 없지만, 그들의 사용을 지원하는 일화를 넘어서는 어떤 증거가 있다면, 물리치료사는 ALI, ARDS, 그리고 ARF에서 회복될 때 환자의 기능적 능력의 회복과 유지를 위해 종종 비율감소 중재(rate reduction intervention), 침상움직임 훈련, 호흡근 훈련, 흉벽과 능동적 중력-의존 가동범위 훈련, 그리고 점진적 보행을 사용한다.

보조기구와 장비의 적절한 처방, 적용, 그리고 제작 (Prescription, application, and as appropriate, fabrication of devices and equipment)

기관내 삽관과 양압환기는 호흡부전의 중환자를 지원하기 위한 중요한 구성이다.[236] PEEP는 거의 늘 적절한 산소화(oxygenation)를 위해 적용된다. 뜻밖으로, PEEP는 또한 세포간질액의 축척을 감소시킨다. 환기의 큰 TV와 높은 PIP는 폐손상을 촉진하는데 공헌을 해왔고,[16,237] 지금은 압력조절 환기장치, 낮은 TV(~6 mL/kg), 역전된 흡기-호기 비율, 감속된 흡기흐름곡선, 또는 과탄산증의 허가가 일반적이다.[238-240] 기관내 삽관과 양압환기장치는 호흡부전의 중환자에게 환기를 지원하는 방법으

표 6-4 실내공기호흡에서 저산소혈증의 정도 분류(FiO_2=0.21)

PaO_2(mmHg)	저산소혈증의 정도
≥60 그러나 <80	약함
≥40 그러나 <60	중간
<40	심함

로 가장 많이 사용하고, 비침습적 양압 환기는 급성신부전환자의 초기치료에 빠르게 적용된다.[241,242]

협응, 의사소통 그리고 기록 (COORDINATION, COMMUNICATION, AND DOCUMENTATION)

Taylor와 그녀의 남편은 그녀의 치료에 관한 모든 요소와 그녀의 프로그램에서 발생할 수 있는 지원들에 대해 의사소통한다. 이러한 일들은 병원내에서 이루어진다. 침대자세의 선택은 사지의 가동범위의 감소 예방과 폐의 후방 기저부 통기를 위해 간호지원과 논의될 것이다. 환자관리의 모든 요소는 기록될 것이다. 치료계획은 환자와 그녀의 가족과 상의하여 진행될 것이다. 퇴원계획은 제공될 것이다.

환자/고객 관련 교육 (PATIENT/CLIENT-RELATED INSTRUCTION)

Taylor의 현재상태, 손상, 그리고 기능적 제한과 관련된 교육이 논의될 것이다. 환자는 충분한 호흡 기능과 적절한 호흡 역학을 강화하기 위해 적절한 인체역학, 적절한 자세, 그리고 경부 안정(core stabilization)에 대해 교육될 것이다. 가능하면, 환자는 적절한 자기관리(self care) 기술이 교육될 것이다. 위험요소는 논의될 것이다.

치료적 운동 (THERAPEUTIC EXERCISE)

- ◆ 유산소 능력/지구력 상태
  - 모든 사지에 대한 AAROM
  - 몸통 돌림을 포함하는 흉벽 움직임
- ◆ 근력, 힘 그리고 지구력 훈련
  - 병원에서 5일째
    - 환자의 두 배 이상(7.2 L/min^{-1}에서 14.7 L/min^{-1}) 분당환기량(분당환기; RR Vt)과 HR이 122 bpm으로 상승되기 때문에 강력하지 않은(nonvigorous) 활동을 실시한다.
    - 몸통 돌림과 호흡조절 운동이 강조되는 침상움직임은 이러한 환자를 위한 근력훈련의 기본이다.
    - 환기근육강화
      - ▶ 기능적 침상 움직임 운동과 연결된 호흡조절 활동은 기계적 환기장치를 떼어 놓는다.
      - ▶ 옆구르기(side-to side rolling)와 조절된 흡인과 흡기멈춤기술의 사용
        - ○ 이러한 중재의 주요한 목표는 임상적 허용범위내에서 생리학적 지표(예, HR, BP, PIP, 분당환기량)를 유지하는 동안 기능적 활동에서 환자의 참여를 최대화 한다.
  - 병원에서 7일째
    - Taylor는 국소적인 몸통확장과 함께 부드러운 흉벽움직임과 상지 AROM/AAROM을 할 수 있다.
    - 휴식시에, 그녀의 숨소리는 우직하는 소리(crackles)의 산재와 활동을 동반하여 양쪽 기저부에서 아직 감소되어 있고, 통기소리(aeration sound)는 맑고 크다.
    - 그녀의 여러 가지 활동에서 HR 반응은 104에서 112 bpm 사이이고, 안정되어 있고 적절하다.
    - 그녀의 활동시 PIP는 크다.
    - 기계적 RR과 FIO_2 환경은 처음보다 지금이 낮다.
    - 활동과 더불어, 그녀는 기저부 통기(basilar aeration)가 개선되었고, 우직하는 소리(crackles)의 강도가 감소하였다.
  - 병원에서 8일째
    - 왼쪽 흉관삽입술 관(thoracostomy tube)은 고정되었고, 물리치료전에 석션(suction)에서 분리되었다.

- 기계적 환기장치의 환경은 다음과 같이 변경되었다: 속도 7 bpm 그리고 산소흡인 마찰력(FIO_2) 0.3
- 포함된 활동:
  - ▶ 침상움직임 활동
  - ▶ 호흡조절을 촉진하기 위해 기계적 환기장치의 TV와 분당환기량이 시각적으로 표시되는 것을 사용하여 침상 끝에 매달리기(dangling)
- 치료하는 동안 그녀의 HR은 95에서 116 bpm이였다; 그녀의 휴식시 RR은 12였고, 활동 시에는 19였다; 그리고 활동시 최고 PIP는 31 cm H_2O 였다.
- ABG(치료 1시간에 얻은자료)의 결과는 다음과 같다: pH = 7.38; pCO_2 = 42; pO_2 = 99; HCO_3 = 30; 그리고 SaO_2 = 99%
- FiO_2와 기계적 RR은 가벼운 저산소혈증에도 불구하고 감소되었고, 적절한 HR과 RR 반응과 함께 활동이 증가하였고, 기계적 도움의 감소(TV와 set 속도 감소)와 함께 환기요구량을 보낼 수 있다.

● 병원에서 9일째

- 왼쪽 흉관삽입술 관(thoracostomy tube)은 제거되었다.
- 치료전 ABG의 결과는 다음과 같다: pH = 7.35; pCO_2 = 38; pO_2 = 98; HCO_3 = 30; 그리고 SaO_2 = 99%
- 포함된 활동:
  - ▶ 움직임 활동의 최소한의 도움
  - ▶ 침대 가장자리에 앉기
  - ▶ 매시간 마다 1~2분 동안 4번의 최소한의 도움/안전장치접촉으로 서기
- 치료하는 동안 그녀의 PIP는 29 cm H_2O를 넘지 않고; 최대 RR은 19; HR은 118 bpm을 넘지 않는다.
- 가벼운 저산소혈증에도 불구하고, Taylor는 좋은 활동내성과 호흡조절을 보였다.

● 병원에서 10일째

- 기계적 환기장치의 환경은 다음과 같이 변경되었다: 압력 +10 cm H_2O; FiO_2 0.28, 그리고 PEEP +5 cm H_2O
- 방식(mode) 변경후 30분에 얻은 ABG결과는 중환자실 팀에서 수용할 수 있다고 판단되었다.
- 포함된 활동:
  - ▶ 움직임 활동의 최소한의 도움
  - ▶ 침대 가장자리에 앉기
  - ▶ 매시간 마다 2~4분 동안 4번의 최소한의 도움/안전장치접촉으로 서기
- 치료하는 동안 그녀의 RR은 22 bpm; HR은 114 bpm을 넘지 않는다.
- 치료 후의 ABG 결과는 다음과 같다: pH = 7.41; pCO_2 = 44; pO_2 = 98; HCO_3 = 28; 그리고 SaO_2 = 99%
- 최소한의 기계적 도움(PS +10)과 함께, 그녀는 활동수준증가를 통하여 적절한 폐포 환기와 수용할 수 있는 산소화(oxygenation) 유지한다.

● 병원에서 11일째

- 그녀는 압력지원(pressure support)이 제거되었고 28% 산소의 기관절개술 고리를 배치하였다.
- 그녀는 치료 시작하는 시점에서 간헐적 우직하는 소리(crackles)가 나타났고 마지막에는 나타나지 않았다.
- 포함된 활동:
  - ▶ 독립적으로 침대 가장자리에 앉기
  - ▶ 보행기의 도움을 이용하여 침대에서 의자로 독립적으로 이동하기
  - ▶ 바퀴달린 보행기와 산소보급을 유지하기 위해 E-cylinder(산소가 압축된 형태)가 연결된 벤트리장치(Venturi device)를 이용하여 50 feet 서서 걷기
- 그녀의 RR은 28bpm이하이고 HR은 118bpm을 넘지 않는다는 것은 그녀가 낮은 중간정도의 활동에서 RR과 HR을 조절하여 자연스러운 호흡을 할 수 있다는 것이다.

● 병원에서 12일째

- Taylor는 28% 산소 기관절개술 고리를 하고 일반병실로 옮겨졌다.
- 포함된 활동:
  - 능동적 서기 운동
  - 지팡이를 사용하여 평지에서 200 feet 독립 보행
- 그녀의 RR은 24 bpm 이하이고 HR은 114 bpm 이하이다.

- 병원에서 13일째
  - 그녀의 기관절개술은 두껑이 씌워졌고 3 L/min 에서 코가 사용되었다.
  - 청진 활동을 통한 호흡음은 깨끗하다.
  - 포함된 활동:
    - 12일째와 같다: 능동적 서기 운동과 지팡이를 사용하여 평지에서 200 feet 독립 보행
    - 계단 오르기는 연기되었다.
  - 지팡이를 이용하여 200 feet 걷고 난 후의 그녀의 HR은 126 bpm였다.
- 병원에서 14일째
  - Taylor는 입원 재활기관(inpatient rehabilitation facility)으로 이송되었다.

자가치료와 가정 관리에서의 기능적인 훈련 (FUNCTIONAL TRAINING IN SELF-CARE AND HOME MANAGEMENT)

- ♦ 호흡조절운동과 연결된 기능적 침상 움직임은 기계적 환기장치를 떼어내는 것을 촉진한다.
- ♦ ADL 훈련
  - 목욕
  - 의자로의 이동훈련
  - 자기관리와 가정관리 활동
    - 자가치료와 가정관리에서 손상예방 교육
    - 활동하는 동안의 안전

처방, 적용, 그리고, 장비와 장치의 적절한 구성 (PRESCRIPTION, APPROPRIATE, FABRICATION OF DEVICE AND EQUIPMENT)

- ♦ 병원에서 5일째
  - 기계적 환기장치: 측정 및 평가 참조
- ♦ 병원에서 7일째
  - 기계적 환기장치에 자연스러운 호흡과 함께 TV 가 표시되는 폐활량계(incentive spirometry)사용이 시작되었다.
- ♦ 병원에서 11일째
  - 28% 산소와 함께 기관절개술고리
  - 산소보급을 유지하기 위해 E-cylinder가 연결된 벤트리 장치(venturi devic)
  - 서기보조를 위한 보행기
  - 보행을 위한 바퀴달린 보행기
- ♦ 병원에서 12일째
  - 지팡이
- ♦ 병원에서 13일째
  - 비강에 3 L/min

기도 청결 기술 (AIRWAY CLEARANCE TECHNIQUES)

- ♦ 호흡 전략
  - 능동적 호흡주기 또는 강제호기기술(forced expiratory technique)
  - 도움에 의한 기침/ 불기(cough/huff)기술
  - 최대환기를 위한 기술〔예, 입술내밀기 기술, 폐활량계(incentive spirometer)〕
- ♦ 자세
  - 호흡부하를 변경하기 위한 자세잡기(예, 앉은 자세에서 흡기를 촉진하기 위해 몸통을 펴고 호기를 촉진하기 위해 몸통을 굽힌다).
  - 환기와 관류(perfusion)을 최대화하기 위한 자세(예, 중력을 이용하여 폐의 가장 하부에 있는 분절의 관류를 촉진한다.)

기대 목표와 예측 결과 (ANTICIPATED GOALS AND EXPECTED OUTCOMES)

- ♦ 병리학/병태생리학의 영향
  - 조직에 제공되는 영양분 증가

- 산소요구량증가로 인한 생리학적 반응의 개선
- 산소요구량증가와 관련된 증상의 감소
- 조직관류(tissue perfusion)와 산소화(oxygenation)의 강화

◆ 손상의 영향

- 유산소 능력/지구력은 환자가 비강을 통한 산소공급을 하는 동안 지팡이를 이용하여 200feet 보행이 가능한 지점까지 증가
- 기도청결은 명확한 가슴 x-ray에 의해 설명되는 것과 같이 개선되었다.
- 균형은 각각의 다리로 5초 동안 서 있을 수 있도록 개선되었다.
- 기침은 활력능력(vital capacity)의 증가와 복부수축의 강화로 증진되었다.
- 부하에 대한 에너지소비는 감소되었다.
- 보행, 이동, 그리고 균형은 개선되었고, 코로 산소를 보급받는 동안 환자는 이동과 균형에서 독립적이다.
- 선(lines)이 제거되었고, 그리고 반흔은 잘 아물어 피부통합이 개선되었다.
- 운동능력이 개선되었다.
- 근 수행력(근력, 힘, 그리고 지구력)이 증가되었고, 그녀는 모든 ADL을 수행할 수 있다.
- 이완이 증가되었다.
- 관절가동범위는 정상이다.
- 환기와 호흡/가스교환은 개선되었고, 3L/min에서 코로 통해 산소보급한다.
- 호흡의 부하는 감소하였다.

◆ 기능적인 제한의 영향

- 자가치료와 가정관리 역할에 요구되는 능력이 개선된다.
- 산소보급과 함께 신체적 활동, 과제(tasks), 그리고 자가치료와 관련된 활동을 수행하기 위한 능력이 증가된다.
- 업무를 수행하기 위한 감독의 수준이 감소한다.
- 자세와 활동을 위한 내성이 증가한다.

◆ 위험 감소/예방

- 위험 감소와 예방을 위해 의사소통 강화
- 신체 방어 증가
- 위험 감소
- 재발위험 감소
- 이차적 손상요소 감소
- 안전성 개선
- 증상에 대한 자기 관리 개선

◆ 건강, 웰니스, 운동의 영향

- 이전의 건강습관, 웰니스, 그리고 예방에 대한 행동을 습득한다.
- 운동능력이 증가되었다.
- 건강상태가 개선되었다.
- 관리의 강도가 감소되었다.
- 신체능력이 증진되었다.
- 신체기능이 개선되었다.

◆ 사회적 자원의 영향

- 가능한 자원을 최대한 사용한다.
- 환자관리와 APTA의 *Guidelines for Physical Therapy Documentation*의 예후에 따라 기록[111]
- 건강관리서비스의 이용과 비용이 감소하였다.
- 물리치료서비스의 이용이 최적화되었다.

◆ 환자/고객 만족

- 환자/고객, 가족, 전문가, 기타 다른 사람들의 협력에 의해 관리(care)된다.
- 치료에 따른 증상에 의해 관리(care)된다.
- 환자와 가족의 진단, 예후, 중재, 그리고 기대 목표와 예측 결과에 대한 지식과 인식이 증가되었다.
- 개인적 환경적 요소에 대한 환자의 지식이 증가되었다.
- 필요하거나 타당하면 다른 전문가 또는 자원(resources)에 의뢰한다.
- 웰빙에 대한 감각 증가
- 스트레스 요인의 감소

재검진 REEXAMINATION

재검진은 진료를 받거나 새로운 활동을 시작할 때 치

료에 대한 전반적인 증상의 발현(episode of care)에 따라 수행된다.

퇴원 DISCHARGE

Taylor는 총 30회의 물리치료와 목표와 기대의 달성이후에 퇴원하였다. 이러한 과정은 그녀의 전반적인 치료에서 발현되는 증상을 포함한다. 그녀는 그녀의 목표와 기대되는 결과를 획득하여서 퇴원하였다.

참고문헌 REFERENCES

1. Flaatten H, Gjerde S, Guttormsen AB, et al. Outcome after acute respiratory failure is more dependent on dysfunction in other vital organs than on the severity of the respiratory failure. *Crit Care.* 2003;7(4):R72.
2. Goss CH, Brower RG, Hudson LD, Rubenfeld GD. Incidence of acute lung injury in the United States. *Crit Care Med.* 2003;31(6):607-1611.
3. Hudson LD, Steinberg KP. Epidemiology of acute lung injury and ARDS. *Chest.* 1999;116(1 Suppl):74S-82S.
4. Vincent JL, Sakr Y, Ranieri VM. Epidemiology and outcome of acute respiratory failure in intensive care unit patients. *Crit Care Med,* 2003;31(4 Suppl):S296-299.
5. Ware LB, Matthay MA. The acute respiratory distress syndrome. *N Engl J Med.* 2000;342(18):1334-1349.
6. Lewandowski K. Contributions to the epidemiology of acute respiratory failure. *Crit Care.* 2003;7(4):288-290.
7. Doerschuk CM. Mechanisms of leukocyte sequestration in inflamed lungs. *Microcirculation.* 2001;8(2):71-88.
8. Downey GP, Worthen GS, Henson PM, Hyde DM. Neutrophil sequestration and migration in localized pulmonary inflammation. Capillary localization and migration across the interalveolar septum. *Am Rev Respir Dis.* 1993; 147(1):168-176.
9. Mantovani A, Bussolino F, Introna M. Cytokine regulation of endothelial cell function: from molecular level to the bedside. *Immunol Today.* 1997;18(5):231-240.
10. Downey GP, Dong Q, Kruger J, et al. Regulation of neutrophil activation in acute lung injury. *Chest.* 1999;116(1 Suppl):46S-54S.
11. Moraes TJ, Chow CW, Downey GP. Proteases and lung injury. *Crit Care Med.* 2003;31(4 Suppl):S189-S194.
12. Eisner MD, Parsons P, Matthay MA, et al. Plasma surfactant protein levels and clinical outcomes in patients with acute lung injury. *Thorax.* 2003;58(11):983-988.
13. Martin TR, Nakamura M, Matute-Bello G. The role of apoptosis in acute lung injury. *Crit Care Med.* 2003;31(4 Suppl): S184-S188.
14. Aberle DR, Wiener-Kronish JP, Webb WR, Matthay MA. Hydrdostatic versus increased permeability pulmonary edema: diagnosis based on radiographic criteria in critically ill patients. *Radiology.* 1988;168(1):73-79.
15. Bachofen M, Weibel ER. Structural alterations of lung parenchyma in the adult respiratory distress syndrome. *Clin Chest Med.* 1982;3(1):35-56.
16. Pinhu L, Whitehead T, Evans T, Griffiths M. Ventilator-associated lung injury. *Lancet.* 2003;361(9354):332-340.
17. Ranieri VM, Suter PM, Tortorella C, et al. Effect of mechanical ventilation on inflammatory mediators in patients with acute respiratory distress syndrome: a randomized controlled trial. *JAMA.* 1999;282(1):54-61.
18. Bachofen M, Weibel ER. Alterations of the gas exchange apparatus in adult respiratory insufficiency associated with septicemia. *Am Rev Respir Dis.* 1977;116(4):589-615.
19. Matthay MA. Fibrosing alveolitis in the adult respiratory distress syndrome. *Ann Intern Med.* 1995;122(1):65-66.
20. Crapo JD, Barry BE, Gehr P, et al. Cell number and cell characteristics of the normal human lung. *Am Rev Respir Dis.* 1982;126(2):332-337.
21. Ware LB, Matthay MA. Alveolar fluid clearance is impaired in the majority of patients with acute lung injury and the acute respiratory distress syndrome. *Am J Respir Crit Care Med.* 2001;163(6):1376-1383.
22. Adamson IY, Young L. Alveolar type II cell growth on a pulmonary endothelial extracellular matrix. *Am J Physiol.* 1996; 270(6 Pt 1):L1017-L1022.
23. Folkesson HG, Nitenberg G, Oliver BL, et al. Upregulation of alveolar epithelial fluid transport after subacute lung injury in rats from bleomycin. *Am J Physiol.* 1998;275(3 Pt 1):L478-L490.
24. Matthay MA, Folkesson HG, Clerici C. Lung epithelial fluid transport and the resolution of pulmonary edema. *Physiol Rev.* 2002;82(3):569-600.
25. National Center for Health Statistics. Raw Data from the National Health Interview Survey, U.S., 1982-1996, 2001-2004. Available at: http://www.lungusa.org/site/pp.aspx=dvLUK9O0E&b=22782. Accessed October 4, 2006.
26. Kent TH, Hart MN. *Introduction to Human Disease.* Norwalk, Conn: Appleton & Lange; 1993.
27. West JB. *Pulmonary Pathophysiology: The Essentials.* 6th ed. Philadelphia, Pa: Lippincott Williams & Wilkins; 2003.
28. Kim H, Tsai P, Oh C. The genetics of asthma. *Curr Opin Pulmonary Med.* 1998;4:46-48.
29. Smith M, ed. Asthma Complexities. Available at: http://www.webmd.com/content/article/105/107728.htm. Accessed October 1, 2006.
30. Currie GP, Devereux GS, Lee DKC, Ayers JG. Recent developments in asthma management. *BMJ.* 2005;330:585-589.
31. Grigg J. Management of paediatric asthma. *Postgrad Med J.* 2004;80:535-540.
32. Barnes PJ. Current issues for establishing inhaled corticosteroids as the anti-inflammatory agents of choice in asthma. *J Allergy Clin Immunol.* 1998;101(4 Pt 2):S427-S433.
33. Jenkins HA, Cool C, Szeffler SJ, et al. Histopathology of severe childhood asthma: a case series. *Chest.* 2003;124(1):32-41.
34. Gronke L, Kanniess F, Holz O, et al. The relationship between

airway hyper-responsiveness, markers of inflammation and lung function depends on the duration of the asthmatic disease. *Clin Exp Allergy*. 2002;32(1):57-63.

35. Hegde RM, Worthely LT. Acute asthma and the life threatening episode. *Crit Care Resusc*. 1999;1(4):371-387.
36. Han P, Cole RP. Evolving differences in the presentation of severe asthma requiring intensive are unit admission. *Respiration*. 2004;71(5);458-462.
37. *Professional Guide to Diseases*. 7th ed. Springhouse, Pa: Springhouse Corp; 2001.
38. Chitkara RK, Sarinas PSA. Recent advances in diagnosis and treatment of chronic bronchitis and emphysema. *Curr Opinion Pulm Med*. 2002;8:126-136.
39. Mineo TC, Pompeo E, Roglianai P, et al. Effect of lung volume reduction surgery for severe emphysema on right ventricular function. *Amer J Crit Care Med*. 2002;165:489-494.
40. Bennett LE, Keck BM, Daily OP, et al. Worldwide thoracic organ transplantation: a report from UNOS/SHLT international registry for thoracic organ transplantation. *Clin Transplant*. 2000;31-34.
41. Frownfelter D, Dean E. *Cardiovascular and Pulmonary Physical Therapy Evidence and Practice*. 4th ed. St. Louis, Mo: Mosby Elsevier; 2006.
42. Ashbaugh, DG, Bigelow DB, Petty TL, Levine BE. Acute respiratory distress in adults. *Lancet*. 1967;2(7511):319-323.
43. Murray JF, Matthay MA, Luce JM, Flick MR. An expanded definition of the adult respiratory distress syndrome. *Am Rev Respir Dis*. 1988;138(3):720-723.
44. Bernard GR, Artigas A, Brigham KL, et al. The American-European consensus conference in ARDS: definitions, mechanisms, relevant outcomes, and clinical trial coordination. *Am J Respir Crit Care Med*. 1994;149(3 Pt 1):818-824.
45. Vincent JL, de Mendonca A, Cantraine F, et al. Use of the SOFA score to assess the incidence of organ dysfunction/failure in intensive care units: results of a multicenter, prospective study. *Crit Care Med*. 1998;26(11):1793-1800.
46. Bersten AD, Edibam C, Hunt T, Moran J. Incidence and mortality of acute lung injury and the acute respiratory distress syndrome in three Australian States. *Am J Respir Crit Care Med*. 2002;165(4):443-448.
47. Conference report: mechanisms of acute respiratory failure. *Am Rev Respir Dis*. 1977;115(6):1071-1078.
48. Luhr OR, Antonsen K, Karlsson M, et al. Incidence and mortality after acute respiratory failure and acute respiratory distress syndrome in Sweden, Denmark, and Iceland. The ARF Study Group. *Am J Respir Crit Care Med*. 1999;159(6):1849-1861.
49. Nolan S, Burgess K, Hopper L, Braude S. Acute respiratory distress syndrome in a community hospital ICU. *Intensive Care Med*. 1997;23(5):530-538.
50. Roupie E, Lepage E, Wysocki M, et al. Prevalence, etiologies and outcome of the acute respiratory distress syndrome among hypoxemic ventilated patients. SRLF Collaborative Group on Mechanical Ventilation. Societe de Reanimation de Langue Francaise. *Intensive Care Med*. 1999;25(9):920-929.
51. Thomsen GE, Morris AH. Incidence of the adult respiratory distress syndrome in the state of Utah. *Am J Respir Crit Care Med*. 1995;152(3):965-971.
52. Valta P, Uusaro A, Nunes S, et al. Acute respiratory distress syndrome: frequency, clinical course, and costs of care. *Crit Care Med*. 1999;27(11):2367-2374.
53. Villar J, Slutsky AS. The incidence of the adult respiratory distress syndrome. *Am Rev Respir Dis*. 1989;140(3):814-816.
54. Roupie E. Incidence of ARDS. *Intensive Care Med*. 2000;26(6): 816-817.
55. Jubran A, Tobin MJ. Pathophysiologic basis of acute respiratory distress in patients who fail a trial of weaning from mechanical ventilation. *Am J Respir Crit Care Med*. 1997; 155(3):906-915.
56. Laghi F, Tobin MJ. Disorders of the respiratory muscles. *Am J Respir Crit Care Med*. 2003;168(1):10-48.
57. Gattinoni L, Bombino M, Pelosi P, et al. Lung structure and function in different stages of severe adult respiratory distress syndrome. *JAMA*. 1994;271(22):1772-1779.
58. Behrendt CE. Acute respiratory failure in the United States: incidence and 31-day survival. *Chest*. 2000;118(4):1100-1105.
59. Rubenfeld GD. Epidemiology of acute lung injury. *Crit Care Med*. 2003;31(4 Suppl):S276-S284.
60. Herridge MS, Cheung AM, Tansey, CM, et al. One-year outcomes in survivors of the acute respiratory distress syndrome. *N Engl J Med*. 2003;348(8):683-693.
61. Gift AG. Validation of a vertical visual analog scale as a measure of clinical dyspnea. *Rehab Nurse*. 1989;14:323-325.
62. DHHS. Calculate Your Body Mass Index. Available at: http://www.nhlbisupport.com/bmi. Accessed September 20, 2006.
63. American Physical Therapy Association. Guide to Physical Therapist Practice. 2nd ed. *Phys Ther*. 2001;81:9-744.
64. Pedersen S. What are the goals of treating pediatric asthma? *Pediatr Pulmonol Suppl*. 1997;15:22-26.
65. Chiang LC, Huang JL, Fu LS. Physical activity and physical self concept: comparison between children with and without asthma. *J Adv Nurs*. 2006;54(67):653-662.
66. Szentagothai K, Gyene I, Szocska M, Osvath P. Physical exercise program for children with bronchial asthma. *Pediatr Pulmonol*. 1987;3(3):166-172.
67. Lucas SR, Platts-Mills TA. Physical activity and exercise in asthma: relevance to etiology and treatment. *J Allergy Clin Immunol*. 2005;115(5):928-934.
68. Welsh L, Kemp JG, Roberts RG. Effects of physical conditioning on children and adolescents with asthma. *Sports Med*. 2005;35(2):127-141.
69. Cambach W, Chadwick-Straver RV, Wagenaar RC, et al. The effects of a community-based pulmonary rehabilitation programme on exercise tolerance and quality of life: a randomized controlled trial. *Eur Respir J*. 1997;10(1):104-113.
70. University of Maryland Medical Center. What are Ways to Manage Asthma and Reduce the Allergic Response? Available at: http://www.umm.edu/patiented/doc04manage.html. Accessed September 14, 2006.
71. Asthma UK. Exercise. Available at: http://www.asthma.org.uk/all_about_asthma/healthy_lifestyles/exercise.html. Accessed September 21, 2006.
72. Cypcar D, Lemanske R. Asthma and exercise. *Chest*. 1994;

15(2):351-365.
73. Carroll N, Sly P. Exercise training as an adjunct to asthma management. *Thorax.* 1999;54:190-191.
74. Morton AR, Fitch KD, Hahn AG. Physical activity and the asthmatic. *Phys Sportsmed.* 1981;9(3):51-64.
75. Hallstrand TS, Bates PW, Schoene RB. Aerobic conditioning in mild asthma decreases the hyperpnea of exercise and improves exercise and ventilatory capacity. *Chest.* 2000;118: 1460-1469.
76. Basaran S, Guler Uysal F, Ergen N, et al. Effects of physical exercise on quality of life and exercise capacity in children with asthma. *J Rehabil Med.* 2006;38(2):130-135.
77. Sly RM. Exercise-related changes in airway obstruction: frequency and clinical correlates in asthmatic children. *Ann Allergy.* 1970;28(1):1-16.
78. Stensrud T, Berntsen S, Carlsen KH. Humidity influences exercise capacity in subjects with exercise induced bronchoconstriction (EIB). *Respir Med.* 2006;100(9):1633-1641.
79. American Lung Association. Childhood Asthma Overview. Available at: http://www.lungusa.org/site/pp.asp?c=dvLUK9O0E&b=22782. Accessed September 20, 2006.
80. Frownfelter DL. Massery M. Facilitating ventilation patterns and breathing strategies. In: Frownfelter DL, Dean E, eds. *Cardiovascular and Pulmonary Physical Therapy: Evidence and Practice.* St. Louis, Mo: Mosby Elsevier; 2006.
81. Esteve F, Blanc-Gras N, Gallego J, Benchetrit G. The effects of breathing pattern training on ventilatory function in patients with COPD. *Biofeedback Self Regul.* 1996;21(4):311-321.
82. Slader, C, Reddel HK, Spencer LM, et al. Double blind randomized controlled trial of two different breathing techniques in the management of asthma. *Thorax.* 2006;61:651-656.
83. Stalmatski A. *Freedom from Asthma—Buteyko's Revolutionary Treatment.* London: Kyle Cathie Ltd; 1997.
84. Bowler SD, Green A, Mitchell CA. Buteyko breathing techniques in asthma: a blinded randomised controlled trial. *Med J Australia.* 1998;169:575-578.
85. Nagarathna R, Nagendra HR. Yoga for bronchial asthma: a controlled study. *Brit Med J Clin Res Ed.* 1985;291:1077-1079.
86. Nagendra HR, Nagarathna R. An integrated approach of yoga therapy for bronchial asthma: a 3-54-month prospective study. *J Asthma.* 1986;23:123-137.
87. Singh V, Wisniewski A, Britton J, Tattesfield A. Effect of yoga breathing exercises (Pranayama) on airway reactivity in subjects with asthma. *Lancet.* 1990;335:1381-1383.
88. Jain SC, Rai L, Valecha A, et al. Effect of yoga training on exercise tolerance in adolescents with childhood asthma. *J Asthma.* 1991;28:437-442.
89. Jain SC, Talukdar B. Evaluation of yoga therapy programme for patients of bronchial asthma. *Singapore Med J.* 1993;34: 306-308.
90. Khanam AA, Sachdeva U, Guleria R, Deepak KK. Study of pulmonary and autonomic functions of asthma patients after yoga training. *Indian J Physiol Pharm.* 1996;40:318-324.
91. Manocha R, Marks GB, Kenchington P, et al. Sahaja yoga in the management of moderate to severe asthma: a randomised controlled trial. *Thorax.* 2002;57:110-115.
92. Sathyaprabha TN, Murthy H, Murthy BT. Efficacy of naturopathy and yoga in bronchial asthma—a self controlled matched scientific study. *Indian J Physiol Pharm.* 2001;4:80-86.
93. Preston J, Cucuzella M, Jamieson B. Clinical inquiries: what prevents exercise induced bronchoconstriction for a child with asthma? *J Fam Pract.* 2006;55(7):631-633.
94. McCleary JL, Samuelson WM, Pazos WJ, et al. A RN evaluation of exercise tolerance and quality of life in asthma patients who attend a pulmonary rehabilitation program. *Chest.* 1999; 116(4):Supplement 2:292S.
95. Disabella V, Sherman C. Exercise for asthma patients: little risk, big rewards. *Phys Sportsmed.* 1998;26(6):75.
96. Mancuso CA, Sayles W, Robbins L, et al. Barriers and facilitators to healthy physical activity in asthma patients. *J Asthma.* 2006;43(2):137-143.
97. Deal EC Jr, McFadden ER Jr, Ingram RH Jr, et al. Role of respiratory heat exchange in production of exercise-induced asthma. *J Appl Physiol.* 1979;46:467-475.
98. McFadden ER Jr, Lenner KA, Strohl KP. Postexertional airway rewarming and thermally induced asthma. New insights into pathophysiology and possible pathogenesis. *J Clin Invest.* 1986;78:18-25.
99. McFadden ER Jr, Gilbert IA. Exercise-induced asthma. *N Engl J Med.* 1994;330:1362-1367.
100. Cypcar D, Lemanske R. Asthma and exercise. *Chest.* 1994; 15(2):351-365.
101. Mehta H, Busse WW. Prevalence of exercise-induced asthma in the athlete. In: Weiler JM, ed. *Allergic and Respiratory Disease in Sports Medicine.* New York, NY: Marcel Dekker, Inc; 1997:81-86.
102. McFadden ER. Exercise-induced asthma. Assessment of current etiologic concepts. *Chest.* 1987;91:151S-157S.
103. Tan RA, Spector SL. Exercise-induced asthma. *Sports Med.* 1998;25:1-6.
104. Shturman-Ellstein R, Zeballos RJ, Buckley JM, Souhrada JF. The beneficial effect of nasal breathing on exercise-induced bronchoconstriction. *Am Rev Respir Dis.* 1978;118:65-73.
105. Stewart EJ, Cinnamond MJ, Siddiqui R, et al. Effect of a heat and moisture retaining mask on exercise induced asthma. *BMJ.* 1992;304:479-480.
106. Godfrey S. Clinical and physiological features. In: McFadden ER Jr, ed. *Exercise-Induced Asthma.* Vol 130. New York, NY: Marcel Dekker, Inc; 1999:11-45.
107. Parry DE, Lemanske RF Jr. Prevention and treatment of exercise-induced asthma. In: McFadden ER Jr, ed. *Exercise-Induced Asthma.* Vol 130. New York, NY: Marcel Dekker, Inc; 1999:387-317.
108. McFadden ER. Respiratory heat exchange. In: McFadden ER, ed. *Exercise-Induced Asthma.* Vol 130. New York, NY: Marcel Dekker, Inc; 1999:47-76.
109. Matsumoto I, Araki H, Tsuda K. Effects of swimming training on aerobic capacity and exercise induced bronchoconstriction in children with bronchial asthma. *Thorax.* 1999;54:196-201.
110. National Asthma Education and Prevention Program. *Highlights of the Expert Panel Report 2: Guidelines for the Diagnosis and Management of Asthma.* Bethesda, Md: US Department of Health and Human Services, Public Health Service, National Institutes of Health, National Heart, Lung,

and Blood Institute, 1997. Publication No. 97-4051A.
111. American Physical Therapy Association. Guidelines for physical therapy documentation. In: Guide to Physical Therapist Practice. 2nd ed. *Phys Ther.* 2001;81:703-705.
112. Prasad SA, Randall SD, Balfour-Lynn IM. Fifteen-count breathlessness score: an objective measurement for children. *Pediatr Pulmonol.* 2000;30(1):56-62.
113. Borg G. *Borg's Perceived Exertion and Pain Scales.* Champaign, Ill: Human Kinetics; 1998.
114. American Lung Association. Chronic Obstructive Pulmonary Disease (COPD) Fact Sheet. Available at: http://www.lungusa.org/site/pp.asp?c=dvLUK9O0E&b=35020. Accessed October 14, 2006.
115. Anthonisen NR, Connett JE, Kiley JP, et al. Effects of smoking intervention and the use of an inhaled anticholinergic bronchodilator on the rate of decline of FEV1. The Lung Health Study. *JAMA.* 1994;272:1497-1505.
116. Anthonisen NR, Connett JE, Murray RP. Smoking and lung function of lung health study participants after 11 years. The Lung Health Study Research Group. *Am J Respir Crit Care Med.* 2002;166:675-679.
117. Dean E. Oxygen transport: a physiologically based conceptual framework for the practice of cardiopulmonary physiotherapy. *Physiother.* 1994;(80):347-355.
118. Niederman MS, Clemente PH, Fein AM, et al. Benefits of a multidisciplinary pulmonary rehabilitation program. Improvements are independent of lung function. *Chest.* 1991;99:798-804.
119. Ries AL. Pulmonary rehabilitation in COPD. *Semin Respir Crit Care Med.* 2005;(7):133-141.
120. Zu Wallack RL, Patel K, Reardon JZ, et al. Predictors of improvement in 12-minute walking distance following a pulmonary rehabilitation program. *Chest.* 1991;99(4):805-808.
121. Belman MJ, Kengregan BA. Exercise training fails to increase skeletal muscle enzymes in patients with chronic obstructive lung disease. *Amer Rev Respir Dis.* 1981;123(3): 256-261.
122. Belman MJ, Wasserman K. Exercise training and testing in patients with chronic obstructive pulmonary disease. *Basic Respir Dis.* 1981;10:1-6.
123. Wijkstra PJ, van Altena R, Kraan J, et al. Quality of life in patients with chronic obstructive pulmonary disease improves after rehabilitation at home. *Eur Respir J.* 1994;7: 269-273.
124. Berry MJ, Adair NE, Sevensky KS, et al. Inspiratory muscle training and whole-body reconditioning in chronic obstructive pulmonary disease. *Am J Respir Crit Care Med.* 1996;153:1812-1816.
125. ACCP/AACVPR Pulmonary Rehabilitation Guidelines Panel. Pulmonary rehabilitation: joint ACCP/AACVPR evidence-based guidelines. American College of Chest Physicians. American Association of Cardiovascular and Pulmonary Rehabilitation. *Chest.* 1997;112:1363-1396.
126. Hirata K, Otsuka T, Okamoto T. Exercise therapy of respiratory insufficiency. *Nippon Naika Gakkai Zasshi.* 1999;88(1):70-76.
127. Bowen JB, Votto JJ, Thrall RS, et al. Functional status and survival following pulmonary rehabilitation. *Chest.* 2000;118: 697-703.
128. Connor MC, O'Shea FD, O'Driscoll MF, et al. Efficacy of pulmonary rehabilitation in an Irish population. *Ir Med J.* 2001;94:46-48.
129. Emery CF, Honn VJ, Frid DJ, et al. Acute effects of exercise on cognition in patients with chronic obstructive pulmonary disease. *Am J Respir Crit Care Med.* 2001;164(9):1624-1627.
130. Griffiths TL, Phillips CJ, Davies S, et al. Cost effectiveness of an outpatient multidisciplinary pulmonary rehabilitation programme. *Thorax.* 2001;56:779-784.
131. Puhan MA, Scharplatz M, Troosters T, Steurer J. Respiratory rehabilitation after acute exacerbation of COPD may reduce risk for readmission and mortality: a systematic review. *Respir Res.* 2005;6:54.
132. Casaburi R, Porszasz J, Burns MR, et al. Physiologic benefits of exercise training in rehabilitation of severe COPD patients. *Am J Respir Crit Care Med.* 1997;155:1541-1551.
133. Casaburi R. Mechanisms of the reduced ventilatory requirement as a result of exercise training. *Eur Respir Rev.* 1995; 5:25,42-46.
134. Casaburi R, Patessio A, Ioli F, et al. Reduction in exercise lactic acidosis and ventilation as a result of exercise training in patients with obstructive lung disease. *Am Rev Respir Dis* 1991;143:9-18.
135. Gosselink R, Troosters T, Decramer M. Exercise training in COPD patients: the basic questions. *Eur Respir J.* 1997; 10:2884-2891.
136. Maltais F, LeBlanc P, Jobin J, et al. Intensity of training and physiologic adaptation in patients with chronic obstructive pulmonary disease. *Am J Respir Crit Care Med.* 1997;155:555-561.
137. Cooper CB. Exercise in chronic pulmonary disease: limitations and rehabilitation. *Med Sci Sports Exerc.* 2001;33(7 Suppl): S643-S646.
138. Maltais F, LeBlanc P, Simard C, et al. Skeletal muscle adaptation to endurance training in patients with chronic obstructive pulmonary disease. *Am J Respir Crit Care Med.* 1996;154:442-447.
139. Whittom F, Jobin J, Simard PM, et al. Histochemical and morphological characteristics of the vastus lateralis muscle in patients with chronic obstructive pulmonary disease. *Med Sci Sports Exerc.* 1998;30:1467-1474.
140. Bernard S, Whittom F, LeBlanc P, et al. Aerobic and strength training in patients with chronic obstructive pulmonary disease. *Am J Respir Crit Care Med.* 1999;159:896-900.
141. Ries AL, ACCP/AACVPR Pulmonary Rehabilitation Guidelines Panel. Pulmonary rehabilitation: joint ACCP/AACVPR evidence-based guidelines. *Chest.* 1997;112:1363-1396.
142. Nici L, Donner D, Wouters E, et al. American Thoracic Society/European Respiratory Society Statement on Pulmonary Rehabilitation. *Amer J Resp Crit Care Med.* 2006;173: 1390-1413.
143. Fuchs-Climent D, Le Gallais D, Varray A, et al. Quality of life and exercise tolerance in chronic obstructive pulmonary disease: effects of a short and intensive inpatient rehabilitation program. *Am J Phys Med Rehabil.* 1999;78:330-335.
144. Vogiatzis I, Nanas S, Roussos C. Interval training as an alternative modality to continuous exercise in patients with COPD. *Eur Respir J.* 2002;20:12-19.

145. Coppoolse R, Schols AM, Baarends EM, et al. Interval versus continuous training in patients with severe COPD: a randomized clinical trial. *Eur Respir J.* 1999;14:258-263.
146. Gosselink R, Troosters T, Decramer M. Effects of exercise training in COPD patients: interval versus endurance training. *Eur Respir J.* 1998;12:2S.
147. Vallet G, Ahmaidi S, Serres I, et al. Comparison of two training programmes in chronic airway limitation patients: standardized versus individualized protocols. *Eur Respir J.* 1997;10:114-122.
148. Lake FR, Henderson K, Briffa T, et al. Upper-limb and lower-limb exercise training in patients with chronic airflow obstruction. *Chest.* 1990;97:1077-1082.
149. Ortega F, Toral J, Cejudo P, et al. Comparison of effects of strength and endurance training in patients with chronic obstructive pulmonary disease. *Am J Respir Crit Care Med.* 2002;166(5):669-674.
150. Clark CJ, Cochrane LM, Mackay E, Paton B. Skeletal muscle strength and endurance in patients with mild COPD and the effects of weight training. *Eur Respir J.* 2000;15(1):92-97.
151. Panton LB, Golden J, Broeder CE, et al. The effects of resistance training on functional outcomes in patients with chronic obstructive pulmonary disease. *Eur J Appl Physiol.* 2004;91(4): 443-449.
152. American Thoracic Society/European Respiratory Society. Skeletal muscle dysfunction in chronic obstructive pulmonary disease. *Am J Respir Crit Care Med.* 1999;159:S1-S40.
153. Schols AMWJ, Slangen J, Volovics L, Wouters EFM. Weight loss is a reversible factor in the prognosis of chronic obstructive pulmonary disease. *Am J Respir Crit Care Med.* 1998;157:1791-1797.
154. Musaro A, McCullagh K, Paul A, et al. Localized Igf-l transgene expression sustains hypertrophy and regeneration in senescent skeletal muscle. *Nat Genet.* 2001;27:195-200.
155. Debigarè R, Còtè CH, Maltais F. Peripheral muscle wasting in chronic obstructive pulmonary disease. Clinical relevance and mechanisms. *Am J Respir Crit Care Med.* 2001;164:1712-1717.
156. Gosselink RA, Wagenaar RC, Sargeant AJ, et al. Diaphragmatic breathing reduces efficiency of breathing in chronic obstructive pulmonary disease. *Am J Respir Crit Care Med.* 1995;151:1136-1142.
157. Sackner MA, Gonzalez HF, Jenouri G, Rodriguez M. Effects of abdominal and thoracic breathing on breathing pattern components in normal subjects and in patients with COPD. *Am Rev Respir Dis.* 1984;130:584-587.
158. Grimby G, Oxhoj H, Bake B. Effects of abdominal breathing on distribution of ventilation in obstructive lung disease. *Clin Sci Mol Med.* 1975;48:193-199.
159. Willeput R, Vachaudez JP, Lenders D, et al. Thoracoabdominal motion during chest physiotherapy in patients affected by chronic obstructive lung disease. *Respiration.* 1983;44:204-214.
160. Williams IP, Smith CM, McGavin CR. Diaphragmatic breathing training and walking performance in chronic airways obstruction. *Br J Dis Chest.* 1982;76:164-166.
161. Vitacca M, Clini E, Bianchi L, Ambrosino N. Acute effects of deep diaphragmatic breathing in COPD patients with chronic respiratory insufficiency. *Eur Respir J.*1998;11:408-415.
162. Bellemare F, Grassino A. Force reserve of the diaphragm in patients with chronic obstructive pulmonary disease. *J Appl Physiol.* 1983;55:8-15.
163. Belman MJ, Shadmehr R. Targeted resistive ventilatory muscle training in chronic pulmonary disease. *J Appl Physiol.* 1988;65:2726-2735.
164. Wanke T, Formanek D, Lahrmann H, et al. The effects of combined inspiratory muscle and cycle ergometer training on exercise performance in patients with COPD. *Eur Respir J.* 1994;7:2205-2211.
165. Dekhuijzen PNR, Folgering HThM, van Herwaarden CLA. Target-flow inspiratory muscle training during pulmonary rehabilitation in patients with COPD. *Chest.* 1991;99:128-133.
166. Heijdra YF, Dekhuijzen PNR, van Herwaarden CLA, Folgering HThM. Nocturnal saturation improves by target-flow inspiratory muscle training in patients with COPD. *Am J Respir Crit Care Med.* 1996;153:260-265.
167. Preusser BA, Winningham ML, Clanton TL. High- vs low-intensity inspiratory muscle interval training in patients with COPD. *Chest.* 1994;106:110-117.
168. Larson JL, Kim MJ, Sharp JT, Larson DA. Inspiratory muscle training with a pressure threshold breathing device in patients with chronic obstructive pulmonary disease. *Am Rev Respir Dis.* 1988;138:689-696.
169. Lisboa C, Munoz V, Beroiza T, et al. Inspiratory muscle training in chronic airflow limitation: comparison of two different training loads with a threshold device. *Eur Respir J.* 1994;7:1266-1274.
170. Lisboa C, Villafranca C, Leiva A, et al. Inspiratory muscle training in chronic airflow limitation: effect on exercise performance. *Eur Respir J.* 1997;10:537-542.
171. Patessio A, Rampulla C, Fracchia C, et al. Relationship between the perception of breathlesness and inspiratory resistive loading: a report on a clinical trial. *Eur Respir J.* 1989;7:587S-591S.
172. Villafranca C, Borzone G, Leiva A, Lisboa C. Effect of inspiratory muscle training with intermediate load on inspiratory power output in COPD. *Eur Respir J.* 1998;11:28-33.
173. Boutellier U, Piwko P. The respiratory system as an exercise limiting factor in normal sedentary subjects. *Eur J Appl Physiol.* 1992;64:145-152.
174. Scherer TA, Spengler C, Owassapian D, et al. Respiratory muscle endurance training in chronic obstructive pulmonary disease. Impact on exercise capacity, dyspnea, and quality of life. *Am J Respir Crit Care Med.* 2000;162:1709-1714.
175. Martin AD, Davenport PD, Franceschi AC, Harman E. Use of inspiratory muscle strength training to facilitate ventilator weaning. *Chest.* 2002;122:192-196.
176. Renfroe KL. Effect of progressive relaxation on dyspnea and state of anxiety in patients with chronic obstructive pulmonary disease. *Heart Lung.* 1988;17:408-413.
177. Kolaczkowski W, Taylor R, Hoffstein V. Improvement in oxygen saturation after chest physiotherapy in patients with emphysema. *Physiother Canada.* 1989;41:18-23.
178. Antonelli M, Pennisi MA, Conti G. New advances in the use of noninvasive ventilation for acute hypoxaemic respiratory failure. *Eur Respir J.* 2003;22:65S-71S.
179. Wysocki M, Antonelli M. Noninvasive mechanical ventila-

tion in acute hypoxaemic respiratory failure. *Eur Respir J.* 2001;18:209-220.

180. Casanova C, Celli BR, Tost L, et al. Long-term controlled trial of nocturnal nasal positive pressure ventilation in patients with severe COPD. *Chest.* 2000;118(6):1582-1590.
181. Schonhofer B, Wallstein S, Weise C, Kohler D. Noninvasive mechanical ventilation improves endurance performance in patients with chronic respiratory failure due to thoracic restriction. *Chest.* 2001;119;1371-1378.
182. Brochard L. Mechanical ventilation: invasive versus noninvasive. *Eur Respir J.* 2003;22:31S-37S.
183. Kramer N, Meyer TJ, Meharg J, et al. Randomized, prospective trial of noninvasive positive pressure ventilation in acute respiratory failure, *Am J Respir Crit Care Med.* 1995;151:1799-1806.
184. Poponick JM, Renston JP, Bennett RP, Emerman CL. Use of a ventilatory support system (BIPAP) for acute respiratory failure in the emergency department. *Chest.* 1999;116:166-171.
185. Antonelli M, Conti G, Rocco M, et al. A comparison of noninvasive positive-pressure ventilation and conventional mechanical ventilation in patients with acute respiratory failure. *N Engl J Med.* 1998;339:429-435.
186. Brochard L, Mancebo J, Wysocki M, et al. Noninvasive ventilation for acute exacerbations of chronic obstructive pulmonary disease. *N Engl J Med.* 1995;333:817-822.
187. Padman R, Lawless S, Van Nessen S. Use of BIPAP by nasal mask in the treatment of respiratory insufficiency in pediatric patients: a preliminary investigation. *Pediatr Pulmonol.* 1994;17(2):119-123.
188. Hill NS. Noninvasive ventilation for chronic obstructive pulmonary disease. *Respir Care.* 2004;49(1):72-87.
189. Milross MA, Piper AJ, Norman M, et al. Low-flow oxygen and bilevel ventilatory support. *Am J Respir Crit Care Med.* 2001;163(1):129-134.
190. Somfay A, Porszasz J, Lee SM, Casaburi R. Effect of hyperoxia on gas exchange and lactate kinetics following exercise onset in non-hypoxemic COPD patients. *Chest.* 2002; 121:393-400.
191. Terrados N, Jansson E, Sylven C, Kaijser L. Is hypoxia a stimulus for synthesis of oxidative enzymes and myoglobin? *J Appl Physiol.* 1990;68:2369-2372.
192. Somfay A, Porszasz J, Lee SM, Casaburi R. Effect of oxygen on hyperinflation and exercise endurance in non-hypoxemic COPD patients. *Eur Respir J.* 2001;18:77-84.
193. Stein DA, Bradley BL, Miller W. Mechanisms of oxygen effects on exercise in chronic obstructive pulmonary disease. *Chest.* 1982;81:6-10.
194. Bradley BL, Garner AE, Billiu K, et al. Oxygen-assisted exercise in chronic obstructive lung disease: the effect on exercise capacity and arterial blood gas tensions. *Am Rev Respir Dis.* 1978;118:239-243.
195. Dean NC, Brown JK, Himelman RB, et al. Oxygen may improve dyspnea and endurance in patients with chronic obstructive pulmonary disease and only mild hypoxemia. *Am Rev Respir Dis.* 1992;148:941-945.
196. O'Donnell DE, Bain DJ, Webb KA. Factors contributing to relief of exertional breathlessness during hyperoxia in chronic airflow limitation. *Am J Respir Crit Care Med.* 1997;155:530-535.
197. Emtner M, Porszasz J, Burns M, et al. Benefits of supplemental oxygen in exercise training in non-hypoxemic COPD patients. *Am J Respir Crit Care Med.* 2003; 68:1034-1042.
198. Serres I, Varray A, Vallet G, et al. Improved skeletal muscle performance after individualized exercise training in patients with chronic obstructive pulmonary disease. *J Cardiopulm Rehabil.* 1997;17:232-238.
199. Palange P, Valli G, Onorati P, et al. Effect of heliox on lung dynamic hyperinflation, dyspnea, and exercise endurance capacity in COPD patients. *J Appl Physiol.* 2004;97:1637-1642.
200. Gosselink R. Controlled breathing and dyspnea in patients with chronic obstructive pulmonary disease (COPD). *J Rehabil Res Devel.* 2003;40(5 Supp 2):25-34.
201. Mueller, R, Petty, T, Filley, G. Ventilation and arterial blood gas changes induced by pursed-lips breathing. *J Appl Physiol.* 1970;28:784-789.
202. van der Schans CP, De Jong W, Kort E, et al. Mouth pressures during pursed lip breathing. *Physioth Theory Pract.* 1995; 11:29-34.
203. Breslin EH. The pattern of respiratory muscle recruitment during pursed-lips breathing in COPD. *Chest.* 1992;101:75-78.
204. Tiep BL, Burns M, Kao D, et al. Pursed lips breathing training using ear oximetry. *Chest.* 1986;90:218-221.
205. Petty TL, Guthrie A. The effects of augmented breathing maneuvres on ventilation in severe chronic airway obstruction. *Respir Care.* 1971;16:104-111.
206. Ingram RH, Schilder DP. Effect of pursed lips breathing on the pulmonary pressure-flow relationship in obstructive lung disease. *Am Rev Respir Dis.* 1967;96:381-388.
207. Thoman, RL, Stoker GL, Ross JC. The efficacy of pursed-lips breathing in patients with chronic obstructive pulmonary disease. *Am Rev Respir Dis.* 1966;93:100-106.
208. Erpicum B, Willeput R, Sergysels R, De Coster A. Does abdominal breathing below FRC give a mechanical support for inspiration? *Clin Respir Physiol.* 1984;20:117.
209. Casciari RJ, Fairshter RD, Harrison A, et al. Effects of breathing retraining in patients with chronic obstructive pulmonary disease. *Chest.* 1981;79:393-398.
210. Reybrouck T, Wertelaers A, Bertrand P, Demedts M. Myofeedback training of the respiratory muscles in patients with chronic obstructive pulmonary disease. *J Cardiopulm Rehabil.* 1987;7:18-22.
211. Dechman G, Wilson CR. Evidence underlying breathing retraining in people with stable chronic obstructive pulmonary disease. *Phys Ther.* 2004;84(12):1189-1197.
212. Badr C, Elkins MR, Ellis ER. The effect of body position on maximal expiratory pressure and flow. *Aust J Physiother.* 2002; 48(2):95-102.
213. Barach AL. Chronic obstructive lung disease: postural relief of dyspnea. *Arch Phys Med Rehabil.* 1974;55:494-504.
214. Sharp JT, Druz WS, Moisan T, et al. Postural relief of dyspnea in severe chronic obstructive pulmonary disease. *Am Rev Respir Dis.* 1980;122:201-211.
215. O'Neill S, McCarthy DS. Postural relief of dyspnoea in severe chronic airflow limitation: relationship to respiratory muscle strength. *Thorax.* 1983;38:595-600.
216. Delgado HR, Braun SR, Skatrud JB, et al. Chest wall and abdominal motion during exercise in patients with COPD. *Am Rev Respir Dis.* 1982;126:200-205.
217. Maillefert JF, Eicher JC, Walker P, et al. Effects of low-fre-

quency electrical stimulation of quadriceps and calf muscles in patients with chronic heart failure. *J Cardiopulm Rehabil.* 1998;18:277-282.

218. Vaquero AF, Chicharro JL, Gil L, et al. Effects of muscle electrical stimulation on peak VO_2 in cardiac transplant patients. *Int J Sports Med.* 1998;19:17-22.
219. Quittan M, Sochor A, Wiesinger GF, et al. Strength improvement of knee extensor muscles in patients with chronic heart failure by neuromuscular electrical stimulation. *Artif Organs.* 1999;23:432-435.
220. Quittan M, Wiesinger GF, Sturm B, et al. Improvement of thigh muscles by neuromuscular electrical stimulation in patients with refractory heart failure: a single-blind, randomized, controlled trial. *Am J Phys Med Rehabil.* 2001;80:206-214.
221. Neder JA, Sword D, Ward SA, et al. Home based neuromuscular electrical stimulation as a new rehabilitative strategy for severely disabled patients with chronic obstructive pulmonary disease (COPD). *Thorax.* 2002;57:333-337.
222. Bourjeily-Habr G, Rochester CL, Palermo F, et al. Randomised controlled trial of transcutaneous electrical muscle stimulation of the lower extremities in patients with chronic obstructive pulmonary disease. *Thorax.* 2002;57:1045-1049.
223. Zanotti E, Felicetti G, Maini M, Fracchia C. Peripheral muscle strength training in bed-bound patients with COPD receiving mechanical ventilation. Effect of electrical stimulation. *Chest.* 2003;124:292-296.
224. Engelen MP, Shols AM, Lamers RJ, Wouters E. Different patterns of chronic tissue wasting among patients with chronic obstructive pulmonary disease. *Clin Nutr.* 1999;18:275-280.
225. Vengust R, Strojnik V, Pavlovic V, et al. The effect of electrostimulation and high load exercises in patients with patellofemoral joint dysfunction. A preliminary report. *Pflugers Arch.* 2001;442(Suppl 1):153-154.
226. Casaletto JJ. Differential diagnosis of metabolic acidosis. *Emerg Med Clin North Am.* 2005;23(3):771-787.
227. Jurado RL, del Rio C, Nassar G, et al. Low anion gap. *South Med J.* 1998;91(7):624-629.
228. Teasdale G, Jennett B. Assessment of coma and impaired consciousness. *Lancet.* 1974;ii:81-83.
229. Nava S. Rehabilitation of patients admitted to a respiratory intensive care unit. *Arch Phys Med Rehabil.* 1998;79(7):849-854.
230. Herridge MS, Cheung AM, Tansey CM, et al. One-year outcomes in survivors of the acute respiratory distress syndrome. *N Engl J Med.* 2003;348(8):683-693.
231. Gattinoni L, Tognoni G, Pesenti A, et al. Effect of prone positioning on the survival of patients with acute respiratory failure. *N Engl J Med.* 2001;345(8):568-573.
232. Behrendt CE. Acute respiratory failure in the United States: incidence and 31-day survival. *Chest.* 2000;118(4):1100-1105.
233. Wong WP. Physical therapy for a patient in acute respiratory failure. *Phys Ther.* 2000;80(7):662-670.
234. Gray BA, Blalock JM. Interpretation of the alveolar-arterial oxygen difference in patients with hypercapnia. *Am Rev Respir Dis.* 1991;143(1):4-8.
235. Story DA. Alveolar oxygen partial pressure, alveolar carbon dioxide partial pressure, and the alveolar gas equation. *Anesthesiology.* 1996;84(4):1011.
236. Parker JC, Hernandez LA, Peevy KJ. Mechanisms of ventilator-induced lung injury. *Crit Care Med.* 1993;21(1):131-143.
237. Ranieri VM, Giunta F, Suter PM, Slutsky AS. Mechanical ventilation as a mediator of multisystem organ failure in acute respiratory distress syndrome. *JAMA.* 2000;284(1):43-44.
238. Derdak S, Mehta S, Stewart TE, et al. High-frequency oscillatory ventilation for acute respiratory distress syndrome in adults: a randomized, controlled trial. *Am J Respir Crit Care Med.* 2002;166(6):801-808.
239. Hickling KG, Walsh J, Henderson S, Jackson R. Low mortality rate in adult respiratory distress syndrome using low-volume, pressure-limited ventilation with permissive hypercapnia: a prospective study. *Crit Care Med.* 1994;22(10):1568-1578.
240. Laffey JG, Tanaka M, Engelberts D, et al. Therapeutic hypercapnia reduces pulmonary and systemic injury following in vivo lung reperfusion. *Am J Respir Crit Care Med.* 2000;162(6):2287-2294.
241. Peter JV, Moran JL, Phillips-Hughes J, Warn D. Noninvasive ventilation in acute respiratory failure--a meta-analysis update. *Crit Care Med.* 2002;30(3):555-562.
242. Sinuff T, Cook DJ, Randall J, Allen CJ. Evaluation of a practice guideline for noninvasive positive-pressure ventilation for acute respiratory failure. *Chest.* 2003;123(6):2062-2073.

제 7 장 신생아에서 호흡부전과 관련된 환기, 호흡/가스교환, 그리고 유산소 능력/지구력의 손상(패턴 G)

Impaired Ventilation, Respiration/Gas Exchange, and Aerobic Capacity/Endurance Associated With Respiratory Failure in the Neonate(Pattern G)

해부학과 생리학 ANATOMY AND PHYSIOLOGY

임신 19주에 두 개의 심장내막 관(endocardial tube)이 형성되면서 심장의 발생이 시작되고[1] 그 후 임신 4주에 생성된 원시 심장관(primitive heart tube) 안으로 들어가 융합된다.[1,2] 22일 정도가 지나면 심장 수축이 시작되고, 임신 24주에 혈류의 흐름이 시작된다.[1] 임신 8주의 끝 무렵에 심장은 약간 변형되어 성인 심장과 같이 완전히 발달된 구조로 변화하며 순환계의 기능적인 부분이 된다.[1] 태아의 순환은 폐에서 혈액에 산소를 공급하는 것이 아니고 모태와 태반의 순환에 의해서 혈액에 산소를 공급하는 것으로, 이것이 성인 순환과 다른 점이다.[2,3] 오른쪽과 왼쪽 동맥 사이의 타원형 구멍은 오른쪽에서 왼쪽 심방으로 혈액을 흐르게 하고, 또한 폐순환도 가능하게 한다. 그 후 혈액은 태아의 왼쪽 심실로 흐르고 상행 대동맥으로 흐르게 된다. 폐동맥과 대동맥 사이에서 열려져 있는 동맥 관들은 폐동맥을 통하여 폐와 하행 대동맥으로 직접 흐르게 된다.[2,3] 타원형 구멍은 신생아가 태어나서 처음 호흡을 하게 되면 닫히게 된다.[2] 그 후 대개 2~3개월 후에는 해부학적으로 완전하게 폐쇄된다.[3] 기능적으로 동맥관은 태어난 후 15~72시간 내에 닫히게 되고, 몇 주 후 완전하게 해부학적으로 폐쇄된다.[2,3]

폐가 형성되면 임신 4주 동안 폐의 발달이 시작되고, 26~28주에는 중요한 기관지 두 개로 나누어지게 된다.[4] 임신 5주에, 5개의 이차 기관지(왼쪽 2개와 오른쪽 3개)가 형성되어 가지가 나누어지게 되고, 이것은 후에 폐의 엽(lobe)으로 발달하게 된다. 임신 28주가 될 때까지 가지는 계속 나누어지게 된다. 첫 번째 원시 폐포(primitive alveoli) 또는 말단 주머니(terminal sacs)는 26~28주에 형성되기 시작하고, 호흡기의 혈관도 이 시기에 발달된다.[4,5] 폐포 세포는 임신 6주 말에 계면활성제를 생산한다.[5] 계면활성제는 지방단백이고 폐포가 확장될 수 있게 액체의 표면장력을 낮추게 한다. 계면활성제의 생산량은 점차 증가하면서 출생 2주 전에 최고가 된다.[5] 출생 전에는, 단지 2~7억 개의 폐포가 각각의 폐에 존재하지만 성인이 되면 폐포는 30~40억 개가 된다.[4] 폐포의 형성은 약 8세가 될 때까지 지속된다.[4,5]

신생아의 폐가 성인과 비교되는 것은 해부학적으로 확실하게 다른 점이 있기 때문이다.[3,6] 신생아의 기도 직경은 작다. 후두는 식도보다 높게 있어 코호흡은 필요하지 않고; 공기흐름의 저항은 증가되어 있고 폐포가 적으므로 표면 부위가 작다; 흉곽은 일차적으로 연골로 구성되어 있어 매우 불안정하고; 갈비뼈는 수평으로 정렬되어 있어 흉벽의 움직임의 효율을 낮게 한다; 그리고 가로막은 피로-저항 섬유들이 적다. 이러한 다른 점은 성인과 비교되는 것이며 호흡을 하는데 많은 힘을 필요로 하게 된다.

성인 심장과 폐의 해부학과 생리학은 패턴 A: 심혈관/

폐 질환의 중요 예방/위험감소; 패턴 C: 기도 청결장애와 관련된 환기, 호흡, 가스교환, 그리고 유산소 능력/지구력 손상; 그리고 패턴 E: 환기 펌프 장애 또는 부전과 관련된 환기와 호흡/가스교환 손상에서 설명하였다.

병태생리학 PATHOPHYSIOLOGY

조산아의 호흡부전 (RESPIRATORY FAILURE IN THE PRETERM NEONATE)

500~800 g보다 적은 몸무게로,[8] 25~28주의 태령에 조산하는 신생아[7]를 위하여 지난 20년 동안 건강관리의 진보가 있었다. 조산으로 태어난 신생아(37주 이하의 태령)는 신생아의 사망과 사망률을 감소시키기 위하여 신생아 집중관리시설(neonetal intensive care unit; NICU)에 입원하게 된다.[7] 이러한 신생아에서 관찰되는 병태생리학적 문제는 호흡계와 중추신경계[7-9]의 미성숙과 출생 시 체중[7,8](표 7-1)의 태령과 관련이 있다.[7-9] 무호흡, 서맥, 호흡곤란증후군, 그리고 폐기관지의 형장장애와 같은 조산아의 의학적 합병증은 아래에 설명하였다.

미국 소아학회는 "20초 또는 더 길게 호흡을 중지하거나 서맥, 청색증 또는 피부창백이 있다면" 무호흡이라고 정의하였다.[10] 무호흡은 세 가지 종류로 정의한다. 즉, 중심성 무호흡(central apnea)은 호흡 움직임과 공기 흐름이 멈추는 것이고, 폐쇄성 무호흡(obstructive apnea)은 지속적인 호흡 노력으로 공기흐름이 차단되는 것이고, 혼합성 무호흡(mixed apnea)은 중심성과 폐쇄성 무호흡이 혼합되어 나타나는 것이라고 정의하였다. 무호흡은 청색증과 $PO_2 < 40$ mmHg로 정의되는 저산소증을 유발시킬 수 있는 혈액의 산소공급에 영향을 줄 수 있다. Poets와 동료들[9]에 따르면, SaO_2가 80% 이하로 감소되는 심한 저산소증과 재발성 청색증은 공기흐름 또는 호흡 움직임의 중단 없이 조산아에게 나타날 수 있다고 하였다. Eichenwald와 동료들[11]은 24~28주에 태어난 신생아에서 무호흡과 서맥이 나타나고 36~38주 수태 후 연령(postconceptional age; PCA) 이상에서도 가끔 나타날 수 있다고 하였다. 그들은 34~35주 PCA보다 어린 신생아에서 심박동이 100 bpm이하 그리고 34~35주 수태 후 연령과 더 나이가 든 신생아에서는 80 bpm 이하를 서맥이라고 하였다. 대부분의 신생아에서, 무호흡과 서맥은 증상을 사라지게 할 중재가 필요하고, 그 후에는 무호흡과 서맥을 자가적으로 치유하는 것을 보이고, 그 후에는 무호흡 관찰 없이 서맥을 스스로 치유한다. 현재 대부분의 무호흡과 서맥을 분석한 결과 출생 시 태령과 관련이 있다는 것이 발견되었다.[11]

표 7-1 체중에 근거한 신생아 분류-KAJN-D'ANGELO와 UNANUEZ의 데이터

분류	*출생시 체중*
저체중(low birth weight: LBW)	1501~2500 g
초저체중(very low birth weight: VLBW)	1000~1500 g
극초저체중(extremely low birth weight: ELBW)	1000 g 이하

조산아의 또 다른 심각한 합병증은 호흡부전증후군(RDS) 또는 히알린 막 질환으로 신생아의 사망과 사망률의 주요 원인이 된다.[7,12] 이것의 발생률은 저체중으로 증가한다. 저체중의 약 $^1/_5$과 초저체중의 약 $^2/_3$는 RDS로 진단된다. 이러한 신생아에서 호흡부전은 폐와 다른 기관의 미성숙 그리고 계면활성제의 결함으로 유발된다.[7,12] 조산아에서, 폐포는 수적으로 부족하고, 또한 숨을 내쉬는 동안 허탈로부터 폐포를 보호하는 것이 필요하다.[12] 숨을 내쉬는 동안, 폐 용적은 감소되고, 표면장력은 증가하여 연속적으로 부적당한 환기/관류와 호흡부전에 의한 무기폐(atelectasis)가 유발된다. 게다가 저체온증, 청색증 그리고 저산소증과 같은 조산아의 다른 문제점들은 계면활성제의 합성을 감소시킬 수 있고 호흡의 기능장애를 유발시킬 수 있다.[12] As-Sanie와 동료들[13]은 34~36주 PCA 사이의 RDS와 관련이 있고 무호흡, 서맥, 폐렴을 포함한 사망률을 증가시키고, RDS를 제외한 조산아는 폐혈증을 예측할 수 있다고 하였다. 반대로 이러한 사망률은 NICU에서 입원 기간을 증가시키고 신생아 중재를 필요로 한다.[13]

기계 환기와 산소공급은 조산으로 태어난 신생아에서 RDS를 위한 중재에 사용되고, 폐 손상을 유발할 수 있고 신생아의 초기 호흡의 호흡 문제를 악화시킬 수 있다.[14-16] 기계 환기는 미성숙 폐의 폐포를 구조적으로 손상시킬 수 있고 폐부종, 염증, 그리고 섬유화를 유발시킬 있다.[14-16] 산소 독성과 기계적 손상은 폐기관지 이형성증(bronchopulmonary dysplasia; BPD)에서 합병증으로 나타날 수 있고, 조산아의 가장 일반적인 합병증 중 하나이다.[7,15-18] Northway와 동료들[17]은 1967년에 BPD를, 체중 1474 g 또는 그 이상의 체중으로 31주 태령 또는 그 이상 태령의 조산아에서 BPD를 처음으로 설명하였다. 심각한 RDS 후 이러한 상태를 발전시킨 사람이다.[15,17] 그 후에, BPD의 발생률도 증가한 만큼 조산아의 생존률이 증가하였지만,[15] 임상적인 상황이 바뀌었다.[15,16,18] 현재, 이러한 상태는 1200 g 이상 체중과 30주 이상 태령의 신생아에서는 거의 나타나지 않는다.[16] 대부분 신생아에서, BPD는 경한 ROS 또는 ROD 증상 없이 유발되고, 생후 첫 주에 이들은 산소공급을 위한 입원을 지속적으로 하지 않아도 된다.[15,16] 기도의 높은 압력과 높은 산소농도에 노출되어 있더라도, 처음에는 낮은 압력 환기와 최소 또는 산소공급을 필요로 하지 않는다.[15] 그러나 지연된 기계 환기 후에, 이러한 신생아들의 폐기능이 저하되고 호흡부전이 지속되면 산소공급과 환기를 증가시켜야 한다.[15] 이것은 사망률, 폐포와 폐의 혈관구조 발달을 중지시키고,[14-16,18] 출산 전 감염,[15,18] 염증,[15,16,18] 그리고 동맥관개존증(patent ductus arteriosus; PDA)과 관련이 있을 수 있다.[15] 같은 시기에, 산소독성과 기계적 외상은 BPD의 병인으로 지속되고, 더 심한 RDS가 있는 신생아는 질병에 걸릴 높은 위험을 가지고 있다.[15]

BPD의 새로운 임상적 과정은 이것의 정의가 변화되길 촉구하였다.[15,16] 이러한 상태의 진단적 기준은 12시간 이상 간헐적 양압 환기(intermittent positive pressure ventilation; IPPV)에 노출된 후 저체중 신생아의 흉부 방사선 사진에서 음영 부위가 확대되어 있고 28일 이상 산소 의존도가 있다는 것을 포함하여 1993년 Corcoran과 동료들[19]에 의해서 제안되었다. 국립 아동보건 인간발달협회(National Institute of Child health and human development; NICHHD), 국제 심장, 폐와 혈액협회(National Heart, lung and blood Institute; NHLBL), 그리고 희귀질환 연구소(Office of rare disease; ORD)로 구성된 연구회는 BPD의 새로운 정의와 진단 기준을 제공하였고 표 7-2에 설명하였다.[16,17] BPD에서 흉부 방사선 사진으로 진단하는 것의 불일치는 이러한 상태의 새로운 정의로부터 방사선 사진 판독을 제외하게 되었다.[16]

많은 저자들은[20-22] BPD가 있는 신생아에서 폐기능의 변화를 보고하였다. 이러한 변화는 공기흐름이 차단되고,[21] 기도 저항과 호흡을 위한 노력,[21] 폐 순응이 감소되고,[20-22] 저환기, 그리고 탄소 정체[21]가 증가되는 것이다. Robin과 동료들[20]은 BPD의 병력이 있는 28명의 신생아의 기본 폐기능을 측정하였다. 그들은 0.5초에서 강한 호기 용적의 감소와 호기 폐활량(vital capacity)이 25~75%와 75%에서 감소한 것을 확인하였다. 게다가, BOP 병력이 있는 신생아는 잔존용량이 증가하였고, 정상적인 신생아와 비교하여 전체 폐용량에서 잔존용량의 비율이 증가되었다.[20] Tortorolo와 동료들[22]은 호흡계 순응과 폐 저항을 계산하기 위하여 호흡 흐름, 전체 용량, 그리고 기도 저항 데이터를 사용하여 조산아에서 폐 역학을 측정하였다. 그들은 낮은 폐순응으로 환기하는 신생아가 높은 폐순응이 있는 신생아보다 유의하게 심한 BPD가 나타날 확률이 높다는 것을 확인하였다.[22]

미성숙한 폐에서 부정적인 효과인 산소공급은 조산아의 정상적인 혈관 발달과 관련이 있다.[23-25] 차례로, 이것은 조산아 망막증(retinopathy of prematurity; ROP)의 발전을 유발시킨다.[23,24] ROP는 두 과정으로 발전된다. 첫 번째 과정에서, 추가적인 산소공급은 혈관수축을 유발하여 저산소증을 일으키고 망막의 혈관 발달이 불완전한 신생아에서 망막의 혈관화를 중지시킨다. 두 번째 과정에서, 성숙한 신생아는 혈관이 발달되지 않은 망막의 신진대사 활동을 증가시키고 새로운 혈관이 빠르게 생성되면서 산소결핍이 유발된다.[23,24] 연속적으로, 실명을 일으킬 수 있는 망막 분리가 유발될 수 있다.[24]

ROP의 발생은 저태령과 저체중의 신생아에서 증가한다.[25] 이것은 BPD, 괴사성 전장염(enterocolitis), 그리고 뇌실 내 출혈(intraventricular hamorrage; IVH)[23]과 같이 다른 사망률과 관련이 있고 아이들에서 실명의 중요

표 7-2 폐기관지 이형성증의 분류: 진단기준

태령(gestational age)	< 32주	≥ 32주
평가의 시기	36주 PMA 또는 집으로 퇴원, 어느 쪽이든 우선	> 28일 그러나 < 생후 56일 또는 집으로 퇴원, 어느 쪽이든 우선
	*최소 28일 이상 동안 20% **이상**의 산소로 치료*	
경한 BPD	36주 PMA 또는 퇴원으로 정상 호흡, 어느 쪽이든 우선	생후 56일 또는 퇴원으로 정상호흡, 어느 쪽이든 우선
중한 BPD	36주 PMA 또는 퇴원에서 < 30%의 산소를 필요*, 어느 쪽이든 우선	생후 56일 또는 퇴원에서 < 30% 산소를 필요, 어느 쪽이든 우선
심한 BPD	36주 PMA 또는 퇴원에서 ≥ 30%의 산소 그리고/또는 양압(positive pressure) (PPV 또는 NCPAPP) 필요*, 어느 쪽이든 우선	생후 56일 또는 퇴원에서 ≥ 30% 산소 그리고/또는 양압(positive pressure) (PPV 또는 NCPAPP) 필요, 어느 쪽이든 우선

약어의 정의: BPD = 기관지폐 이형성증; NCPAPP = 코로 지속적인 기도 양압; PMA = 태령; PPV = 양압 환기

* 생리적 검사는 평가시기에 산소필요를 확인하는 것이다. 이 평가로 산소포화범위를 알 수 있다. BPD는 일반적으로 호흡부전증후군인 호흡부전을 위해 대개 산소와 양압 환기로 치료되는 신생아에서 나타난다. 호흡질환 (빈호흡, 수축력, 수포음)의 임상적 양상은 BPD가 광범위하게 있고 BPD의 심각성에서 설명하였듯이 진단적 기준에 포함되지 않는다. 신생아 호흡질환 (예, 중추성 무호흡 또는 횡격막 마비)에 대해 산소 > 21% 그리고 또는 양압으로 치료하는 신생아는 BPD가 없음에도 불구하고 실질성 폐질환으로 발전할 수 있고 호흡부전의 양상이 나타날 수 있다. 산소 > 21%로 치료는 하루에 12시간 이상을 > 21% 산소를 공급받는 것이 평균이다. 36주 PMA, 또는 생후 56일에 EH는 퇴원한 후 > 21% 산소 그리고 또는 양압으로 치료하는 것은 "급성"인가를 생각하여야 하지만, 36주 PMA 또는 생후 56일 또는 퇴원 후에 며칠동안 매일 치료하는 것이 오히려 더 좋을 수 있다 (인용 출처: Jobe AH, Banclari E. Bronchopulmonary dysplasia. Am J Respir Crit Care Med. 2001;163:1723-1729. Official Journal of the Americal Thoracic Society).

한 원인 중의 하나라고 생각한다.[23,24] York와 동료들[24]은 231명 신생아의 역추적 연구를 수행하였고, 동맥 용존산소 분압의 변동이 초저체중 신생아에서 ROP의 위험을 증가시킬 수 있다는 것을 발견하였다. 게다가, Kim과 동료들은[25] 무호흡, 계면활성제 치료, 그리고 장기적인 환기장치 사용은 ROP의 위험 인자에 확실하게 영향을 줄 수 있다고 하였다.

배아바탕질 뇌실내 출혈(germinal matrix-intraventricular hemorrhage; GM-IVH)은 배아바탕질의 혈관 미성숙과 관련된 조산아의 또 다른 특징적인 합병증이다.[7,26] ROP와 함께, 이것은 저체중과 저태령의 신생아에서 유병률이 증가한다. Volpe[26]는 초음파 영상을 이용한 GM-IVH 심각성의 등급을 설명하였다. I 등급은 가벼운 뇌실 내 출혈이 있거나 또는 없는 배아바탕질 출혈이다. Ⅱ 등급은 뇌실부위의 10~50% 정도 IVH가 있는 상태이고, Ⅲ 등급은 뇌실확장과 함께 뇌실 부위의 50% 이상에서 IVH가 있는 상태이다.[26] 또 다른 저자들이 Ⅳ 등급으로 설명한 것 대신에,[7] Volpe는 초음파 스캔에서 뇌실주위 음영으로 진단하는 뇌실주위 출혈성 경색에 의한 IVH 합병증으로 범주를 분류하였다.[26]

IVH의 병인은 복합적이고 동요하는 뇌 혈액흐름; 뇌정맥압 증가;[26] 동맥압과 혈액 흐름의 증가; RDS와 같은 호흡장애;[26] 그리고 혈소판과 응고 장애[7,26]를 포함한다. 정상아에서 IVH의 병인은 태변 흡입으로 유발되는 것과 같은 산소결핍성 허혈과 관련이 있는 뇌 혈액흐름의 감소가 중요한 요인이 될 수 있다.[26]

주의: IVH의 심각성의 정도에 따라, 호흡부전이 있는 신생아의 물리치료는 신경근 패턴 C: 중추신경계의 비점진적 손상과 관련된 운동기능과 감각통합 손상-선천성 발생 또는 유아와 청소년에서 발생과 같은 패턴 G와 부가적인 패턴에서 분류를 통하여 관리되는 것에 따라 결정될 수 있다.

정상 신생아에서 호흡부전 (RESPIRATORY FAILURE IN THE FULL-TERM NEONATE)

호흡부전은 조산아에서만 발생되는 것은 아니며 정상 신생아에서도 발생할 수 있다. 이것은 양수에 있는 태변(meconium-stained amniotic fluid; MSAF)을 통한 태변 흡입으로 유발될 수 있으며 분만의 약 5%에서 나타난다.[28,29] 분만 시, MSAF는 10~15% 임산부에서 나타난다.[28] 태변흡입증후군(meconium aspiration syndrome; MAS)은 호흡 곤란의 유형이고 MSAF를 통하여 태어난 신생아에서 볼 수 있고 이것의 증상에 또 다른 설명은 없다.[29] MAS는 장기간 호흡 후유증과 관련이 있다. 게다가, 이러한 상태가 있는 신생아는 신생아 발작과 만성 발작질환으로 발전될 수 있다. 모든 조산기 사망의 5%는 태변 흡입과 관련이 있다.[29]

MAS의 병태생리학은 복합적이다.[28,29] 태변 흡입은 출생 후 첫 호흡으로 유발되거나 탯줄을 잡고 자궁에 있을 때 유발될 수 있다.[28,29] 흡입은 대개 불안전한 기도의 기계적 차단으로 나타나고, 흡기가 가능하지만 호기하는 동안 태변으로 공기 트래핑(trapping)에 의해서 나타날 때, "ball-valve" 현상이 유발된다.[28,29] 이것은 기능적 잔존용량, 호기시 폐저항, 그리고 전후 흉부직경의 증가에 의한 폐 기능에 영향을 줄 수 있다.[29] 작은 기도는 완전하게 폐쇄될 수 있고, 이것은 폐확장부전(atelectasis)과 부적당한 환기-관류를 유발시킨다. 기도와 근접한 부위는 부분적 폐쇄로 인하여 과도하게 확장되어, 기흉(pneumothorax)으로 될 수 있다. 폐확장부전, 기흉과 폐의 과확장은 MAS에서 공통적인 방사선 사진의 진단이다.[29]

흡입으로 인한 폐에 심한 염증 반응(폐렴)은 태변에 포함된 화학주성 사이토카인으로 유발된다.[29] 다형핵 백혈구(polymorphonuclear leukocyte)와 대식세포는 폐의 실질조직과 기도를 침윤시키고 폐에 국소 손상을 유발시킨다. 이러한 손상은 유리질 막을 형성하게 하고 폐출혈과 혈관 괴사를 유발시킬 수 있다.[29] 담즙산염과 같은 태변의 대부분의 구성성분은 폐 조직과 혈관에 독성을 일으킬 수 있다.[28] 흡수된 태변에 지방산과 단백질은 계면활성제의 기능을 억제하고 폐확장부전, 저환기와 감소된 폐순응과 같은 MAS의 증상을 악화시킬 수 있다.[29]

주의: 연약하고 생리적, 행동학적으로 민감한 신생아를 위한 관리의 조항과 관련된 높은 위험은 심도있게 고려하여야 하고, 특별한 곳에서 실습하여야 한다.[30] 규칙적 훈련은 NICU에서 일하는 물리치료사에게 권유한다.[30]

영상 IMAGING

신생아 폐질환 (NEONATAL LUNG DISEASE)

신생아의 폐질환의 심각성을 평가하는데 사용되는 모든 방법은 폐 농도 측정이다.

- ◆ 명백한 방사선 사진 필름: 신생아의 폐에서 불투명한 위치와 포낭이 있고 "거품이 있는" 부위를 확인하기 위하여 방사선을 사용한다.[31,32]
  - ● 이러한 진단은 6점 척도로 점수화하며 다음과 같이 보고 되었다.
    - ▪ BPD 진단[31]
      - ▸ Moya와 동료들[31]은 BPD의 진단에 사용할 때 이러한 방법의 평가자간 신뢰도는 "신뢰할 수 없이 낮은" 것이라고 보고하였다.
      - ▸ BPD에서 흉부 방사선 사진의 판단이 일관성이 없다는 보고로 이러한 상태의 새로운 정의에서 방사선 사진 판독이 제외되게 되었다.[16]
    - ▪ 고 위험 신생아를 예측하는 것은 이러한 질환으로 발전될 수 있다는 것이다.[32]
      - ▸ Clark와 동료들[32]은 조산으로 태어난 신생아의 BPD 발전을 예측하기 위하여 9~16일에 흉부 방사선 사진을 성공적으로 사용하였다.
- ◆ 초음파 영상사진(ultrasonography; US): 초음파 파장은 손상이 되지 않은 폐 부위와 신생아의 손상된 폐에서 과도한 음영 부위를 확인하기 위하여 사용한다.[33] 이러한 US는 유기질 막 질병을 확인할 수 있다. US는 BPD의 발전을 예측하는데 사용될 수 있다.[33]
- ◆ 고해상도 컴퓨터영상(high resolution computed tomography; HRCT): 확실한 폐확장부전, 폐조직 경

화, 기관지 벽의 두께 증가, 낭 형성, 그리고 BPD가 있는 신생아의 폐에서 보이는 다른 비정상적인 변화가 있는 실질조직의 확인하기 위하여 방사선 광선을 조사하여 흡수되는 폐 영상[34]의 차이를 컴퓨터로 분석한다..[35]

배아바탕질 뇌실내 출혈 (GERMINAL MATRIX-INTRAVENTRICULAR HEMORRHAGE)

신생아에서 GM-IVH를 평가하기 위하여 사용되는 모든 방법들은 출혈의 범위와 부위를 확인하기 위하여 측정한다.

- ◆ US
  - 출혈의 심각성을 효과적으로 보여준다(Volpe[26]가 제안한 등급체계를 설명하기 위한 병태생리학을 참고하라).
  - 연속적인 US 스캔은 처음 출혈의 시간을 확인하는데 사용될 수 있다.[26]
- ◆ CT 스캔
  - 출혈의 심각성과 부위를 확인하지만 US보다 비싸고 방사선이 조산아에게 노출된다.[26]
  - 뇌 실질 조직의 비정상, 후방 와 병변, 그리고 경막하 출혈과 같은 IVH 합병증 부위를 확인하는데 사용된다.[26]
- ◆ MRI
  - 처음 출혈이 있은 며칠 후 IVH를 확인하는데 유용하다.[26]
  - 비싸고 모니터 장비의 금속부분의 사용이 금지된다.[26]
- ◆ PET
  - 뇌실주위 출혈성 경색을 측정하는데 사용된다.[26]

약리학 PHARMACOLOGY

다음은 호흡부전과 이와 관련된 문제점이 있는 신생아 환자의 관리에 사용되는 약리학적 요인들이다.

- ◆ 조산아의 무호흡과 빈맥 관리
  - 메틸락틴스(Methylaxanthines): 테오필린(1-3 디메틸락틴)과 카페인(1-3-7 트리메틸락틴)[36,37]
    - ▪ 호흡중추의 출력이 증가되어 중추신경계가 자극되고, 따라서 환기가 증진된다.
    - ▪ CO_2 화학수용기의 민감도 증가
    - ▪ 신진대사성 항상성 증가
    - ▪ 호흡근육의 수축성 증진[36,37]
    - ▪ 카테콜아민(catecholamine)반응 증가[36]
    - ▪ 산소결핍 상황 감소[37]
    - ▪ 카페인은 테오필린보다 중추신경계와 호흡계를 자극하는데 더 효과적이라는 보고가 있다.[36,37] 부작용은 적고 과민성, 경기가 있을 수 있고, 위장관 문제와 심계항진은 거의 없다.[37]
    - ▪ 테오필린은 심계항진, 과민성, 음식섭취 곤란,[36,37] 고혈당증, 전해질 불균형과 발작과 같은 부작용이 나타날 확률이 높다.[37]
  - 도작프렘(Doxapram) (피로리디논의 유도물질)
    - ▪ 호흡계 자극
    - ▪ 메틸락틴이 무호흡에 충분한 효과가 없을 때, 테오필린과 함께 사용하거나 단독적으로 사용한다.[37]
    - ▪ 부작용은 심각할 수 있고 테오필린과 유사할 수 있다.[36,37]
- ◆ 신생아의 폐질환과 RDS 관리
  - 조산의 위험이 있는 여성은 출산 전 코티코스테로이드 복용[38,39]
    - ▪ 베타메타존은 태아 성숙을 유도하는 코티코스테로이드 약물로 가장 많이 권유한다.[38]
    - ▪ 출산 전 코티코스테로이드의 단독 진행이 약물을 복용한 후 7일 이상 태어난 신생아에서는 효과가 없기 때문에 거듭된 복용을 할 수 있다.[39]
    - ▪ 산모에서의 효과
      - ▸ Crowther와 Harding[39]은 코티코스테로이드의 거듭된 복용이 산모에게 유해하거나 효과가 있다는 증거를 발견하였다고 보고하였다.
    - ▪ 조산아에서의 효과

- ▶ 1초에 Apgar 점수가 유의하게 증가[38]
- ▶ 19~50% 정도 RDS 발생율 감소[38]
- ▶ 사망률 감소[38,39]
- ▶ IVH의 위험 감소[38,39]
- ▶ 계면활성제 치료의 필요성 감소[39]
- ▶ 신생아 관리와 관련된 입원기간과 비용 감소
- ▶ 다른 효과와 위험에 대한 불충분한 증거
- ▶ 신경발달 상태에서 신생아의 결과를 관찰할 수 있는 데이터 없음[39]

- RDS를 위한 계면활성제 치료
  - 계면활성제의 유형[40]
    - ▶ 합성 계면활성제
      - ○ 단백질 없는
        - ○ 합성/재조합 단백질이 있는
    - ▶ 동물-추출 계면활성제
      - ○ 손상되지 않은 폐에서 세척된
      - ○ 잘게 썰어진 폐에서 추출된
    - ▶ 인간 계면활성제
      - ○ 양수에서 추출된[40]
  - 조산아에서 계면활성제 치료의 효과[40-43]
    - ▶ 신생아 사망률 감소[40-43]
    - ▶ 만성 폐질환의 발생에서 확실한 효과없음[40,41]
    - ▶ 가스교환 증가[42]
    - ▶ SaO_2 증가
    - ▶ 평균 기도 압력 감소
    - ▶ 기흉과 세포 간질성 폐기종의 발생 감소
    - ▶ 기능적 잔존량 증가[42]
    - ▶ 생후 16~180분과 비교하여 15분 내에 복용하였다면[43]
      - ○ RDS, 세포 간질성 폐기종, 그리고 뇌실주위 백질연화증(periventricular leukomalacia) 발생 감소
      - ○ 최대 흡기압을 위한 환기장치의 압력 저하
      - ○ 산소 투여의 기간 단축[43]
  - MAS가 있는 정상아에서 계면활성제 치료의 효과[44]
    - ▶ 전체 사망률에서 효과 없다.
    - ▶ 호흡기 질환의 심각성 감소
    - ▶ 체외의 막 산화(extracorporeal membrane oxygenation: ECMO)를 필요로 하는 신생아의 수 감소[44]

사례 연구 #1:
신생아 호흡부전
Neonatal Respiratory Distress

Maria Lopez는 1주된(29주 PCA) 여아이고, 쌍둥이로 체중이 750 g으로 28주 태령에 태어나 NICU에 입원하였다.

신생아 물리치료를 위한 결정 알고리즘은 신생아 집중관리시설에서 *물리치료사를 위한 실습가이드*[30]를 참고하였고 이러한 환자의 물리치료 관리를 설명하는 데 사용되어질 것이다.

물리치료사 검진 PHYSICAL THERAPIST EXAMINATION

병력 (HISTORY)

병력은 Maria의 엄마인 Lopez 부인, Maria의 간호사와 일차 관리팀의 또 다른 의료인으로부터 제공받은 첫 정보이다. 병력은 임상 검사의 나머지 지침에 도움을 주는 초기 가설의 형태를 물리치료사가 가능하게 하는 것과 같이 임상 결정 과정에서 중요한 첫 번째 단계이다. Lopez 부인과 간호사와의 면담 그리고 태아기 때 걱정을 판단하고, 일차 관리 팀과 가족이 문제 목록을 모으고, 검사 전략을 체계화하기 위하여 사용되는 일차 관리팀으로부터 또 다른 정보를 재검토한다.[30] 물리치료사는 신생아의 문제 목록을 수집하고 검사 절차를 계획하기 위해서 환자와 간병인을 관찰할 수 있다. 더 많은 검사는 치료사의 문제 목록을 제시하기 위하여 수행하여야 한다. 문제 목록을 통합하고 재확인 한 후, 물리치료사는 중재의 목적을 세우고 물리치료 중재계획을 개발한다(그림 7-1과 7-2).[30]

- 일반적인 인구학: Maria는 1주(29주 PCA)된 히스파닉계 여자 아이이다.
- 사회적 병력: Maria의 아빠는 26세, 엄마는 24세이다. Lopez 부인은 첫임신이다. Maria의 쌍둥이 언니도 NICU에 입원하고 있다. Lopez 부인은 매일 거의 모든 시간을 NICU에서 보내고 있다. 그녀의 남편은 밤으로 일을 옮겨 오후에 아이들을 볼 수 있게 됐다. 부모는 영어로 말을 할 수 있지만 복잡한 의학문제를 이야기할 때에는 통역이 필요하다. Lopez 부인은 결혼하여 근처에 살고 있는 쌍둥이 언니가 있다. 두 부모는 가족이 멕시코에 있고 미국에 또 다른 가족은 없다.
- 고용/일: Maria의 아빠는 공장 근로자이며, 엄마는 주부이다.
- 생활 환경: Maria의 부모는 방 하나에서 엘리베이터가 있고 방 두 개가 있는 아파트의 2층으로 이사하였다.
- 일반적인 건강 상태
  - Maria는 현재 조산과 호흡부전으로 NICU에 입원하고 있다.
  - 부모는 모두 건강한 상태이다.
- 사회/건강 습관: Maria의 아버지는 담배를 피우지만 "집안에서는 금연"하는 상태이다.
- 가족력: 부모 모두 조산으로 태어났거나 발달적 문제를 가진 가족력은 없다.
- 의학/외과적 병력: Lopez 부인은 임신기간 동안 자주 구토가 있었고 27주에 조산으로 인하여 병원에 입원하였다. 코티코스테로이드는 산모가 조산 전에 복용하였다. Maria와 그녀의 쌍둥이 언니는 28주 태령에 자연분만으로 출산하였다. Maria의 출생 시 체중은 750 g이었다. 아이의 Apgar 점수는 1과 5분에 3과 7이었다. 출생 후, 신생아는 인큐베이터에 있고 분만실에서 계면활성제를 복용하고 호흡부전으로 인하여 산소를 공급 받고 있다. 신생아는 NICU에 옮겨졌고, 산소를 공급하는 PEEP 환기장치가 놓여있다. Maria는 조산아의 무호흡과 빈맥, 방사선 사진과 출생전 폐혈증에 의한 경한 RDS로 진단되었다.
- 이전 입원: 없음
- 이전에 존재하는 의학적 그리고 다른 건강과 관련된 상태: Lopez 부인은 출산 전 관리를 받았고, 출산 전 받은 자궁 US 검사는 모두 정상이었다.
- 현재 상태/주호소: Lopez 부인은 그녀의 딸이 "너무 작기 때문에" 만지기를 두려워하는 상태이며, 그녀가 아이를 만진다면 "부러져 버릴 것만 같다"는 두려움이 있다; 그녀 언니의 아들이 태어났을 때보다 "더 작고 가냘프다고" 생각한다. 그녀는 아이들이 많은 시간동안 격리되어 있기 때문에 아이들은 정상으로 될 수 없다고 걱정하고 있다.
- 기능적 상태와 활동 수준: Maria는 현재 낮은 산소공급을 하는 저압 환기장치와 관찰장비에 격리되어 있다. 아이는 비위장관(nasogastric; NG) 튜브로 음식을 공급받고 아이의 오른쪽 전완에는 IV 선이 있다. Maria의 간호사는 신생아를 규칙적인 핸들링하는 동안 가끔 일시적 빈맥이 있고 대부분은 동작이 둔한 상태라고 보고하였다.
- 약물: 출산 전 폐혈증 치료는 항생제, 조산의 무호흡과 빈맥 치료는 카페인으로 IV로 공급받고, 그리고 계면활성제는 반복적으로 공급받는다.
- 다른 임상적 검사: US 검사는 출산 후 수행하여 IVH가 음성이라고 하였다.

시스템 재검토 (SYSTEMS REVIEW)

시스템 재검토는 신생아 물리치료를 위한 결정 알고리즘 후에 물리치료사가 IPL을 수집하고 더 나은 검사 절차를 계획하기 위하여 신생아와 보호자의 관찰에 의하여 수행된다(그림 7-1 참고).[30]

- 심혈관/ 폐
  - 혈압(BP): 55/28 mmHg
  - 부종: 없음
  - 심박수(HR): 140 bpm
    - 간호사가 기저귀를 교환하는 동안 HR이 105 bpm을 감소되는 것을 관찰하였으나 이러한 현상은 신생아가 위치를 바꾸게 되면 자연스럽

게 회복된다.
- 호흡수(RR): 50 bpm

◆ 외피계
- 반흔 형성 상태: 없음
- 피부색: 붉은 빛을 띤 분홍색
- 피부 상태:
  - 환자의 피부는 건조하다.
  - 얼굴에 NG 튜브를 테이프로 부착한 부위는 붉다.
  - 왼쪽 발꿈치에 붉은 "점"이 있다 (혈액을 빼낸 부위).
  - IV는 오른쪽 아래팔(전완)에 테이프로 붙였다.

◆ 근골격계
- 전체적인 관절가동범위:
  - 바로 누운 자세에서 무릎을 편 상태에서 양측의 과도한 엉덩관절 벌림과 가쪽돌림 확인
  - 상지는 팔꿉관절을 편 상태에서 가동범위가 크게 벌림(간호사가 신생아의 자세를 규칙적으로 변화시키는 동안 관찰)
- 전체적인 근력:
  - 최소 신생아 움직임 확인
  - 상호적인 발차기 또는 손을 입으로 가져가는 동작은 관찰되지 않음
- 전체적인 대칭: 신생아는 머리를 젖힘 상태에서 오른쪽으로(환기장치 쪽으로) 유지하려는 경향이 있다.
- 키: 13.39"(34 cm)
- 몸무게: 1.17 lbs(770 g)

◆ 신경근계
- 균형: 없음
- 보행, 이동 그리고 변화: 예상하였듯이, 신생아는 자세변화를 보호자에 완전하게 의존하고 있다.

◆ 의사소통, 감정, 인지, 언어, 학습 유형
- 의사소통, 감정, 인지: Maria는 기저귀를 교환하는 동안에는 눈을 뜨고 있지만 보호자의 얼굴에 초점을 맞추지 못하고 자세를 다시 회복한 상태에서는 빛을 수면 상태로 빠르게 변화시킨다.
- 선호하는 학습: 없음

검사와 측정 (TESTS AND MEASURES)

이 환자는 병력과 시스템 재검토의 결과에 따라 특수검사와 측정을 선택한다. Maria의 부모는 이 검사를 수행하는 동안 함께 있었고, 모든 절차와 결과는 통역을 통하여 설명하였다.

◆ 각성, 집중, 그리고 인식
- 신생아의 행동상태는 조산아와 정상아의 신경학적 평가(Neurological Assessment of the Preterm and Full-Term Newborn Infant)[45]를 위하여 권유하는 전체 검사로 관찰하여 기록하였다(아래 신경근 발달과 감각통합 참고).
- 지남력과 행동도 이 검사의 한 부분으로 평가한다 (아래 신경근 발달과 감각통합 참고).[45]

◆ 순환
- 신생아의 생체 징후는 관찰 장비 판독을 사용하여 주의깊게 관찰한다.
- 생체 징후는 정상범주 내에 있다.
  - 보조 시설에서 심박동수와 SaO_2 감소가 있는지 관찰한다.

◆ 신경운동 발달과 감각통합
- 조산아와 정상아의 신경학적 평가는 다음과 같은 이유로 선택한다;
  - 신경학적 측정도구는 40주 PCA의 생후 첫날로부터 조산아에 사용한다.
  - 이 검사를 평가하기 위해서는 15~20분 정도 필요하다.
  - 신생아가 전 항목을 수행할 수 없다면 검사는 짧게 수행할 수 있다.[45]
- 신생아의 행동 상태는 Dubowitz와 동료들[45]이 권유한 Brazelton 척도[46]의 6가지 분류를 사용하여 검사를 관찰하고 기록한다;
  - 단계 1: 깊은 수면[46]
  - 단계 2: 가벼운 수면
  - 단계 3: 졸린 듯한
  - 단계 4: 정적인 경계
  - 단계 5: 활동적인 경계

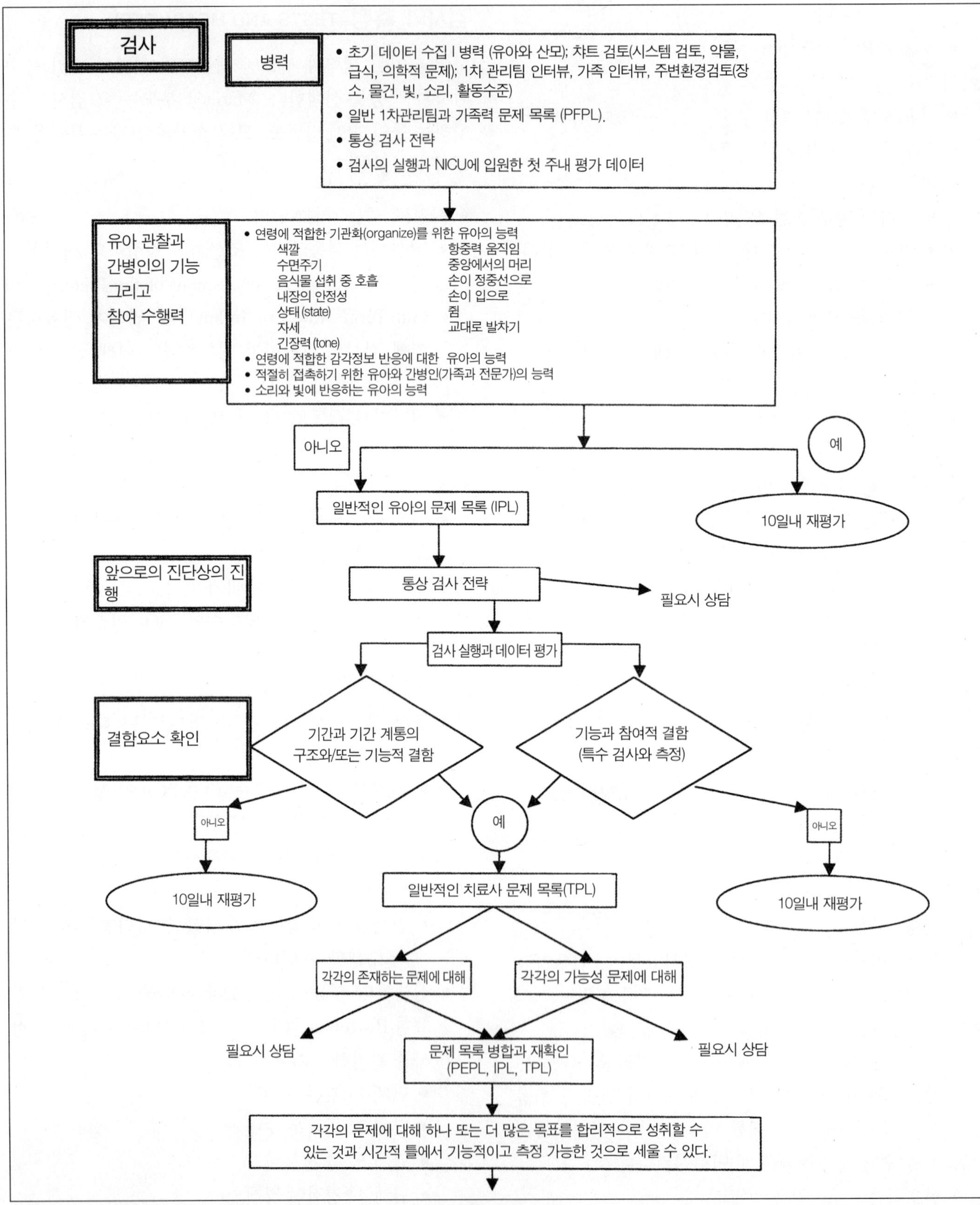

그림 7-1. 신생아 물리치료에 대한 검사 결정 확립의 알고리즘. (출처: Sweemey JK, Heriza CB, Reilly MA, Smith C, VanSant AF. Practice guidelines for the physical therapist in the Neonatal Intensive Care Unit (NICU). *Pediart Phys Ther*. 1999;11:119-132.)

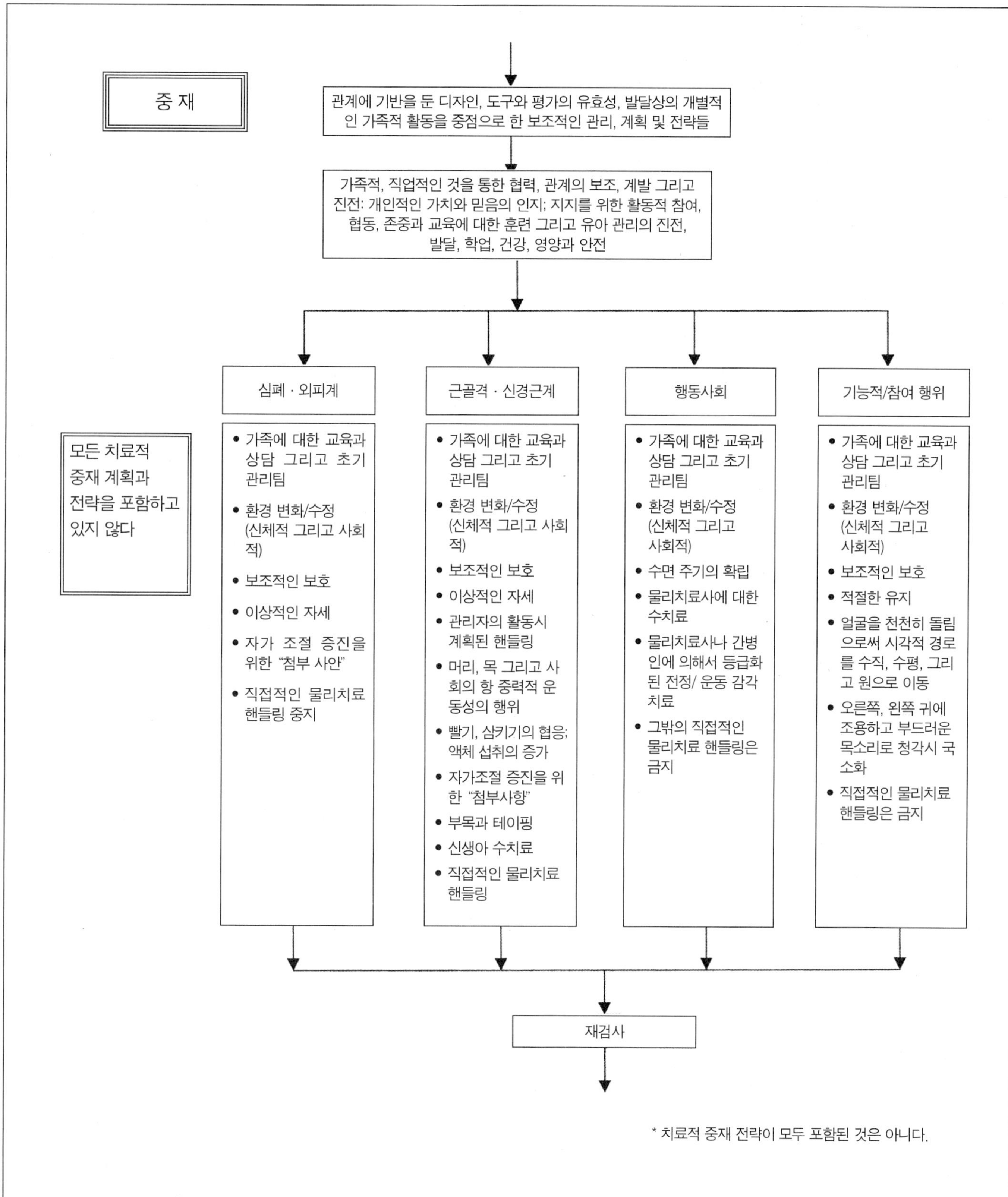

그림 7-2. 신생아 물리치료에 대한 중재 결정 확립의 알고리즘. (출처: Sweemey JK, Heriza CB, Reilly MA, Smith C, VanSant AF. Practice guidelines for the physical therapist in the Neonatal Intensive Care Unit (NICU). *Pediart Phys Ther*. 1999;11:119-132.)

- 단계 6: 울음[46]
- 검사는 신생아의 좋지 않은 체온조절 때문에 격리된 곳에서 수행하며 간호사가 수행할 것을 권유하며, 목록은 아래에 설명된 것에 따라 한다.[45]
  - 자세와 긴장도
    - 바로누운자세에서, 신생아는 상지를 펴고 양 무릎을 약간 구부리고, 엉덩관절 벌림과 가쪽 돌림이 되게 한다.
    - 대부분의 시간에 손과 발은 편다.
    - 팔 또는 다리를 당기면 저항을 느낄 수 없고 팔과 다리의 반동은 적다.
    - 오금각 ROM은 양측이 180°이다.
    - 지지하여 앉은 상태에서, 신생아는 머리를 젖힘 또는 과다굽힘상태에서 중력에 대항하여 들지 못한다.
    - 이 부분의 검사를 수행하는 동안, 신생아는 지지하여 앉은 상태에서 물리치료사가 자세를 변화시킬 때까지 가벼운 수면상태에 있다.
    - 머리가 젖힘 상태에서 머리조절의 검사를 수행할 때, Maria는 HR이 135에서 108로 낮아졌고 SaO_2는 99%에서 91%로 감소되었다.
    - 바로 누운 자세로 자세를 다시 변환할 때, HR은 다시 정상으로 상승하였다.
    - 결과적으로, 검사에서 이 부분에 대한 많은 항목들을 다 수행하지 못하였다.
  - 근긴장도 유형
    - 신생아는 상지와 하지의 모든 근육에 낮은 긴장도를 보였다.
  - 반사
    - 위치와 모로 반사는 일시적인 빈맥으로 인하여 자세 변화를 할 수 없어 이 검사는 제외한다.
    - 손바닥과 발바닥 잡기 반사는 나타나지만 약하다.
    - 신생아는 빨기가 불규칙적이고 약하다.
    - 아이는 왼쪽 발에 3번 간헐적 경련이 있었다.
    - 오른쪽에는 발목 간헐성 경련 반응이 없었다.
  - 움직임
    - 졸린 듯한 상태일 때, Maria는 단지 펴고 짧은 분리 움직임이 나타난다.
    - 엎드린 상태에서 머리를 중력에 대항하여 들어 올릴 수 있는 능력은 없다.
  - 비정상 징후/유형
    - 비정상적인 징후는 없다.
    - 진전(tremor)은 관찰되지 않는다.
    - 갑작스런 소음에 깜짝 놀라는 반응은 관찰된다.
  - 지남력과 행동
    - 졸린 듯한 상태에서, 신생아는 눈을 부분적으로 뜨고 있다.
    - 소리에 지남력은 없고, 단지 덜컹거리는 소리에 깜짝 놀라는 반응은 관찰된다.
    - Maria는 시각 자극에 초점을 맞추지 못한다.
    - 검사하는 동안 조용하며 울지 않는다; 그러므로 진정시킬 필요는 없었다.

◆ 환기와 호흡/가스 교환

- 신생아의 생체 징후는 관찰 장비 판독을 사용하여 주의 깊게 관찰한다.
- HR
  - 135 bpm
  - 위에서 설명하였듯이 SaO_2가 감소하면 HR이 108로 감소된 것이 관찰되었다.
- 호흡 생체 징후는 정상범주 내에 있다.
- SaO_2
  - 99%
  - 위에서 설명하였듯이 HR이 감소하면 SaO_2가 91%로 감소되는 것이 관찰되었다.

평가 EVALUATION

Maria는 조산아이며 호흡부전으로 인하여 NICU에 입원하고 있는 여자 아이다. Maria는 조산의 무호흡과 빈맥, 경한 RDS, 그리고 출산 전 폐혈증을 진단받았다. 아이는 현재 낮은 산소공급을 하는 저압 기계적 환기를 하고 있다. 아이의 호흡상태는 주산기 감염과 혼합되어 있고, 과다한 저체중, 그리고 BPD, ROP, 발달 지연으로 발전시키는 위험이 있는 저 태령 출산이다. 아이의 검사 결과에 따르면, 근력은 1) HR이 감소하고 자세를 다시 회복시키면 정상적으로 회복되지만 15분 동안 기본 검사를 견디는 능력이 있다; 2) 비정상적 징후, 자세, 또는 움직임 유형은 관찰되지 않고; 3) 청각 자극에 적절하게 반응하고; 4) 울지 않으며 진정이 필요하지 않고; 5) 아이의 발달에 도움을 주는 학습 중재 전략에 부모가 관심을 가지고 있다.

PFPL은 다음을 포함한다;

- ELBW
- 보조 환기와 O_2 공급 필요
- NG 음식공급 필요
- 긴밀한 관계
- 규칙적인 핸들링동안 빈맥
- 과도한 수면

IPL은 다음을 포함한다;

- 바로 누운 자세에서 엉덩관절 벌림과 가쪽돌림된 상태에서 상지와 하지의 과도한 폄 ROM
- 목의 젖힘과 비대칭성 머리 자세
- 규칙적인 핸들링동안 일시적 빈맥
- 무기력

신경운동 검사의 결과에 따른 TPL은 다음을 포함한다;[30]

- 28주 PCA 또는 적은 연령에 전체적으로 저긴장
- 신생아 PCA의 모든 사지에서 과도한 폄
- 신생아 PCA의 좋지 않은 머리 조절
- 핸들링 동안 지나친 졸림
- 시각 자극에 반응 감소
- 약하고 불규칙적인 빨기
- 지지하고 앉은 자세에서 일시적인 HR 감소

문제 목록은 PFPL, IPL, 그리고 TPL을 통합하고 재확인하여 나타난 것으로 다음과 같다;

- NG 음식공급은 필요하고 빨기가 약하고 불규칙하다.
- PCA를 위한 사지 폄 ROM과 과도한 저긴장도
- 바로 누운 자세에서 목이 젖힘된 상태로 비대칭적 자세
- PCA를 통한 부족한 머리 조절
- 신체 전반에 근육 약화
- 지나친 졸음과 변화에 빠르고 민첩 상태의 장애
- 아이의 행동상태와 관련될 수 있는 시각적 자극에 반응 감소
- 지지하고 앉은 상태에서 HR과 SaO_2 일시적인 감소 경향
- 신생아와 부모가 긴밀한 관계를 갖기 어렵다.

진단 DIAGNOSIS

Maria는 조산으로 태어난 신생아이고, ELBW가 있고, 호흡부전이 있다. 아이는 각성, 집중 그리고 인식: 순환, 신경운동 발달과 감각통합: 그리고 환기와 호흡/가스 교환에서 손상이 있다. 이러한 결과는 패턴 G: 신생아에서 호흡부전과 관련된 환기, 호흡/가스교환 그리고 유산소 능력/지구력의 손상에서 설명한 것과 일치한다.[47] Maria의 손상은 재확인된 문제 목록에서 관리의 계획과 예후를 결정할 수 있을 것이다.

예후와 치료계획 PROGNOSIS AND PLAN OF CARE

물리치료 검사와 평가에 근거하여, 다음과 같은 결과는 관리를 하는 동안 Maria가 성취하여야 하는 것에 따라 결정한 것이다(그림 7-3); [30]

- 신생아는 PCA의 적절한 발달 단계에 있다.
- 신생아는 젖을 먹는다.
- 신생아의 수면/깨는 주기는 잘 형성된다.
- 신생아의 가족은 집에서 아이를 돌볼 준비가 되어 있다.
- 신생아와 아이 가족은 병원에서 공동체로써 성공적으로 변화를 준다.[30]

이러한 결과를 성취하기 위하여, 이 환자를 위한 적절한 중재를 결정한다. 이러한 중재에는 협응, 의사소통 그리고 기록; 환자/고객 관련 교육; 발달적 지지관리; 치료적 운동; 보호자를 위한 기능 훈련과 가정관리 훈련;

도수치료기술; 그리고 기도청결 기술이 포함된다.

진단과 예후에 근거하여, 6~12주 코스 이상, 관리의 많은 일들은 적절한 환기와 호흡/가스 교환, 그리고 유산소 능력/지구력 그리고 연령에 적절한 기능의 높은 수준이 필요할 수 있다. 관리하는 동안, Maria는 22~33주 이상 일주일에 2-3회 물리치료를 받을 것이다.

중재 INTERVENTION

선택된 중재에 대한 근거 (RATIONALE FOR SELECTED INTERVENTIONS)

발달적 지지관리 (Developmentally supportive care)

신생아 중재 관리를 위한 발달적 지지 접근은 신생아 개인 발달관리와 평가 프로그램(Newborn Individualized Developmental Care and Assessment Program; NIDCAP)[48]과 연계하여 발달관리를 위한 임상적 계획을 개발하는 것이다. 이러한 접근은 신생아 자신이 조절할 수 있는 전략들과 스트레스 행동을 보호자가 관찰하는 것에 근거하여 디자인 된 관리라고 제안하고 있다.[48-50] 관리를 위한 NIDCAP 지침은 일관된 돌봄, 신생아의 개인적 일정, 신생아의 행동 반응에 따른 돌봄의 속도, 개인적 자세와 음식섭취, 캥거루 관리, 부모-신생아 연결을 증진시키기 위한 환경, 협력적인 관리, 퇴원계획, 그리고 공동체에 신생아와 가족 연결하기가 포함된다.[49] NIDCAP 실행의 긍정적인 효과는 기계적 환기와 산소 공급을 하는 동안 감소하고, 체중은 증가하고,[50,51] 젖꼭지 수유로 변환이 빠르고,[49,50] 신경행동적 기능이 증진되고, 그리고 관리기간과 관리비용이 감소한다는 것이다.[50]

NIDCAP 실행의 결과는 많은 저자들[52-54]이 교차연구로 바꾸어 보고하였다. Westrup와 동료들[52]은 VLBW 신생아의 NIDCAP 접근의 사용은 조용한 수면의 정도에 유의한 영향을 미치지 않는다고 보고하였다. 그러나 저자들[52]은 그들의 결과는 표본의 크기(NIDCAP군에 신생아 12명과 보존적 관리군에 신생아 13명)가 작기 때문에 주의하여 치료한 것이라고 인정하였다. Kleberg와 동료들[53]은 NIDCAP군과 대조군에서 신생아의 1세 정도에서 Bailey 신생아 발달척도의 정신발달지표 점수가 유의하게 높았다고 보고하였다. 그러나 그들은 심리운동 발달척도에서는 두 군의 유의한 차이점을 발견하지 못하였다.[53] Jacobs와 동료들은 조산아의 단기와 장기 신경발달 결과와 단기 의료적 결과의 증진에서 보존적 관리와 비교하여 NIDCAP 효과의 시스템 재검토를 수행하였다. 그들은 NIDCAP에 참여한 신생아에서 통계적으로 유의하게 산소공급 필요가 감소하고 빠른 구강섭취기술이 성취된다는 것을 보고하였지만, 그들의 평균 체중 증가는 상반되는 것이었다. 게다가, 이 같은 시스템 재검토는 이러한 신생아가 2세가 아니라, 9~12개월에서 신경발달 결과가 증진된다는 것을 나타내는 것이다.[54]

위에서 설명한 것처럼, NIDCAP는 조산아에서 자기조절을 증진시키기 위하여 권유되는 것이다.[48-50,55] Grenier와 동료들[55]은 32주의 태령에 태어난 15명의 신생아를 보금자리와 보금자리에 있지 않은 모두에서 다른 신체 자세 즉 엎드린, 옆으로 누운, 그리고 바로 누운 자세에서 자기 조절과 스트레스 행동을 관찰하여 비교하였다. 저자들은 신생아를 위해 담요 두루마리, 담요 경계선, 열 보호, 또는 "경계를 위한 다른 것"의 사용을 보금자리라고 정의하였다(그림 7-4).[55] 이러한 연구결과는 신생아가 보금자리와 보금자리에 있지 않은 모두에서 엎드린 자세에서, 보금자리에서는 옆으로 누운 자세에서 스트레스 행동의 지수가 가장 적다는 것을 의미한다.[55] 그러므로, 이러한 자세들은 아이들의 성장을 위한 에너지 유지에 도움을 줄 수 있을 것이다.[55]

또 다른 중재에서, NICU에서 신경발달적 관리는 엄마와 신생아의 피부와 피부 접촉을 포함한 캥거루 관리가 포함된다.[56-58] 체온조절을 증진시키고 자극과 열을 주기 위하여 발가벗은 신생아를 엄마의 가슴 위에 올려놓고 몇 시간 동안 똑바로 서거나 또는 기대어 엎드린 자세로 있게 한다.[56] 이러한 중재는 감염유발을 감소시키고, 매일 체중증가를 증진시키고, NICU에서 의료관리의 부모 만족을 증진시키는데 도움을 줄 수 있다.[56] 다른 보고된 효과들은 생존력이 증가하고, 병원에서 빨리 퇴원하며, 모유 수유기간을 연장시키고, 그리고 행동적 문제를 감소시킨다는 것이다.[57]

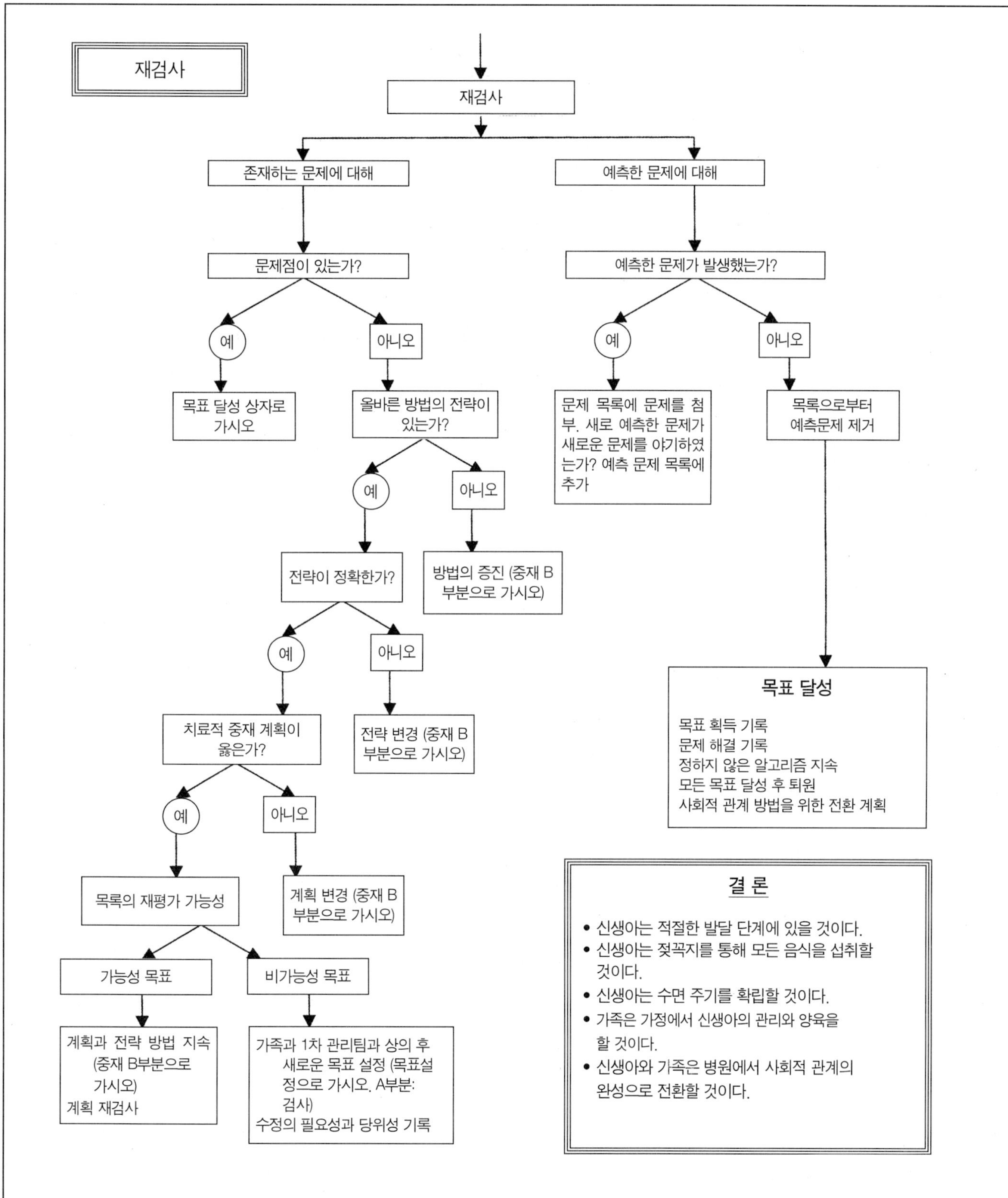

그림 7-3. 신생아 물리치료에 대한 재검사 결정 확립의 알고리즘. (Reprinted with permission from Sweemey JK, Heriza CB, Reilly MA, Smith C, VanSant AF. Practice guidelines for the physical therapist in the Neonatal Intensive Care Unit (NICU). *Pediart Phys Ther*. 1999;11:119-132.)

Bohnhorst와 동료들[57]은 24~31주 태령에 태어난 조산아에게서 캥거루 관리의 예측되지 못한 역효과를 관찰하였다. 이러한 효과들은 유의하게 산소결핍과 잦은 빈맥이 혼합되고 규칙적인 호흡유형의 비율이 감소한다는 것이다. 연구자들은 이러한 부정적인 변화는 열 스트레스와 관련이 있을 수 있고 캥거루 관리를 하는 동안에는 신생아의 체온, 산화와 HR을 주의깊게 관찰하여야 한다고 제안하였다.[57] Ludington-Hoe와 동료들[58]은 기계적 환기를 하는 ELBW 신생아들은 피부와 피부 관리를 위하여 안전한 기준과 절차가 있어야 한다고 제안하였다. 그들은 다음과 같은 요소를 포함한 도구를 공급한 후에는 역효과가 없다고 보고하였다; 1) 신생아의 체온이 36.0° 보다 아래로 떨어진다면 모자를 사용한다; 2) 담요를 4번 접어 신생아의 신체를 덮어준다; 3) 40° 정도 기울인 직립자세에서 엄마의 가슴에 신생아를 엎드리게 한다; 4) 발판과 발걸이에 엄마의 발을 지지하게 한다; 5) 수유를 보조하고 과열되는 것을 예방하기 위하여 1시간마다 물을 엄마에게 공급한다; 6) 땀을 흘리는 것을 엄마가 느낀다면 과열을 예방하기 위하여 신생아의 체온을 체크한다; 7) 캥거루 관리에서 보호자가 신생아의 이동을 위해서 안전한 절차를 이용한다; 8) 중재를 위하여 필요한 생리적 징후를 측정하기 위하여 이동 후 10~15분 동안 신생아를 관찰한다; 9) 이러한 절차를 위하여 엄마로부터 신생아를 떼어놓는 대신 피부 관리를 하는 동안 빨기를 수행한다; 10) 엄마의 옷에 부착하지 않고 그녀의 어깨위에 환기 튜브를 걸치게 한다; 그리고 11) 인큐베이터에 다시 들어가기 전 보호자가 안전한 이동 절차를 이용한다.[58]

치료적 운동 (Therapeutic exercise)

전정계/운동감각의 등급은 행동 상태조절 증진을 위하여 제안된 방법 중 하나이다.[30] Khan-D' Angelo와 Unanue[7]은 저긴장과 무기력한 신생아의 잡기를 돕고 민첩한 상태를 유지하기 위하여 요람을 사용하고, 지지하고 앉은 자세, 그리고 체간과 목의 굽힘근육을 촉진하여야 한다고 권유하였다. 이러한 중재에 관심이 있는 부모들을 위해서, 불규칙적인 흔들기를 사용할 수도 있다. 신생아의 빠르고 민첩한 상태를 유지하기 위해서, 감각 자극을 시작할 수 있다. NIDCAP[48-50]에서 권유하였듯이 생리적 안정성을 위해서 관리는 한 번에 한 가지 자극을 수행하여야 하고, 아이의 반응은 지속적으로 관찰한다.[7] 물리치료사 또는 보호자의 얼굴, 그리고 빨갛고 검고 하얀 그림 또는 인형은 시각적 자극을 위하여 사용할 수 있다. 신생아가 물건에 초점을 맞춘다면, 시각 쫓기를 시작할 수 있다.[7] 청각자극은 부드러운 소리를 들려주고, 아이의 이름을 부르고, 그리고 클래식 음악을 들려줄 수 있다.[7,59,60]

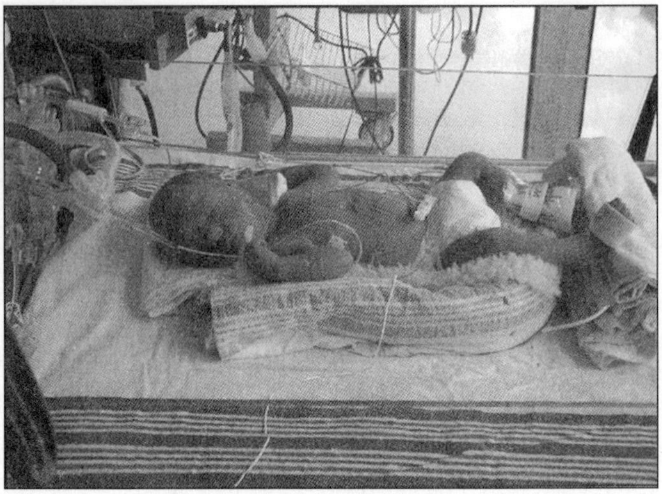

그림 7-4. 보금자리 자세의 예.

직접적인 물리치료는 머리가 중심에 오게 하고 항중력 머리 조절이 되게 하고, 손에서 상지와 하지의 항중력 움직임을 촉진하고 적절한 자세를 취하게 하여 입으로, 손에서 손으로, 손에서 무릎으로, 그리고 손에서 발로 움직임이 유발되게 하는 것으로 구성할 수 있다.[7,30,61] 이러한 중재는 신생아가 핸들링을 견뎌낼 수 있을 때 시작하여야 하며, 이러한 기술에 대한 반응은 관찰하여야 한다.[7,30,61] 누운 자세, 엎드린 자세 그리고 지지하여 앉은 자세에서 움직임을 촉진하는 신경발달적 치료(neurodevelopmental treatment; NDT) 도구는 NICU에 입원한 조산아와 발달적 장애의 위험이 높은 상태에서 자세조절을 증진시키는 효과가 있다고 보고하였다.[61] Girolami와 Campbell[61]은 무작위로, 조절된 임상실험에서 그들의 좋지 않은 운동수행이 행동 상태, 반사, 근육긴장, 또는 자동적 조절에서 유의한 증진을 시키지 못하기 때문에 신생아들은 중재를 선택한다는 것을 발견하였다. 그러나 NDT 도구는 신생아들이 34~37주 PCA가 되었을 때 생리적 안정성이 안전하게 된다는 것을 보여주었다.[61]

자가치료와 가정 관리에서의 기능적 훈련 그리고 일, 지역사회, 여가의 통합 또는 재통합에서의 기능적 훈련 (FUNCTIONAL TRAINING IN SELF-CARE AND HOME MANAGEMENT AND FUNCTIONAL TRAINING IN WORK, COMMUNITY, AND LEISURE INTEGRATION OR REINTEGRATION)

Perkin과 동료들[62]은 신생아의 발달적 지지 자세를 수행하기 위한 능력으로 다양한 간호사 교육에 대한 효과를 평가하였고 그들의 자세 기술을 증진시키는 것으로 이러한 교육적 방법의 효과로써 간호사의 참여를 연구하였다. 정식 교육은 회의, 워크샵, 근무 중, 그리고 침대 옆에서 상담을 포함하여 물리치료사가 간호사에게 교육하는 것은 그들의 자세 기술을 증진시키고 전반적인 병원 근무 중, 독립적 학습이며 시청각 자료와 같은 교육 방법보다는 더 효과적이었다. 그러나 정식 교육이 끝날 무렵 간호사의 수행이 저하되기 때문에 저자들은 발달적 지지 자세를 유지하기 위해서 물리치료사들이 간호직원에게 정식 교육을 시키고 침대 상담을 수행하게 하였다.[62] 이러한 연구는 자세 기술에서 Maria의 보호자 훈련을 지지하는 것이다

기능 훈련의 또 다른 부분은 튜브에서 구강 섭취로 신생아의 변화를 지지하는 것이다. 조산으로 태어난 신생아들은 거의 32~34주 PCA가 될 때까지 빨고, 삼키고 그리고 숨 쉬는 것에 대한 협응이 어렵다.[63,64] 그러므로, 이 시기가 될 때까지 신생아들은 구강-위 또는 NG 튜브를 통하여 음식물을 섭취한다. 구강 섭취로 변환하기 위해서 그리고 환자의 구강섭취의 준비를 평가하기 위해서, Lemons PK와 Lemons JA[63]는 튜브를 통하여 섭취를 하는 동안 신생아에게 규칙적인 음식물을 섭취하지 않는 빨기와 삼키기를 시작할 것을 권유하였다. 이것은 아이가 젖꼭지 수유로 전환하기 위한 준비가 아니라는 것을 의미하는 신호징후라고 보호자에게 교육하여야 한다. 비음식물섭취 빨기를 하는 동안에 관찰되는 이러한 신호징후는 빈맥, 심계항진 그리고 무호흡일 수 있다.[63]

아이가 구강 섭취로 전환의 준비가 되었을 때, 이러한 과정을 지지하는 핸들링 기술과 적절한 자세를 보호자에게 훈련하는 것이 필요하게 된다.[63] 환자는 어깨는 전방 굽힘, 머리는 중립, 등은 곧게 편 상태의 직립자세로 잡아야 한다. 요람은 적절한 자세를 유지하는데 도움을 줄 수 있고 신생아가 구강 섭취에 전념할 수 있게 도움을 줄 수 있다. 게다가, 보호자는 혀 바닥을 지지하고 아래턱을 고정하여 신생아가 효과적으로 빨게 하기 때문에 아이의 턱과 목 사이에 손가락으로 높게 하는 훈련을 할 수 있다. 아이의 뺨을 지지하는 것은 젖꼭지 주위에서 유지하는데 도움이 될 수 있다. 이것은 젖꼭지 주위에서 호흡을 하는 징후인 신생아가 젖꼭지를 빨려고 한다면 턱의 압력을 증가시키지 말아야한다. Lemons PK와 Lemons JA[63]는 이러한 상황에서 호흡을 참게 하는 것은 무호흡과 빈맥이 유발될 수 있다고 보고하였다. 구강 섭취를 하는 동안 또 다른 주의점은 다음과 같다: 1) 신생아가 스스로의 섭취 속도를 확립하게 한다; 2) 자세를 자주 바꾸지 말아야 한다; 3) 무호흡과 빈맥을 유발시킬 수 있는 변화를 확인하기 위하여 생체 징후를 관찰한다; 4) 신생아의 빨기, 삼키기와 호흡의 협응이 어려운 것과 관련된 부전의 징후 변화와 같은 행동 상태와 운동 변화를 관찰한다; 5) 섭취를 하는 동안에는 시각, 청각과 전정 자극을 최소화한다.[63]

도수치료 기술 (Manual therapy techniques)

Sweeney와 동료들은[30] NICU에서 일하는 물리치료사들에게 임상적 숙련에 필요한 목록에 효과적이고 안전한 음식섭취를 위한 빨기, 삼키기와 숨쉬기를 협응시키기 위한 신생아의 능력 구강-운동기술을 포함시켰다. 음식섭취 전 자극 프로그램[65]은 이러한 목적을 위해 사용할 수 있다. Gaebler와 Hanzlik[65]는 30~34주 태령에 태어난 신생아의 성장, 건강에 프로그램의 효과를 무작위 실험연구를 수행하였다. 실험군에 신생아 9명은 음식섭취 전 쓰다듬기와 구강 주변과 구강 내 자극을 수행 받았으며, 대조군은 쓰다듬기 중재만 받았다. 쓰다듬기 도구는

신생아를 엎드린 자세에서 머리, 목, 그리고 어깨를 부드럽게 쓰다듬고 바로 누운 자세에서 다리와 팔을 아래로 쓰다듬는다. 구강-운동 도구는 구강주변과 구강 내 자극으로 구성된다. 귀에서 신생아의 입 모서리와 입 주변을 문지르고, 교대로 턱 아래를 부드럽게 압박하고, 그 후 위와 아래 잇몸과 상부의 경구개를 문지른다. 입의 양측에 구강 내 자극을 완전하게 수행한 후 다시 턱 아래에 부드러운 압박을 수행한다. 실험군의 신생아들은 대조군과 비교하여 수정된 신생아 구강 운동 평가 영양분 빨기 척도에서 높은 점수를 얻었다. 게다가 그들은 위관 영양의 횟수가 적어지고, 체중이 많이 늘어나고, 병원에 입원한 기간이 짧아졌다고 하였다.[65]

NICU에 입원한 신생아에게 사용되는 다른 도수치료 기술은 변형된 소아마사지 유형에서의 연부조직 가동법이다.[30,66,67] Field는[66] 의학적으로 안정된 조산아에게 10일 동안 하루에 3회, 1회에 15분 동안 적용하는 기본적인 촉각-운동감각 자극 도구를 개발하였다.[66,67] 이 도구는 엎드린 자세에서 아이의 머리, 목, 등, 다리와 팔에 부드러운 문지르기를 5분간 수행하지만, 가벼운 문지르기의 "간지러운 자극"에 의해서 유발될 수 있는 역효과를 예방하기 위하여 완전하게 접촉한다.[66,67] 5분 동안 자극을 수행하는 동안, 아이는 상지와 하지에 수동 굽힘/폄 운동을 수행하기 위하여 바로 누운 자세를 취하게 한다. 이 도구는 의학적으로 안정된 조산아에게 안전하다고 설명하였다.[66,67] 이 기술의 효과는 대조군과 비교하여 마사지를 받은 아이들이 유의하게 높은 체중증가(25~53%)와 활동적이고 민첩한 상태를 유지하는 능력이 증진되었다고 보고하였다.[66,67] Dieter과 동료들은[67] 건강하고, 조산아 낮은 위험에 있는 신생아에게 도구를 사용하였고, 마사지 중재 단지 5일 후에 대조군과 비교하여 실험군에서 체중이 많이 증가한 것을 발견하였다. 변형된 소아마사지의 다른 효과는 부모-신생아 상호작용과 연결을 증진시키고,[66] 병원 입원기간을 감소시키기 위하여 가능한 신생아 행동 평가 척도(Nernatal Behavioral Assessment Scale)[66,67]의 수행이 증진되었다고 보고하였다.[66,67]

기도청결 기술 (Airway clearance technique)

흉부물리치료는 기도청결 문제에 위험이 있거나 이미 생긴 조산아에게 사용된다.[3] 치료사들은 적절한 기관지 배액기술을 선택하고 각 환자에게 이러한 절차에 대한 주의점과 금기증에 대한 지식이 있어야 한다. 신생아를 위한 자세 변화프로그램은 모든 폐엽에 영향을 줄 수 있게 구성되어 있고, 매 2시간마다 자세를 변화시켜야 한다. 자세성 진동을 유발하는 기계적 육아침대의 사용은 조산아에서 과도한 핸들링으로 유발될 수 있는 생리적 항상성의 붕괴를 최소화하는데 도움을 줄 수 있다. Moerchen과 Crane[3]이 제안한 자세 변화를 위한 몇 가지 지침은 다음과 같다: 1) 불필요한 자극을 감소시키기 위하여 또 다른 간호 절차와 함께 소아에게 손으로 자세를 변화 시킨다; 2) 신생아의 생리적 항상성을 유지하기 위하여 느리게 손으로 자세를 변화시킨다; 3) 음식섭취 1시간 후에 자세를 변화시키고 머리가 아래로 내려가는 자세는 취하지 않게 한다; 4) 자세 변화 후 생체 징후를 관찰하고 흉부를 청진한다; 5) 피부를 통한 산소 침윤을 관찰하는 동안 배액자세에서 흡입기를 5초 이상 수행하지 않는다; 그리고 6) 생체 징후가 안정적이지 않거나 두개내 출혈이 예측되는 환자는 배액 자세를 변화시킨다.[3]

체중이 800 g 이하인 신생아는 머리를 약간 높게 하거나 수평으로 하는 자세가 IVH 등급 Ⅰ과 Ⅱ, CHF, 무호흡과 빈맥, 복부 팽창, 급성 호흡부전, 뇌수종, 그리고 또 다른 상태를 위한 주의점이라고 하였다.[3] 환자가 치료되지 않은 긴장성 기흉, 최근 기관식도 누관의 회복, IVH 등급 Ⅲ과 Ⅳ, 최근 머리 또는 눈 수술, 또는 급성 CHF이 있다면 머리가 아래로 내려간 자세는 금기증이다. 엎드린 자세는 동맥관 삽입, 흉부 튜브, 그리고 또 다른 선이 있다면 주의하여야 하고, 치료되지 않은 긴장성 기흉이 있다면 금기하여야 한다.[3]

Moerchen과 Crane[3]은 조산아에서 분비물을 이동시키기 위한 자세성 배액과 타진법과 진동법 기술을 혼합하여 사용한다고 하였다. 흉부 타진에 3개 또는 4개의 손가락을 사용한 텐트, 작은 마취 마스크 또는 타진 도구를 제안하였다. 생체 징후가 안정되지 않고, IVH, 응고장애

(coagulopathy), 그리고 피하기종(subcutaneous emphysema)이 있다면 이 기술의 사용을 주의하여야 한다. 기관절제 부위 위에 타진은 금기이다. 이 중재에 과민과 호흡 부전의 반응이 있다면 금기하여야 한다. 진동법은 도수 또는 기계 진동기로 수행할 수 있다. 타진법과 비교하여 소아가 이러한 중재에 참을성이 적기 때문에, 진동법의 주의점은 과민성 증가, 빈맥, 그리고 호흡부전이다.[3]

협응, 의사소통 그리고 기록
(COORDINATION, COMMUNICATION, AND DOCUMENTATION)

Maria의 부모와 신생아 의사, 간호사, 흉부의사, 호흡기 치료사, 영양사, 사회복지사, 퇴원 관리자와 같은 일차관리팀과 대화가 필요하다. 물리치료사는 환자관리 부분과 가족이 있거나 없이 둘 이상의 사례 회의에 참석할 것이다. 게다가, 물리치료사는 Maria가 받아야 하는 치료계획, 목표 달성과 중재에 관하여 아이의 부모와 대화해야 한다. 통역이 필요할 때, 통역 서비스는 가족과 만날 때 요구할 수 있다. 병원에서 퇴원하기 전에, 지속적인 관리가 필요한지 결정하여야 하고 NICU 발달 사후관리 클리닉에서 빠른 중재 서비스가 필요하다면 의료전문가에게 의뢰하여야 한다. 환자 관리의 모든 요소는 기록하여야 한다.

환자/고객 교육
(PATIENT/CLIENT-RELATED INSTRUCTION)

환자의 부모는 물리치료 검사/평가 결과를 포함한 Maria의 현재 상태에 관한 교육을 받아야 한다. 그들은 신생아의 조산과 관련된 위험요소와 전체 발달에 영향을 미치는 기간에서 호흡 상태에 대해서 교육받을 것이다. Maria의 심혈관/폐, 외피, 근골격계와 신경계의 발달과 관련된 문제를 알게 될 것이다(그림 7-2 참고).[30] 신생아의 행동상태도 설명할 것이다.[30] 주요 손상과 기능제한의 치료 계획, 그리고 이차 손상과 기능적 제한의 예방을 설명할 것이다. 신생아의 건강을 위한 이차흡연의 위험을 설명할 것이다. Maria의 퇴원에 관한 부모의 걱정과 가정에서 적절한 서비스를 위한 변화를 설명할 것이다.

발달 지지관리
(DEVELOPMENTALLLY SUPPORTIVE CARE)

이 환자를 위한 발달 지지관리는 NICU의 소음 감소와 계획된 수면 시간을 위한 불빛 감소, 보금자리 자세, 그리고 피부와 피부 유지(캥거루 관리)와 같은 환경변화를 포함한다. 이러한 중재는 수면-깸 주기를 확립하고, 안정적인 생체 징후를 유지하는데 도움을 주고, 정상 근골격계와 신경근 발달을 증진시키고, 나이에 적절한 기능 숙련의 발달을 지지하고, 부모-신생아 관계를 증진시킨다.

치료적 운동 (THERAPEUTIC EXERCISE)

- ♦ 감각 운동 자극 등급
  - 적절한 상태 조절을 발전시키기 위한 활동과 시각, 청각, 그리고 촉각자극에 대한 반응, 예를 들면;
    - 민첩한 상태를 증가시키기 위하여 불규칙한 흔들기 유형에서 전정/운동감각 자극 등급
    - 바로 누운 자세 또는 지지하고 기대어 앉은 자세에서 보호자의 얼굴 시각 쫓기
    - 소리가 나는 쪽으로 머리를 돌릴 수 있게 부드러운 소리를 이용한 청각자극
- ♦ 신경운동 발달 훈련
  - 신생아의 PCA에 적절한 기능적 움직임의 발달을 위해 머리 조절을 증진시키고 근력을 증가시키기 위한 활동, 예를 들면;
    - 보금자리의 바로 누운 자세에서 머리에서 입, 손에서 손, 손에서 무릎, 그리고 손에서 발 움직임[61]을 위한 상지와 하지의 항중력 움직임의 촉진 등급
    - 지지하고 앉은 자세에서 머리의 중심선과 항중력 조절을 위한 전-후와 측면 체중이동을 통한 움직임 촉진[61]

자가치료와 가정 관리에서의 기능적 훈련 그리고 일, 지역사회, 여가 통합 또는 재통합에서의 기능적 훈련 (FUNCTIONAL TRAINING IN SELF-CARE AND HOME MANAGEMENT AND FUNCTIONAL TRAINING IN WORK, COMMUNITY, AND LEISURE INTEGRATION OR REINTEGRATION)

- 간호사와 Maria의 부모를 위한 ADL/IADL은 다음을 포함한다;
  - 굽힘, 중립 위치와 대칭 자세 증진에 발달적 지지 자세
  - 튜브 식이를 하는 동안 고무젖꼭지 사용
  - 구강 식이를 하는 동안 자세와 안전에 관한 예방 조치

도수치료기술 (MANUAL THERAPY TECHNIQUES)

- 구강-운동 자극
- Field[66]가 제안한 도구 후 변형된 소아마사지의 유형에서 연부조직 가동법
  - 엎드린 자세에서 신생아의 머리, 목, 등, 다리와 팔에 부드러운 문지르기를 적용하지만 완전하게 접촉하여야 하며, 그 후에는 바로 누운 자세에서 상지와 하지에 수동 굽힘/폄 ROM 운동을 수행한다.

기도 청결 기술 (AIRWAY CLEARANCE TECHNIQUES)

- 도수기술
  - 아이의 의학적 상태, 호흡상태, 그리고 병원에 입원하는 동안 핸들링에 대한 참을성의 변화에 따라 흉부 타진법과 진동법을 포함한 도수기술을 사용할 수 있다.
  - 기도 흡입도 수행할 수 있다.
- 자세
  - 호흡 노력의 변경과 환기와 관류를 최대화하기 위하여
    - 엎드린, 바로 누운, 그리고 옆으로 누운 자세에서 2시간 마다 손으로 자세 변화
    - Maria는 체중이 800 g 이하이기 때문에 머리 위치는 약간 올리거나 수평으로 하게 한다.[3]
  - 아이의 의학적 상태, 호흡상태, 그리고 병원에 입원하는 동안 핸들링에 대한 참을성의 변화에 따라, 폐 자세성 배액도 사용할 수 있다.

기대 목표와 예측 결과 (ANTICIPATED GOALS AND EXPECTED OUTCOMES)

- 병리학/병태생리학의 영향
  - 환자의 체중 증가
  - 환자의 생체 징후 안정성의 증진
  - 조직 관류와 산화 증진
- 손상의 영향
  - 나이에 맞는 시각 쫓기 수행 능력 증진
  - 청각자극에 대한 반응과 재인식 능력 증진
  - 기도청결 증진
  - 빨기, 삼키기와 호흡의 협응력 증진
  - 기계 환기와 산소 공급 기간 감소
  - 젖꼭지 수유로 빠른 변화
  - 근육 수행 증가
  - 환자의 자기-규칙 행동의 횟수 증가
  - 환자의 스트레스 행위 수의 감소
  - 환자의 머리와 목 젖힘 감소
  - 환자의 중심 위치와 자세 대칭 증진
  - 환자의 비식이성 빨기 증진
  - 환자의 수면-깸 주기 확립
  - 환자의 상태 조절 증진
  - 신체분절 사이에 움직임의 양과 질의 증진
  - 환기와 호흡/가스교환 증진
  - 호흡 노력 감소
- 기능적인 제한의 영향
  - 자세 변화의 참을성과 발달적 활동 증진
- 장애에 미치는 영향
  - 급성과 만성 질병과 관련된 장애 감소
- 위험 감소/예방
  - 육아 예방 행동 성취
  - 보호자 자세 변화 기술 증진

- 대화는 이차적 손상과 기능제한의 위험 감소, 예방을 증진시키고, NICU에서 가정으로 신생아가 이동하는 동안 관리의 분산 예방
- 이차 손상의 위험 감소

◆ 건건강, 웰니스, 운동의 영향
- 육아 건강 습관과 안녕의 행동 성취
- 환자의 신체기능 증진

◆ 사회적 자원의 영향
- 가족의 가정 자원의 사용과 자각 증진
- 건강 서비스 비용 감소
- 전체적인 환자 관리와 후에 APTA의 물리치료 문서화 안내서[47]로 문서화
- 사례회의, 환자 관리 영역, 그리고 가족과 만남을 통한 공동 협조
- 병원 퇴원 후 요구되는 환자 배치 결정
- 필요하거나 적절할 때마다 또 다른 전문가 또는 재원에 의뢰
- NICU에 입원 기간 감소

◆ 환자/고객 만족
- 건강에 대한 보호자의 감각 증진
- 보호자의 스트레스 감소
- 가족, 보호자와 다른 전문가와 함께 협조하여 관리
- 환자의 건강과 건강관리 자원에 따른 의사 결정 증진
- 진단, 예후, 중재와 기대 목표와 예측 결과의 가족 지식과 자각 증가
- 부모-신생아 관계 증진

재검사 REEXAMINATION

Sweeney와 동료들[30]이 제안한 의사결정 알고리즘에 따라, NICU에 입원한 신생아의 재검사는 다음과 같다: 1) 초기 검사과정에서, 물리치료사는 소아와 보호자의 기능수행과 참여수행에서 어떤 문제를 관찰하지 못하였다면; 그리고 2) 기관 체계에 이러한 문제들 또는 구조적 또는 기능적 결합이 진단을 하는 절차동안 발견되지 않았다면 계획되어야 한다(그림 7-1 참고). 환자의 목표가 설정되고 물리치료중재 전략이 실행 된 후, 환자에게 새로운 문제가 있는지 확인하기 위하여 물리치료는 재검사하여야 한다. 치료적 중재 계획의 적합성은 필요하다면 평가하고 변경하여야 한다(그림 7-3 참고).[30]

퇴원 DISCHARGE

Maria[28]는 전체 물리치료 기간과 아이의 목표와 기대가 달성된 후 NICU에서 물리치료를 받지 않게 되었다. 이러한 기간은 관리의 전체 부분이다. 아이는 집으로 이동하기 위한 목표와 기대 결과를 성취하였기 때문에 퇴원하였다. Maria는 8주에 계획된 다양한 검사에 대한 약속때문에 NICU 발달 사후관리 클리닉에 부탁하였다. 이 평가는 아이의 의학적 상태와 발달 상태를 재평가하고 초기 중재서비스가 필요하면 의뢰할 곳을 결정하기 위한 것이다.

심리학적 양상 PSYCHOLOGICAL ASPECTS

NICU에서 임상적 수행의 생리적 측면을 이해하기 위해 물리치료사가 필요한 것은 다음과 같다.

◆ 집중관리를 필요로 하는 신생아의 가족은 스트레스를 받고, 그들의 아이와 떨어져 있어야 한다.[68]

◆ 그들의 아이에 관한 중요한 결정에서 부모를 포함한 가족 중심관리를 증진시키기 위하여 측정을 할지라도, 결정과정의 조절에서 의료 담당자와는 연락을 지속하여야 한다.

◆ 그들의 아이 치료에서 부모의 참여를 위한 병원 지침은 까다롭고 법적 과정이 있을 수 있다.[68]

많은 저자들이 설명한 것처럼, 가족 중심 치료는 잠재적으로 더 좋은 치료에 의해 질적 증진의 관점을 통하여 증진될 수 있다.[68,69] 이러한 수행은 다음을 포함할 수 있지만 제한하지 않는다;

◆ 가족들은 NICU에 방문자가 아니라, 그들의 아이를 위해 결정이 가능한 치료 팀이라는 견해는 필요하다.[68]

◆ 가족들은 아이들의 치료에 참여하기 위하여 교육과 지지가 필요하다(그림 7-5).[68]

- 가족들은 가족자문영역과 가족 조종협회, 또 다른 부모를 위한 오리엔테이션과 훈련활동 참여, 그리고 또 다른 병원협회에 조언자와 같은 서비스를 받게 한다.[68,69]
- 가족 중심치료의 질은 가족들로부터 받은 피드백에 근거하여 평가한다.[69]
- 직원은 가족들과 그들의 아이들을 위해 NICU 경험과 결과 증진을 위하여 발달 개념에서 참여를 하도록 한다.
- 직원은 가족 중심 치료에 변화를 주기위하여 지지, 교육과 자원을 제공한다.[69]

환자/가족 만족 PATIENT/FAMILY SATISFACTORY

NICU에서 신생아와 가족에게 복합적인 치료를 제공하기 때문에, 기본 환자/고객 만족도 질문을 사용하여 물리치료 관리가 적절하지 않은 것과 환자 또는 가족 만족도를 결정하기 위하여 가이드(guide)[47]의 뒤에 수록하였다. NICU에서 의학적 치료의 질을 평가하기 위해서 개발된 부모 만족질문서를 대신 사용할 수 있다. 부모 만족의 신생아 지표(The Neonatal Index of Parent Satisfaction; NIPS)[70]는 이러한 질문서의 한 예이다. 이것은 27항목이며 각 항목을 7점으로 점수화하고, 부모가 치료의 만족도와 관련된 질문, 부모의 치료에 대한 만족도를 의료 보호자가 예측, 그리고 부모로부터 얻은 신생아 건강 상태와 관련된 질문을 포함한다. NIPS는 간호사, 신생아의사, 의사, 영양사, 사회사업가와 그밖의 의료인이 제공하는 의학적 치료를 평가하기 위한 정당성이 입증되었고 ICC=0.71로 신뢰성이 있다는 것이 확인되었다.[70] 물리치료 서비스 사용을 위한 이 질문서의 정당성을 위해, 부가적인 연구가 필요할 수 있다.

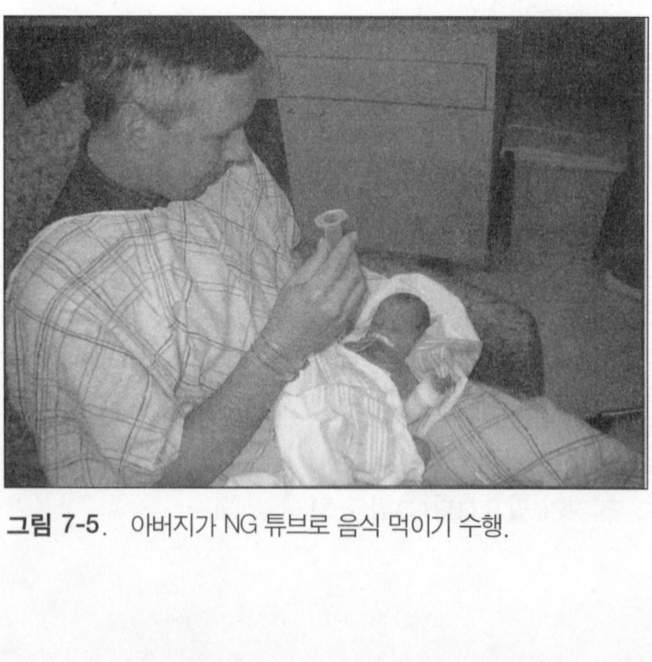

그림 7-5. 아버지가 NG 튜브로 음식 먹이기 수행.

사례 연구 #2: 태변 흡입증후군

Meconium Aspiration Syndome

Kevin Jones는 생후 2.5주된 남자 아이이고, 체중 3200 g로 41주 태령에 태어나 NICU에 입원하고 있다.

신생아 집중관리시설에서 물리치료사를 위한 실습 안내서[30]에 포함된 신생아 물리치료를 위한 의사결정 알고리즘은 이 환자의 물리치료 관리를 설명하기 위하여 사용될 수 있다.

물리치료사 검진 PHYSICAL THERAPIST EXAMINATION

병력 (HISTORY)

Jones 부인과 간호사를 면담하였고 부모의 근심을 판단하고, PFPL을 수집하고, 그리고 검사전략을 체계적으로 하는데 사용될 수 있는 초기 사실을 제공하는 일차 관리 팀에게서 받은 이용 가능한 정보를 재검토하였다(그림 7-1 참고).[30] 환자와 보호자의 관찰은 IPL을 수집하고 검사절차를 계획하기 위하여 물리치료사가 수행할 수 있다. 문제 목록(PFPL, IPL 그리고 TPL)을 재확인 한 후, 물리치료사는 중재의 목표를 세우고 물리치료 중재 계획을 수립한다(그림 7-2과 7-2 참고).[30]

- 일반적인 인구학: Kevin은 2.5주 된 백인 남자아이이다.
- 사회적 병력: Kevin의 엄마는 34세, 아빠는 37세이다. 그들은 현재 4세 된 아들이 있고 유치원에 다닌다. Jones 부인은 하루 대부분의 시간을 NICU에서 Kevin

과 함께 보낸다. 그녀의 남편은 저녁과 주말에 아이를 찾아올 수 있다. 그녀의 부모님은 가까운 곳에 살며 일주일에 한번 또는 두 번 정도 찾아온다. 그들은 Kevin의 형을 돌보고 Kevin의 부모를 돕기도 한다.

- 고용/일: Kevin의 아빠는 수도관 수리사업을 하고 엄마는 학교 사무관이며 분만 휴직하였다.
- 생활 환경: Kelvin의 부모는 자신의 집을 소유하고 있다.
- 일반적인 건강 상태
  - Kelvin은 현재 태변흡입과 호흡부전으로 NICU에 입원하고 있다.
  - Jones씨는 최근에 직장에서 무릎을 다쳤고 전십자인대 재건수술을 받았다. 반면 부모의 건강상태는 좋다고 보고하였다.
- 사회/건강 습관: 부모 모두 흡연은 하지 않는다.
- 가족력: Kelvin의 이모는 다운증후군으로 태어난 딸이 있다.
- 의학/외과적 병력: Jones 부인은 임신기간 동안 합병증은 없었지만, 41주에 출산예정일이 지나, 유도분만을 하였다. 분만하는 동안, 태아의 심박동수가 갑자기 감소하여 응급제왕절개 수술을 하였다. Kelvin의 출생 시 체중은 3200 g이었다. 아이는 출생 시에 울지 않았고, Apgar 점수는 1과 5분에 1과 4점이었다. 출생 후에, 신생아는 흡입과 기능소생법을 필요로 하였다. 신생아 챠트에서 신생아학적 입원 노트에 따르면, 성대 아래에 있는 태변은 태변흡입을 의미하는 것이며 흡인성 폐렴은 방사선 사진으로 확인할 수 있었다. 분만실에서, Kelvin은 산소공급이 되는 기계 환기장치 관을 삽입하였다. 신생아는 그 후 NICU로 옮겨졌고, 그 후 48시간 동안 그곳에 있었다. 생후 2일째, 아이는 신생아 발작이 있었고 EEG로 확인하였다. 같은 시간에, 페노바비탈 치료를 시작하였다. 신생아의 폐고혈압이 지속되었기 때문에, Kelvin은 ECMO를 필요로 하였고 4일 동안 지속하였다. 아이는 산소 공급과 고빈도 환기장치로 ECMO로부터 성공적으로 떼어놓게 되었고, 1주 후에, 산소 필요가 감소하게 되어 지속적인 기도 양압으로 전환하였고, 2일 전에, 코를 통한 산소공급을 시작하였다.
- 이전 입원: 없음
- 이전에 존재하는 의학적 그리고 다른 건강과 관련된 상태: Jones 부인은 태아 관리, 출산전 모든 자궁 US 검사는 정상이었다.
- 현재 상태/주호소: Jones 부인은 아들의 발작과 전체적인 발달에 영향을 줄 수 있는지에 대해 걱정하고 있는 상태이다. 그녀는 산소를 지속적으로 필요하는 것과 집으로 돌아갔을 때에도 필요한지에 대해서 걱정하고 있다.
- 기능적 상태와 활동 수준: Kelvin은 현재 낮은 산소 요구와 관찰 장비가 있는 침대에 있다. 산소는 코를 통하여 공급된다. 신생아는 NG 튜브를 통하여 음식을 섭취하고 IV선은 왼쪽 발목에 있다. Kelvin의 간호사는 구강으로 음식을 섭취하고자 노력하였지만 빠는 것이 약하고 빨리 지친다고 하였다.
- 약물: 환자는 발작을 조절하기 위하여 페노바비탈을 복용한다.
- 다른 임상적 검사: ECMO로 이동한 후 머리 US 검사를 수행하였고 IVH는 음성이었다.

시스템 재검토 (SYSTEMS REVIEW)

시스템 재검토는 신생아 물리치료를 위한 결정 알고리즘 후에 물리치료사가 IPL을 수집하고 더 나은 검사 절차를 계획하기 위하여 신생아와 보호자의 관찰에 의하여 수행된다(그림 7-1 침고).[30]

- 심혈관/폐
  - 혈압(BP): 75/52 mmHg
  - 부종: 없음
  - 심박수(HR): 125 bpm
  - 호흡수(RR): 40 bpm
- 외피계
  - 반흔 형성 상태: 없음
  - 피부색: 분홍
  - 피부 상태:
    - NG 튜브가 붙여진 얼굴 부위에 약간의 발적이

있다.
- 오른쪽 발뒤꿈치에 빨간 "점"이 관찰된다.
- IV 선은 왼쪽 하지에 테이프로 붙여져 있다.

◆ 근골격계
- 전체적인 관절가동범위
  - 상지 양측 PROM 정상범주내
  - 하지 양측 PROM 정상범주내
- 전체 근력
  - 각 하지에 일시적인 단독 발차기(능동 엉덩관절과 무릎 굽힘과 폄) 움직임이 수행하는 것을 관찰: 상호교대 발차기는 나타나지 않는다.
  - 발목은 발차기를 하는 동안 발바닥쪽굽힘되어 있고, 발목의 능동 발등굽힘은 관찰되지 않는다.
- 전체적인 대칭
  - 아이는 머리를 부분적으로 오른쪽으로 회전하려고 하거나 목을 젖혀 머리를 오른쪽으로 회전하려고 하는 경향이 있다.
  - 머리를 능동적으로 중심선으로 움직이지 못한다.
  - 간호사가 머리를 왼쪽으로 돌릴 때 왼쪽 머리는 왼쪽 팔꿈치를 펴게 하고, 오른쪽 손은 주먹을 쥐고 팔꿈치는 굽혀 비대칭성 경반사가 나타나는 것이 관찰된다.
- 키: 20.47" (52 cm)
- 몸무게: 7.05 lbs (3300 g)

◆ 신경근계
- 균형: 없음
- 능동적인 전체 협응 움직임: 신생아는 불규칙적인 움직임 유형과 자세가 나타난다.
  - 하지 폄과 엉덩관절 모은 상태에서 발목 발바닥쪽 굽힘이 나타난다.
  - 머리는 중심선에서 약간 회전되어 있다.
  - 머리의 두개 측면으로 엄지손가락 모은 상태에서 손은 강하게 주먹을 쥐고 팔꿈치는 구부린다.
- 보행, 이동 그리고 변화: 예상하였듯이, 신생아는 자세변화를 보호자에게 전적하게 의존하고 있다.

◆ 의사소통, 감정, 인지, 언어, 학습 유형
- 의사소통, 감정, 인지
  - Kelvin은 관찰하는 동안 깨어 있었다.
  - 아이는 구강으로 음식을 섭취하는 동안 간호사의 얼굴에 초점을 맞추었지만, 빠르게 지치고 졸린 상태로 변화하였다.
  - Kelvin은 간호사가 젖을 먹은 후 목을 닦아 줄 때 울었지만, 그녀가 수평 자세로 안아주었을 때 빠르게 조용해졌다.
- 선호하는 학습: 없음

검사와 측정 TEST AND MEASURES

Kelvin의 부모들은 이 검사를 하는 동안에 없었고, Jones 부인이 시설에 도착한 후 물리치료사는 모든 절차와 결과를 설명하였다. 그녀는 검사의 두 번째 부분을 관찰하였다.

◆ 각성, 집중, 그리고 인식
- 신생아의 행동상태는 Brazelton 척도[46]의 6가지 분류를 사용하여 검사 전체를 관찰하였다.
- 신생아 운동수행 검사 목록[71]은 Campbell[71]이 권유하였듯이 신생아가 3, 4, 또는 5 상태를 유지할 수 있다면 수행한다(아래 신경운동 발달과 감각통합 참고).

◆ 순환
- 신생아의 생체 징후는 관찰 장비를 사용하여 주의 깊게 관찰한다.
- 심장 생체 징후는 정상범주내에 있고, 아래에 설명된 기본 검사에서 앉아 있는 동안 울음으로 SaO_2 감소를 예측하였다.

◆ 신경운동 발달과 감각 통합
- 신생아 운동수행 검사(Test of Infant Motor Performance: TIMP)[71]는 다음과 같은 이유로 Kelvin에게 선택되었다:
  - TIMP는 측정도구이며, 조산아에게 적용하며, 출생에서 4~5개로 된 고위험 정상아에게 사용된다.[71]
  - 검사 항목은 매일 운동과제의 기능적 수행을 필요로 하는 신생아의 자세 조절을 측정한다.

- TIMP는 물리치료사가 전형적인 운동 수행력을 하는 신생아를 확인하는데 도움을 준다.[71]
- 이 시기에 TIMP의 사용은 Kelvin이 NICU에 입원하는 동안 중재를 권유하고 재평가를 위한 기본을 확립하기 위하여 물리치료사가 수행한다.
- 3개월에 TIMP 검사, 12개월에 Alberta 신생아 운동척도(Alberta Infant Motor Scale ; AIMS),[72] 그리고 학교가기 전 Peabody 발달 운동척도(Peabody Development Motor Scale ; PDMO_2)[74]가 운동 수행에 좋은 예견자이다.[71,73,74] 이 정보는 물리치료사가 Kelvin이 병원에서 퇴원할 때 NICU 사후관리 클리닉에 첫 약속시간을 예측하는데 도움을 줄 수 있다(TIMP는 사후관리 클리닉에서 사용한다).
- TIMP를 수행하고 점수화하는데 평균 약 30분 정도가 소요된다.[71]
- Kelvin과 보호자와의 상호작용을 관찰하는 동안 안정적인 생체 징후를 보였기 때문에, 검사를 위하여 필요한 시간은 30분 정도였다.
- 검사를 중단하여야 한다면, 남은 항목은 첫 검사 24시간 내, 다시 검사한다.[71]

- 검사는 침대에서 수행한다.
- 위에서 시작하였듯이, 신생아의 행동상태는 Brazelton 척도[46]의 6가지 분류를 사용한 검사를 수행하는 동안 관찰하며, Campell[71]이 권유한 것처럼 3, 4, 또는 5 상태를 유지할 수 있다면 항목을 측정한다.
- 관찰 항목
  - Kelvin은 중심선의 15° 내로 머리를 움직일 수 없다.
  - 아이는 오른손의 손가락을 각각 움직이지만 왼손은 그렇지 못하다(관찰하는 시기에, 아이의 머리는 오른쪽으로 약간 회전되었다).
  - 아이는 오른손으로 담요를 잡았지만 왼손은 그렇지 못하다(관찰하는 시기에, 아이의 머리는 오른쪽으로 약간 회전되었다).
  - Kelvin은 오른쪽 팔에 발리스틱 움직임을 보였다.
  - 아이는 침대의 지지면에서 발을 완전하게 떼면 양측 엉덩관절과 무릎이 구부려지지 않는다.
  - 신생아는 다음에 설명한 것이 나타나지 않는다.
    - 발목의 단독 움직임
    - 하지의 상호적인 발차기
    - 안절부절 하는 또는 진동 움직임
    - 바로 누운 또는 지지하고 앉은 자세에서 중심선에 물건 닿기
  - Kelvin은 관찰된 항목에서 3점을 받았다.
- 유도 항목
  - 머리 조절 항목에서, Kelvin은 검사자가 머리를 지지한 상태로 기대어 앉은 자세에서 중심선에서 양측면에 시각 쫓기를 위해 15~20° 머리를 회전할 수 있다.
  - 아이의 체간을 지지하였을 때 앉은 자세에서 수행하는 다른 머리 조절 항목을 수행하지만 직립 자세에서 머리 조절은 되지 않는다.
  - 바로 누운 자세에서, Kelvin은 시각 자극에도 머리를 중심선에 유지할 수 없지만 빨간 공을 따라가는 동안 양측면으로 머리를 완전하게 회전한 상태에서 중심선으로 머리를 가져올 수 있다.
  - 측면에 머리를 수동으로 회전하는 반응에서, 신생아는 반대편 어깨, 어깨뼈, 그리고 골반을 들어 올리지만 측면으로 회전하지 못한다.
  - 아이는 팔과 다리를 양측면으로 회전하였을 때 약간 반응이 나타난다.
  - Kelvin은 눈을 천으로 가렸을 때 10초 내에 목을 펴고 오른쪽으로 회전하였지만, 전체 얼굴과 상부 흉부를 덮고 있는 천을 제거하기 위하여 손을 사용하지 못하였다.
  - 상지와 목에 활동을 평가하기 위하여 앉게 했을 때 아이는 울기 시작하였고 SaO_2는 97%에서 87%로 감소하였다.
    - 검사는 중단되었고, Kelvin은 안정을 취하였다.
    - 물리치료사는 젖을 먹기 전 2시간 내에 검사를 다시 시작하였다. 이 시간에, Jones 부인이

시설에 도착하였고 이 검사를 관찰할 수 있었다.

- 이 검사의 두 번째 부분을 수행하는 동안, Kelvin은 양측 팔꿈치를 구부리고 앉기 위해 머리를 완전하게 당겼지만, 생체 징후는 안정적이었고 울지 않았다.
- 엎드린 자세에서, 체간과 머리는 정렬되었고 목뼈와 등뼈 폄근이 활성화하였다.
- 엎드린 상태에서 머리 조절 항목에서, 아이는 머리를 들 수 있었고, 지면을 완전하게 지지하고 머리를 측면으로 돌렸다.
  - ▸ 소리에 반응하여 머리를 측면에서 중심선으로 회전하려고 노력하였지만, 움직임을 완전하게 수행할 수 없었다.
  - ▸ Kelvin은 기기 위한 자극의 반응에서 머리 조절과 하지움직임이 불충분하였다.
- 수직 상태에서 잡고 있을 때, 아이는 체간의 측면 경사에 반응하여 머리를 중력에 대항하여 들 수 없었다.
- 지지하여 서있는 자세에서, 아이는 목을 젖히고 양 하지와 체간은 펴고 3~4초 유지한 후 울기 시작하였다.
  - ▸ Kelvin은 고무젖꼭지에 빠르게 진정하였고 강하게 빨았다.
- 두 가지 검사 항목은 아이의 직립자세에서 머리 조절이 안되기 때문에 생략하였다.
- Kelvin은 유도 항목에서 38점을 받았다.

- 신생아의 TIMP 전체 점수는 42점이었고 2.5주의 평균 아래 2기준 편차보다는 큰 것이었다.

◆ 환기와 호흡/가스 교환

- Kelvin의 생체 징후는 관찰 장비를 이용하여 주의깊게 관찰한다.
- 호흡 생체 징후는 정상범주 내에 있다.
- SaO_2: 96~97%
  - 위에서 설명하였듯이 앉게 했을 때 SaO_2가 97%에서 89%로 감소하였다.

평가 EVALUATION

Kelvin은 41주 태령에 태어난 남자아이이고 호흡부전으로 인하여 NICU에 입원하고 있다. 아이는 MAS와 신생아 발작으로 진단받았다. 현재 비강 캐뉼라를 통한 지속적인 산소공급을 필요로 한다. 신생아의 TIMP는 42점으로 낮았고 2.5주 연령의 평균보다는 낮았고 편차는 2점보다 높았다. 아이의 호흡 상태는 신경학적 휴우증과 낮은 TIMP 점수가 혼합되었고 발달지연의 위험이 있다. 그러나 Kevin의 검사 결과는 다음과 같은 사실을 보여주고 있다; 1) 양측 상지 관절과 양측 발목관절의 전체 PROM은 정상범주내에 있다; 2) SaO_2가 감소하는 현상이 있었지만, 30분 동안 두 번의 기본적인 검사를 견뎌냈다; 3) 머리를 지지하고 기대앉은 자세에서, 치료사의 얼굴을 시각적으로 쫓기 위해 머리를 중심선에 15~20° 정도 양 측면으로 움직일 수 있다; 4) 머리, 팔 또는 다리에 자극에 반응하여 옆으로 누운 자세로 몸을 굴릴 수 있다; 5) 엎드린 자세에서 머리를 회전하는 동안 지면을 완전하게 지지하고 머리를 중력에 대항하여 들 수 있다; 6) 청각 자극에 반응할 수 있다; 7) 고무젖꼭지의 사용에 만족스런 반응을 보인다; 그리고 8) 관심을 받고 있고 지지하는 부모가 있다.

PFPL은 다음과 같다;

◆ O_2 공급 필요
◆ NG 음식섭취 필요
◆ 신생아 발작
◆ 영양분 빨기 약함

ILP는 다음과 같다;

◆ 바로 누운 자세에서 목을 젖히고 머리는 비대칭 자세
◆ 머리의 두개 측면에 팔꿈치관절 굽힘 엄지손가락을 모은 상태에서 손은 주먹을 쥠
◆ 엉덩관절과 무릎을 펴고 모은 상태로 발목 발바닥쪽 굽힘
◆ 상호교대적 발차기 없음
◆ 구강으로 음식물 섭취를 시도하는 동안 민첩한 상태 유지 어려움

TLP[30]는 신경운동검사 결과에 근거하며 다음과 같다.

- 검사를 하는 동안 관찰과 핸들링으로부터 유도된 부정적인 발달의 임상적 결과
- 근긴장도의 증가를 의미하는 수동움직임에서 하지 폄과 상지 굽힘에서 저항이 강함
- 하지와 상지 관절에 단독 움직임 감소
- 목 굽힘근이 활성화되지 않아 항중력 머리 조절이 좋지 않음
- 위치에서 머리를 중심선으로 가져오거나 중심 자세로 유지하는 것에 장애
- 핸들링시 피로가 쉽게 오며, 앉게 하는 동안 SaO_2가 감소

PFPL, IPL, 그리고 TPL(그림 7-1 참고)[30]으로 재확인된 문제 목록은 다음과 같다;

- O_2 공급 필요
- NG를 통한 음식섭취 필요
- 빨기가 약하고 구강을 통한 음식물 섭취동안 민첩한 상태 어려움
- 바로누운자세와 지지하고 앉은 상태에서 목을 젖힌 상태에서 머리 위치 비대칭
- 위치에서 머리를 중심선으로 가져오거나 중심 자세로 유지하는 것에 장애
- 목 굽힘근이 활성화되지 않아 항중력 머리 조절이 좋지 않음
- 하지 폄근과 상지 굽힘근에 근긴장도 증가
- 양측 발목에 발바닥쪽굽힘 존재
- 상지와 하지 관절에 단독 움직임과 같은 능동 움직임이 감소하였고 상호교대 발차기가 없음
- 피로로 인하여 핸들링을 지속하면 SaO_2가 감소하는 경향이 있음

진단 DIAGNOSIS

Kelvin은 MAS와 신생아 발작이 있는 환자이다. 아이는 각성, 집중 그리고 인식; 순환; 신경운동 발달과 감각 통합; 그리고 환기와 호흡/가스 교환에 손상이 있다. 이러한 결과는 패턴 G: 신생아에서 호흡부전과 관련된 환기, 호흡/가스교환, 그리고 유산소능력/지구력 손상에서 설명하였다. Kelvin의 손상은 문제 목록을 재확인하는 동안 그의 예후와 계획을 결정하여 제시할 것이다.

예후와 치료계획 PROGNOSIS AND PLAN OF CARE

물리치료 검사와 평가 결과에 근거하면, Kelvin이 치료를 수행하는 동안 성취하여야 하는 결과는 다음과 같다(그림 7-3 참고);[30]

- 신생아는 적절한 발달 수준[30] 또는 적절한 발달 수준으로 진행한다.
- 신생아는 젖꼭지 수유를 한다.[30]
- 신생아는 기본적인 수면/깸 주기를 할 수 있다.
- 신생아의 가족은 집에서 아이를 관리할 준비가 되어 있다.
- 신생아와 가족은 병원에서 가정으로 성공적으로 이동할 수 있다.[30]

이러한 결과를 성취하기 위하여, 이 환자에게 적절한 중재를 결정하여야 한다. 이것은 다음을 포함한다" 협응, 의사소통 그리고 기록; 환자/고객 관련 교육; 발달 지지관리; 치료적 운동; 보호자를 위한 기능훈련과 가정관리 훈련; 도수치료기술; 도구와 장비의 처방, 적용, 그리고 적절한 제작 그리고 기도청결 기술

진단과 예후에 근거하여, 6~12개월의 과정 이상, 관리의 많은 일들은 적절한 환기, 호흡/가스교환, 그리고 유산소능력/지구력 그리고 연령에 적절한 기능 수준을 위해 환자에게 필요할 수 있다. 이러한 과정동안 Kelvin은 물리치료를 일주일에 4-5번, 12~15번(3주)을 받았다.

중재 INTERVENTION

선택된 중재에 대한 근거 (RATIONALE FOR SELECTED INTERVENTIONS)

발달적 지지관리; 치료적 운동; 보호자를 위한 기능훈련과 가정관리 훈련; 그리고 기도청결 기술에서 적용할

수 있는 정보는 사례연구 #1을 참고한다. 덧붙여, 발목 발바닥쪽굽힘 구축을 예방하기 위하여 Sweeney와 동료들이 제안한 발목 부목을 사용할 수 있다.[30]

협응, 의사소통 그리고 기록 (COORDINATION, COMMUNICATION, AND DOCUMENTATION)

Kelvin의 부모와 신생아 의사, 간호사, 흉부의사, 호흡치료사, 영양사, 사회복지사, 퇴원관리사와 같은 아이의 일차관리 팀원과는 대화를 하여야 한다. 물리치료사는 환자관리 부분과 가족이 있거나 없는 상태에서 둘 이상의 사례 회의에 참석할 것이다. 덧붙여, 물리치료사는 Kelvin이 받아야 하는 치료계획, 목적 달성과 중재에 관하여 아이의 부모와 대화할 것이다. 병원에서 퇴원하기 전에, 지속적인 관리가 필요한지 결정하여야 하고 NICU 발달 사후관리 클리닉 빠른 중재 서비스와 필요하다면 의료전문가에게 의뢰하여야 한다. 환자 관리의 모든 요소는 기록하여야 한다.

환자/고객 관련 교육 (PATIENT/CLIENT-RELATED INSTRUCTION)

환자의 부모는 물리치료 검사/평가 결과를 포함한 Kevin의 현재 상태에 관한 교육을 받아야 한다. 그들은 신생아의 조산과 관련된 위험요소와 전체 발달에 영향을 미치는 기간에서 호흡 상태에 대해서 교육받을 것이다. Kevin의 심혈관/폐, 외피계, 근골격계와 신경계의 발달과 관련된 문제를 알게 될 것이다(그림 7-2 참고).[30] 신생아의 행동상태도 설명할 것이다.[30] 주요 손상과 기능제한의 치료 계획, 그리고 이차 손상과 기능적 제한의 예방을 설명할 것이다. 신생아의 건강을 위한 이차흡연의 위험을 설명할 것이다. Kelvin의 퇴원에 관한 부모의 걱정과 가정에서의 적절한 서비스를 위한 변화를 설명할 것이다.

발달 지지관리 (DEVELOPMENTALLLY SUPPORTIVE CARE)

이 환자를 위한 발달 지지관리는 NICU의 소음 감소와 계획된 수면 시간을 위한 불빛 감소; 연속적인 수면을 증진하기 위하여 보호자가 함께 수행한다; 보금자리 자세를 포함한다. 이러한 중재는 수면-깸 주기를 확립하고, 안정적인 생체 징후를 유지하는데 도움을 주고, 정상 근골격계와 신경근 발달을 증진시키고, 연령에 적절한 기능 숙련의 발달을 지지한다.

치료적 운동 (THERAPEUTIC EXERCISE)

- ◆ 감각운동 자극 등급
  - 적절한 상태 조절을 발달시키기 위한 활동과 시각, 청각, 그리고 촉각자극에 대한 반응, 예를 들면;
    - 음식을 섭취하기 전 민첩한 상태를 증가시키기 위하여 불규칙한, 흔들기 유형에서 전정/운동감각 자극 등급
    - 치료사가 머리를 지지해준 상태로 바로 누운 자세 또는 지지하고 기대어 앉은 자세에서 신생아의 머리를 중심선에서 빨간 공 시각 쫓기
    - 소리가 나는 쪽으로 머리를 돌릴 수 있게 부드러운 소리를 이용한 청각 자극
- ◆ 신경운동 발달 훈련
  - 신생아의 연령에 적절한 기능적 움직임을 발달시키기 위하여 머리 조절을 증진시키고 근력을 증가시키기 위한 활동, 예를 들면;
    - 능동 목 굽힘을 증진시키고 손을 중심선으로 가져가게 하기 위하여 옆으로 누운자세에서 움직임 촉진의 등급
    - 능동적으로 턱을 들어올리기 위하여 지지하여 앉은 자세(엉덩관절과 무릎을 굽히게 하고 포대기로 감싸고 손을 중심선으로 가져가게)에서 후방 체중이동 등급을 통한 움직임 촉진
    - 중신선에 머리 정렬과 항중력 머리조절을 위하여 지지하고 앉은 자세(엉덩관절과 무릎을 굽히게 하고 포대기로 감싸고 손을 중심선으로 가져가게)에서 측방 체중이동 등급을 통한 움직임 촉진

자가치료와 가정 관리에서의 기능적 훈련 그리고 일, 지역사회, 여가의 통합 또는 재통합에서의 기능적 훈련 (FUNCTIONAL TRAINING IN SELF-CARE AND HOME MANAGEMENT AND FUNCTIONAL TRAINING IN WORK, COMMUNITY, AND LEISURE INTEGRATION OR REINTEGRATION)

- 간호사와 Kelvin의 부모를 위한 ADL/IADL은 다음을 포함한다;
  - 굽힘, 중립 위치와 대칭 자세 증진을 위한 발달적 지지 자세
  - 튜브 식이를 하는 동안 고무젖꼭지 사용
  - 구강 식이를 하는 동안 자세와 안전에 관한 예방조치
  - 옷 입고/벗기와 기저귀를 교환하는 동안 상지와 하지에 PROM 운동

도수치료기술 (MANUAL THERAPY TECHNIQUES)

- 구강-운동 자극
- 변형된 소아마사지 유형의 연부조직 가동법
  - 엎드린 자세에서 신생아의 머리, 목, 등, 다리와 팔에 부드러운 문지르기를 적용하지만 완전하게 접촉하여야 하며, 그 후에는 바로 누운 자세에서 상지와 하지에 수동 굽힘/폄 ROM 운동을 수행한다.[66]
  - 부드럽지만 확실한 문지르기
    - 손을 펴는 촉진을 하기 위하여 손의 소지구와 손등 위에
    - 능동 발목 발등굽힘을 촉진하기 위하여 발의 발바닥의 외측면과 발등 위에
- 상지와 하지에 PROM 운동
  - 물리치료사가 처음에는 수행하고 Kelvin의 간호사와 부모에게 교육한다.
  - 상지와 하지관절의 구축 진행을 예방하는데 도움을 줄 수 있다.

보조기구와 장비의 적절한 처방, 적용 그리고 제작 (PRESCRIPTION, APPLICATION, AND AS APPROPRIATE, FABRICATION OF DEVICES AND EQUIPMENT)

- 정형적 도구
  - 발목 부목의 간헐적 사용
- 예방적 도구
  - 가정에서 사용하는 무호흡 관찰 장비

기도 청결 기술 (AIRWAY CLEARANCE TECHNIQUES)

- 도수기술
  - 아이의 의학적 상태, 호흡상태, 그리고 병원에 입원하는 동안 핸들링에 대한 참을성의 변화에 따라 흉부 타진법과 진동법을 포함한 도수기술을 사용할 수 있다.
  - 기도 흡입도 수행할 수 있다.
- 자세
  - 호흡 노력의 변경과 환기와 관류를 최대화하기 위하여
  - 의학적 상태, 호흡상태, 그리고 병원에 입원하는 동안 핸들링에 대한 참을성의 변화에 따라, 폐 자세성 배액도 사용할 수 있다.

기대 목표와 예측 결과 (ANTICIPATED GOALS AND EXPECTED OUTCOMES)

- 병리학/병리생리학의 영향
  - 환자의 체중 증가
  - 환자의 생체 징후 안정성의 증진
  - 조직 관류와 산화 증진
- 손상의 영향
  - 나이에 맞는 시각 쫓기와 청각 쫓기를 수행하기 위한 능력 증진
  - 청각자극에 대한 반응과 재인식 능력 증진
  - 기도청결 증진
  - 빨기, 삼키기와 호흡의 협응력 증진
  - 산소 공급 기간 감소
  - 근육 수행 증가
  - 환자의 자기-조절행동의 횟수 증가
  - 환자의 머리와 목 조절의 증가
  - 환자의 중심 위치와 자세 대칭 증진

- 환자의 비식이성 빨기 증진
- 환자의 수면-깸 주기 확립
- 환자의 상태 조절 증진
- 신체분절 사이에 움직임의 양과 질의 증진
- 환기와 호흡/가스교환 증진
- 호흡 노력 감소

◆ 기능적 제한의 영향
- 자세 변화의 참을성과 발달적 활동 증진

◆ 장애에 미치는 영향
- 급성과 만성 질병과 관련된 장애 감소

◆ 위험 감소/예방
- 육아 예방 행동 성취
- 보호자 자세 변화 기술 증진
- 대화는 이차적 손상과 기능제한의 위험 감소, 예방을 증진시키고, NICU에서 가정으로 신생아가 이동하는 동안 관리의 분산 예방.[30]
- 이차 손상의 위험 감소

◆ 건강, 웰니스, 운동의 영향
- 육아 건강 습관과 안녕의 행동 성취
- 환자의 신체기능 증진

◆ 사회적 자원의 영향
- 가족의 가정 자원의 사용과 자각 증진
- 건강 서비스 비용 감소
- 전체적인 환자 관리와 후에 APTA의 *물리치료 문서화 안내서*[47]로 문서화
- 사례회의, 환자 관리 영역, 그리고 가족과 만남을 통한 공동 협조
- NICU에 입원 기간 감소
- 병원 퇴원 후 요구되는 환자 배치 결정
- 필요하거나 적절할 때마다 또 다른 전문가 또는 재원에 의뢰

◆ 환자/고객 만족
- 건강에 대한 보호자의 감각 증진
- 보호자의 스트레스 감소
- 가족, 보호자와 또 다른 전문가와 함께 협조하여 관리
- 환자의 건강과 건강관리 자원에 따른 의사 결정 증진
- 진단, 예후, 중재와 기대 목표와 예측 결과의 가족 지식과 자각 증가
- 부모-신생아 관계 증진

재검사 REEXAMINATION

예후를 평가하고 중재를 변경하거나 방향을 바꾸기 위한 관리의 전체를 통하여 재검사가 수행되어야 한다. 더 많은 정보는 사례연구 #1을 참고한다.

퇴원 DISCHARGE

Kelvin은 전체 14번 물리치료 기간과 아이의 목표와 기대가 달성된 후 NICU에서 물리치료를 받지 않게 되었다. 이러한 기간은 관리의 전체 부분이다. 아이는 집으로 이동하기 위한 목표와 기대 결과를 성취하였기 때문에 퇴원하였다. Kelvin은 현재 호흡이 양호한 상태이지만 집에서 무호흡을 관찰하는 장비가 필요하다. 다양한 검사를 위해 NICU 발달 사후관리 클리닉에 의뢰하였다. 이 평가는 아이의 의학적 상태와 발달 상태를 재평가하고, TIMP는 예견하는 목표로 수행할 것이다.[73,75] 덧붙여, 아이가 신경운동적인 문제가 지속되기 때문에, Kelvin은 초기 중재서비스를 위하여 의뢰한 것이다.

심리학적 양상 PSYCHOLOGICAL ASPECTS

NICU에서 임상적 수행의 생리적 측면을 이해하기 위해 물리치료사가 필요한 것이다. 더 많은 정보는 사례연구 #1을 참고한다.

환자/가족 만족 PATIENT/FAMILY SATISFACTORY

NICU에서 신생아와 가족에게 치료의 복합성 때문에, 기본 환자/고객 만족도 질문(Patient/Client Satisfaction Questionnaire)[47]을 사용하여 물리치료 관리가 적절하지 않은 것과 환자 또는 가족 만족도를 판단하기 위하여 가이드를 적용한다. 더 많은 정보는 사례연구 #1을 참고한다.

참고문헌 REFERENCES

1. Larsen WJ. Development of the heart. In: *Human Embryology*. 3rd ed. New York, NY: Churchill Livingstone; 2001:157-193.
2. Sadler TW. Cardiovascular system. In: *Langman's Medical Embryology*. 8th ed. Philadelphia, Pa: Lippincott Williams & Wilkins; 2000:208-259.
3. Moerchen VA, Crane LD. The neonatal and pediatric patient. In: Frownfelter D, Dean E, eds. *Cardiovascular and Pulmonary Physical Therapy*. 4th ed. Philadelphia, Pa: Mosby, Inc; 2006:657-683.
4. Larsen WJ. Embryonic folding. In: *Human Embryology*. 3rd ed. New York, NY: Churchill Livingstone; 2001:133-155.
5. Sadler TW. Respiratory system. In: *Langman's Medical Embryology*. 8th ed. Philadelphia, Pa: Lippincott Williams & Wilkins; 2000:260-269.
6. Crane LD. Physical therapy for the neonate with respiratory disease. In: Irwin S, Tecklin JS, eds. *Cardiopulmonary Physical Therapy*. 3rd. ed. St. Louis, Mo: Mosby; 1995:486-515.
7. Kahn-D'Angelo L, Unanue RA. The special care nursery. In: Campbell SK, ed. *Physical Therapy for Children*. 2nd ed. Philadelphia, Pa: WB Saunders Co; 2000:840-880.
8. Harper RG, Rehman KU, Sia C, et al. Neonatal outcome of infants born at 500 to 800 grams from 1990 through 1998 in a tertiary care center. *J Perinatol*. 2002;22:555-562.
9. Poets CF, Samuels MP, Southall DP. Epidemiology and pathophysiology of apnoea of prematurity. *Biol Neonate*. 1994;65:211-219.
10. American Academy of Pediatrics. Task Force on Prolonged Apnea. Prolonged apnea. *Pediatrics*. 1978;61(4):651-652.
11. Eichenwald EC, Aina A, Stark AR. Apnea frequently persists beyond term gestation in infants delivered at 24 to 28 weeks. *Pediatrics*. 1997;100(3):354-359.
12. Crowley P, Roberts D, Dalziel S, Shaw BNJ. Antenatal corticosteroids to accelerate fetal lung maturation for women at risk of preterm birth (Protocol for a Cochrane Review). In: *The Cochrane Library*. Chichester, UK: John Wiley & Sons, Ltd; 2004:Issue 1.
13. As-Sanie S, Mercer B, Moore J. The association between respiratory distress and nonpulmonary morbidity at 34 to 36 weeks' gestation. *Am J Obstet Gynecol*. 2003;189:1053-1057.
14. Attar M, Donn S. Mechanisms of ventilator-induced lung injury in premature infants. *Semin Neonatol*. 2002;7(5):353-360.
15. Bancalari E, Claure N, Sosenko IRS. Bronchopulmonary dysplasia: changes in pathogenesis, epidemiology and definition. *Semin Neonatol*. 2003;8:63-71.
16. Jobe AH, Bancalari E. Bronchopulmonary dysplasia. *Am J Respir Crit Care Med*. 2001;163:1723-1729.
17. Northway WH Jr, Rosan RC, Porter DY. Pulmonary disease following respirator therapy of hyaline-membrane disease: bronchopulmonary dysplasia. *N Engl J Med*. 1967;276(7):357-368.
18. Jobe AH, Ikegami M. Prevention of bronchopulmonary dysplasia. *Curr Opin Pediatr*. 2001;13:124-129.
19. Corcoran JD, Patterson CC, Thomas PS, Halliday HL. Reduction in the risk of bronchopulmonary dysplasia from 1980-1990: results of a multivariate logistic regression analysis. *Eur J Pediatr*. 1993;152(8):677-681.
20. Robin B, Kim YJ, Huth J, et al. Pulmonary function in bronchopulmonary dysplasia. *Pediatr Pulmonol*. 2004;37:236-242.
21. Carey B, Trotter C. Bronchopulmonary dysplasia. *Neonatal Netw*. 2000;19(3):45-49.
22. Tortorolo L, Vento G, Matassa P, et al. Early changes of pulmonary mechanics to predict the severity of bronchopulmonary dysplasia in ventilated preterm infants. *J Matern Fetal Neonatal Med*. 2002;12(5):332-337.
23. Smith L. Pathogenesis of retinopathy of prematurity. *Semin Neonatol*. 2003;8:469-473.
24. York J, Landers S, Kirby R, et al. Arterial oxygen fluctuation and retinopathy of prematurity in very-low-birth-weight infants. *J Perinatol*. 2004;24:82-87.
25. Kim T, Sohn J, Pi S, Yoon Y. Postnatal risk factors of retinopathy of prematurity. *Paediatr Perinat Epidemiol*. 2004;18:130-134.
26. Volpe JJ. Intracranial hemorrhage: germinal matrix-intraventricular hemorrhage of the premature infant. In: *Neurology of the Newborn*. 3rd ed. Philadelphia, Pa: WB Saunders Co; 1995:403-463.
27. Volpe JJ. Hypoxic-ischemic encephalopathy: intrauterine assessment. In: *Neurology of the Newborn*. 3rd ed. Philadelphia, Pa: WB Saunders Co; 1995:260-278.
28. Wiswell TE. Advances in the treatment of the meconium aspiration syndrome. *Acta Paediatr Suppl*. 2001;90(436):28-30.
29. Klingner MC, Kruse J. Meconium aspiration syndrome: pathophysiology and prevention. *J Am Board Fam Pract*. 1999; 12:450-466.
30. Sweeney JK, Heriza CB, Reilly MA, et al. Practice guidelines for the physical therapist in the Neonatal Intensive Care Unit (NICU). *Pediatr Phys Ther*. 1999;11:119-132.
31. Moya MP, Bisset GS, Auten RL Jr, et al. Reliability of CXR for the diagnosis of bronchopulmonary dysplasia. *Pediatr Radiol*. 2001;31(5):339-342.
32. Clark PW, Bloomfield FH, Harding JE, Teele RL. Early chest radiographs in very low birth weight babies receiving corticosteroids for lung disease. *Pediatr Pulmonol*. 2001;31:297-300.
33. Pieper CH, Smith J, Brand EJ. The value of ultrasound examination of the lungs in predicting bronchopulmonary dysplasia. Pediatr Radiol [serial online]. Dec 17, 2003.
34. *Taber's Cyclopedic Medical Dictionary* [computer program]. Version: 4.0.33. Philadelphia, Pa: FA Davis Co; 2001.
35. de Mello RR, Dutra MV, Ramos JR, et al. Lung mechanics and high-resolution computed tomography of the chest in very low birth weight premature infants. *Sao Paulo Med J*. 2003;121:167-172.
36. Hascoet JM, Hamon I, Boutroy MJ. Risks and benefits of therapies for apnoea in premature infants. *Drug Saf*. 2000; 23:363-379.
37. Bhatia J. Current options in the management of apnea of prematurity. *Clin Pediatr*. 2000;39:327-336.
38. Meneguel JF, Guinsburg R, Miyoshi MH, et al. Antenatal treatment with corticosteroids for preterm neonates: impact on the incidence of respiratory distress syndrome and intrahospital mortality. *Sao Paolo Med J*. 2003;121:45-52.
39. Crowther CA, Harding J. Repeat doses of prenatal corticosteroids for women at risk of preterm birth for preventing neonatal respiratory disease (Cochrane Review). In: *The Cochrane Library*. Chichester, UK: John Wiley & Sons, Ltd; 2004:1.

40. Ainsworth S, Milligan D. Surfactant therapy for respiratory distress syndrome in premature neonates. A comparative review. *Am J Respir Med.* 2002;1:417-433.
41. Shah PS. Current perspectives on the prevention and management of chronic lung disease in preterm infants. *Pediatr Drugs.* 2003;5:463-480.
42. Dinger J, Töpfer A, Schaller P, Schwarze R. Functional residual capacity and compliance of the respiratory system after surfactant treatment in premature infants with severe respiratory distress syndrome. *Eur J Pediatr.* 2002;161:485-490.
43. Bevilacqua G, Parmigiani S. An observational study of surfactant treatment in infants of 23-30 weeks' gestation: comparison of prophylaxis and early rescue. *J Matern Fetal Neonatal Med.* 2003;14:197-204.
44. Soll RF, Dargaville P. Surfactant for meconium aspiration syndrome in full term infants. *Cochrane Database Syst Rev.* 2000;(2):CD002054.
45. Dubowitz LMS, Dubowitz V, Mercuri E. *The Neurological Assessment of the Preterm and Full-term Newborn Infant.* 2nd ed. London, UK: Mac Keith Press; 1999.
46. Brazelton TB, Nugent JK. *Neonatal Behavioral Assessment Scale.* 3rd ed. London, UK: Mac Keith Press; 1995.
47. American Physical Therapy Association. Guide to physical therapist practice. 2nd ed. *Phys Ther.* 2001;81:9-744.
48. Als H, Gibes R. *Newborn Individualized Developmental Care and Assessment Program (NIDCAP).* Boston, Mass: Children's Hospital; 1986.
49. Als H, Gilkerson L. The role of relationship-based developmentally supportive newborn intensive care in strengthening outcome of preterm infants. *Semin Perinatol.* 1997;21:178-189.
50. Robinson L. An organizational guide for an effective developmental program in the NICU. *J Obstet Gynecol Neonatal Nurs.* 2003;32:379-386.
51. Westrup B, Kleberg A, von Eichwald K, et al. A randomized, controlled trial to evaluate the effects of the newborn individualized developmental care and assessment program in a Swedish setting. *Pediatrics.* 2000;105:66-72.
52. Westrup B, Hellström-Westas L, Stjernqvist K, Lagercrantz H. No indications of increased quiet sleep in infants receiving care based on the Newborn Individualized Developmental Care and Assessment Program (NIDCAP). *Acta Paediatr.* 2002;91(3):318-322.
53. Kleberg A, Westrup B, Stjernqvist K, Lagercrantz H. Indications of improved cognitive development at one year of age among infants born very prematurely who received care based on the Newborn Individualized Developmental Care and Assessment Program (NIDCAP). *Early Hum Dev.* 2002;68:83-91.
54. Jacobs SE, Sokol J, Ohlsson A. The Newborn Individualized Developmental Care and Assessment Program is not supported by meat-analyses of the data. *J Pediatr.* 2002;140:699-706.
55. Grenier I, Bigsby R, Vergara E, Lester B. Comparison of motor self-regulatory and stress behaviors of preterm infants across body positions. *Am J Occup Ther.* 2003;57:289-297.
56. Aucott S, Donohue P, Atkins E, Allen M. Neurodevelopmental care in the NICU. *Ment Retard Dev Disabil Res Rev.* 2002;8:298-308.
57. Bohnhorst B, Heyne T, Peter CS, Poets CF. Skin-to-skin (kangaroo) care, respiratory control, and thermoregulation. *J Pediatr.* 2001;138:193-197.
58. Ludington-Hoe SM, Ferreira C, Swinth J, Ceccardi JJ. Safe criteria and procedure for Kangaroo care with intubated preterm infants. *J Obstet Gynecol Neonatal Nurs.* 2003;32:579-588.
59. Burke M, Walsh J, Oehler J, Gingras J. Music therapy following suctioning: four case studies. *Neonatal Netw.* 1995;14(7):41-49.
60. Kaminski J, Hall W. The effect of soothing music on neonatal behavioral states in the hospital newborn nursery. *Neonatal Netw.* 1996;15(1):45-54.
61. Girolami GL, Campbell SK. Efficacy of a neuro-developmental treatment program to improve motor control in infants born prematurely. *Pediatr Phys Ther.* 1994;6:175-184.
62. Perkins E, Ginn L, Fanning JK, Bartlett DJ. Effect of nursing education on positioning of infants in the Neonatal Intensive Care Unit. *Pediatr Phys Ther.* 2004;16:2-12.
63. Lemons PK, Lemons JA. Transition to breast/bottle feedings: the premature infant. *J Am Coll Nutr.* 1996;15(2):126-135.
64. Gewolb IH, Vice FL, Schweitzer-Kenney EL, et al. Developmental patterns of rhythmic suck and swallow in preterm infants. *Dev Med Child Neurol.* 2001;43:22-27.
65. Gaebler CP, Hanzlik JR. The effects of a prefeeding stimulation program on preterm infants. *Am J Occup Ther.* 1996;50:184-92.
66. Field T. Preterm infant massage therapy studies: an American approach. *Semin Neonatol.* 2002;7:487-494.
67. Dieter JNI, Field T, Hernandez-Reif M, et al. Stable preterm infants gain more weight and sleep less after five days of massage therapy. *J Pediatr Psychol.* 2003;28: 403-411.
68. Cisneros Moore KA, Coker K, DuBuisson AB, et al. Implementing potentially better practices for improving family-centered care in Neonatal Intensive Care Units: successes and challenges. *Pediatrics.* 2003;111:e450-e460.
69. Saunders RP, Abraham MR, Crosby MJ, et al. Evaluation and development of potentially better practices for improving family-centered care in Neonatal Intensive Care Units. *Pediatrics.* 2003;111:e437-e449.
70. Mitchell-DiCenso A, Guyatt G, Paes B, et al. A new measure of parent satisfaction with medical care provided in the Neonatal Intensive Care Unit. *J Clin Epidemiol.* 1996;49:313-318.
71. Campbell S. *The Test of Infant Motor Performance. Test User's Manual Version 1.4.* Chicago, Ill: Suzanne K. Campbell; 2001.
72. Piper MC, Darrah J. *Motor Assessment of the Developing Infant.* Philadelphia, Pa: WB Saunders Co; 1994.
73. Campbell SK, Kolobe TH, Wright BD, Linacre JM. Validity of the Test of Infant Motor Performance for prediction of 6-, 9- and 12-month scores on the Alberta Infant Motor Scale. *Dev Med Child Neurol.* 2002;44:263-272.
74. Folio MR, Fewell RR. *Peabody Developmental Motor Scales.* 2nd ed. Austin, Tex: Pro-Ed Inc; 2000.
75. Kolobe THA, Bulanda M, Susman L. Predicting motor outcomes at preschool age for infants tested at 7, 30, 60, and 90 days after term age using the Test of Infant Motor Performance. *Phys Ther.* 2004;84:1144-1156.

제 8 장

림프계 질환과 관련된 손상된 순환과 인체측정 범위 (패턴 H)

Impaired Circulation and Anthropometric Dimensions Associated with Lymphatic System Disorders (Pattern H)

해부학 ANATOMY

림프계는 심혈관계로 림프액의 움직임이 이루어질 수 있도록 일방 통로(one-way path)를 제공한다. 모세림프관은 모세혈관과 미세순환의 후세동맥 주변의 조직 사이(interstitial space)에서 조직액을 흡수하는 역할을 한다. 모세림프관은 천부 막 조직층(superficial fascia tissue layer)에 온몸에 퍼져 있다. 근 수축, 관절 움직임, 호흡, 그리고 인접한 혈관의 맥(pulsation)을 통한 조직압력의 변화는 정맥으로의 복귀를 촉진시키고 또한 단위 시간당 림프액의 흐름을 증가시킨다. 림프액은 림프 흐름의 방향과 양을 조절하는 판막과 평활근을 가지고 있는 수집 림프관(collecting vessels)으로 이동한다. 두 판막 사이에 림프관의 기능적 분절을 림판지온(lymphangion)이라고 한다. 림판지온의 수축 주기는 안정시 분당 6~10회 정도이다. 수송능력의 증가가 필요할 때는 10배 가량 증가하여 림프 여유기능(lymphatic functional reserve)을 만들어 낸다.[1] 수집림프관의 분포 C가 이해 온 몸에 걸쳐 림프 흡수 영역을 결정하는 림프경계(watershed)를 만들어 낸다.[2] 림프경계는 심부 수집 림프관이 감소되어 있지만, 모세림프관은 남아있는 구역이다. 배측과 복측의 수직 림프경계는 몸통을 좌와 우 림프 흡수 영역으로 나눈다. 배꼽 수준에 있는 수평 림프경계는 위쪽으로는 액와림프절 또는 아래쪽으로는 서혜림프절로 흡수를 하게 한다.[3]

림프액은 수집 림프관을 통하여 림프절로 이동을 한다. 국소 림프절에서부터, 림프는 정맥 순환으로 림프 본관을 통해 이동한다. 우 림프관은 몸의 오른쪽 위 $^1/_4$획 그리고 오른쪽 머리와 목의 림프액을 흡수한다; 흉관은 양하지, 왼쪽 위 $^1/_4$, 그리고 왼쪽 머리와 목의 흡수를 담당한다. 림프액은 쇄골하 정맥과 내경정맥 사이에 위치한 정맥각에서 정맥순환과 만나게 된다. 림프는 즉, 천부와 심부 림프계를 통하여 이동된다.[4]

생리학 PHYSIOLOGY

이런 패턴을 위한 관련된 생리학은 모세혈관과 조직사이의 미세순환에서 액의 움직임을 설명하는 모세혈관의 스탈링의 법칙과 관련이 있다. 액의 교환에 대한 비율과 방향은 모세혈관에서의 정수압과 단백질 삼투압에 의해서 결정이 된다. 정상 순환에서는 조직압이 최소의 유입(input)을 만들어 낼 때, 혈관 정수압과 단백질 삼투압이 액의 교환을 주도한다. 모세혈관의 동맥단(arterial end)에서는 모세혈관 정수압이 혈장 단백질 삼투압보다 클 때 여과(filtration)가 일어나고; 모세혈관의 정맥단(venous end)에서는 모세혈관 정수압이 혈장 단백질 삼투압보다 작을 때 흡수(absorption)가 일어난다. 모세 림프관은 조직액의 균형을 유지하는데 대략 하루에 4 L의 림프 의무

물질(obligatory load)을 담당하게 된다.[5] 이런 림프액은 정맥 순환으로 운반되기에는 너무 큰 단백질로 인해 높은 단백질 농도를 갖는다.[6]

병태생리학 PATHOPHYSIOLOGY

림프부종 (LYMPHEDEMA)

림프부종은 림프 부하가 림프 수송 능력을 초과하는 결과로 인해서 발생되는 고 단백 부종(high protain edema)이다.[6] 일차성 림프부종은 손상된 림프관 또는 림프절 발육에 의해서 발생이 되고, 이차성 림프부종은 림프 구조의 손상으로부터 발생이 된다.[1] 림프절 절단과 방사선을 포함한 암 치료는 림프부종으로의 진행에서 일차적인 위험 요소들이다.[7,8] 감시 림프절 절제술(lymphadenectomy)에 대한 수술적 방법이 개선되었으나, 유방암 생존자 중에서 림프부종의 유발률이 감소된 것은 아니다.[9] 방사선은 직접적으로 림프절 조직의 반흔형성과 수축유발로 림프절에 영향을 미치고 간접적으로 주변 조직의 반흔화(scarred)로 인해 림프관을 압박(entrapping)하게 된다.[8] 림프계의 수송 능력은 국소적으로 수술 또는 방사선으로 인해 영향을 받아 해당 구역 내에서 변하게 된다.

림프액을 수송하는 능력의 변화는 조직사이에 고 단백질 조직액을 증가시키게 될 것이다.[6] 조직액의 단백질 농도는 조직 단백질 삼투압을 변하게 하고, 흡수가 감소되는 것을 촉진시켜 결국 부종을 만들게 된다. 초기에는, 림프 여유기능 기전이 림판지온의 수축률을 증가시켜 부종을 조절하려고 일을 할 것이다. 이런 동안에, 환자는 눈에 보이는 부종은 아니지만, 중압감 또는 조이는 감각을 이환지(affected limb)에서 느낄 수도 있다. 결국, 림프 여유 기능 기전이 한계에 도달하게 되면 림프부종이 발생하게 된다. 림프 흡수 영역(quadrant)을 관장하는 해부학적 림프경계로 인해, 이차성 림프부종이 체간 그리고/또는 하지에 감소된 수송 능력으로 인해 발생하게 된다.

림프부종은 부종의 양에 근거해서 단계(Ⅰ, Ⅱ, Ⅲ)를 구분하고 조직에서 함요 부종(pitting edema)의 양에 근거해서 등급(1, 2, 상피증)으로 구분한다.[10] 림프부종의 초기 단계에서는 함요부종이 발생되지만 후기에 들어서는 조직사이에 단백질의 축적으로 인해 조직 섬유증(fibrosis)이 생긴다.[11] 조직액과 축적된 단백질의 과잉은 림프부종이 있는 체지에서 재발성 감염이 발생하게 되는 성향을 만들게 된다.[11]

만성 정맥 부전증 (CHRONIC VENOUS INSUFFICIENCY)

만성 정맥 부전증은 천부 그리고/또는 심부정맥계에 있는 정맥 모세혈관 정수압의 증가를 유발하게 된다.[12] 정맥압에서의 이런 증가는 결과적으로 흡수를 감소시켜 스탈링 평행을 변화시킨다. 조직액이 편측 또는 양측 하지 부종과 같은 임상적인 양상을 보여주게 되는 조직 사이에서의 조직액 축적이 발생하게 된다. 림프 여유 기능 기전이 증가된 조직액 흡수를 위해 작동하게 된다. 조직액 축적이 림프계를 앞서게 될 때, 오랫동안의 부종은 림프부종과 유사한 고 단백질 요소로 진행될 것이다.[3]

영상 IMAGING

림프부종을 평가하기 위해 사용되는 방법은 림프관과 림프절의 해부학적 정렬, 림프액 이동율, 림프절 흡수 속도 그리고 연부조직에서의 변화를 측정한다.[1,3,13]

- 방사선 조영검사(lymphoscintigraphy): 이 검사는 체지의 천부와 심부 림프 수송을 평가한다. 방사선 매개체를 손 또는 발에 주사를 하게 된다. 방사선 물질이 주사 부위에서 액와 또는 서혜림프절로 수송되는 시간이 측정되고 만들어진 기준과 비교를 하게 된다. 검사는 또한 수집 림프관과 림프절에 대한 시각적 영상을 제공한다.
- MRI: 조직 명암을 묘사하는 능력으로 인해, MRI는 피부를 포함하여, 부종 연부조직 변화를 진단하기 위해 사용된다. 림프부종에서, 피하조직의 체적의 증가와 근육과 피하사이에서 벌집 패턴이 규명될 수 있다. MRI는 또한 종양진단에 사용될 수 있다.

- ◆ CT: 만성 림프부종에서, CT는 섬유성 결합 조직구조가 축적된 것을 보여준다. 또한 종양 진단에 사용될 수 있고 골반, 후복막, 그리고 종격의 림프 흐름을 영상화 할 수 있다.
- ◆ US: 초음파 검사는 비대해진 장골과 액와 림프절을 비침습적으로 보여주기 위해 사용된다. 또한 체지의 진피와 피하 부종을 보여줄 수도 있다.

약리학 PHARMACOLOGY

미국에서 FDA 승인을 받은 림프부종 치료에 대한 효과적인 약 치료는 없다.[10]

- ◆ 벤조피론(Benzopyrone)은 유럽과 호주에서 사용되고 있고 북미에서 현재 연구가 진행중이다. 미국 림프부종 협회(National Lymphedema Network)에서는 임상 시도(clinical trial)목적 이외에 벤조피론을 복용하지 않을 것을 적극 권하고 있다.
- ◆ 이뇨제(diuretics)는 말초성 부종을 치료하기 위해 흔히 사용되지만 림프부종 치료를 위해서는 효과적이지 않다. 왜냐하면 이뇨제는 부종에서 단백질 요소를 처리할 수 없기 때문이다.

사례 연구 #1:
림프부종
Lymphedema

Mrs. Martha Johnson은 오른쪽 유방암으로 인해 부분 절제술과 액와 절제술을 받은지 2년 된 오른쪽 상지에 이차성 림프부종이 있는 56세 여성이다.

물리치료사 검진 PHYSICAL THERAPIST EXAMINATION

병력 (HISTORY)

- ◆ 일반적인 인구학: Johnson씨는 56세 미국 흑인 여성이다. 그녀는 오른손잡이이다. 간호학으로 학사를 받았다.
- ◆ 사회적 병력: Johnson씨는 결혼을 했고 대학으로 인해 멀리 떨어져 있는 20세 딸의 엄마이다. 그녀는 그녀의 암 치료동안에 가족들이 매우 지지적이었다고 말한다.
- ◆ 고용/일: 그녀는 개인병원에서 소아 간호사로서 정규직으로 일하고 있다.
- ◆ 생활 환경: 그녀는 남편과 함께 단층집에서 거주하고 있다.
- ◆ 일반적인 건강 상태
  - ● 일반적인 건강 인식: Johnson씨는 건강 상태가 양호하다고 이야기 한다.
  - ● 신체 기능: 그녀는 밤에 확 달아오르는 느낌으로 인해 주기적으로 깨서 수면이 어렵다고 한다.
  - ● 심리적 기능: Johnson씨는 스스로를 유방암 생존자로 본다. 그녀는 그녀가 받은 모든 유방암 치료 후에 림프부종이 발생한 것에 대해 낙심하고 걱정하고 있다.
  - ● 역할 기능: 아내, 엄마, 간호사
  - ● 사회적 기능: 그녀는 교회에서 활동적이고 종종 유방암을 새로 진단받은 다른 여성들을 상담해준다.
- ◆ 사회/건강 습관: Johnson씨는 흡연한 적이 없고 사회적으로 일주일에 두 세 번 정도 음주를 한다. 정기적으로 운동을 한 적도 없다.
- ◆ 가족력: 그녀의 어머니가 57세에 유방암으로 사망했다. 그녀의 아버지는 혈압이 높고 2형 당뇨를 가지고 있다.
- ◆ 의학/외과적 병력: Johnson씨는 2년 전에 에스트로겐에 양성이었던 2기 유방암 진단을 받았고 이후에 부분 절제술과 액와 절제술을 받았다. 11개의 림프절을 제거했고 2개의 림프절이 전이에 대해서 양성이었다. 암 치료는 아드리아마이신(adriamycin), 싸이톡산(cytoxan), 그리고 탁솔(taxol)로 화학치료를 받았고 이어서 가슴과 액와 부분에 6주간의 방사선 치료를 받았다. 화학치료로 폐경이 되었고, 매일 화끈거림이 여러 번 발생하고, 밤에는 수면이 어렵고, 골조송증이 있다고 하였다. 그녀는 만성 심장 부전(CHF)의 병력은 없었

다. 암 전문의사에게 2년에 한번 씩 검진을 받고 있으며 현재 암 재발의 적응증은 없다.

- 이전 입원: 20년 전에 딸 출산으로 입원했었고 2년 전에 암 수술로 인해 입원했었다.
- 이전에 존재하는 의학적 그리고 다른 건강과 관련된 상태: 그녀는 약으로 조절 될 정도의 혈압과 콜레스테롤이 약간 높았다. 과체중이다.
- 현재 상태/주호소: Johnson씨는 일년 전부터 팔에 약간의 부종을 목격했으나, 팔을 거상할 때 항상 정상 크기로 돌아왔다고 이야기 했다. 부종은 가사 일을 많이 할 때 또는 오른손을 사용하여 정원 일을 할 때 생기는 것으로 보인다. 최근 부종은 6개월 전 여름에, 뜨거운 햇빛에서 몇 시간동안 정원 일을 많이 했을 때부터 시작되었다. 여름이 막바지에 다다랐을 때, 오른쪽 팔에 모기를 물렸는데 이 후로 부종이 커졌다고 하였다. 지난 6개월 동안 부종은 점차적으로 증가되었고, 그리고 팔은 정상 크기로 돌아오지 않았다. Johnson씨는 팔 부종의 감소되어서 옷들이 좀 더 잘 맞고 사회 활동을 재개할 수 있기를 바란다. 그녀는 림프부종에 대한 치료를 받은 적이 없다.
- 기능적인 상태와 활동 수준: Johnson씨는 부종이 있는 어깨와 팔꿈치가 뻣뻣(stiffness)하다고 하였다. 그녀의 팔은 일상생활 동작 동안에 무겁게 느껴진다고 하였다. 그녀는 셔츠를 입고 벗는데 어려움이 있고 부은 팔에 맞는 옷을 찾는데 어려움을 가지고 있다. 그녀는 모든 일상생활동작(ADL)과 도구적 일상생활동작(IADL)에 독립적이다. 직장에서는 아이들을 들어 올릴 때 어려움이 있고, 하루 일과를 마칠 무렵 팔이 피곤함을 느낀다. 그녀는 정기적으로 운동을 하지는 않는다.
- 약물: Johnson씨는 항-에스트로겐으로 타목시펜(tamoxifen) (10 mg 하루에 두 번); 높은 혈압으로 디오반(diovan) (16 mg); 골조송증을 위해서 악토넬(actonel)(45 mg 매주); 콜레스테롤을 위해서 리피톨(lipitor)(10 mg 매일); 매일 멀티비타민; 그민리고 칼슘을 복용하고 있다.
- 다른 임상적 검사: DEXA 검사에 의한 t점수로 -1.35에 해당하는 0.814 g/cm^2 의 대퇴골경 골밀도를 보였다. 요추 골밀도는 0.856 g/cm^2, t 점수로 -1.74에 해당하였다. 골다공증은 25에서 30세 사이의 연령에서 젊은 사람의 정상 평균 아래로 적어도 2.5 표준편차(SD)로 정의한다; 반면에 골조송증은 젊은 사람의 정상 평균 위 1 SD 그러나 아래 1 또는 2.5 SDs로 정의한다.[14] t 점수는 표준 편차를 대표한다. Johnson씨의 검사는 골조송증을 의미한다.

시스템 재검토 (SYSTEMS REVIEW)

- 심혈관/폐
  - 혈압(BP): 120/80 mmHg(약 복용한 상태에서)
  - 부종: 손, 아래팔(전완, forearm), 그리고 오른쪽 상지(RUE)의 상완에 나타남.
  - 심박수(HR): 75 bpm
  - 호흡수(RR): 14 bpm
- 외피계
  - 반흔 형성 상태: 오른쪽 하부/바깥측 유방 1/4 구역에 부분 절제술 반흔, 림프절 절제로 액와 반흔
  - 피부색: 오른쪽 아래팔 등쪽(dorsum)에 경한 홍조(erythemia)
  - 피부 상태: 피부는 건강하고 부드럽다.
- 근골격계
  - 전체적인 관절가동범위: 오른쪽 어깨와 필꿉관절 제한
  - 전체적인 근력: 오른쪽 상지에서 감소
  - 전체적인 대칭: 왼쪽 상지보다 오른쪽 상지가 큼
  - 키: 5′7″ (1.702 m)
  - 몸무게: 200 lbs (90.72 kg)
- 신경근계
  - 균형: 정상 범위 내
  - 보행, 이동 그리고 변화: 정상범위 내
- 의사소통, 감정, 인지, 언어, 학습 유형
  - 의사소통, 감정, 인지: 정상범위 내
  - 선호하는 학습: 시각적 학습자

검사와 측정 (TESTS AND MEASURES)

- 유산소 능력/지구력
  - 6분 걷기 검사[15]
    - 안정 시 아무 증상이 없다가 보행 후 9/20까지 증가되는 Borg scale에서 호흡곤란이 있을 때 1,270 feet(387.1 m) 걸을 수 있었다(범위는 건강한 성인에서 1,312에서 2,297 feet(400에서 700 m). 건강한 여성에서는 대략 1,640 feet (500 m)
    - 안정시 HR는 75 bpm 그리고 보행 후 86 bpm까지 증가
    - BP는 안정 시 120/80 mmHg였고 보행 후 132/82 mmHg까지 증가
    - 보행 후 기초선까지 생체 징후 회복 시간은 8분
- 인체측정학적 특성
  - BMI[17] = 체중(kg)을 키^2(meter)으로 나눈 것 = 90.7 kg/2.89
    - 그 BMI = 31.38, 과체중인 것으로 간주됨
  - 둘레 측정으로 결정된 팔 체적, 분절 체적을 구하기 위해 절두체 공식(frustrum formula)을 사용한 다음, 분절 체적을 합산한다.
    - 한 분절의 체적 = $1/3\,\pi\,h(a^2+ab+b^2)$ 측정: h = 분절의 높이; a = 분절 한쪽 끝 둘레; 그리고 b = 분절 다른 쪽 끝둘레
    - 오른손과 팔 = 3500 mL, 왼쪽 손과 팔 = 2800 mL
  - 오른손의 배쪽 위에서 함요 부종 2+
  - 오른쪽 아래팔과 상완에서 중증도 섬유증이 있는 비함요 부종이 나타남[10]
  - 스테머(Stemmer) 피부 주름 싸인(반대편과 비교했을 때 손가락의 배측에 두꺼워진 피부 주름)이 나타남[1]
- 각성, 집중, 그리고 인식: 정상 범위 내
- 순환
  - 오른쪽 상지에서 함요 손 부종, 섬유성 전완 그리고 상완 부종, 그리고 경한 전완 홍조 관찰을 통해 손상된 림프순환을 알 수 있음.
- 뇌신경과 말초 신경의 통합성(integrity)
  - 말초신경 통합성
    - 오른쪽 내측 상완과 수술 절개로 이차적으로 외측 흉벽이 가벼운 터치에 감각 감소
- 인체 공학과 신체 기전
  - 작업 시 물건 드는 전략의 관찰에서 아이를 들려고 할 때 무릎을 구부리고 아이에 밀착하는데 불량한(poor) 신체 역학을 보임
- 보행, 이동 그리고 균형: 정상 범위 내
- 외피계의 통합성
  - 피부 특징
    - 피부는 건강하고 부드럽다
    - 가슴과 액와 반흔 모두 촉진시 경한 저운동성을 가지고 있는 상태로 잘 치유됨
    - 경한 홍조가 아래팔의 등쪽에 나타남
    - 촉진시 열은 보이지 않음.
- 근 수행력
  - 맨손 근력 검사 시 정상에서 벗어나 있음;
    - 어깨뼈 모음과 하강: R = 3/5, L = 4/5
    - 어깨 거상과 벌림: R = 4/5
    - 팔꿉관절 굽힘과 폄: R = 4/5
  - 파악력(grip strength): R = 15 kg, L = 21 kg (정상 = 23 kg)
- 통증
  - 오른쪽 상지에 통증을 호소하지 않음
- 자세
  - 관찰 평가는 다음과 같다:
    - 흉추 후만 증가
    - 양측 어깨 내밈(전인, protraction)
    - 머리 전방
    - 몸통이 오른쪽으로 굽혀짐
    - 오른쪽 상지가 몸에 붙어 있음
- 관절가동범위
  - 오른쪽 어깨 굽힘 AROM과 PROM = 0~165°, 단단한 끝느낌, 통증 없음, 끝 범위에서 신장
  - 오른쪽 어깨 외전 AROM과 PROM = 0~160°, 단

단한 끝느낌, 통증 없슴, 끝 범위에서 신장
- 오른쪽 팔꿉관절 굽힘 AROM과 PROM = 0~100°, 부종으로 인해 초기 연부조직 끝느낌, 통증 없슴.

◆ 자가치료와 가정 관리
- Johnson씨는 어깨 그리고 팔꿈치에서 경직과 일상생활 동작 시 팔을 사용하려고 할 때 무거운 느낌이 있다고 함.
- 셔츠를 입고 벗는데 어려움이 있음
- 그녀는 모든 일상생활동작(ADL)과 도구적 일상생활동작(IADL)에 독립적이다.

◆ 일, 지역사회 그리고 여가 통합 또는 재통합
- 소아 간호사로서 일할 때 아이를 드는데 어려움이 있다.
- 하루 일을 종료하는 시점에서 팔이 피곤함을 느낀다.
- 현재 정원일을 할 수 없다.
- Johnson씨는 아직까지는 교회일과 유방암이 있는 다른 여성들의 상담은 할 수 있다.

평가 EVALUATION

이전에 서술했던 그녀의 병력과 위험 요인들은 그녀는 56세 여성, 이차성 림프부종이 발생한지 2년 6개월 된 유방암 생존자라는 것이다. 덧붙여, 림프절 절제술과 방사선 치료를 받았고, 높은 BMI는 림프부종 진행에 기여를 한다는 것이다.[19,20] 손등에 2+함요부종과 아래팔과 상완에 중증도 섬유증이 있는 비함요 부종이 있다. 그녀의 이차성 림프부종은 단계 Ⅱ, 등급 2, 또는 중증도(압력에 비함요; 거상으로 감소되지 않음; 중증도에서 심한 임상 섬유증; 부종지와 정상지 사이에 3에서 5 cm 차이)로 분류된다.[10] 오른쪽 팔꿉관절과 어깨관절이 부종과 연부조직 뻣뻣함(stiffness)으로 인해 ROM이 감소되어 있다. 그녀는 하루 일과 종료 시점에 팔에 피로감을 느끼게 영향을 주는 오른쪽 상지와 어깨뼈의 전반적인 약화가 있다.[1] 만성 염증으로 인해 아래팔에 홍반이 있다. 그녀는 림프부종에 대한 치료를 이전에 받아본 적이 없다. MLD 또는 압박 치료에 대한 금기증은 없다.

진단 DIAGNOSIS

Johnson씨는 이차성 림프부종이 발생한지 2년 6개월 된 유방암 환자이다. 그녀는 다음이 손상되어 있다; 유산소 능력/지구력; 인체측정학적 특성; 순환; 인체 공학과 신체 기전; 근 수행력; 자세; 관절가동범위. 그녀는 일, 지역사회 그리고 여가, 과제(tasks), 그리고 활동에서 기능적인 제한이 있다. 림프부종의 만성적인 특성으로 인해, 그녀는 오른쪽 상지에 감염과 피부계 질환에 대한 위험이 있다. 이러한 결과는 패턴 H의 증상과 일관성을 보인다; 림프계 질환과 관련된 손상된 순환과 인체측정 범위.[21] 이러한 손상은 예후와 치료 계획을 결정하는데 언급될 것이다.

예후와 치료계획 PROGNOSIS AND PLAN OF CARE

방문하는 동안, 다음의 상호 작용한 결과들이 도출된다.

◆ 옷입기, 가사, 일, 그리고 여가와 관련된 신체적 활동을 수행하는 능력이 개선된다.
◆ 외피계 통합성(integumentary integrity)이 개선된다.
◆ 림프부종이 감소된다.
◆ 근력과 지구력이 개선된다.
◆ 위험요인들이 감소된다.
◆ 증상 재발의 위험성이 감소된다.
◆ 이차 손상의 위험성이 감소된다.
◆ ROM이 증가된다.
◆ 증상에 대한 자가-관리가 개선된다.
◆ 행복감이 개선된다.
◆ 스트레스 요인들이 감소된다.

이러한 결과를 얻기 위해, 이 환자를 위한 적절한 치료 중재들이 결정된다. 이것은 다음과 같다; 협응, 의사소통, 그리고 기록; 환자/고객 관련 교육; 치료적 운동; 자가치료와 가정 관리에 대한 기능 훈련; 일, 지역사회, 그리고 여가 통합 또는 재통합에서의 기능 훈련; 도수치료 기술; 그리고 물리적 요인과 치료 장비.

진단과 예후에 근거하여, Johnson씨는 4주 동안 16회 방문할 것이다. Johnson씨는 양호한 사회 지지를 가지고 있고 동기가 강하다. 그리고 가정 운동 프로그램을 잘 수행할 것이다. 그녀는 일생동안 림프 관리를 위한 치료에 대해 다양한 episodes를 필요로 할 것이다.

치료 중재 INTERVENTIONS

선택된 중재에 대한 근거 (RATIONALE FOR SELECTED INTERVENTIONS)

치료적 운동 (Therapeutic exercise)

안전하게 부종을 감소시킬 수 있는 운동에 대한 구체적 변수들이 완전하게 규명되지 않았을지라도,[22-26] 림프부종 관리를 교육하는 모든 교육기관들은 운동의 중요성을 알고 있다.[27-28] 림프부종 관리 교육기관은 운동이 각 환자들의 인내치(tolerance)에 맞게 맞추어져야 한다고 한다. 림프부종이 있는 환자에 대한 운동에 대한 이론적 해설은 근 수축과 관절 움직임이 림프 흐름을 촉진한다는 전제에 기초를 두고 있다.[29] 근육이 이완될 때, 모세림프관이 개방되어 조직액이 유입되는 것을 허용한다. 근육이 수축할 때는, 림프관이 수축하여, 림프액이 전방으로 이동하도록 추진력을 만든다. 림프의 흐름은 호흡과 관련된 흉강내 압력 변화에 의해 또한 증가될 수 있다.[5]

유산소 운동은 호흡 변화를 통해 림프 흐름을 촉진한다. 유산소 운동은 우울과 불안 증상을 개선시키고,[30] 신체상을 개선시키고,[31] 유방암 생존자들의 삶의 질을 개선시킨다고 알려져 있다.[32] 유산소 운동은 심혈관계 건강함과 체중 조절에 대한 부가적인 장점도 있다.

액와 절제와 방사선 치료는 어깨 운동성을 손상시킬 수 있다. 유연성 운동은 상지 움직임을 개선시킨다.[33] 유연성 운동은 수술 후 즉시 시작되고 수술 후 2~6개월 이내에, 완전 ROM이 획득될 때까지 지속된다. 어깨 운동성의 장기 감소는 이완된 팔의 사용을 감소시켜 해당하는 팔의 림프 흐름을 감소시킬 수 있다.

근력과 지구력 훈련은 림프부종 환자에게 논란의 여지가 있다. 운동은 상지의 혈액 순환을 증가시켜, 림프 생성을 증가시키고 림프 수송에 대한 필요성을 증가시키게 된다. 이전 보고들에 근거한 주의사항은 저항에 대한 격하고 반복적인 움직임을 피하라는 것이다.[33-35] 그러나, 림프부종이 있는 여성은 팔 체적의 증가 없이 상지 저항 운동을 안전하게 할 수 있다.[36-39] 근력 훈련에 대한 이런 논란은 운동 인내치에 근거한 개인 지도와 점진적 진전(progression)에 대한 필요성을 강조하고 있다. 근력과 지구력에서의 호전(improvement)은 일과 여가활동을 수행하는 능력을 개선시키고 잠재적으로 손상에 대한 위험성을 감소시킨다. 근력과 지구력 훈련은 잠재적으로 신장된 피부에 대한 외부적 지지를 주고 림프 흐름을 향상 시키는 근육 펌프를 촉진하기 위해 압박 붕대 또는 스터킹을 착용한 채 시행된다.[27]

도수치료기술 (Manual therapy techniques)

MLD는 림프관 수축 빈도, 이동되는 림프액의 양, 그리고 수집 림프관 압력을 증가시켜 조직액을 흡수시키기 위해 모세림프관을 자극한다. 도수치료 기술은 단백질 정체를 멈추게 하고 림프경계를 가로질러 조직액이 이동하도록 돕는다.[1,10] MLD는 림프부종이 진행되는 구역 인접한 곳에 있는 기능적인 림프 경로(pathways)를 이용한다. 림프는 흡수를 위해 정체된 곳에서 정체되지 않은 곳으로 이동하여 정맥 순환으로 이동한다. MLD는 환자교육, 피부관리, 압박, 그리고 운동을 포함하는 복합적 부종 감소 프로그램의 일부이다. MLD는 유방암 후 림프부종의 관리에서 효과적이라고 알려져 있다.[40] 치료 횟수(session)의 주기와 기간은 연구들에서 일관적이지는 않지만,[41] 증상의 정도와 섬유증의 양과 관련이 있는 것으로 보인다.

물리적 요인과 치료 기구 (Physical agents and mechanical modalities)

붕대 또는 스터킹의 형태와 같은 압박은 피부를 지지하고 모세 림프관을 자극시켜 조직액을 흡수하도록 근육에 일력(working force)를 제공한다. 짧게 신장되는 붕대(short stretch bandages)는 여러 겹으로 사용되는데 때로는 폼 패딩을 덧대기도 한다. 그리고 이런 조합은 섬유성 영역을 부드럽게 하고 단백질 흡수를 촉진한다. 짧게 신장되는 붕대는 근유 수축 동안에 조직액 흡수를 촉진할 수 있도록 높은 일력을 만들고 휴식 동안에 조이지 않아 낮은 안정시 압력(resting pressure)을 만들어 밤새 착용을 가능하게 한다. Laplace' s 법칙[3]은 붕대 압력은 감겨지는 체지(limb)의 반경(radius)에 대한 붕대의 긴장도(tension)의 비율로써 정의한다. 만약 붕대가 동일한 긴장도로 적용된다면, 체지의 둘레가 작으면 작을 수록 큰 둘레보다 더 많은 압력을 받는다. 이것은 원위에서 근위까지 적절한 압력 구배(gradient)를 만든다. 그러나, 뼈 돌출부위에서는 붕대가 이 곳에서는 더욱 신장되기 때문에 주의가 필요하다. 추가적인 패딩은 압력을 균등하게 분포하게 하는데 필요하다. 전반적인 붕대 힘(strength)은 붕대의 겹 수에 의해서 만들어진다. 붕대는 MLD의 효과를 유지시키고 부종으로 인해 탄력성을 잃은 조직에 지지(support)를 제공하기 위해 적극적 치료 동안에 사용된다. 스터킹은 부종 감소가 안정이 되었을 때 처방된다. 붕대보다 환자에게 일반적으로 더욱 미용적으로 선호되고, 착용하고 벗기가 편리하다. 장기 압박이 필요한 환자를 위해서는, 밤시간 동안은 붕대를 낮시간 동안 스터킹 사용을 권하게 된다.

공기압박 펌프(vasopneumatic compression pump)는 반복적이고, 점진적이고, 연속적인 압을 제공하여 부종 조절을 도와준다. 압박 펌프 치료를 이용하여 조직에서 제거되는 대부분의 체액은 림프부종을 구성하는 단백질을 제외한 물이다. 림프계로 최대한 단백질과 물을 흡수시키기 위해서, 몸통 구역에 인접한 MLD가 펌프 치료와 동반되어야 한다. 림프부종의 관리에서 압박 치료의 근거(evidence)는 압박 스터킹의 사용을 지지한다.[27,42] 스터킹과 압박 펌프의 사용에 대한 논란은 있는데[27] 한 무작위 연구에서 치료하지 않는 것과 비교했을 때 펌프에 대한 유의한 이득은 없다고 하였다.[43] 독립적인 치료 기구로써 펌프의 사용은 이제는 드물다.[44]

협응, 의사소통 그리고 기록 (COORDINATION, COMMUNICATION, AND DOCUMENTATION)

의사소통은 가족 구성원, 압박물을 공급하는 장비 업자, 그리고 의사와 일어난다. 의뢰(referral)는 영양 상담이 될 것이다. 고객 관리에 대한 모든 요인들은 문서화 될 것이다.

환자/고객 관련 교육 (PATIENT/CLIENT-RELATED INSTRUCTION)

환자는 가정 관리와 관련되어 이야기 될 때 림프부종에 대해서 병태생리학적으로 지도를 받을 것이다. 가족 구성원의 도움이 있거나 없든지, 그녀는 자가-MLD, 압박 붕대, 운동 그리고 압박 스터킹을 착용하고 벗는 것을 독립적으로 시행하게 될 것이다. 감염과 림프부종을 악화시키는 위험요인은 비만과 HTN을 포함한다.[20,45] 세심한 피부관리가 추천되는데, 이환된 팔에 베이는 것, 벌레 물림, 화상, 수혈, 백신 주사, 혈압 커프의 적용을 피하는 것이 포함된다. 림프부종은 뜨거운 욕조 사용, 사우나, 더운 날씨, 그리고 비행기 여행으로 악화될 수 있다.[40,46] 주의사항은 감염과 림프 의무물질을 증가시킬 수 있는 염증을 줄이는 것, 림프계 외상을 줄이는 것, 그리고 동맥 혈액 순환을 증가시킬 수 있는 활동을 제한하는 것으로 구성되어진다.

치료적 운동 (Therapeutic exercise)

- ◆ 유산소 능력/지구력 상태
  - 방법
    - 걷기, 트레드밀, 일립티컬(elliptical), 계단 올리기, 기구(climbing machine), 자전거(bicycle)
    - 유산소 교실(class)
  - 기간
    - 15분 또는 이상
  - 강도
    - THR의 60%에서 80%; Borg scale의 운동 자각도에서 12에서 16 사이
  - 빈도
    - 일주에 3에서 5회
  - 주의사항
    - 진행중인 화학요법 환자는 운동 변수를 결정하기 위해 혈구수를 모니터 할 필요가 있다.

- 유연성 운동
  - 심호흡을 수반하는 느리고 지속적인, 30초 정도 유지하는 신장을 이용한 준비 운동 후에 실시되는 신장운동
  - 굽힘과 벌림(외전, abduction)이 강조된 어깨관절 ROM을 위한 능동 수동 운동
  - 바로누운 자세에서 시상면 굽힘과 전두면에서 외전
  - 자세 교정을 위한 전방 가슴 신장
  - 방사선 받은 피부 신장을 포함한 주의 사항
- 근력, 힘, 그리고 지구력 훈련
  - 압박 붕대 또는 스터킹을 착용한 상태에서 실시되는 어떠한 움직임도 림프부종에 부종 감소 효과를 줄 수 있다.
  - 운동 전 자가 MLD-기술과 횡격막 호흡을 통한 액와 림프절의 자극은 부종감소 효과를 촉진한다.
  - 운동은 기능적 움직임의 형태로 반복되거나 상지의 근육에 대해서 구체적으로 실시될 수 있다: 어깨관절 굽힘, 벌림, 오버헤드 프레스, 어깨뼈 들임(후인, retraction), 넓은등근(광배근, latissimus) 내림, 팔꿉관절 굽힘, 팔꿉관절 폄, 손목관절 굽힘, 손목관절 폄
  - 쥐기 근력을 증가시키기 위한 운동
    - 볼 쥐어짜기
    - 쥐기 근력을 필요로 하는 기능적 활동
  - 어떠한 움직임이라도 낮은 무게로 시작하는 저항운동에서 진전시킬 수 있고 견딜 수 있는 범위에서 진전시킬 수 있다.
    - 기간: 12번 반복을 두 세트(set)
    - 빈도: 기능적 운동은 매일, 저항운동은 일주일에 두 번 내지 세 번 실시할 수 있다.
    - 주의사항: 중압감 증가, 통증, 꽉 찬느낌, 두근거리는 느낌, 그리고 팔 체적의 증가와 같은 팔의 주관적인 변화를 주시해야 한다.

자가치료와 가정 관리에서의 기능적인 훈련 (FUNCTIONAL TRAINING IN SELF-CARE AND HOME MANAGEMENT)

- 자가치료와 가정 관리
  - 자가치료와 가정 관리을 위해 모든 활동과 자세 정렬을 점검한다.
  - 적절한 옷입는 기술을 검검한다.

일, 지역사회 그리고 여가 통합 또는 재통합에서의 기능적인 훈련 (FUNCTIONAL TRAINING IN WORK, COMMUNITY AND LEISURE INTEGRATION OR REINTEGRATION)

- 일
  - Johnson씨는 일하는 동안에 신체 역학을 개선시키고 정상쪽 왼쪽 상지를 최대로 사용하도록 하는 들기 전략을 지도받을 것이다.
  - 그녀는 근무하는 동안에 오른쪽 상지에 압박 스터킹을 착용할 것이다.
- 여가
  - 부종의 감소는 신체상 개선을 촉진할 것이다.
  - 이것은 Johnson씨가 사회와 여가 활동을 재개 할 수 있도록 고무시킬 것이다.

도수치료 기술 (MANUAL THERAPY TECHNIQUES)

- MLD
  - MLD 적용을 위한 주의사항은 치료되지 않은 급성 감염, 치료되지 않은 암, 통제되지 않은 기관지 천식, 심장 부종, 신장 부종, 급성 DVT, 그리고 대동맥류를 포함한다.
  - MLD는 피부에 가벼운 신장 압력을 천부 막 조직층(superficial fascia tissue layer)에 직접적으로 적용된다.
    - 스트록 적용기(working stage)에서는 압력이 들어가고 준비기(resting stage)에서는 압력을 제거하도록 한다.
    - 치료는 횡격막 호흡과 함께 중심부에서 시작하고 정맥각(venous angle)에 특수한 MLD 스트록을 중심 림프 채널을 열어주기 위해 시행한다.
    - 반대편 액와 림프절과 동측 서혜림프절을 다음

으로 치료하고 오른쪽(정체된) 액화에서 몸통을 가로질러 개방된 열린 림프절로 부종액을 이동하도록 특수한 스트로크를 이어서 시행하도록 한다.

- 마지막으로 오른쪽 상지를 치료한다.
- MLD 세션은 조직 섬유증의 양에 따라 30분에서 60분간 지속된다.

물리적 요인과 치료 장비
(PHYSICAL AGENTS AND MECHANICAL MODALITIES)

- ◆ 압박 치료에 대한 금기증은 급성 감염, 동맥성 상처, ABI < 0.8, 심장부종, DVT, 그리고 붕대 또는 스터킹의 어떤 성분으로 인한 알러지를 포함한다.
- ◆ 주의사항은 심장 기능부전, 당뇨, 감각 감소, 마비를 포함한다.
- ◆ 압박 붕대
  - 붕대 제품은 적용 전에 정렬이 될 필요가 있다.
  - 팔을 깨끗하게 잘 말리고, 로션을 바르도록 한다.
  - 첫번째 붕대 층은 스터키넷이다. 그것은 피부에서 수분을 흡수하도록 해주며 조그만 이물질로부터 보호하는 역할을 한다.
  - 다음으로는 패등 층(padding layer)인데 가능한 균등하게 붕대의 압력이 유지될 수 있도록 원통처럼 팔이 만들어 질 수 있도록 주의를 기울여 적용한다.
  - 특수한 붕대들이 손가락과 손을 감는데 사용된다.
  - 다음으로는 짧게 신장되는 붕대를 원위부에서 근위부로 붕대의 폭을 늘리면서 감는다.
  - 사용되는 붕대의 숫자는 팔의 부종 크기와 섬유증에 근거해서 결정된다.
  - 압박 정도는 각 붕대 후에 점검해보고, 압력이 확실하게 원위에서 근위부로 감소되도록 한다.
  - 붕대는 잠재적으로 클립이 피부를 찌를 우려가 있으므로 가능한 테이프로 고정하도록 한다.
  - 붕대는 적극적 치료 단계에서는 하루 23시간 착용하도록 한다.
  - 환자 또는 보호자는 붕대 감는 기술을 지도 받도록 한다.
- ◆ 압박스터킹
  - 스터킹은 기성 또는 맞춤으로 다양하게 판매상에게 구매할 수 있다.
  - 압박 등급으로 주문을 하게 되는데, 20～30 mmHg는 일반적으로 1단계 상지 림프부종을 위해 사용되고, 30～40 mmHg는 일반적으로 2단계 상지 환자를 위해 사용된다.
  - 압박 스터킹은 6개월마다 교체할 필요가 있다.
- ◆ 공기압박 기기
  - 펌프는 원위부에서 근위부로 연속적인 압박을 제공한다.
  - 팔은 수분을 흡수하기 위해 스터키넷을 착용하도록 한다.
  - 모세 림프관이 60 mmHg 보다 큰 경우 파손될 수 있기 때문에,[48] 추천되는 압박 주기는 45 mmHg를 넘지 않도록 한다.[10]

기대 목표와 예측 결과
(ANTICIPATED GOALS AND EXPECTED OUTCOMES)

- ◆ 병리학/병태생리학의 영향
  - 부종과 림프부종은 왼쪽 상지 팔 체적 측정 감소에 의한 결과로써 줄어든다.
- ◆ 손상의 영향
  - 유산소 능력, 지구력, 근 수행력 증가, 그리고 환자는 피로 없이 하루종일 일하는 것이 가능하다.
  - 피부 연속성이 개선되고, 아래팔 지역에 홍반이 정상범위까지 감소된다.
  - 이완이 증가된다.
  - ROM이 개선된다.
- ◆ 기능적 제한의 영향
  - 신체 움직임, 과제, 그리고 자가-관리에서 ADL/IADL에 관련된 활동, 가사일, 직장, 지역사회, 그리고 여가활동을 압박 붕대 또는 압박 스터킹을 착용한 채 독립적으로 수행할 수 있는 능력이 증가된다.
  - 자세와 직장 활동 역치가 증가된다.
- ◆ 위험 감소/예방

- 의사소통은 위험 감소와 감염 예방을 향상시킨다.
- 만성 병과 관련된 장애(disability)가 줄어든다.
- 감염에 대한 위험 요인이 감소된다.
- 상태의 재발 위험이 감소된다.
- 이차 손상위험이 감소된다.
- 가정 MLD와 압박 붕대를 통해 증상에 대한 자가-관리가 개선된다.

◆ 건강, 웰니스, 운동의 영향
- 예방을 강화 할 수 있는 행동이 요구된다.
- 체력이 개선된다.
- 건강 상태가 개선된다.
- 신체적 기능이 개선된다.

◆ 사회적 자원의 영향
- 문서화는 환자 관리에 걸쳐 이루어지고 물리치료 문서화를 위한 *APTA's 지침*을 따른다.[21]

◆ 환자/고객 만족
- 붕대와 스터킹 구매를 위해 장비 업자의 협조가 필요하다.
- 진단, 예후, 중재, 그리고 기대되는 목적과 예상되는 결과에 대한 환자와 가족의 지식과 인식이 증가된다.
- 행복감이 증가되고 이전의 사회적 기능으로의 복귀가 개선된다.
- 스트레스 요인들이 감소된다.

재검사 REEXAMINATION

재검사는 관리 에피소드 동안 실시된다.

퇴원 DISCHARGE

Johnson씨는 전체 16번의 외래 물리치료 후에 물리치료를 마치고, 그녀의 목적과 기대치를 달성하게 된다. 이 횟수는 관리의 모든 에피소드가 된다. 그녀는 목적과 기대되는 결과를 달성했기 때문에 치료를 마치게 된다. 림프부종은 평생 지속적인 관리가 필요하기 때문에, 추가적인 관리 에피소드를 위해 다시 치료를 받게 될 수도 있다.

심리학적 양상 PSYCHOLOGICAL ASPECTS

림프부종은 유방암 생존자의 삶의 질에 영향을 미치고,[49-51] 삶의 질은 복합적 부종감소 치료로 개선이 된다.[52]

사례 연구 #2:

만성 정맥 부전증

Chronic Venous Insufficiency

Mr. Conner는 오른쪽 하지보다 왼쪽이 큰 만성 정맥 부전증과 이차성 림프부종 있는 67세 남성이다.

물리치료사 검진 PHYSICAL THERAPIST EXAMINATION

병력 (HISTORY)

◆ 일반적인 인구학: Conner씨는 67세 백인 남성이다. 그는 왼손잡이이다. 그는 고등학교를 졸업했다.

◆ 사회적 병력: Conner씨는 결혼을 했고 다섯 아이의 아버지이자 10살 된 아이의 할아버지이다. 그는 아내와 살고 있다.

◆ 고용/일: 그는 노동/건설 일에서 은퇴를 했다. 그는 주로 오랫동안 다리로 서있어야 하는 미장일을 주로 했었다.

◆ 생활 환경: 그는 집으로 들어가는데 4개의 계단이 있고 난간이 있는 단층집에서 부인과 거주하고 있다.

◆ 일반적 건강 상태
- 일반적 건강 인식: Conner씨는 건강 상태가 양호하다고 이야기 한다.
- 신체 기능: 그는 과도한 체중, 하지 부종, 그리고 관절염으로 인한 양 무릎 통증으로 인해 보행이 제한된다고 이야기 한다. 발의 부종으로 인해 신발 신기가 어렵고 튀어나온 배 때문에 발 닿는 것이 어렵다고 하였다.
- 심리적 기능: Conner씨는 다리가 점점 더 나빠질 것 같고 부종이 증가될 것이라는 것에 걱정을 하고

있다.

- 역할 기능: 남편, 아버지, 할아버지
- 사회적 기능: 그는 정기적으로 은퇴 남자를 위한 그룹 모임에서 점심 식사를 한다.

◆ 사회/건강 습관: Conner씨는 지난 20년 동안 하루에 한갑 정도 흡연을 해왔으나, 5년 전에 결국 끊었다. 금연을 하였을 때, 체중이 증가하였다. 그는 친구들과 또는 가정에서 하루에 맥주 두 잔 정도를 마신다. 그는 정기적으로 운동을 한 적도 없다. 그의 식이요법은 "고기와 감자"이다.

◆ 가족력: 그의 아버지가 70세의 나이로 심장마비로 사망했다. 그녀의 어머니는 72세 경 뇌졸중으로 사망하였다.

◆ 의학/외과적 병력: Conner씨는 12년 동안 양측 하지 림프부종을 가지고 있었고, 왼쪽 > 오른쪽, 미장이(plasterer)로써 오랫동안 발로 서 있는 것으로 인해 부종이 시작되었다. 그는 작업할 때 "탄력 양말"을 입었었으나, 2년 전 퇴직한 후로는 사지 않았다. 퇴직 후에 활동이 줄자, 체중은 늘었고, 짧은 거리를 걸어도 숨이 가쁨을 느꼈다. 정기적으로 의사와 면담하지는 않았다.

◆ 이전 입원: 그는 한 번도 입원한 적이 없었다.

◆ 이전에 존재하는 의학적 그리고 다른 건강과 관련된 상태: 그는 약으로 부분적으로 조절될 정도의 혈압과 콜레스테롤이 다소(moderate) 있었다. 과체중이다.

◆ 현재 상태/주호소: Conner씨는 1주 전에 병원 클리닉에 방문하였으며, 의사는 그의 다리에 대해 걱정을 하고 물리치료사에게 보내 주었다. 그는 부종 감소를 원했으나 그것을 변화시키기 위한 어떤 것도 알지 못했다.

◆ 기능적 상태와 활동 수준: Conner씨는 손이 발가락에 닿을 수 없어서 발과 하지의 위생상태가 좋지 않았다. 그는 어렵지만 바지 입는 것은 독립적으로 할 수 있었다. 하지만 신발은 슬리퍼나 실내화 이외엔 신을 수 없었다. 그는 숨가쁨으로 인해 주변 지역을 다니는 일이 불가능 했다. 그는 한 블록만 도보로 걸어도 숨가쁨이 있다고 말하였다. 그는 난간을 이용하여 천천히 4 또는 5개의 계단을 혼자 올라갈 수 있다.

◆ 약물: Conner씨는 높은 혈압 때문에 플로카디아(Procardia) (20 mg 하루 세 번)를 복용하고 콜레스테롤때문에 리피톨(lipitor)(10 mg 매일)을 복용하고 있다.

◆ 다른 임상적 검사: 그의 양쪽 ABI는 0.9이다. 이 검사는 상지와 비교한 하지의 수축기 혈압의 비를 나타낸다. 정상 ABI는 1이고, 0.8에서 1은 경한 말초 동맥 차단 질환을 의미한다.[12]

시스템 재검토 (SYSTEMS REVIEW)

◆ 심혈관/폐
- 혈압(BP): 135/90 mmHg(약 복용한 상태에서)
- 부종: 양 하지, 발, 그리고 발가락에 나타난다. 왼쪽 > 오른쪽.
- 심박수(HR): 75 bpm
- 호흡수(RR): 17 bpm

◆ 외피계
- 반흔 형성 상태: 반흔 없음
- 피부색: 헤모시데린 (조직에 철의 침착 증가하여 피부가 어두운 곳을 보인다)이 정강이 중간부터 발목까지 나타난다. 왼쪽 > 오른쪽
- 피부 상태: 양쪽 뒷꿈치 발바닥이 매우 두꺼운 노란색 균열이 있고, 왼쪽 종아리 후방에 유두종이 있다.

◆ 근골격계
- 전체적인 관절가동범위
  - 엉덩관절과 무릎관절은 기능적 범위 내
  - 발목 제한됨
- 전체적인 근력: 발목에서 감소됨
- 전체적인 대칭: 양 하퇴, 발목, 그리고 발이 부었다. L > R
- 키: 6′2" (1.88 m)
- 몸무게: 280 lbs (127.3 kg)

◆ 신경근계
- 균형: 정상범위 내
- 보행, 이동 그리고 변화: 느리지만 독립적이고 안전함.

◆ 의사소통, 감정, 인지, 언어, 학습 유형
- 의사소통, 감정, 인지: 복잡한 개념을 이해하는데

어려움이 있슴
- 배움에 개방적
- 선호하는 학습: 시각 그리고 구두 학습자

검사와 측정 (TESTS AND MEASURES)

◆ 유산소 능력/지구력
- 6분 걷기 검사[15]
  - 안정 시 8/19에서 보행 후 13/19까지 증가되는 Borg scale에서 호흡곤란이 있는 6분에서 560 피트 (170.7 m) 걸을 수 있었다.[16]
  - 6분 걷기 검사 거리의 범위는 건강한 성인의 경우는 1312에서 2297 feet(400에서 700 m), 그리고 건강한 남자는 대략 1903 feet(580 m)이다.
- Conner씨는 전반적으로 기능이 저하된 상태이다.

◆ 인체측정학적 특성
- BMI[17] = 체중(kg)을 키^2(meter)으로 나눈 것 =127.3 kg/3.53
  - BMI =36 kg/m^{2}이며 비만임을 가리킨다.
- cm로 둘레 측정
  - 첫 번째 발허리발가락관절(중족지절관절, metatarsophalangeal): R =27.9, L =28.0
  - 5번째 발허리뼈(중족골, metatarsal) 기저부: R =29.0, L =29.5
  - 뒷꿈치에서 10 cm(발목 90°): R =33.5, L =35
  - 20 cm: R =40.3, L =44.2
  - 30 cm: R =47.8, L =52.6
  - 40 cm: R =45.3, L =48.8
  - 50 cm: R =60.3, L =63.1
  - 60 cm: R =70.0, L =73.5
- 양쪽 발등에서 함요 부종 2+
- 오른쪽 종아리 중간에서 발목까지 그리고 왼쪽 다리 전체에서 섬유증이 있는 비함요 부종이 나타남[10]
- 스테머 피부 주름 싸인이 양쪽 모두 양성으로(반대편과 비교했을 때 발가락의 배측에 두꺼워진 피부 주름)나타남[1]

◆ 각성, 집중, 그리고 인식: 정상범위 내 그러나 복잡한 과제는 어려워 함

◆ 보조도구들: 사용하지 않음

◆ 순환
- 작업력(work history), 비만, 그리고 비활동성으로 인해 이차적으로 양측 림프부종으로 정맥과 림프순환이 감소
- 양쪽 발등동맥(족배동맥, dorsalis pedis)과 후 넙다리동맥(대퇴동맥, tibial arteries)은 정상범위 내

◆ 뇌신경과 말초 신경의 통합성(integrity)
- 말초신경 통합성
  - 두꺼워진 피부 조직으로 인해 이차적으로 왼쪽 발목과 정강이(shin)가 가벼운 터치에 감각 감소
  - 오른쪽 하지에 대해서는 정상

◆ 환경, 가정 그리고 직장 장벽
- 집으로 들어가기 위해 4계단이 있으나 난간이 있어 집 장벽은 없다.

◆ 보행, 이동 그리고 균형
- 보조 도구없이 편평한 면에서는 독립적으로 걸을 수 있다.
- 보행은 부종과 전반적인 지구력으로 인해 보폭이 넓고 느리다.
- 보행 패턴은 발등굽힘(배측굴곡) 범위 결여와 약한 밀어냄(push off)으로 인해 다리를 끈다.

◆ 외피계의 통합성
- 부종은 오른쪽 또는 왼쪽 다리를 거상시켜도 변하지 않는다.
- 피부 특징
  - 촉진시 오른쪽과 왼쪽에 열은 없다.
  - 색
    - ▸ 헤모시데린이 오른쪽과 왼쪽 다리 정강이에서 발목까지 양쪽으로 있음
    - ▸ 헤모시데린은 정맥 부전증으로 인해 조직 사이에 침착된 적혈구 파괴로 인해 발생한 녹빛 갈색 대부이다.[12]
  - 양 발에서 매우 두꺼운 노란 발바닥
  - 양 발에서 뒷꿈치 균열이 있는 과각질화, L>R

◆ 근 수행력
- 맨손 근력 검사시 정상에서 벗어나 있슴.

- 엉덩관절 폄: R과 L=4/5
- 무릎 폄: R과 L=4/5
- 발목 발등굽힘: R와 L=3+/5

◆ 보조기, 보호, 그리고 지지 도구
- 그는 적절한 지지와 보호 신발이 필요하다.

◆ 통증
- 관절염으로 인해 이차적으로 양측 무릎의 통증 강도가 NPS를 사용하여(0=통증 없슴 그리고 10=가장 고통스러운 통증)[16]
- 보행과 계단 오르기와 같은 체중지지 활동이 있을 때만 통증이 나타남

◆ 자세
- 모든 관점에서 관찰 평가 실행
  - 머리 전방, 흉추 상부에서 후만 증가, 엉덩관절과 무릎이 약간 굽힌 것을 보임

◆ 관절가동범위
- 양측 엉덩관절 굽힘: 능동 관절가동 범위와 수동관절 가동 범위=0에서 90°, 초기 관절낭 끝느낌, 통증 없슴
- 양측 무릎관절 폄에서 굽힘: 능동 관절가동 범위와 수동관절 가동 범위=0에서 110°, 연부조직 끝느낌, 통증 없슴
- 양측 발목관절 발등굽힘: 능동 관절가동 범위와 수동관절 가동 범위=0°, 연부조직 끝느낌, 통증 없슴

◆ 자가치료와 가정 관리
- 양쪽 발의 부종으로 인해 신발을 신기 어렵다고 하였다.
- 배가 돌출이 되어 있어서 발 닿는데 어려움이 있다. 그래서 발과 무릎 아래 위생이 좋지 않다.
- 어려움이 있지만 바지는 독립적으로 입을 수 있다. 하지만 신발은 슬리퍼나 실내화 밖에 신을 수 없다.
- 샤워와 옷을 입은 후에 휴식이 필요하다.
- 4 또는 5 계단을 오른 후에 호흡이 가빠진다.

◆ 일, 지역사회 그리고 여가 통합 또는 재통합
- 그는 주변 거리 또는 차에서 가게까지 걸은 후에 호흡이 가빠진다.

평가 EVALUATION

Conner씨는 정맥 부전으로 인한 하지 부종을 12년동안 가지고 있었던 67세의 남성이다. 치료를 하지 않은 이런 오랜 부종력은 림프계를 손상시켰으며 다리를 거상시켜도 부종이 가라앉지 않고 섬유성 요인을 가지고 있는 사실로 이를 알 수 있다. 감소된 전반적 지구력은 비활동성의 원인과 결과 모두에 의해서이다. 흡연, 음주, 다이어트, 그리고 운동의 부족을 포함한 건강 행동들은 그의 지구력을 더욱 방해하는 비만에 기여를 해왔다.

발에 2+함요부종과 하퇴와 종아라 L > R에서 단단한 섬유증이 있는 비함요 부종이 있다. 이런 정맥과 림프 병리의 복합으로 발생되는 부종을 정맥-림프정체성 부종(phlebo-lymphostaitic edema)이라고 한다.[3] 그의 림프부종은 섬유증과 피부변화로 인해 단계 Ⅱ 그리고 Ⅲ, 등급 2 그리고 상피증으로 분류된다.[10] 부종으로 인해 오른쪽과 왼쪽 발목에서 ROM과 근력 감소가 있고, 그것은 보행 패턴에도 영향을 미친다. ROM 소실이라기 보다는 비만으로 인한 발 닿기의 어려움은 자가-관리, 발의 청결, 그리고 다리에 압박을 독립적으로 적용하는 것에 영향을 미친다. 그는 아내와 살고 있고 그녀는 압박붕대 하는 것을 도와 주는데 동의 한다. 피부관리는 상처 진행을 막기 위한 그의 처치의 중요한 요소가 될 것이다.[21] 그는 다리 부종에 대한 중점적인 치료는 없었다. MLD 또는 압박 치료에 대한 금기증은 없다.

진단 DIAGNOSIS

Conner씨는 정맥과 림프 요인 모두로 인한 하지 부종을 12년 동안 가지고 있었다. 그리고 그는 통증도 있다. 그는 다음에서 손상되어 있다; 유산소 능력/지구력; 인체측정학적 특성; 순환; 말초 신경 통합성; 보행, 이동, 그리고 균형; 외피계 통합성; 근 수행력; 자세; 관절가동범위. 그는 자가치료와 가정 관리 그리고 일, 지역사회 그리고 여가활동, 과제(tasks), 그리고 활동에서 기능적인 제한이 있다. 림프부종의 만성적인 특성으로 인해, 그는 양쪽 하지에서 정맥성 괘양과 감염 모두의 위험

에 있다. 기능적 활동 동안의 빈약한 지구력은 비활동성과 관련이 있다. 이러한 결과는 패턴 H의 증상과 일관성을 보인다: 순환계와 림프계 질환과 관련된 인체측정 범위. 그리고 또한 패턴 B: 약화된 유산소 능력/탈컨디션과 연합된 지구력, 그리고 외피계 패턴 A: 심혈관/폐 장애의 일차 예방/위험 감소. 통증, 손상, 기능적 제한, 그리고 장비와 기구 필요성이 예후와 치료 계획을 결정하는데 언급될 것이다.

예후와 치료계획 PROGNOSIS AND PLAN OF CARE

방문하는 동안, 다음의 상호 작용한 결과들이 도출된다.

- ◆ 옷입기와 관련된 신체적 활동을 수행하는 능력과 보행이 개선된다.
- ◆ 건강한 습관, 행복감을 강화하기 위한 행동들, 그리고 예방이 필요하다.
- ◆ 부종이 감소된다.
- ◆ 건강상태가 개선된다.
- ◆ 외피계 통합성이 개선된다.
- ◆ 부종 관리와 관련된 진단, 예후, 중재, 목적, 그리고 결과에 대한 환자 지식이 증가된다.
- ◆ 지구력 감소와 연관이 있는 개인적 요인들에 대한 환자 지식이 증가된다.
- ◆ 신체적 기능이 개선된다.
- ◆ 증상 재발의 위험성이 감소된다.
- ◆ 이차 손상의 위험성이 감소된다.
- ◆ 증상에 대한 자가-관리가 개선된다.
- ◆ 행복감이 개선된다.

이러한 결과를 얻기 위해, 이 환자를 위한 적절한 치료 중재들이 결정된다. 이것은 다음과 같다; 협응, 의사소통, 그리고 기록; 환자/고객 관련 교육; 치료적 운동; 자가기치료와 가정 관리에 대한 기능 훈련; 일, 지역사회, 그리고 여가 통합 또는 재통합에서의 기능 훈련; 도수치료 기술; 그리고 물리적 요인과 치료 장비 .

부종에 대한 치료는 전반적인 지구력의 개선 그리고 부종 관리의 요인으로써 피부 관리에 대한 지도가 일차적 초점이다. 진단과 예후에 근거하여, Conner씨는 6주 동안 24회 방문할 것이다. 그는 가족으로부터 든든한 지지를 받고 있고 상태를 개선시키기 위한 동기도 강하다.

치료 중재 INTERVENTIONS

선택된 중재에 대한 근거 (RATIONALE FOR SELECTED INTERVENTIONS)

치료적 운동 (Therapeutic exercise)

림프부종이 있는 사람들을 위한 치료적 운동에 대한 이론적 해설은 사례 #1에서 나타냈다. 이번 사례를 위한 다음의 추가적인 고려사항이 있다.

무릎, 발목, 그리고 발에 대한 능동 운동은 각 관절에서 유연성을 증가시키고 정맥 순환을 촉진시키기 위해 근육 펌프를 활성화시킨다. 압박 붕대를 하지 않은 상태에서 운동의 실시는 ROM이 더욱 증가될 수 있도록 해준다. 저 탄력 압박 붕대를 적용한 상태에서의 운동의 실시는 정맥과 림프 순환 모두를 촉진시킨다.[27]

유산소 운동은 지구력, 전반적인 체력, 그리고 체중 조절의 중요한 요인이 될 것이다.

도수치료기술 (Manual therapy techniques)

림프부종이 있는 사람들을 위한 도수치료의 이론적 해설은 사례 #1에서 나타냈다. 이번 사례를 위한 다음의 추가적인 고려사항이 있다.

정맥림프정체성 부종에서, 림프절은 손상되지 않고 동측의 이환된 다리에서 부종액을 흡수하는데 사용될 수도 있다. 몸통은 다리에서부터 부종액이 일반적인 림프 순환으로 이동하게 하기 위해 체지보다 먼저 치료된다.[3]

물리적 요인과 치료 기구 (Physical agents and mechanical modalities)

림프부종이 있는 사람들을 위한 압박의 이론적 해설은 사례 #1에서 나타냈다. 이번 사례를 위한 다음의 추가적인 고려사항이 있다.

압박은 정맥 부전에 대한 증명된 치료이다. 붕대는 무

릎에만 오직 필요할 수도 있는데, 그것은 치료를 지속하게 하는데 도움이 된다.[12] 압박은 낮은 압박(18에서 24 mmHg)에서 높은 압박(40에서 50 mmHg)까지 필요한 지지의 정도에 따라서 다양하다.[12] 붕대는 부종이 감소될 때까지 적극적 치료 주기 동안 사용되고, 압박 스터킹이 감소된 부종을 유지하는데 사용된다. 공기압박 펌프가 정맥림프정체성 부종에서 정맥 요인을 감소시키는데 도움이 될 수도 있다.

협응, 의사소통 그리고 기록 (COORDINATION, COMMUNICATION, AND DOCUMENTATION)

의사소통은 가족 구성원, 압박물을 공급하는 장비 업자, 그리고 의사와 일어난다. 의뢰(referral)는 영양 상담과 체중조절이 될 것이다. 고객 관리에 대한 모든 요인들은 문서화 될 것이다.

환자/고객-관련 지도 (PATIENT/CLIENT-RELATED INSTRUCTION)

환자는 가정 관리와 관련되어 이야기 될 때 정맥 부전에 대해서 병리생리학적으로 지도를 받을 것이다. 가족 구성원의 도움과 함께, 그는 자가-MLD, 압박 붕대, 운동 그리고 압박 스터킹을 착용하고 벗는 것을 독립적으로 시행하게 될 것이다. 감염과 부종 악화와 상처의 진행에 대한 위험요인이 언급될 것이다. 피부 관리에 대한 이론적 해설과 절차가 언급되고 실시될 것이다.

이 환자는 초기 평가 시점에서 그의 문제에 대한 최소 지식을 가지고 있었고 언급되었던 개념을 이해하는데 어려움을 보였다. 그는 이런 문제에 대해 배울 준비를 보였다. 구두 시범, 유인물, 그리고 시청각 교재가 환자의 교육을 위해 사용될 것이다. 가정 관리 기술에 대한 이해와 보조에 대한 그의 아내의 역할은 중재로부터 긍정적인 결과를 위해 필수적이다.

치료적 운동 (Therapeutic exercise)

- ◆ 유산소 능력/지구력 상태
  - 환자는 연령, 체중, 흡연력, 가족력, 높은 콜레스테롤 수치, 높은 혈압, 그리고 활동하지 않는 생활습관들을 포함한 위험 요인들 때문에 중증도 운동 프로그램을 시행하기 앞서 CAD에 대해 검사될 것이다. 운동 부하검사(cardiac stress test)가 운동 요소들을 결정하는데 도움이 되곤한다.
  - 방법
    - 걷기, 트레드밀, 일립티컬, 계단오르기, 자전거
    - 유산소 교실
  - 기간
    - 15분 또는 이상
  - 강도
    - THR의 60%에서 80% 또는 필요하다면 적게; Borg scale 운동 자각도에서 12에서 16 사이
  - 빈도
    - 일주일에 3에서 5회
  - 주의사항
    - 초기 심장 상태가 결정되어야 하고 프로그램이 진행될수록 점검되어야 한다.
- ◆ 유연성 운동
  - 심호흡을 수반하는 느리고 지속적인, 30초 정도 유지하는 신장을 이용한 준비운동 후에 실시되는 신장운동
  - 발과 발목 ROM과 무릎 ROM을 위한 능동 그리고 수동 운동
    - 발목 펌프, 발가락 말기, 회선
    - 바로누운자세에서 발 뒷꿈치 미끄러지기
    - 앉는 무릎 굽힘, 폄
    - 앉은 자세에서 발목을 발등굽힘으로 당기기 위한 수건을 이용한 장딴지근(비복근, gastrocnemius) 신장(폄된 무릎과 약간 굽힘된 무릎)
    - 선 자세에서 장딴지근 신장(폄된 무릎과 약간 굽힘된 무릎)
    - 토마스 자세에서 엉덩관절 굽힘, 폄

자가치료와 가정 관리에서의 기능적인 훈련 (FUNCTIONAL TRAINING IN SELF-CARE AND HOME MANAGEMENT)

- ◆ 자가치료와 가정 관리
  - 하지 옷 입는 기술을 점검하고 필요하다면 보조 도구를 제공한다.
  - 가정에서의 MLD와 붕대법의 숙련성을 점검한다.
  - 압박 스터킹의 착용과 벗는 능력을 점검한다.
  - 적절하게 하지와 발 위생을 유지할 수 있는 능력을 점검한다.

일, 지역사회, 그리고 여가 통합 또는 재통합 (FUNCTIONAL TRAINING IN SCHOOL, COMMUNITY, AND LEISURE INTEGRATION OR REINTEGRATION)

- ◆ 지역사회
  - 보행으로 개선된 편안함
  - 피곤함 없이 5블록을 걸을 수 있는 능력

도수치료 기술 (MANUAL THERAPY TECHNIQUES)

- ◆ MLD
  - MLD 적용을 위한 주의사항은 치료되지 않은 급성 감염, 치료되지 않은 암, 통제되지 않은 기관지 천식, 심장 부종, 신장 부종, 급성 DVT, 그리고 대동맥류를 포함한다.
  - MLD는 피부에 가벼운 신장 압력을 천부 막 조직층(superficial fascia tissue layer)에 직접적으로 적용된다.
    - ▪ 스트록은 적용기에서는 압력이 들어가고 준비기에서는 압력을 제거하도록 한다.
    - ▪ 치료는 횡격막 호흡과 함께 중심부에서 시작하고 정맥각(venous angle)에 특수한 MLD 스트록을 중심 림프 채널을 열어주기 위해 시행한다.
    - ▪ 동측 서혜림프절을 다음으로 치료하고, 넙다리, 무릎, 종아리, 발목 그리고 발을 치료한다.
    - ▪ MLD 세션은 조직 섬유증의 양에 따라 30분에서 60분간 지속된다.

물리적 요인과 치료 장비 (PHYSICAL AGENTS AND MECHANICAL MODALITIES)

- ◆ 압박법
  - 압박 치료에 대한 금기증은 급성 감염, 동맥성 상처, ABI < 0.8, 심장부종, DVT, 그리고 붕대 또는 스터킹의 어떤 성분으로 인한 알러지를 포함한다.
  - 주의사항은 심장 기능부전, 당뇨, 감각 감소, 마비를 포함한다.
- ◆ 압박 붕대
  - 저 탄력 붕대는 사례 연구 #1에서 언급한 것처럼 여러 겹(layers)으로 적용한다.
  - 붕대는 발가락, 발, 그리고 하퇴에서 무릎까지 포함될 것이다.
- ◆ 압박스터킹
  - 스터킹은 기성 또는 맞춤으로 다양하게 판매상에게 구매할 수 있다.
  - 압박 등급으로 주문을 하게 되는데, 압력이 25~35 mmHg에서 40~50 mmHg까지 증가된다.
  - 부종을 조절하기 위한 최소한의 압력이 선택된다.
  - 림프부종 요인으로 인한 부종은 일반적으로 높은 압박이 필요하다.
  - 압박 스터킹은 6개월마다 교체할 필요가 있다.
- ◆ 공기압박 기기
  - 펌프는 원위부에서 근위부로 연속적인 압박을 제공한다.
  - 다리는 수분을 흡수하기 위해 스터키넷을 착용하도록 하고 편안한 자세에서 거상하도록 한다.
  - 최대 압력은 수축기 혈압을 초과하지 않는 범위에서 허용된다.
  - 일반적으로 45에서 60 mmHg의 범위이다.
  - 치료 시간은 2에서 4시간, 하루에 한번에서 두 번이다.[53]

기대 목표와 예측 결과 (ANTICIPATED GOALS AND EXPECTED OUTCOMES)

- ◆ 병리학/병태생리학의 영향
  - 부종과 림프부종은 체적 측정 감소에 의한 결과로써 줄어든다.
- ◆ 손상의 영향
  - Borg scale로 측정을 했을 때 노력을 덜 하면서 증

가된 거리로 근거하여 유산소 능력과 지구력이 증가된다.
- 피부 연속성과 질감이 개선된다.
- 근 수행력이 증가된다.
- 통증이 감소된다.
- ROM이 개선된다.

◆ 기능적 제한의 영향
- 신체 움직임, 과제, 그리고 자가치료에서 ADL/IADL에 관련된 활동, 가사일, 직장, 지역사회, 그리고 여가활동을 보조 도구 그리고 장비를 사용하거나 사용하지 않거나, 독립적으로 수행할 수 있는 능력이 증가된다.
- 보행과 관련된 신체 활동을 수행하는 능력이 증가된 속도와 보속(cadence)으로 나타난다.

◆ 위험 감소/예방
- 의사소통은 위험 감소와 감염 예방을 향상시킨다.
- 만성병과 관련된 장애가 줄어든다.
- 위험 요인이 감소된다.
- 상태의 재발 위험이 감소된다.
- 이차 손상위험이 감소된다.
- 증상에 대한 자가-관리가 개선된다.

◆ 건강, 웰니스, 운동의 영향
- 예방을 강화할 수 있는 행동이 요구된다.
- 체력이 개선된다.
- 건강 상태가 개선된다.
- 신체적 기능이 개선된다.

◆ 사회적 자원의 영향
- 문서화는 환자 관리에 걸쳐 이루어지고 물리치료 문서화를 위한 *APTA's 지침*을 따른다.[21]

◆ 환자/고객 만족
- 붕대와 스터킹 구매를 위해 장비 업자의 협조가 필요하다.
- 진단, 예후, 중재, 그리고 기대되는 목적과 예상되는 결과에 대한 환자와 가족의 지식과 인식이 증가된다.
- 행복감이 증가되고 이전의 사회적 기능으로의 복귀가 개선된다.
- 스트레스 요인들이 감소된다.

재검사 REEXAMINATION

재검사는 관리 에피소드 동안 실시된다.

퇴원 DISCHARGE

Conner씨는 전체 24번의 외래 물리치료 후 그의 목적과 기대치를 달성하게 된다. 이 횟수는 관리의 모든 에피소드가 된다. 그는 목적과 기대되는 결과를 달성하기 때문에 치료를 마치게 된다.

참고문헌 REFERENCES

1. Weissleder H, Schuchhardt C, eds. Lymphedema diagnosis and therapy. *Viavital Verlag GmbH*. Koln; 2001:26-29, 50, 52-89.
2. Wittlinger G, Wittlinger H. *Textbook of Dr. Vodder's Manual Lymph Drainage. Vol 1. Basic Course*. Brussels: Haug International; 1995.
3. Foldi E, Foldi E, Kubik S, eds. *Textbook of Lymphology for Physicians and Lymphedema Therapists*. English ed. Munchen: Elsevier GmbH; 2003.
4. Bannister L, Berry M, Collins P, et al, eds. *Gray's Anatomy*. 38th ed. New York, NY: Churchhill Livingstone; 1995:1605-1626.
5. Vander A, Sherman J, Luciano D. *Human Physiology: The Mechanisms of Body Function*. 8th ed. Boston, Mass: McGraw Hill; 2001:416-426.
6. Foldi E, Foldi M, Clodius L. The lymphedema chaos. *Plast Surg*. 1989;22:505-515.
7. Pain S, Purushotham A. Lymphoedema following surgery for breast cancer. *Br J Surg*. 2000;87(9):1128-1141.
8. Meek A. Breast radiotherapy and lymphedema. *Cancer*. 1998; 83(12 Suppl American):2788-2797.
9. Sener S, Winchester D, Martz C, et al. Lymphedema after sentinel lymphadenectomy for breast carcinoma. *American Cancer Society*. 2001;92:748-752.
10. Kelly D. *A Primer on Lymphedema*. Upper Saddle River, NJ: Prentice Hall; 2002:36-37, 112.
11. Rockson S. Lymphedema. *Am J Med*. 2001;110(4):288-295.
12. Sussman C, Bates-Jensen B. *Wound Care*. 2nd ed. Gaithersburg, Md: Aspen Publications; 2001.
13. Tiwari A, Cheng KS, Button M, et al. Differential diagnosis, investigation, and current treatment of lower limb lymphedema. *Arch Surg*. 2003;138(2):152-161.
14. Nguyen TV, Pocock N, Eisman JA. Interpretation of bone mineral density measurement and its change. *J Clin Densitom*. Summer 2000;3(2):107-119.
15. Enright PL, Sherrill DL. Reference equations for the six-min-

ute walk in healthy adults. *Am J Respir Crit Care Med.* 1998; 158(5):1384-1387.

16. Borg G. *Borg's Perceived Exertion and Pain Scales.* Champaign, Ill: Human Kinetics; 1998.
17. USDA Center for Nutrition Policy and Promotion. Body mass index and health. *Nurtition Insight.* 2000;March.
18. Sander A, Hajer N, Hemenway K, Miller A. Upper-extremity volume measurements in women with lymphedema: a comparison of measurements obtained via water displacement with geometrically determined volume. *Phys Ther.* 2002;82(12):1201-1212.
19. Johansson K, Ohlsson K, Ingvar C, et al. Factors associated with the development of arm lymphedema following breast cancer treatment: a match pair case-control study. *Lymphology.* 2002;35(2):59-71.
20. Werner R, McCormick B, Petrek J, et al. Arm edema in conservatively managed breast cancer: obesity is a major predictive factor. *Radiology.* 1991;180:177-184.
21. American Physical Therapy Association. Guide to physical therapist practice. 2nd ed. *Phys Ther.* 2001;81:9-744.
22. Foldi E. The treatment of lymphedema. *Cancer.* 1998;83(12 Suppl American):2833-2834.
23. Leduc O, Leduc A, Bourgeois P, Belgrado JP. The physical treatment of upper limb edema. *Cancer.* 1998;83(12 Suppl American):2835-2839.
24. Lerner R. Complete decongestive physiotherapy and the Lerner Lymphedema Services Academy of Lymphatic Studies (the Lerner School). *Cancer.* 1998;83(12 Suppl American):2861-2863.
25. Kasseroller RG. The Vodder School: the Vodder method. *Cancer.* 1998;83(12 Suppl American):2840-2842.
26. Casley-Smith JR, Boris M, Weindorf S, Lasinski B. Treatment for lymphedema of the arm—the Casley-Smith method: a noninvasive method produces continued reduction. *Cancer.* 1998;83(12 Suppl American):2843-2860.
27. Brennan M, Miller L. Overview of treatment options and review of the current role and use of compression garments, intermittent pumps, and exercise in the management of lymphedema. *Cancer.* 1998;83(12 Suppl American):2821-2827.
28. Cohen S, Payne D, Tunkel R. Lymphedema: strategies for management. *Cancer.* 2001;92(4 Suppl):980-987.
29. Havas E, Parviainen T, Vuorela J, Toivanen J, et al. Lymph flow dynamics in exercising human skeletal muscle as detected by scintography. *J Physiol.* 1997;504(Pt 1):233-239.
30. Segar ML, Katch VL, Roth RS, et al. The effect of aerobic exercise on self-esteem and depressive and anxiety symptoms among breast cancer survivors. *Oncol Nurs Forum.* 1998; 25(1):107-113.
31. Pinto BM, Clark MM, Maruyama NC, Feder SI. Psychological and fitness changes associated with exercise participation among women with breast cancer. *Psychooncology.* 2003; 12(2):118-126.
32. Kolden GG, Strauman TJ, Ward A, et al. A pilot study of group exercise training (GET) for women with primary breast cancer: feasibility and health benefits. *Psychooncology.* 2002;11(5):447-456.
33. Kennedy RJ, Bradley J, Parks RW, Kirk SJ. Prospective evaluation of the morbidity of axillary clearance for breast cancer. *Br J Surg.* 2001;88(6):114-117.
34. Network NL. 18 Steps to Prevention: Upper Extremities. Available at: www.lymphnet.org. Accessed January 19, 2005.
35. Petrek JA, Pressman PI, Smith RA. Lymphedema: current issues in research and management. *CA Cancer J Clin.* 2000; 50(5):292-307.
36. Harris S, Niesen-Vertommen S. Challenging the myth of exercise-induced lymphedema following breast cancer: a series of case reports. *J Surg Oncol.* 2000;74(2):95-98.
37. McKenzie D, Kalda A. Effect of upper extremity exercise on secondary lymphedema in breast cancer patients: a pilot study. *J Clin Oncol.* 2003;21(3):463-466.
38. Turner J, Hayes S, Reul-Hirche H. Improving the physical status and quality of life of women treated for breast cancer: a pilot study of a structured exercise intervention. *J Surg Oncol.* 2004;86(3):141-146.
39. Ahmed RL, Thomas W, Yee D, Schmitz KH. Randomized controlled trial of weight training and lymphedema in breast cancer survivors. *J Clin Oncol.* 2006;24(18):1-8.
40. Williams AF, Vadgama A, Franks PJ, Mortimer PS. A randomized controlled crossover study of manual lymphatic drainage therapy in women with breast cancer-related lymphoedema. *Eur J Cancer Care.* 2002;11(4):254-261.
41. Erickson VS, Pearson ML, Ganz PA, et al. Arm edema in breast cancer patients. *J Natl Cancer Inst.* 2001;93(2):96-111.
42. Harris S, Hugi M, Olivotto I, Levine M. Clinical practice guidelines for the care and treatment of breast cancer: 11. Lymphedema. *CMAJ.* 2001;164(2):191-199.
43. Dini D, Del Mastro L, Gozza A, et al. The role of pneumatic compression in the treatment of postmastectomy lymphedema. A randomized phase III study. *Ann Oncol.* 1998;9(2):187-190.
44. Cheville AL, McGarvey CL, Petrek JA, et al. Lymphedema management. *Semin Radiat Oncol.* 2003;13(3):290-301.
45. Kocak Z, Overgaard J. Risk factors of arm lymphedema in breast cancer patients. *Acta Oncol.* 2000;39(3):389-392.
46. Ridner S. Breast cancer lymphedema: pathophysiology and risk reduction guidelines. *Oncol Nurs Forum.* 2002;29:1285-1292.
47. Norman S, Miller L, Erikson H, et al. Development and validation of a telephone questionnaire to characterize lymphedema in women treated for breast cancer. *Phys Ther.* 2001;81(6):1192-1205.
48. Miller GE, Seale J. Lymphatic clearance during compressive loading. *Lymphology.* 1981;14(4):161-166.
49. Kwan W, Jackson J, Weir LM, et al. Chronic arm morbidity after curative breast cancer treatment: prevalence and impact on quality of life. *J Clin Oncol.* 2002;20(20):4242-4248.
50. Velanovich V, Szymanski W. Quality of life of breast cancer patients with lymphedema. *Am J Surg.* 1999;177(3):184-188.
51. Beaulac SM, McNair LA, Scott TE, et al. Lymphedema and quality of life in survivors of early-stage breast cancer. *Arch Surg.* 2002;137(11):1253-1257.
52. Mirolo BR, Bunce IH, Chapman M, et al. Psychosocial benefits of postmastectomy lymphedema therapy. *Cancer Nurs.* 1995;18(3):197-205.
53. Hayes KW. *Manual for Physical Agents.* 5th ed. Upper Saddle River, NJ: Prentice Hall Health; 2000:83-89.

약어

2-D ECHO=two-dimensional echo

AACVPR=American Association of Cardiovascular and Pulmonary Rehabilitation
Aa-DO_2=alveolar-arterial oxygen difference
AAROM=active assistive range of motion
ABG=arterial blood gas
ABI=ankle brachial index
ACCP=American College of Chest Physicians
ACE=angiotensin converting enzyme
ACL=anterior cruciate ligament
ACSM=American College of Sports Medicine
ADL=activities of daily living
A-fib=atrial fibrillation
A-flutter=atrial flutter
AIDP=acute inflammatory demyelinating polyradiculopathy
AIMS=Alberta Infant Motor Scale
ALI=acute lung injury
ANF=atrial natriuretic factor
ANP=atrial natriuretic peptide
AP=arterial pressure
APTA=American Physical Therapy Association
ARDS=acute respiratory distress syndrome
ARF=acute respiratory failure
AROM=active range of motion
ASD=atrial septal defect
AST=aspartate aminotransferase
ATS=American Thoracic Society
ATT=alpha1-antitrypsin
AV=atrial ventricular
a-VO_2 diff=arteriovenous oxygen difference

BE/BD=base excess/base deficit
BIPAP=bilevel positive airway pressure
BLE=bilateral lower extremities
BMI=body mass index
BNP=B-type peptide
BP=blood pressure
BPD=bronchopulmonary dysplasia
bpm=beats per minute
bpm=breaths per minute
BUE=bilateral upper extremities
BUN=blood urea nitrogen

CAD=coronary artery disease
CBC=complete blood count
CDC=Centers for Disease Control and Prevention
CHD=coronary heart disease
CHF=congestive heart failure
CI=cardiac index
CK=creatine kinase
CK-MB=creatine kinase-myocardial band
CMV=cytomegalovirus
CO=cardiac output
CO_2=carbon dioxide
COPD=chronic obstructive pulmonary disease
CP GXT=cardiopulmonary graded exercise testing
CPAP=continuous positive airway pressure
CPR=cardiopulmonary resuscitation
CPT=chest physical therapy
CRP=C-reactive protein
CT=computed tomography
CVP=central venous pressure
CWE=chest wall expansion
CXR= chest radiograph (x-ray)

DEXA=dual-energy X-ray absorptiometry
DJD=degenerative joint disease
DMD=Duchenne's muscular dystrophy
DO_2=oxygen delivery
DVT=deep vein thrombosis

ECG=electrocardiogram
ECHO=echocardiography
ECMO=extracorporeal membrane oxygenation
ED=emergency department
EDV=end-diastolic volume
EEG=electroencephalogram
EF=ejection fraction
EIA=exercise-induced asthma
ELBW=extremely low birth weight
EPS=electrophysiologic test
ERS=European Respiratory Society
ESR=erythrocyte sedimentation rate

FDA=Food and Drug Administration
FEV=forced expiratory volume

FHP=Farmer's Hypersensitivity Pneumonitis
FiO_2=fraction of inspired oxygen
FRC=functional residual capacity
FVC=forced vital capacity
FWC=functional work capacity

GBS=Guillain-Barré syndrome
GCS=Glasgow Coma Scale
GERD=gastroesophageal reflux disease
GM-IVH=germinal matrix-intraventricular hemorrhage
GXT=graded exercise test or stress test

HbA1C=hemoglobin A1C
Hct=hematocrit
HD=hemodynamic
HDL=high-density lipoprotein
Hgb=hemoglobin
HR=heart rate
HRCT=high resolution computed tomography
HTN=hypertension

IAD=implantable atrial defibrillator
IADL=instrumental activities of daily living
ICU=intensive care unit
IHD=ischemic heart disease
IL=interleukins
IMST=inspiratory muscle strength training
INR=international normalized ratio
IPL=infant problem list
IPPV=intermittent positive pressure ventilation
IV=intravenous
IVH=intraventricular hemorrhage

JVD=jugular vein distension

LAD=left anterior descending
LCA=left circumflex artery
LDH=(serum) lactic dehydrogenase
LDL=low-density lipoprotein
LE=lower extremity
LLE=left lower extremity
LUE=left upper extremity
LVAD=left ventricular assist device
LVEDP=left ventricular end-diastolic pressure
LVEF=left ventricular ejection fraction
LVF=left ventricular failure
LVH=left ventricular hypertrophy
LVRS=lung volume reduction surgery

MAP=mean arterial pressure
MAS=meconium aspiration syndrome
MEP=maximal expiratory pressure
MET=metabolic equivalent
MHR=maximal heart rate
MI=myocardial infarction
MIP=maximal inspiratory pressure
MLD=manual lymphatic drainage
MMT=manual muscle test
MMV=maximal voluntary ventilation
MRI=magnetic resonance imaging
MSAF=meconium-stained amniotic fluid
MUGA=multigated acquisition
MV=minute ventilation
MVO_2=myocardial oxygen consumption

NCH=normocapnic hyperpnea
NDT=neurodevelopmental treatment
NG=nasogastric
NHLBI=National Heart, Lung, and Blood Institute
NICHD=National Institute of Child Health and Human Development
NICU=neonatal intensive care unit
NIDCAP=Newborn Individualized Developmental Care and Assessment Program
NIH=National Institutes of Health
NIPS=Neonatal Index of Parent Satisfaction
NIV=noninvasive ventilation
NMES=Neuromuscular electrical stimulation
NPPV=noninvasive positive pressure ventilation
NPS=numeric pain rating scale
NSAIDs=nonsteroidal anti-inflammatory drugs
NSR=normal sinus rhythm
NYHA=New York Heart Association

O_2=oxygen
OA=osteoarthritis
ODTS=Organic Dust Toxic Syndrome
OEET=oral endotracheal tube
OOB= out of bed
ORD=Office of Rare Diseases

PAC=premature atrial contraction
$PaCO_2$=partial pressure of carbon dioxide in arterial blood
PAD=peripheral arterial disease
PaO_2=partial pressure of oxygen in the arterial blood
PAP=pulmonary artery pressure
PAT=paroxysmal atrial tachycardia
PAWP=pulmonary artery wedge pressure
PCA=postconceptional age
PCO_2=arterial pressure of carbon dioxide
PCWP=pulmonary capillary wedge pressure
PDA=patent ductus arteriosus
PDA=posterior descending artery
PDMS-2=Peabody Developmental Motor Scales
PEEP=positive end-expiratory pressure
PEFR=peak expiratory flow rate

PET=positron emission tomography
PFPL=primary care team and family identified problem list
PFT=pulmonary function test
PH=pulmonary hypertension
PIP=peak inspiratory pressure
Plts=platelets
PPHN=persistent pulmonary hypertension of the newborn
PRE=progressive resistive exercises
PROM=passive range of motion
PT=prothrombin time
PTCA=percutaneous transluminal coronary angioplasty
PTT=partial thromboplastin time
PVC=premature ventricular contraction
PVD=peripheral vascular disease
PWC=physical work capacity

RAH=right atrial hypertrophy
RAP=right atrial pressure
RCA=right coronary artery
RDS=respiratory distress syndrome
RHR=resting heart rate
RLE=right lower extremity
RNA=radionuclide angiogram
RNV=radionucleotide ventriculogram
ROM=range of motion
ROP=retinopathy of prematurity
RPE=rate of perceived exertion
RPP=rate pressure product
RR=respiratory rate
RUE=right upper extremity
RVEF=right ventricular ejection fraction
RVHR=right ventricular heart failure

SA=sinoatrial
SaO_2=arterial oxygen saturation
SD=standard deviation
SDS=simple descriptive scale
SHBD=alpha-hydrokybutyrate dehydrogenase
SIMV=synchronized intermittent mechanical ventilation
SO_2=oxygen saturation
SOB=shortness of breath
SOFA=sequential organ failure assessment
SpO_2=pulse oxygen saturation
SV=stroke volume
SvO_2=oygen saturation of venous blood
SVR=systemic vascular resistance
SVT=supraventricular tachycardia

TEE=transesophageal echo
THR=target heart rate
TIMP=Test of Infant Motor Performance
TNF-a=tumor necrosis factor a
Total Chol=total cholesterol
TPL=therapist problem list
TV=tidal volume

UBE=upper body ergometer
UE=upper extremity
US=ultrasonography

VAS=visual analog scale
VC=vital capacity
VO_2=oxygen consumption
VRI=Ventilatory Response Index

WBC=white blood cell count
WFL=within functional limits
WHO=World Health Organization
WNL=within normal limits

약 제품과 제조회사

Abbokinase (Abbott Labs, Abbott Park, Ill)
Accolate (AztraZeneca, Wilmington, Del)
Actonel (Procter & Gamble Pharmaceuticals, Cincinnati, Ohio)
Activase (Hoffmann-La Roche, Nutley, NJ)
Adalat (Bayer Healthcare, Morristown, NJ)
Advil (Wyeth Consumer Healthcare, Richmond, Va)
Aerobid (Forest Pharmaceuticals, St. Paul, Minn)
Aerolate (Fleming & Company, Fenton, Mo)
Aldactone (Pfizer, New York, NY)
Aleve (Bayer Healthcare, Morristown, NJ)
Alupent (Boehringer Ingelheim Pharmaceuticals, Ridgefield, Conn)
Ancef (GlaxoSmithKline, Philadelphia, Pa)
Apresoline (CIBAVision, Duluth, Ga)
Astramorph (AztraZeneca, Wilmington, Del)
Ativan (Wyeth Pharmaceuticals, Philadelphia, Pa)
Atretol (Novartis, Cambridge, Mass)
Atrovent (Boehringer Ingelheim Pharmaceuticals, Ridgefield, Conn)
Azmacort (Kos Pharmaceuticals, Cranbury, NJ)
Benadryl (Pfizer, New York, NY)
Bentyl (Marion Merrell Dow, Kansas City, Mo)
Betapace (Berlex, Wayne, NJ)
Bronkaid Mist (Bayer Healthcare, Morristown, NJ)
Carbatrol (Shire Pharmaceuticals, Wayne, Pa)
Calan (Searle Labs, Searle Labs Skokie, Ill)
Calciparine (Sanofi-Aventis, Bridgewater, NJ)
Capoten (Bristol-Myers Squibb, New York, NY)
Cardizem (Kos Pharmaceuticals, Cranbury, NJ)
Cartrol (Abbott Labs, Abbott Park, Ill)
Cipro (Bayer Healthcare, Morristown, NJ)
Clorpres (Bertek Pharmaceuticals, Morgantown, WV)
Colace (Purdue Pharma, Stamford, Conn)
Combivent (Boehringer Ingelheim Pharmaceuticals, Ridgefield, Conn)
Coumadin (Bristol-Myers Squibb, New York, NY)
Cytoxan (Bristol-Myers Squibb, New York, NY)
Darvocet (Eli Lilly & Co, Indianapolis, Ind)
Darvon (Eli Lilly & Co, Indianapolis, Ind)
Deponit (Schwarz Pharma, Milwaukee, Wisc)
Digitaline (Proctor & Gamble Pharmaceuticals, France)
Dilacor (Watson Pharmaceuticals, Corona, Calif)
Dilaudid (Knoll Pharamaceuticals, North Chicago, Ill)
Diovan (Novartis, Cambridge, Mass)
Dobutrex (Eli Lilly & Co, Indianapolis, Ind)
Dopastat (Pfizer, New York, NY)
Duragesic (Ortho-McNeil, Titusville, NJ)
Duramorph (Baxter Healthcare, Deerfield, Ill)
Dyrenium (WellSpring Pharmaceuticals, Neptune, NJ)
Flovent (GlaxoSmithKline, Philadelphia, Pa)
Foradil (Schering-Plough, Branchburg, NJ)
Garamycin (Schering-Plough, Branchburg, NJ)
Hep-Lock (Baxter Healthcare Corporation, Deerfield, Ill)
HydroDIURIL (Pfizer, New York, NY)
Hydrostat IR (Shire Pharmaceuticals, Wayne, Pa)
Imdur (Schering-Plough, Branchburg, NJ)
Inderal (Wyeth Pharmaceuticals, Philadelphia, Pa)
Infumorph (Elkins-Sinn, Cherry Hill, NJ)
Intal (Fisons, Bedford, Mass)
Ismo (Wyeth Pharmaceuticals, Philadelphia, Pa)
Isoptin (Abbott Labs, Abbott Park, Ill)
Isordil (Wyeth Pharmaceuticals, Philadelphia, Pa)
Isuprel (Withrop Pharmaceuticals, New York, NY)
Jenamicin (W.E. Hauck, Alpharetta, Ga)
Keflex (Dista, Indianapolis, Ind)
Lanoxin (Vatring Pharmaceuticals, Wytheville, Va)
Lasix (Sanofi-Aventis, Bridgewater, NJ)
Levatol (Schwarz Pharma, Milwaukee, Wisc)
Levbid (Schwarz Pharma, Milwaukee, Wisc)
Lincocin (Pfizer, New York, NY)
Lincorex (Hyrex Pharmaceutical, Memphis, Tenn)
Lipitor (Pfizer, New York, NY)
Liquaemin (Organon, Roseland, NJ)
Lopressor (Novartis, Cambridge, Mass)
Lovenox (Sanofi-Aventis, Bridgewater, NJ)
Maxair (Merck, Whitehouse Station, NJ)
Medrol (Pfizer, New York, NY)
Midamor (Merck, Whitehouse Station, NJ)
Miradon (Schering-Plough, Branchburg, NJ)
Monoket (Schwarz Pharma, Milwaukee, Wisc)
Motrin (Pfizer, New York, NY)
Mucomyst (Bristol-Meyers Squibb, New York, NY)
Mucosil (Novartis, Cambridge, Mass)
Neurontin (Pfizer, New York, NY)
Nitrek (Bertek Pharmaceuticals, Morgantown, WV)

Abbokinase (Abbott Labs, Abbott Park, Ill)
Accolate (AztraZeneca, Wilmington, Del)
Actonel (Procter & Gamble Pharmaceuticals, Cincinnati, Ohio)
Activase (Hoffmann-La Roche, Nutley, NJ)
Adalat (Bayer Healthcare, Morristown, NJ)
Advil (Wyeth Consumer Healthcare, Richmond, Va)
Aerobid (Forest Pharmaceuticals, St. Paul, Minn)
Aerolate (Fleming & Company, Fenton, Mo)
Aldactone (Pfizer, New York, NY)
Aleve (Bayer Healthcare, Morristown, NJ)
Alupent (Boehringer Ingelheim Pharmaceuticals, Ridgefield, Conn)
Ancef (GlaxoSmithKline, Philadelphia, Pa)
Apresoline (CIBAVision, Duluth, Ga)
Astramorph (AztraZeneca, Wilmington, Del)
Ativan (Wyeth Pharmaceuticals, Philadelphia, Pa)
Atretol (Novartis, Cambridge, Mass)
Atrovent (Boehringer Ingelheim Pharmaceuticals, Ridgefield, Conn)
Azmacort (Kos Pharmaceuticals, Cranbury, NJ)
Benadryl (Pfizer, New York, NY)
Bentyl (Marion Merrell Dow, Kansas City, Mo)
Betapace (Berlex, Wayne, NJ)
Bronkaid Mist (Bayer Healthcare, Morristown, NJ)
Carbatrol (Shire Pharmaceuticals, Wayne, Pa)
Calan (Searle Labs, Searle Labs Skokie, Ill)
Calciparine (Sanofi-Aventis, Bridgewater, NJ)
Capoten (Bristol-Myers Squibb, New York, NY)
Cardizem (Kos Pharmaceuticals, Cranbury, NJ)
Cartrol (Abbott Labs, Abbott Park, Ill)
Cipro (Bayer Healthcare, Morristown, NJ)
Clorpres (Bertek Pharmaceuticals, Morgantown, WV)
Colace (Purdue Pharma, Stamford, Conn)
Combivent (Boehringer Ingelheim Pharmaceuticals, Ridgefield, Conn)
Coumadin (Bristol-Myers Squibb, New York, NY)
Cytoxan (Bristol-Myers Squibb, New York, NY)
Darvocet (Eli Lilly & Co, Indianapolis, Ind)
Darvon (Eli Lilly & Co, Indianapolis, Ind)
Deponit (Schwarz Pharma, Milwaukee, Wisc)
Digitaline (Proctor & Gamble Pharmaceuticals, France)
Dilacor (Watson Pharmaceuticals, Corona, Calif)
Dilaudid (Knoll Pharamaceuticals, North Chicago, Ill)
Diovan (Novartis, Cambridge, Mass)
Dobutrex (Eli Lilly & Co, Indianapolis, Ind)
Dopastat (Pfizer, New York, NY)
Duragesic (Ortho-McNeil, Titusville, NJ)
Duramorph (Baxter Healthcare, Deerfield, Ill)
Dyrenium (WellSpring Pharmaceuticals, Neptune, NJ)
Flovent (GlaxoSmithKline, Philadelphia, Pa)
Foradil (Schering-Plough, Branchburg, NJ)
Garamycin (Schering-Plough, Branchburg, NJ)
Hep-Lock (Baxter Healthcare Corporation, Deerfield, Ill)
HydroDIURIL (Pfizer, New York, NY)
Hydrostat IR (Shire Pharmaceuticals, Wayne, Pa)
Imdur (Schering-Plough, Branchburg, NJ)
Inderal (Wyeth Pharmaceuticals, Philadelphia, Pa)
Infumorph (Elkins-Sinn, Cherry Hill, NJ)
Intal (Fisons, Bedford, Mass)
Ismo (Wyeth Pharmaceuticals, Philadelphia, Pa)
Isoptin (Abbott Labs, Abbott Park, Ill)
Isordil (Wyeth Pharmaceuticals, Philadelphia, Pa)
Isuprel (Withrop Pharmaceuticals, New York, NY)
Jenamicin (W.E. Hauck, Alpharetta, Ga)
Keflex (Dista, Indianapolis, Ind)
Lanoxin (Vatring Pharmaceuticals, Wytheville, Va)
Lasix (Sanofi-Aventis, Bridgewater, NJ)
Levatol (Schwarz Pharma, Milwaukee, Wisc)
Levbid (Schwarz Pharma, Milwaukee, Wisc)
Lincocin (Pfizer, New York, NY)
Lincorex (Hyrex Pharmaceutical, Memphis, Tenn)
Lipitor (Pfizer, New York, NY)
Liquaemin (Organon, Roseland, NJ)
Lopressor (Novartis, Cambridge, Mass)
Lovenox (Sanofi-Aventis, Bridgewater, NJ)
Maxair (Merck, Whitehouse Station, NJ)
Medrol (Pfizer, New York, NY)
Midamor (Merck, Whitehouse Station, NJ)
Miradon (Schering-Plough, Branchburg, NJ)
Monoket (Schwarz Pharma, Milwaukee, Wisc)
Motrin (Pfizer, New York, NY)
Mucomyst (Bristol-Meyers Squibb, New York, NY)
Mucosil (Novartis, Cambridge, Mass)
Neurontin (Pfizer, New York, NY)
Nitrek (Bertek Pharmaceuticals, Morgantown, WV)

찾아보기

▎기타